Vorwort

W0192803

Dieses Buch entstand auf Anregung der Studenten, für die ich seit Jahren ein Kolloquium zur Examensvorbereitung abhalte. Dem Leser soll eine kompakte Darstellung der Inneren Medizin geboten werden, um ihm die Wiederholung und Vertiefung des im Studium Erlernten zu erleichtern. Mein Bemühen ging dahin, keine bloße Faktensammlung zu erstellen, sondern einen didaktisch gegliederten Basistext, der Pathophysiologie und Klinik eng miteinander verbindet.
Inhaltlich folgt das Buch der üblichen Einteilung der Inneren Krankheiten. Ich habe mir allerdings die Freiheit genommen, das für die klinische Praxis Wichtige durch eine ausführlichere Darstellung besonders hervorzuheben. Eingehender wurden auch solche Dinge behandelt, deren Verständnis erfahrungsgemäß auf Schwierigkeiten stößt. Hierzu gehört die Elektrokardiographie, die deshalb mit einer elementaren Kurzfassung Berücksichtigung fand. Andererseits habe ich manche, vielleicht weniger wichtigen Details bewußt fortgelassen, denn dieses Grundlagenbuch erhebt nicht den Anspruch, die einschlägigen Lehrbücher zu ersetzen.

Die Form des Buches wurde seiner Zielsetzung durch knappe Diktion und übersichtliche Gliederung angepaßt. Um dem Leser die Orientierung zu erleichtern, wurden die Überschriften der Unterabschnitte mit Pfeilmarkierung in die Randspalte gesetzt. Hier können sie bei der Repetition wie eine Frage aufgefaßt werden. Die überdurchschnittliche Breite der Randspalte soll dem Leser die Möglichkeit zu ergänzenden Notizen geben. Daß komprimierter Lehrstoff trotz solcher Hilfen eine anstrengende Lektüre bleibt, läßt sich allerdings nicht leugnen.
Bei der Ausarbeitung des Textes habe ich zahlreiche Monographien und wissenschaftliche Publikationen als Quellen herangezogen; die wichtigsten sind am Schluß des Buches zusammengestellt. Darüber hinaus unterstützten mich viele Studenten durch anregende Diskussionen, wofür ich an dieser Stelle besonders danken möchte. Dank gebührt schließlich dem Verleger, Herrn Dr. Heinz Götze, und seinen Mitarbeitern vom Springer-Verlag, die keine Mühe gescheut haben, das Buch in guter Ausstattung herauszubringen.

Heidelberg, im Februar 1974 *Wolfgang Piper*

Inhaltsverzeichnis

Kapitel 1: Krankheiten des Herz-Kreislauf-Systems

Kapitel 3: Krankheiten der Nieren

Kapitel 4: Krankheiten der Verdauungsorgane

Kapitel 5: Ernährungs- und Stoffwechselkrankheiten

Kapitel 6: Krankheiten des endokrinen Systems

Kapitel 8: Allergische und Immunologische Krankheiten

Kapitel 9: Krankheiten des Bewegungsapparates

Kapitel 10: Ausgewählte Infektionskrankheiten

Kapitel 1.

Krankheiten des Herz-Kreislauf-Systems

A. Peripherer Kreislauf

1. Mechanismen der Kreislaufregulation

Intrinsic-Regulation ▶ **Definition**

Die Intrinsic-Regulation des Kreislaufs umfaßt alle Regulationsmechanismen, die von der übergeordneten nervalen und humoralen Steuerung unabhängig sind. Sie ist für die Kreislaufstabilität fundamental wichtig.

Frank-Starling-Mechanismus der Herzaktion

Mit steigendem venösen Zufluß nimmt automatisch die Pumpleistung des Herzens zu. Es befördert in physiologischen Grenzen jedes venöse Angebot ohne Rückstauerscheinungen in das arterielle System. *Regulationsmechanismus:* Vergrößerung des venösen Angebotes → stärkere diastolische Kammerfüllung → *Zunahme der Kontraktionskraft* (durch stärkere Faserdehnung plus adaptive Stoffwechselsteigerung der Herzmuskelfaser). Die größere Füllung des rechten Vorhofes bewirkt über die Dehnung des Sinusknotens automatisch einen *Anstieg der Herzschlagfrequenz*. Bei großen Anforderungen wird die Pumpleistung des Herzens durch Sympathicusstimulation zusätzlich erhöht (s. unten).

Autoregulation der Gewebs- und Organdurchblutung

Die lokale Durchblutung wird durch Öffnen und Schließen (Vasomotion) der präcapillaren Sphincter in den meisten Geweben automatisch dem Blutbedarf angepaßt. Zu starker Blutfluß bewirkt Vasoconstriction, zu geringer Zufluß Vasodilatation. Die Durchblutung richtet sich nach den metabolischen Bedürfnissen. *Regulationsmechanismen:*

Vasoconstriction: Bei Anstieg der O_2-Konzentration im umgebenden Gewebe erfolgt keine Hemmung der spontanen Constrictionsneigung der präcapillaren Sphincter. Außerdem entstehen keine vasodilatierenden Stoffe.

Vasodilatation: Erfolgt direkt beim Absinken von pO_2 und indirekt durch vasodilatierende Substanzen (CO_2, Lactat, Adenosin, Kaliumionen), die im O_2-Mangel-Metabolismus vermehrt anfallen. Die Hirndurchblutung reagiert am stärksten auf Änderungen von pCO_2. Bei pCO_2-Anstieg steigt, bei pCO_2-Abfall sinkt die cerebrale Durchblutung.

Vascularisierung: Langfristigen Änderungen der lokalen Durchblutung wird durch Zunahme bzw. Abnahme der Vascularisierung (Capillarisierung) begegnet. Es können sich Umgehungskreisläufe ausbilden. Auf die Dauer paßt sich die Vascularisierung genau der Größe des Stoffwechsels an.
Anmerkung: Eine Ausnahme bilden die Nieren, deren Durchblutung zum großen Teil nicht nutritiven Zwecken, sondern der Harnbereitung dient. Die Autoregulation der Nierendurchblutung geschieht im juxtaglomerulären Apparat.

Renale Regulation des Blutvolumens

Für das Funktionieren des Kreislaufs ist eine normale Blutfüllung des Gefäßsystems erforderlich. Dazu tragen die Nieren in folgender Weise bei:
Verminderung des Blutvolumens → Abnahme des Herzzeitvolumens (Cardiac output) → Absinken des Blutdrucks → Verminderung der glomerulären Filtration → Retention von Wasser und Elektrolyten → Zunahme der extracellulären Flüssigkeit (interstitielle Flüssigkeit + Blutplasma) → Anstieg des Blutvolumens zur Norm.
Vermehrung des Blutvolumens (Infusionen, große Trinkmengen) → Zunahme des Herzzeitvolumens (Cardiac output) → Blutdruckanstieg (infolge Vasoconstriction in der zu stark durchbluteten Kreislaufperipherie) → Zunahme der glomerulären Filtration → Zunahme der Wasser- und Elektrolytausscheidung → Verminderung der extracellulären Flüssigkeit → Absinken des Blutvolumens zur Norm.

Nervale Regulation ▶

Definition

Die nervale Kreislaufregulation erfolgt durch das autonome Nervensystem; es ist den Intrinsic-Mechanismen übergeordnet. Efferente Sympathicus-Impulse greifen am Herzen und an den peripheren Gefäßen, efferente Parasympathicusimpulse nur am Herzen an. Afferente Impulse mit kreislaufregulatorischer Funktion kommen von den Pressoreceptoren und den Chemoreceptoren. Wichtigste Schaltstation ist das Vasomotorenzentrum.

Vasomotorenzentrum

Lokalisation: Substantia reticularis von Pons und Medulla oblongata; Gliederung in zwei Areale unterschiedlicher Funktion.
Laterales Areal: Tonisch aktives Zentrum, dessen Impulse via prä- und postganglionäres Sympathicusneuron den peripheren Vasomotorentonus steuern: Erhöhung der Impulsrate → Vasoconstriction; Verminderung der Impulsrate → Vasodilatation.
Mediales Areal: Inhibitorisches Zentrum. Es wird durch afferente Impulse aus den Pressoreceptoren und übergeordneten Zentren erregt und sendet hemmende Impulse zum lateralen Areal. Eine Zunahme dieser Impulse vermindert, eine Abnahme erhöht den Vasomotorentonus. Das Herz erfährt eine Sympathicusstimulation durch Impulse aus dem lateralen Areal und eine antago-

nistische Vagusstimulation durch Impulse aus dem medialen Areal des Vasomotorenzentrums (über Verbindungen zwischen medialem Areal und Vaguskern).

Pressoreceptoren (Baroreceptoren)

Lokalisation: Verzweigte Nervenendigungen im Carotissinus und Aortenbogen. Afferente Bahn über N. glossopharyngicus bzw. N. vagus zum medialen Areal des Vasomotorenzentrums.
Funktion: Dehnungsreceptoren, die auf Änderungen des Blutdrucks ansprechen. Die Entladungsfrequenz steigt bei Blutdruckanstieg und sinkt bei Blutdruckabfall. Momentane Druckänderungen beeinflussen die Impulsrate viel stärker als stationäre Veränderungen des Blutdrucks. An letztere erfolgt nach Tagen weitgehende Adaptation. Impulsweg: Receptor → mediales Areal des Vasomotorenzentrums. Von hier aus gleichzeitig a) inhibitorische Impulse zum lateralen Areal des Vasomotorenzentrums (Herabsetzung des Sympathicustonus am Gefäßsystem und Herzen) und b) stimulierende Impulse zum motorischen Vaguskern (Steigerung des Parasympathicustonus am Herzen). *Reaktion auf Blutdruckanstieg:* gesteigerte Entladungsfrequenz der Pressoreceptoren → Stimulation des medialen Areals des V.Z. → Hemmung des lateralen Areals und Vagusstimulation → Abnahme des peripheren Vasoconstrictorentonus, der Herzfrequenz und der Kontraktionskraft des Herzens → Absinken des Blutdrucks. *Reaktion auf Blutdruckabfall:* verminderte Entladungsfrequenz der Receptoren → Abnahme der Impulsrate des medialen Areals des V.Z. → Enthemmung des lateralen Areals des V.Z., Abnahme der Vagusstimulation → Zunahme des peripheren Vasoconstrictorentonus, der Herzfrequenz und der Kontraktionskraft des Herzens → Blutdruckanstieg. *Carotis-Sinus-Syndrom:* Druck auf den Carotissinus bewirkt Blutdruckabfall. Bei degenerativen Carotisveränderungen (Arteriosklerose) kann geringer Druck (z.B. enger Kragen) einen schweren Kollaps auslösen (Carotissinus-Synkope).

Chemoreceptoren

Von den Carotis- und Aortenkörperchen, dem Sitz der Chemoreceptoren, gehen bei Absinken der O_2-Konzentration im Blut stimulierende Impulse zum lateralen Areal des Vasomotorenzentrums, die den Blutdruck erhöhen. Dieser Mechanismus scheint nur bei stärkerem Blutdruckabfall bedeutungsvoll zu sein. Hauptfunktion der Chemoreceptoren ist die Regulation der Atmung (s. dort).

Direkte Stimulation des Vasomotorenzentrums

Ischämie des ZNS: Bei starkem Blutdruckabfall oder lokaler Durchblutungsstörung des Hirnstammes (Gefäßstenose, Hirndrucksteigerung, Kompression) kommt es zur ischämischen Reaktion des Vasomotorenzentrums mit extremer Stimulation des lateralen Areals und starker Zunahme des Vasoconstrictorentonus (RR-Anstieg bis 270 mm Hg). Fortdauer der Ischämie führt zur Lähmung des V.Z..

Anstieg von pCO_2**:** Wirkt 10-fach stärker als Absinken von pO_2.

Kontrolle des Vasomotorenzentrums durch höhere Zentren des ZNS

Höhere Zentren (Cortex, Diencephalon, Mesencephalon) können das V.Z. stimulieren oder hemmen. Dadurch werden emotionale und vegetative Einflüsse auf den Blutdruck verständlich.

Sympathicus

Anatomische Gliederung und Überträgerstoffe: Das spinale Zentrum des Sympathicus liegt im Seitenhorn des Rückenmarkgrau von T_1–L_2. Die motorische Sympathicusbahn zu den Erfolgsorganen ist (im Gegensatz zu der aus nur einem Neuron bestehenden motorischen Bahn von den Vorderhornzellen zu den Skeletmuskeln) in zwei Neurone gegliedert: *Präganglionäres Neuron* (Zellkörper im Seitenhorn des Rückenmarkgrau) und *postganglionäres Neuron* (Zellkörper in den vertebralen oder prävertebralen sympathischen Ganglien). Die Neuriten des präganglionären Neurons (präganglionäre Sympathicusfasern) sind cholinergisch: setzen an der Synapse in den Ganglien den Überträgerstoff Acetylcholin frei. Die Neuriten des postganglionären Neurons (postganglionäre Sympathicusfasern) sind überwiegend adrenergisch: an den Endausbreitungen Freisetzung von Noradrenalin als Überträgerstoff. Im Skeletmuskel gibt es neben adrenergischen auch cholinergische postganglionäre Sympathicusfasern (bewirken Gefäßerweiterung).

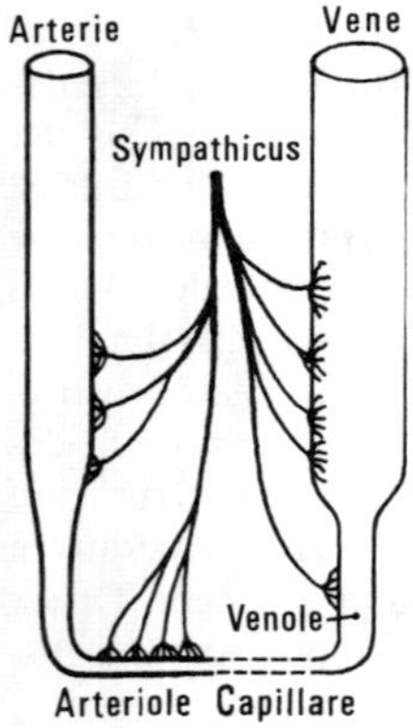

Abb. 1. Sympathicus-Innervation des Gefäßsystems

Innervation und Wirkung am Gefäßsystem: Vasoconstrictorische Sympathicusfasern innervieren: Arterien, Arteriolen, aber auch Venolen und Venen (s. Abb. 1). Der Überträgerstoff ist Noradrenalin. Die Constriction von Arterien und Arteriolen bewirkt eine Erhöhung des Strömungswiderstandes und des Blutdrucks. Durch die Constriction der Venolen und Venen wird die Füllungskapazität des Venensystems reduziert. Die Folge ist eine Zunahme des venösen Rückflusses zum Herzen und eine volumeninduzierte Steigerung seiner Pumpleistung. Das vasodilatierende sympathische System mit cholinergischen Sympathicusfasern in der Skeletmuskulatur wird vom vorderen Hypothalamus kontrolliert (unter Umgehung des Vasomotorenzentrums). Es dient der initialen Durchblutungssteigerung bei körperlicher Arbeit. Emotional ausgelöste Ohnmachtszustände (Synkopen) beruhen wahrscheinlich auf übermäßiger Stimulation dieses Systems.

Innervation und Wirkung am Herzen: Adrenergische Sympathicusfasern innervieren: Sinuatrialknoten, Vorhofmyokard, AV-Knoten und Kammermyokard, außerdem die Coronargefäße. Effekt der Sympathicusstimulation (über Noradrenalinfreisetzung): Zunahme der Schlagfrequenz und Kontraktionskraft des Herzens, dadurch Vergrößerung der Pumpleistung. An den Kranzgefäßen führt das Noradrenalin zur Vasodilatation!

Innervation und Wirkung des Nebennierenmarks: Die sekretorischen Zellen des Nebennierenmarks sind neuralen Ursprungs und den postganglionären sympathischen Neuronen analog. Sie werden von präganglionären sympathischen Fasern innerviert und bei jeder Stimulation des Sympathicus miterregt. Die chromaffinen Nebennierenmarkzellen sezernieren zu 75% Adrenalin und zu 25% Noradrenalin. *Bedeutung:* a) Verstärkter Sympathicuseffekt auf sympathisch innervierte Organe; b) Sympathicuseffekt über den Blutweg auf nicht sympathisch innervierte Körperzellen; c) Längere Wirkungsdauer gegenüber dem in den postganglionären Sympathicusfasern freigesetzten Noradrenalin, da der Catecholaminabbau im Blut verzögert erfolgt; d) Effekte, die sich aus der besonderen Wirkung des Adrenalins ergeben (s. unten).

Kreislaufwirkungen von Adrenalin und Noradrenalin: Adrenalin erregt die α- und die β-Receptoren sympathischer Effektorzellen. Noradrenalin erregt die α-Receptoren (etwas schwächer als Adrenalin), nicht die β-Receptoren; Ausnahme: die β-Receptoren des Herzmuskels und der Kranzgefäße werden auch von Noradrenalin (schwächer als durch Adrenalin) erregt. Aus der Receptorlokalisation ergeben sich folgende Wirkungskonstellationen:

Peripheres Gefäßsystem

Noradrenalin ↘
Adrenalin ↗ α-Receptoren → Vasoconstriction

(Keine Constriction der Hirngefäße).

Skeletmuskelgefäße

Noradrenalin → α-Receptoren → Vasoconstriction
Adrenalin ⇢ (α-Receptoren) → β-Receptoren → Vasodilatation

(Die β-Receptoren sind adrenalinempfindlicher als die α-Receptoren. Summationseffekt: bei physiologischer Stimulation Vasodilation, bei extremer Stimulation Vasoconstriction).

Herzkranzgefäße

Noradrenalin ⇢ α-Receptoren → Vasoconstriction
Adrenalin → β-Receptoren → Vasodilatation

(Die Vasodilatation überwiegt immer; die adrenalininduzierte Stoffwechselsteigerung des Myokards bewirkt über die lokale Autoregulation eine zusätzliche Weitstellung der Gefäße).

Herz (Myokard, Reizbildungs- und Leitungssystem)

Noradrenalin ⇢
Adrenalin → β-Receptoren → { Steigerung von Schlagfrequenz und Kontraktionskraft

(Die Adrenalinwirkung ist stärker).

Noradrenalininjektion: Erhöhung des peripheren Gesamtwiderstandes (durch Vasoconstriction) → Anstieg des systolischen und diastolischen Blutdrucks → Stimulation der Pressoreceptoren und reflektorische Zunahme des Vagustonus → Abnahme der Herzfrequenz → Anstieg des Schlagvolumens bei gleichbleibendem Herzminutenvolumen. Keine metabolischen Allgemeinwirkungen (O_2-Verbrauch), geringe zentralnervöse Symptome.

Adrenalininjektion: Keine Erhöhung des peripheren Gesamtwiderstandes (wegen Vasodilatation in der Skeletmuskulatur) → Absinken des diastolischen Drucks, Anstieg des systolischen Drucks (durch gesteigerte Herzaktion) → keine reflektorische Vaguserregung über Pressoreceptoren, da Mitteldruck unverändert. Stimulation der kardialen β-Receptoren → Anstieg der Herzfrequenz, der Kontraktionskraft, des Schlagvolumens und des Herzzeitvolumens. Der venöse Rückfluß wird durch Venenconstriction gefördert. Anstieg des O_2-Verbrauchs. Deutliche ZNS-Symptome.

Endogene Sympathicusstimulation: Synergistische Wirkung des an den adrenergen Sympathicusfasern freigesetzten Noradrenalins mit dem vom Nebennierenmark sezernierten Adrenalin und Noradrenalin: Anstieg von Blutdruck, Herzfrequenz und Herzminutenvolumen. Allgemeine Stoffwechselsteigerung, zentralnervöse Erregung.

Parasympathicus

Kardioinhibitorisches Zentrum: Zum Kerngebiet des N. Vagus gehörig. Wird durch Impulse aus dem medialen Areal des Vasomotorenzentrums und von übergeordneten Zentren erregt. Die präganglionären parasympathischen Fasern verlaufen in beiden Nn. Vagi zum Herzen; dort Umschaltung auf das postganglionäre Neuron (Ganglienzellkörper zwischen den Muskelfasern, kurze postganglionäre Nervenfasern zu den Muskelzellen). Überträgerstoff an Synapse und Endausbreitungen: Acetylcholin.

Vagusinnervation: Sinuatrialknoten, Vorhofmyokard, AV-Knoten und nur mit wenigen (funktionell minder bedeutsamen) Fasern das Kammermyokard.

Effekt der Vagusstimulation: Herabsetzung der Pumpleistung des Herzens, vor allem durch Senkung der Schlagfrequenz, in geringerem Grade durch Minderung der Kontraktionskraft.

Das Gefäßsystem hat keine parasympathische Innervation. Es wird ausschließlich durch Variation der Sympathicusaktivität gesteuert.

Humorale Regulation ▶

Definition

An der humoralen Kreislaufregulation sind das Nebennierenrindenhormon Aldosteron und das Renin-Angiotensin-System beteiligt. Beide Komponenten regulieren im Zusammenwirken das Blutvolumen. Angiotensin hat außerdem vasoconstrictorische Wirkung.

Aldosteron

Angriffspunkt und Wirkung: Aldosteron steigert im ganzen Tubulus (hauptsächlich im aufsteigenden Schenkel der Henleschen Schleife, distalen Tubulus und Sammelrohr) primär die Na^+-Rückresorption, sekundär die Rückresorption von Cl^- und Wasser. Dadurch nehmen die extracelluläre Flüssigkeit und das Blutvolumen zu.

Regulation der Aldosteronsekretion: Erhöhte Sekretionsrate bei Verminderung des Herzzeitvolumens (cardiac output), der zirkulierenden Blutmenge und der extracellulären Flüssigkeit. Verminderte Sekretionsrate im umgekehrten Fall. *Mechanismus der Nebennierenrindenstimulation:* für die hämodynamischen Faktoren ungenügend geklärt. Direkte Stimulation bewirken Hyponatriämie, Hyperkaliämie und Angiotensin. Angiotensin wird bei Aktivierung des Renin-Angiotensin-Systems vermehrt gebildet (s. unten).

Angiotensin

Kreislaufwirksames Octapeptid, das im strömenden Blut durch eine proteolytische Reaktion entsteht. Substrat: Angiotensinogen (α_2-Globulin). Enzyme: Renin (Protease, gebildet in den juxtaglomerulären Zellen des Vas afferens der Nierenkörperchen, nach Bedarf ins Blut sezerniert), Converting Enzyme (Peptidase, im Plasma und Lungengewebe vorhanden). Reaktionen:

$$\text{Angiotensionogen} \xrightarrow{\text{Renin}} \text{Angiotensin I (Decapeptid)}$$

$$\text{Angiotensin I} \xrightarrow{\text{Converting Enzyme}} \text{Angiotensin II (Octapeptid)}$$

Angiotensin II ist das wirksame Angiotensin; es wird für therapeutische Zwecke synthetisch hergestellt (Hypertensin).

Wirkungen des Angiotensins: Vasoconstriction im präcapillaren Bereich (bevorzugt: Haut, Splanchnicusregion, Nieren), nur schwach im postcapillären und venösen Bereich. Blutdrucksteigerung 40mal so stark wie durch Noradrenalin (auf Substanzgewicht bezogen). Keine direkten Einflüsse auf Schlagfrequenz und Kontraktionskraft des Herzens. *Effekte mit sekundärer Kreislaufwirkung:* Stimulation des autonomen Nervensystems mit Steigerung des Sympathicustonus und Herabsetzung des Vagustonus. Stimulation der Aldosteronsekretion (Wasser- und Salzretention, Erhöhung des Blutvolumens), vasoconstrictorische direkte Drosselung der renalen Wasser- und Salzausscheidung (Blutvolumenanstieg), Stimulation der ADH-Sekretion des Hypophysenhinterlappens (Wasserretention).

Regulation des Renin-Angiotensin-Systems: Maßgebliche Regelgröße ist die Reninsekretion bzw. Reninaktivität des Plasmas, denn Angiotensinogen und Converting Enzyme sind überschüssig vorhanden. Nachgewiesen ist eine basale Reninsekretion mit entsprechender Angiotensinbildung. Die Plasmareninaktivität nimmt bei Absinken des Blutvolumens und bei Blutdruckabfall zu, bei Hypertonie und Hypervolämie ab. Adäquate Reize auf die reninbildenden Zellen: Hyponatriämie, verminderte Nierendurchblutung, wobei der Mechanismus im einzelnen noch strittig ist.

Erhöhtes Angiotensin kann durch Rückkoppelung die Reninsekretion drosseln. Mit seinen vasoconstrictorischen Wirkungen beteiligt sich Angiotensin an der aktuellen Blutdruckregulation, mit seinen Wirkungen auf das Blutvolumen an der Langzeitregulation des Kreislaufs.

Gesamtregulation ▶ **Allgemeines**

Ziel der Gesamtregulation des Kreislaufs ist die Anpassung des Herzminutenvolumens (= Cardiac output = Herzzeitvolumen) an den Bedarf der Organe und Gewebe des Körpers.

Adaptation an erhöhten Blutbedarf

Basisregulation durch Intrinsic-Mechanismen: Erhöhter peripherer Blutbedarf → autoregulatorische Vasodilatation → Zunahme des venösen Rückflusses → Zunahme der Pumpleistung des Herzens → Anstieg des Herzminutenvolumens. Bei starker Belastung zusätzliche Sympathicusaktivierung: Vasoconstriction (Haut, Splanchnicus, Niere) mit Änderung der Blutverteilung zugunsten der Organe mit erhöhtem Bedarf, Steigerung des venösen Rückflusses durch Venenconstriction, Verstärkung der Pumpleistung des Herzens → Anstieg des Herzminutenvolumens und des Blutdrucks.

Adaptation an Blutdruckabfall

Vorkommen: Orthostase, generalisierte Vasodilatation, Hypovolämie, Herzschwäche.

Sofort-Kompensation: Durch autonome Kreislaufreflexe (Pressoreceptoren, Chemoreceptoren, ZNS-Ischämie-Reaktion) und Angiotensinbildung (?).

Mittelfristige Kompensation: (a) Infolge Abnahme des Capillardrucks Flüssigkeitsübertritt aus dem Interstitium in die Blutbahn, (b) Umgekehrte Streß-Relaxation der Gefäße (spontane Verengung der Gefäße bei Hypovolämie).

Langfristige Kompensation: Renale Salz- und Wasserretention (direkt, durch hormonale Vasoconstriction, Aldosteronsekretion und Renin-Angiotensinmechanismus). Dadurch Zunahme des venösen Rückflusses, der Pumpleistung des Herzens, des arteriellen Drucks.

Adaptation an Blutdruckanstieg

Vorkommen: Hypervolämie, Pharmaka.

Sofortkompensation: Pressoreceptorreflex (Erhöhung des Vagus-, Verminderung des Sympathicustonus).

Mittelfristige Kompensation: (a) Flüssigkeitsverschiebung ins Interstitium infolge erhöhten Capillardrucks, (b) Streß-Relaxation der Gefäße (spontanes Nachlassen der gesteigerten Wandspannung).

Langfristige Kompensation: Steigerung der renalen Wasser- und Salzausscheidung (direkt und über Verminderung von Aldosteronsekretion und Angiotensinbildung). Dadurch nehmen Blutvolumen, venöser Rückfluß, Herzzeitvolumen und Blutdruck ab. Die renale Kompensation entfällt bei einem Bluthochdruck, der zum Ausgleich einer primären Störung der renalen Wasser- und Salzelimination wie folgt entsteht: renale Flüssigkeitsretention → Hypervolämie → erhöhtes Herzzeitvolumen → Blutdruckanstieg durch autoregulatorische periphere Vasoconstriction → Normalisierung der renalen Wasser- und Salzausscheidung durch Verbesserung der glomerulären Filtration → Beseitigung der Hypervolämie → Normalisierung des Herzzeitvolumens unter Fortdauern der Hypertonie. Die Regulation des Herzzeitvolumens ist hier der Blutdruckregulation übergeordnet.

2. Kreislaufinsuffizienz und vegetative Regulationsstörungen

Kreislaufschock ▶

Definition

Akutes Kreislaufversagen mit anhaltender Minderdurchblutung der Gewebe und Gewebsschädigung durch Sauerstoffmangel.

Pathophysiologie

Der Schock tritt ein, wenn das effektive Herzzeitvolumen (Cardiac output) unter den Bedarf der Organe und Gewebe sinkt: (a) bei absoluter Verminderung des Herzzeitvolumens, (b) bei ausgeprägtem Shunt durch erweiterte arterio-venöse Anastomosen.

Kreislaufumstellung im Schock: Absinken des Herzzeitvolumens → Blutdruckabfall → reflektorische Sympathicuserregung → Vasoconstriction im Bereich der weniger lebenswichtigen Organe (Haut, Nieren, Darm) → Wiederanstieg des Blutdrucks infolge Erhöhung des peripheren Gesamtwiderstandes (Blutdruck = Herzzeitvolumen × peripherer Strömungswiderstand) auf Kosten einer mangelhaften Blutversorgung der von der Vasoconstriction betroffenen Gewebe. Nicht die Höhe des Blutdrucks (der normal oder nur leicht erniedrigt sein kann), sondern das Ausmaß der Drosselung der Gewebsdurchblutung bestimmt den Schweregrad des Schocks.

Folgen der mangelhaften Gewebsdurchblutung: Gewebshypoxie → Acidose → gesteigerte Capillarpermeabilität → Plasmaübertritt ins Gewebe → Bluteindickung (mit Behinderung der Mikrozirkulation durch Viscositätserhöhung, Sludge = Agglomeration der Blutzellen und intravasculärer Gerinnung) → Abnahme des Blutvolumens und des venösen Rückflusses → Verminderung des Herzzeitvolumens → weitere Abnahme der Gewebsdurchblutung (Circulus vitiosus).

Organschäden bei fortgeschrittenem Schock:

Nieren: Durch extreme Vasoconstriction entsteht Anurie, im weiteren Verlauf infolge ischämischer Tubulusschädigung (Tubulorhexis) ein akutes Nierenversagen.

Herz: Starker Blutdruckabfall → Coronarinsuffizienz → Abnahme der Herzkraft und des Herzzeitvolumens → weiteres Absinken des Blutdrucks (Circulus vitiosus).
Gefäße: Durch ischämische Schädigung Tonusverlust der Arteriolen und Venen → Verminderung des venösen Rückflusses → Abnahme des Herzzeitvolumens (Circulus vitiosus).
Vasomotorenzentrum: Durch ischämische Schädigung des Zentrums wird der periphere sympathische Vasoconstrictorentonus aufgehoben (meistens erst terminal).

Stadieneinteilung des Kreislaufschocks

Kompensierter (nicht progredienter) Schock: Der Kreislauf bleibt wegen ausreichender Kompensationsmöglichkeiten stabil.
Progredienter Schock: Die Kompensationsmöglichkeiten sind soweit erschöpft, daß der Schockzustand seine eigene Progredienz bewirkt. Entscheidend ist die kontinuierliche Verschlechterung der Herzfunktion im Sinne eines Circulus vitiosus (durch Coronarinsuffizienz und Acidose, s. oben). Akute Lebensgefahr!
Irreversibler Schock: Exitus durch keine Therapie mehr abzuwenden, da das kritische Sauerstoffdefizit des Herzmuskels (welches irreparable Schäden hinterläßt) unterschritten wurde.

Pathogenetische Einteilung der Schockformen

Schock durch primäres Herzversagen *(kardiogener Schock):* Myokardinsuffizienz, extreme Bradykardie, Behinderung der Herzfüllung (Tachykardie, Tamponade).
Schock durch Störungen des venösen Rückflusses:
Hypovolämie: Blutverluste, Plasmaverluste (Verbrennungen, traumatische und entzündliche Capillarschädigung), Dehydratation (renale oder extrarenale Flüssigkeitsverluste).
Mechanische Rückflußbehinderung: Verlegung großer Venen, Lungenembolie.
Periphere Vasodilatation: Neurogener Schock (direkte Zentrenschädigung durch Trauma, Blutung, Ischämie, Entzündung oder reflektorisch durch Schmerz, Schreck etc.); Toxische Vasodilatation (Anaphylaktischer Schock, Narkotica etc.); Regulativ bedingte Vasodilatation der Haut (Fieber), Muskulatur (Arbeit), Darm (postprandial). Die orthostatischen Regulationsstörungen werden nicht als Schock bezeichnet, da die Durchblutung der vitalen Organe im Liegen sofort normal wird (s. unten).
Schock durch Kreislaufkurzschluß über arteriovenöse Anastomosen: Septischer Schock, speziell Endotoxinschock: Durch Toxine und Bakterien werden in Entzündungsbezirken arteriovenöse Anastomosen geöffnet. Bei erniedrigtem Blutdruck sind Herzzeitvolumen, peripherer Gesamtwiderstand und venöser Rückfluß normal, weil ein großer Teil des Blutes durch die Anastomosen fließt. Die Gewebsdurchblutung leidet durch kompensatorische Arteriolenkonstriktion. Zusätzliche toxische Herz- und Gefäßschäden.

Anmerkung: Bei den klinischen Schockbildern addieren sich häufig verschiedene pathogenetische Faktoren.

Klinische Zeichen des Kreislaufschocks

Symptome der sympathico-adrenalen Stimulation:

Tachykardie

motorische Unruhe

Vasoconstriction (feucht-kalte Haut, Akrocyanose, Oligurie → Anurie): Zentralisation.

Symptome des verminderten Herzzeitvolumens:

Kleiner Puls

Blutdruckabfall, Verkleinerung der Blutdruckamplitude

Muskelschwäche

Temperaturabfall (Stoffwechsel sinkt)

Bewußtseinstrübung, Stupor, Bewußtlosigkeit

Spezifische Symptome je nach Schockursache:

z.B. Zeichen des Herzinfarktes, der abdominellen Blutung etc..

Therapie des Kreislaufschocks

Allgemeine Maßnahmen: Schutz vor Auskühlung, Sauerstoff, Antibiotica, Schmerzlinderung; weitere spezifische Maßnahmen je nach Schockursache.

Kreislauftherapie:

Infusionen: Erste und wichtigste Maßnahme beim hypovolämischen Schock, aber auch beim Schock anderer Ursache, der im fortgeschrittenen Stadium sekundär hypovolämisch sein kann. Man erreicht zweierlei: den Ausgleich von Flüssigkeitsverlusten und in jedem Fall durch die Steigerung des venösen Angebotes einen positiv inotropen Effekt auf das Herz mit einem Anstieg des Herzzeitvolumens (cardiac output). Grenze bzw. Kontraindikation der Volumenauffüllung: zentraler Venendruck 12 cm Wassersäule und Zeichen der Linksinsuffizienz (Galopprhythmus, Atemnot, Lungenstauung); besonders beim kardiogenen Schock zu beachten! *Infusionslösungen:*

Hämatokrit unter 35%:	Blut
Hämatokrit normal:	Plasma oder Plasmaexpander (Makrodex = Dextran, Hämacel = Gelatine)
Hämatokrit erhöht:	Plasmaexpander und Elektrolytlösungen.

Vasodilatierende Mittel: Nach Volumenauffüllung bleibt die durch extreme Sympathicusstimulation bedingte periphere Vasoconstriction manchmal bestehen und verhindert eine normale Gewebsperfusion. Das erfordert medikamentöse Vasodilatation durch hochdosiertes Methylprednisolon (30 mg/kg Körpergewicht = 2000–3000 mg intravenös in 5 min). Wirkt ähnlich einem α-Receptorenblocker und hat keine Nebenwirkungen.

Positiv-inotrop wirkende Mittel: Eine medikamentöse Steigerung der Herzkraft ist notwendig, wenn Volumenzufuhr und Aufhebung der peripheren Zirkulationssperre nicht zum Wiederan-

stieg des Blutdrucks führen; besonders beim kardiogenen Schock.
Präparate: Alupent (Metaproterenol) im Dauertropf verbessert Herzleistung durch β-Receptorenstimulation; Strophantin, Digitalis wirken direkt positiv inotrop. Wichtig: Adrenalin, Noradrenalin und periphere Kreislaufmittel mit vasoconstrictorischer Wirkung sind beim Schock wegen der bereits maximalen sympathicusinduzierten Vasoconstriction kontraindiziert. Sie verschlechtern die Gewebsperfusion (Anuriegefahr). Nach Blockierung der peripheren α-Receptoren durch Methylprednisolon können Adrenalin, Noradrenalin und Sympathicomimetica nicht mehr vasoconstrictorisch, sondern nur noch herzstimulierend wirken und deshalb gegeben werden.
Medikamentöse Fibrinolyse: Mit Infusionen des Präparates Streptase (Streptokinase). In schweren, therapierefraktär erscheinenden Fällen gelegentlich wirksam, wahrscheinlich durch Öffnen der terminalen Strombahn bei beginnender intravasculärer Gerinnung.
Acidosebehandlung: Die Perfusionsstörung im protrahierten Schock führt zur Acidose. Man gibt unter Kontrolle des Blut-pH Natriumbicarbonat (maximal 200–250 ml der 8,5%igen Lösung langsam i.v.) oder Trispuffer (THAM, 0,3%ig in Makrodex), wenn eine Natriumzufuhr unerwünscht ist (z.B. bei Herzinsuffizienz).

Orthostatische Kreislaufstörungen ▶

Formen

Hypotone Regulationsstörung (faintness), Orthostatischer Kollaps (Synkope, faint).

Vorbemerkung; Die *konstitutionelle Hypotonie* (systolischer Druck bei Männern 110 mm Hg, bei Frauen 105 mm Hg und darunter) ist keine Krankheit, sondern mit erhöhter durchschnittlicher Lebenserwartung verbunden. Konstitutionelle Hypotoniker sind in der Mehrzahl beschwerdefrei und leistungsfähig. Sie neigen aber stärker zu hypotonen Regulationsstörungen als Normotoniker.

Pathophysiologie

Orthostatische Kreislaufstörungen manifestieren sich nur in aufrechter Körperhaltung, insbesondere:
a) beim Aufstehen aus liegender Position (Aufstehreaktion),
b) beim Stillstehen (Spätreaktion).

Es versagen die Mechanismen zur Sicherung des venösen Rückflusses in aufrechter Körperhaltung: der *Pressoreceptorreflex* (bewirkt durch Sympathicusaktivierung normalerweise kompensatorische Arteriolen- und Venolenkonstriktion und Anstieg der Herzfrequenz) und die reflektorische *Steigerung des Muskeltonus* (bewirkt über Venenkompression – durch Steigerung der Bauchmuskelspannung auch im Abdomen – eine Begünstigung des venösen Rückflusses).
Konsequenzen: Verminderung des venösen Rückflusses → Abnahme des Herzzeitvolumens → Absinken des Blutdrucks → Ver-

minderung der cerebralen Durchblutung → Schwindelgefühl bis zur Ohnmacht. In horizontaler Position (nach Hinlegen oder Kollaps): unbehinderter Rückfluß des Blutes aus der unteren Körperhälfte zum Herzen → rasche Normalisierung von Herzzeitvolumen, Blutdruck und cerebraler Durchblutung.

Klinik

Die orthostatischen Kreislaufstörungen unterscheiden sich nur in quantitativer Hinsicht und haben folgende Kriterien:
Hypotone Regulationsstörung: Müdigkeit, Mattigkeit, Hautblässe, Schläfendruck, Leeregefühl im Kopf, Schwindelgefühl, Empfindung von Ohnmachtsnähe mit Übelkeit und Schwäche, aber: Patienten können sich aufrecht halten.
Orthostatischer Kollaps: Plötzliches Auftreten von generalisierter Muskelschwäche, Flimmern oder Schwarzwerden vor den Augen, kurzdauernder Bewußtseinsverlust oder starke Bewußtseinstrübung (Ohnmacht), Übelkeit, manchmal Erbrechen. Die Patienten fallen um, sehen sehr blaß aus, sind oft von kaltem Schweiß bedeckt und haben einen frequenten kleinen Puls.

Beide Zustände sind im Liegen schnell reversibel. Vorkommen: (1) bei sonst normalen Individuen mit ungeklärter Störung der orthostatischen Reflexe (chronische orthostatische Hypotonie); (2) nach Krankheiten mit langdauernder Bettlägerigkeit, besonders bei alten Menschen mit schlaffer Muskulatur; (3) bei starken Beinvaricen, in die das Blut versackt; (4) bei Patienten, die Antihypertensiva, Antidepressiva und Sedativa erhalten; (5) nach lumbaler Grenzstrangresektion (wegen Ausschaltung der vasopressorischen Impulse); (6) bei diabetischer Neuropathie, Tabes und anderen Nervenleiden mit Muskelerschlaffung und Innervationsstörungen; (7) bei der asympathicotonen Hypotonie. Hier fehlt infolge einer Störung des autonomen Nervensystems beim Aufstehen jede kompensatorische Sympathicusaktivierung. Die Patienten kollabieren ohne vorausgehende Tachykardie und periphere Vasoconstriction (sehr seltene Erkrankung). (8) Nebennierenrindeninsuffizienz (s. dort).
Stehversuch: 10 min Ruhelage, danach 5 min frei stehen. Puls- und Blutdruckkontrolle jede Minute.
Normale Regulation: Nach dem Aufstehen geringer Abfall des systolischen Drucks (0–15 mm Hg) und leichter Anstieg des diastolischen Drucks (0–5 mm Hg), so daß der Pulsdruck (= Blutdruckamplitude) mehr als 30 mm Hg beträgt. Zunahme der Pulsfrequenz um 10–20%. Im Liegen nach 1 min Ausgangswerte.
Labile Regulation: Etwas stärkerer systolischer Druckabfall und diastolischer Druckanstieg, so daß sich der Pulsdruck auf 10–15 mm Hg verkleinert. Pulsfrequenz über 100/min. Nach dem Hinlegen in einer Minute Ausgangswerte.
Insuffiziente Regulation: Absinken des Pulsdrucks auf Werte unter 10 mm Hg bei starkem Abfall des systolischen und erheb-

lichem Anstieg (30 mm Hg und mehr) des diastolischen Drucks. Pulsfrequenz über 120/min. Häufig Übergang in Kollaps. Im Liegen schnelle Erholung.

Asympathicotone Regulation: Sofort nach dem Aufrichten Absinken des systolischen und diastolischen Drucks ohne Tachykardie, Schweißausbruch und Blässe → Kollaps, der in horizontaler Position schnell abklingt. Es fehlt die adaptive Sympathicusaktivierung!

Steh-EKG: Aufsteh- und Spätreaktion mit gleichartigen Veränderungen.

Normal: Zunahme der Herzfrequenz, Vergrößerung von P in Abl. II und III, Rechtsdrehung der QRS-Achse (kann ausbleiben), geringe ST-Senkung und T-Abflachung.

Pathologisch: Stärkere Tachykardie und Größenzunahme der P-Zacke in Abl. II und III. Erhebliche ST-Senkung und Negativierung von T. Ausdruck starker Sympathicotonie. Keine Rückschlüsse auf Kranzgefäße und Herzmuskel. Keine feste Beziehung zum Kreislaufverhalten. Kollaps mit und ohne Orthostasereaktion des EKG.

Therapie

Abruptes Aufstehen vermeiden, besonders morgens und nach längerem Liegen. Vor dem Aufrichten Beinübungen. Leibbinden, Gummistrümpfe, Varicenbehandlung. Gymnastik, Trockenbürstungen. Medikamente: Dihydergot retard (methansulfonsaures Dihydroergotamin: direkte vasoconstrictorische und milde sympathicolytische Wirkung), Ordinal retard (Octodrinum). Bei chronischer Hypotonie mit orthostatischer Labilität mehr Kochsalz essen (Vergrößerung des extracellulären Volumens), Sympathicomimetica (Novadral, Effortil etc.), in hartnäckigen Fällen Mineralocorticoide (Astonin-H, Percorten). Bei Nebennierenrindeninsuffizienz Prednison oder Cortisol.

Vasovagale Synkope ▶

Definition

Psychogener Ohnmachtsanfall durch reflektorische (nicht orthostatisch ausgelöste) Vasodilatation speziell der intramuskulären Gefäße mit flüchtiger cerebraler Ischämie.

Pathogenese

Zentrale Stimulation der auf die Muskelgefäße beschränkten cholinergischen Vasodilatoren und des N. Vagus. Verminderung des venösen Rückflusses durch Versacken des Blutes in der Muskulatur. Absinken des Herzzeitvolumens (cardiac output) und des Blutdrucks → Verminderung der cerebralen Durchblutung → Bewußtseinsverlust. Die Synkope kommt fast nur in aufrechter Haltung vor, da der venöse Rückfluß im Liegen trotz Vasodilatation meistens nicht unter den kritischen Wert sinkt. Rasche Erholung im Liegen. Auslösende Faktoren: akute emotionale

Belastung, Schreck, Angst, Schmerz. Begünstigend wirken Körperschwäche, Hitze, schlechte Luft, Menschenansammlungen usw.. In der Regel besteht keine Neigung zu orthostatischen Regulationsstörungen.

Klinik

Die Kardinalsymptome sind Bewußtseinsverlust, Muskelerschlaffung und Umsinken. Vorstadium der Ohnmacht (Übelkeit, Schwäche, Schwindelgefühl) meist kürzer als bei orthostatischen Regulationsstörungen. Nicht selten ganz plötzlicher Kollaps mit Blutdruckabfall unter 70mm Hg und Bradykardie. Sturzverletzungen kommen vor, Inkontinenz selten. Spontanremission im Liegen nach einigen Sekunden oder wenigen Minuten.

Kardiale Synkope ▶ **Adams-Stokes-Syndrom**

Ohnmachtsanfall, sehr plötzlich und in jeder Position des Körpers zu jeder Zeit auftretend. Ursache: cerebrale Durchblutungsstörung infolge Herzblocks mit extremer Bradykardie bzw. asystolischer Herzpause. Im Stehen Ohnmacht nach 4–8, im Liegen nach 12–15 sec dauernder Asystolie. Hochgradige Blässe, Zuckungen, bei längerer Dauer (bis 5 min) röchelnde Atmung, fixierte Pupillen, anhaltendes Coma, generalisierte Krämpfe, Inkontinenz, Babinskireflex, evtl. bleibende Hirnschäden (s. Herzkrankheiten).

Extreme reflektorische Bradykardie

Hypersensitiver Carotissinus (Stimulation der Pressoreceptoren bei Kopfdrehung, engem Kragen, Rasieren, leichtem Stoß oder spontan, besonders bei älteren Menschen), Vagusstimulation bei Oesophagusdivertikel, Mediastinaltumoren, Pleurareizungen etc..

Aortenstenose (valvuläre und idiopathische hypertrophische Subaortenstenose)

Typisch ist das Auftreten der Ohnmacht nach körperlicher Arbeit. Bei zu kleinem Herzzeitvolumen führt der Blutabfluß in die Muskulatur (Vasodilatation) zur cerebralen Ischämie. Schwindelanfälle ohne Ohnmacht auch bei Aorteninsuffizienz und Mitralstenose unter Belastung.

Paroxysmale Tachykardien bzw. Tachyarrhythmien

Die erhöhte Schlagfrequenz bewirkt infolge mangelhafter diastolischer Kammerfüllung ein Absinken von Herzzeitvolumen und Blutdruck mit dem Ergebnis einer cerebralen Durchblutungsstörung. Diagnostisch wegweisend ist die extreme Pulsbeschleunigung.

Akutes Herzversagen bei Infarkt und Kammerflimmern

Herzinsuffizienz bzw. akuter Herzstillstand führt durch Blutdruckabfall zur Ohnmacht. Akute Lebensgefahr.

Episodische Schwächezustände ohne Synkope ▶

Angstzustände mit Hyperventilationstetanie

Es spielt sich folgender Circulus vitiosus ab: psychoneurotischer Angstanfall (begünstigt durch bewußte und unbewußte Konflikte) → Gefühl, keine Luft zu bekommen → Hyperventilation → Absinken von pCO_2 im Blut und Alkalose → Paraesthesien in Händen und Füßen, Spannungsgefühl um den Mund → Steigerung der Angst → Verstärkung der Hyperventilation evtl. bis zu Carpopedalpasmen. Der pCO_2-Abfall führt zur cerebralen Vasoconstriction, die Schwindelgefühl und Benommenheit hervorruft. Infolge der sich steigernden Angst kommt es zur Adrenalinausschüttung mit Tachykardie, Herzklopfen und Vernichtungsgefühl. Serumcalcium normal. Therapie: im Anfall Calcium i.v., Valium per os oder i.m.. Prophylaxe: Erklärung des Anfallmechanismus, flach atmen lassen („nun halt' mal die Luft an"), evtl. in Beutel atmen lassen. Kleine Dosen Tranquilizer und Dociton (Propranolol) oder andere β-Receptorenblocker. Psychotherapie.

Hypoglykämie

Die relativ häufige reaktive funktionelle Hypoglykämie entsteht 2–4 Stunden nach Mahlzeiten mit leicht aufschließbaren Kohlenhydraten und Zucker bei Patienten mit überschießender Insulinsekretion. Psychische Belastungen wirken begünstigend. Symptome: Schwächegefühl, Schläfendruck, Konzentrationsschwäche, Zittrigkeit, Schweißausbruch, Hunger und Tachykardie. Organische Hypoglykämien (Insulinome, Nebenniereninsuffizienz, seltene extrapankreatische Tumoren) manifestieren sich nach längerem Fasten bzw. in der zweiten Nachthälfte. Nur sie führen zum Coma (s. S. 291). Therapie der funktionellen Hypoglykämie: Zucker und gesüßte Speisen und Backwaren meiden. Fett-Eiweißdiät mit häufigen kleinen Mahlzeiten.

Intermittierende cerebrale Ischämie bei Arterienstenosen

Es kommt je nach Lokalisation des Strömungshindernisses zu verschiedenartigen Symptomen wie: verschwommenes Sehen, evtl. nur einseitig, Halbseitenparese, halbseitige Sensibilitätsstörungen, Sprachstörungen, Schwindel und Benommenheit. Aufrechte Körperhaltung begünstigt solche Durchblutungsstörungen. Die Einseitigkeit der neurologischen Ausfallserscheinungen ist differentialdiagnostisch wichtig.

Akute innere Blutungen

z.B. Darmblutungen und tubarer Abort. Durch Hypovolämie entstehen Schwäche, Tachykardie, Schwindelgefühl und Ohnmacht, ohne daß die Blutungsquelle sofort erkennbar ist. Differentialdiagnostisch bei unklaren Kollapszuständen bzw. Schwächeanfällen zu bedenken.

3. Hypertonie

Allgemeines ▶ **Definition**

Erhöhung des arteriellen Blutdrucks auf:
diastolische Werte über 90 mm Hg (altersunabhängig),
systolische Werte über 140–160 mm Hg (altersabhängig).

Labile Hypertonie

Spontane Blutdruckschwankungen zwischen erhöhten und normalen Werten. Meistens Initialstadium eines Dauerhochdrucks. In der Regel keine erkennbaren Organschäden.

Fixierte Hypertonie

Dauerhochdruck, der nur durch therapeutische Maßnahmen gesenkt werden kann. Meistens deutliche Erhöhung des diastolischen Drucks. Gefäß- und Organschäden im Verlauf.

Hämodynamik ▶ **Erhöhter arterieller Mitteldruck**

Hämodynamisch liegt eine Hypertonie nur bei Erhöhung des mittleren arteriellen Drucks vor. Das ist der durchschnittliche arterielle Druck während eines Pulscyclus. Er ist nicht dem Mittelwert aus systolischem und diastolischem Druck gleichzusetzen, sondern liegt etwas niedriger. Bei erhöhtem diastolischen Druck ist der Mitteldruck praktisch immer erhöht, bei erhöhtem systolischen Druck nur, wenn gleichzeitig der diastolische Druck nicht herabgesetzt ist.

Arterieller Mitteldruck = Herzminutenvolumen (cardiac output) × peripherer Gesamtwiderstand.

Aus dieser Formel ergeben sich folgende hämodynamische Konstellationen:

Widerstandshochdruck: Peripherer Gesamtwiderstand erhöht, Herzminutenvolumen im Normbereich. Die Höhe des diastolischen Drucks geht der Widerstandszunahme parallel. Hauptwiderstand im Arteriolenbereich. Vorkommen: bei fast allen Formen des chronischen Bluthochdrucks.

Minutenvolumenhochdruck: Peripherer Gesamtwiderstand normal oder erniedrigt, Herzminutenvolumen erhöht. Erhöhung des systolischen Drucks, keine oder nur mäßige Erhöhung des diastolischen Drucks. Vorkommen: Hyperthyreose, Fieber, Anämie, Hypervolämie.

Mischformen: Beide Parameter erhöht. Vorkommen: z. B. renale Hypertonie mit Hypervolämie infolge Flüssigkeitsretention.

Erhöhter systolischer Druck bei normalem arteriellen Mitteldruck

Wenn Herzminutenvolumen und peripherer Gesamtwiderstand normal sind, hängt die Höhe des systolischen Drucks hauptsächlich vom Schlagvolumen des Herzens und von der Gesamtdehnbarkeit der Aorta und der großen Arterien (arterielle Compliance) ab. Mit Vergrößerung des Schlagvolumens nehmen systolischer Druckanstieg und diastolischer Druckabfall jedoch gleichmäßig zu. Die Blutdruckamplitude steigt bei normalem arteriellen Mitteldruck. Das gleiche geschieht bei Verminderung der arteriellen Compliance. In beiden Fällen muß das Herz zur Überwindung des Dehnungswiderstandes von Aorta und großen Arterien vermehrt Arbeit leisten. Eine Hypertonie im hämodynamischen Sinne liegt aber nicht vor. Vorkommen:

Aortensklerose: Erhöhter systolischer bei erniedrigtem diastolischen Druck infolge verminderter Gesamtdehnbarkeit der Aorta. Man spricht von „Elastizitätshochdruck". Nicht selten ist der diastolische Druck normal, so daß tatsächlich eine mäßige Erhöhung des arteriellen Mitteldrucks vorliegt.

AV-Block 3. Grades: Schlagvolumenhochdruck infolge extremer Bradykardie. Normalisierung nach Schrittmacherimplantation.

Aorteninsuffizienz: Schlagvolumenhochdruck mit erniedrigtem diastolischen Druck infolge Regurgitation aus der Aorta in den linken Ventrikel während der Diastole.

Ätiologische Klassifizierung ▶

Primäre oder essentielle Hypertonie:

Ursache ungeklärt. Häufigkeitsanteil ca. 75%.

Sekundäre Hypertonien:

Häufigkeitsanteil ca. 25%. Grundkrankheiten:

renal:
Pyelonephritis
Glomerulonephritis
diabetische Glomerulosklerose
Gichtniere
Lupus erythematodes
Panarteriitis nodosa
Sklerodermie
Amyloidose
Nierenarterienstenose
Nierenembolie (mit Infarkt)
Nierenvenenthrombose
Hydronephrose
Nierenhypoplasie (einseitig)
Cystennieren
Nierentumoren

kardiovasculär:
Aortenisthmusstenose
Aortensklerose

endokrin:
Phäochromocytom
primärer Aldosteronismus
adrenogenitales Syndrom
Cushing-Syndrom

Hyperthyreose
Akromegalie
Schwangerschaftstoxämie
neurogen:
intrakranielle Drucksteigerung (Ödem, Tumor)
cerebrale Ischämie (Basilaris-Insuffizienz)
Encephalitis
Poliomyelitis
Intoxikationen (Thallium, CO)
akute Porphyrie

Pathogenese ▶ Allgemeines

Die bei den meisten Hypertonieformen anzutreffende Vergrößerung des peripheren Strömungswiderstandes kann entstehen:
primär: Durch vasoconstrictorische Substanzen (Adrenalin, Noradrenalin, Angiotensin).
sekundär: Durch autoregulatorische Vasoconstriction in den Geweben (lokale Intrinsic-Mechanismen) bei Hypervolämie mit vergrößertem Herzzeitvolumen.

Zum Dauerhochdruck führt eine Erhöhung des peripheren Gesamtwiderstandes nur, wenn die renale Zirkulation in die Widerstandserhöhung einbezogen ist. Anderenfalls scheidet die Niere auf dem erhöhten Blutdruckniveau so lange vermehrt Wasser und NaCl aus, bis sich der Blutdruck normalisiert: initialer Blutdruckanstieg → Zunahme des Glomerulumfiltrates → vermehrte renale Flüssigkeitsexkretion → Verkleinerung des extracellulären Flüssigkeitsvolumens (incl. Blutvolumen) → Abnahme des Herzzeitvolumens → Absinken des Blutdrucks zur Norm. Bei gedrosselter Nierendurchblutung besteht eine Tendenz zur renalen Flüssigkeitsretention, die der erhöhte Blutdruck ausgleicht.

Beispiele für das Ausbleiben eines Dauerhochdrucks bei vergrößertem peripheren Gesamtwiderstand, aber normalem renalen Strömungswiderstand: Der Verlust aller 4 Gliedmaßen bewirkt keinen Hochdruck, obwohl der periphere Gesamtwiderstand um 60% steigt. Nach Verschluß einer experimentell gesetzten arteriovenösen Fistel kommt es trotz Widerstandszunahme um mehr als 100% nur zu einer passageren Hypertonie. Die experimentelle Einschwemmung von Mikropartikeln in den großen Kreislauf unter Abschirmung der Nieren führt trotz erheblicher Widerstandserhöhung nicht zum Dauerhochdruck; dieser entsteht erst nach Injektion von Mikropartikeln in die Nierenarterien.

Bei beiden Mechanismen der Gesamtwiderstandserhöhung können fortschreitende Arteriolenveränderungen (Arteriolosklerose) den zunächst funktionellen Zustand weitgehend organisch fixieren. Ausschlaggebend ist hierbei die Arteriolosklerose der Nieren. So erklärt sich das Phänomen der *Perpetuierung des Hochdrucks:* das Weiterbestehen eines Hochdrucks nach Wegfall seiner Ursache.

Essentielle Hypertonie

Gehäuftes familiäres Vorkommen weist auf genetische Kausalfaktoren hin. Ein definierter Erbgang wurde aber nicht nachgewiesen. Man vermutet, daß die essentielle Hypertonie durch das Zusammenwirken von genetischer Disposition und Umwelteinflüssen (Ernährung, Salzkonsum, soziale und psychologische Faktoren) entsteht. Manifestationszeitpunkt überwiegend zwischen dem 30. und 55. Lebensjahr.
Hämodynamisch besteht eine Widerstandshypertonie. Keine organische Nierenerkrankung, nur Nierenarteriolosklerose, die für sekundär gehalten wird. Keine Aldosteronhypersekretion, kein Nachweis vasoconstrictorischer Substanzen. Catecholaminausscheidung normal. Zur Diskussion steht eine funktionelle Anomalie der Nieren: verminderte renale NaCl- und Wasserausscheidung bei normalem arteriellen Blutdruck → Flüssigkeitsretention, Anstieg des Blutvolumens → autoregulatorische periphere Vasoconstriction → Blutdruckanstieg → Normalisierung der renalen NaCl- und Wasserausscheidung unter Fortbestehen der Hypertonie.

Renale Hypertonie

Zwei Mechanismen, die bei der gleichen Nierenkrankheit zusammentreffen können, führen zum Hochdruck:

Renale Retention von NaCl und Wasser: → Vergrößerung des extracellulären Flüssigkeitsvolumens (incl. Blutvolumen) → Anstieg des Herzzeitvolumens → autoregulatorische periphere Vasoconstriction → Hypertonie.
Vorkommen: Niereninsuffizienz (Verminderung des funktionstüchtigen Parenchyms, noch vor der Azotämie, begünstigt durch Salzkonsum); Drosselung der Nierendurchblutung (direkter Effekt plus indirekter über Angiotensin-induzierte Steigerung der Aldosteronsekretion).
Periphere Vasoconstriction: Durch Angiotensin (direkt) und Aldosteron (indirekt: erhöht die Ansprechbarkeit der Arteriolen auf Adrenalin und Noradrenalin). Vorkommen: Extra- oder intrarenal lokalisierte renale Durchblutungsstörungen. Verminderte Nierendurchblutung → gesteigerte Reninsekretion der juxtaglomerulären Zellen → vermehrte Angiotensinbildung im Blut → Vasoconstriction plus Steigerung der Aldosteronsekretion (→ Aldosteron-induzierte Zunahme der renalen NaCl- und Wasserrückresorption → Hypervolämie, s. oben) → Hypertonie.
Renoprive Hypertonie: Nach totaler Nephrektomie (unter Dialysebehandlung) ist der Blutdruck bei genau bilanzierter Wasser- und Salzzufuhr normal. Überwässerung führt schnell zu einem exzessiven volumeninduzierten Hochdruck. Bei Verlust von mehr als $1^1/_2$ gesunden Nieren kommt es durch renale Wasser- und Salzretention zum Hochdruck.

Klinische Manifestationen:

Renovasculäre Hypertonie: Drosselung einer oder beider Nierenarterien führt im Experiment zum Hochdruck (Goldblatt-Typ). Klinisches Äquivalent: Nierenarterienstenose (Arteriosklerose oder fibromuskuläre Stenose). Bei doppelseitiger Nierenarterienstenose Hochdruckentstehung durch direkte renale Flüssigkeitsretention plus Angiotensinwirkung. Bei einseitiger Stenose Angiotensinwirkung von der kranken auf die gesunde Niere, deren Arteriolen verengt werden, so daß beide Nieren vermindert durchblutet werden. Hochdruckentstehung durch periphere Vasoconstriction und Flüssigkeitsretention.

Renale Parenchymerkrankungen: Glomerulonephritis, Pyelonephritis, Kollagenosen etc. Hier kombinieren sich Parenchymausfall und intrarenale Läsionen der Nierengefäße mit Durchblutungsstörungen. Wichtigste Hochdruckursache ist die renale Flüssigkeitsretention, gesteigerte Renin-Angiotensinaktivität kann hinzukommen. Beweis für vasoconstrictorischen Effekt von chronischen Nierenläsionen: Bei Anurie infolge Schrumpfnieren fällt der Blutdruck trotz Dialyse und Flüssigkeitsbilanzierung erst nach totaler Nephrektomie ab.

Aortenisthmusstenose

Weitgehende Stenosierung der thorakalen Aorta mit Umgehungskreislauf über die Arteriae mammariae. Hochdruck in der oberen Körperhälfte, normaler Druck im poststenotischen Teil der Aorta und in den Nierenarterien. Hochdruckentstehung teils mechanisch (Widerstandserhöhung durch den Umgehungskreislauf), teils durch renale Flüssigkeitsretention, da initial eine Drosselung der Nierendurchblutung besteht (Goldblatt-Typ). Angiotensin scheint nicht beteiligt zu sein, denn nur in der oberen Körperhälfte ist der periphere Gefäßwiderstand erhöht. Eine vasoconstrictorische Substanz müßte aber zu generalisierter Vasoconstriction führen.

Phäochromocytom

Tumor des Nebennierenmarks aus chromaffinen Zellen (seltene ektopische Lokalisation: Paraganglien, Zuckerkandlsches Organ, Glomus caroticum), der Noradrenalin und Adrenalin sezerniert. In der Regel überwiegt die Noradrenalinsekretion (im Gegensatz zum normalen Nebennierenmark). Manche Tumoren bilden nur Noradrenalin, sehr seltene Tumoren nur Adrenalin. Phäochromocytome haben keine Sympathicusinnervation. Die Sekretion erfolgt kontinuierlich oder diskontinuierlich. Die mit schubweiser Sekretion verbundenen Krisen treten spontan, nach Anstrengungen und Aufregungen auf, manchmal nach Tumorpalpation. Die peripheren Sympathicusneurone scheinen das vom Tumor sezernierte Noradrenalin zu speichern, so daß adrenergische Impulse zu erhöhter Noradrenalinfreisetzung führen (z.B. beim Aufrichten im Kipptisch-Test). Der Hochdruck entsteht durch periphere Vasoconstriction der Catecholamine. Kontinuierliche Sekretion führt zum Dauerhochdruck, schubweise Sekretion zu Blutdruckkrisen (bis 280/150 mm Hg und höher!). Weitere Catecholamineffekte: Bradykardie (bei reiner Noradrenalinbildung), Tachykardie (bei Noradrenalin- plus Adrenalinbildung), orthostatischer Druckabfall (bei Adrenalinproduktion wegen Erweiterung der Muskelgefäße), diffuser Schweißausbruch, Blutzuckeranstieg, gestörte Kohlenhydrattoleranz und Grundumsatzsteigerung (bei überwiegender Adrenalinsekretion). Von den Patienten mit Phäochromocytom haben 26% nur Blutdruckkrisen, 60% einen Dauerhochdruck (die Hälfte von ihnen mit aufgepfropften Hochdruckkrisen), 14% uncharakteristische oder keine Symptome. Hochdruckkrisen also nur bei ca. 50% aller Fälle!

Primärer Aldosteronismus

Aldosteron sezernierende Tumoren (Adenome, selten Carcinome) der Nebennierenrinde. Seltene Tumoren sezernieren das schwächere Mineralocorticoid Desoxycorticosteron. Hochdruckentstehung: gesteigerte renale Natriumrückresorption durch Mineralcorticoidwirkung → Vergrößerung des extracellulären Volumens (incl. Plasmavolumen) → Zunahme des venösen Rückflusses → Anstieg des Herzzeitvolumens → periphere Vasoconstriction (durch lokale Intrinsic-Mechanismen) → Hypertonie. Zusätzlich (wegen vermehrter Ausscheidung von H^+ und K^+ im distalen Tubulus) Hypokaliämie und Alkalose.

Cushing-Syndrom

Gesteigerte Cortisolsekretion aus primären Tumoren der Nebennierenrinde oder bei gesteigerter ACTH-Sekretion. Hochdruckentstehung: durch die mineralocorticoide Wirkung hoher Cortisolkonzentrationen, im Falle erhöhter ACTH-Sekretion durch zusätzlich gesteigerte Sekretion von Desoxycorticosteron. Merke: Die äußere Zone der Nebennierenrinde (Zona glomerulosa) bildet nur Aldosteron und untersteht nicht dem ACTH-Einfluß. Die innere Zone (Zona fasciculata und Z. reticularis) bildet unter ACTH-Einfluß Cortisol, Androgene und als Mineralocorticoide Desoxycorticosteron und Corticosteron (nicht Aldosteron, das letzte Produkt in der Mineralocorticoidreihe).

Adrenogenitales Syndrom

Enzymdefekt der Nebennierenrinde (gestörte C_{11}-Hydroxylation) mit Hemmung der Cortisolsynthese, deren Vorstufen zu einer erhöhten Androgensynthese verwertet werden. Hochdruckentstehung: Cortisolmangel → gesteigerte ACTH-Sekretion → gesteigerte Desoxycorticosteronbildung in der inneren Zone der Nebennierenrinde → mineralocorticoidinduzierte Hypertonie.

Akromegalie

Gesteigerte Sekretion von STH durch Hypophysentumor. Hochdruckentstehung (bei über 40jährigen Patienten in 95% der

Fälle): Hemmung der Cortisolsynthese durch STH → gesteigerte ACTH-Sekretion → vermehrte Mineralocorticoidsekretion der inneren Zone der Nebennierenrinde → Hypertonie.

Schwangerschaftstoxämie

Pathogenese nicht völlig geklärt. Nachgewiesen sind glomeruläre Läsionen: Schwellung der Endothel- und Epithelzellen, Fibrinablagerungen. Hochdruckentstehung vermutlich in erster Linie infolge renaler NaCl- und Wasserretention. Manifestation: im letzten Drittel der Gravidität, kurz vor oder kurz nach der Entbindung. Präeklampsie: Hypertonie, Albuminurie, Ödem. Eklampsie: zusätzlich Krampfanfälle und Coma (infolge Hirnödems). Übergang in persistierende Hypertonie bei irreversiblen renovasculären Läsionen. Besondere Disposition zur Schwangerschaftshypertonie bei vorbestehendem essentiellen Hochdruck oder Nierenleiden.

Neurogene Hypertonie

Hochdruckentstehung durch zentrale Stimulation des sympathischen Nervensystems. Die gesteigerten vasoconstrictorischen Impulse gehen vom lateralen Areal des Vasomotorenzentrums aus. Bei psychogenem akutem Erregungshochdruck Druckwerte bis 300 mm Hg möglich, Abklingen nach Minuten oder wenigen Stunden. Direkte Stimulation des Vasomotorenzentrums bei Ischämie und gesteigertem Hirndruck. Experimentelle Durchtrennung der Baroreceptoren führt nur zu einer kurzdauernden Hypertonie (einige Tage). Dann adaptiert sich das Vasomotorenzentrum an den Wegfall der hemmenden Impulse. Bei neurologischen Erkrankungen mit Blutdruckanstieg werden bulbäre Läsionen vermutet. Neurogene Hypertonien sind insgesamt selten.

Sekundäre Organschäden durch Hypertonie ▶

Herz

Linkshypertrophie,
Coronare Herzkrankheit, Myokardinfarkt,
Herzinsuffizienz.

Arterielles Gefäßsystem

Arterielle Verschlußkrankheit: Begünstigung der Arteriosklerose (Atherombildung, Mediahypertrophie, Mediadegeneration).
Aneurysmen: infolge Wandschädigung durch Arteriosklerose.
Arteriolosklerose: bis zur Arteriolonekrose, vor allem an den Arteriolen der Nieren infolge mechanischer Wandschädigung.

Gehirn

Encephalorrhagien (aus miliaren Aneurysmen),
Encephalomalacien (hochdruckbegünstigte cerebrale Gefäßstenose oder Verschluß),
Hypertonische Encephalopathie (starke Kopfschmerzen, Erbrechen, Sehstörungen, Benommenheit, Stupor, Coma, Krämpfe, Lähmungen. Ursache: Hirnödem).

Augenhintergrund

Kaliberschwankungen der Arterien (Intimaproliferation oder Mediaverdickung),
Gunnsches Kreuzungsphänomen (Venen an den Kreuzungsstellen nicht mehr hinter den verdickten Arterien sichtbar; selten Kompression, Startpunkt für Thrombosen),
Änderung der Lichtreflexe (Kupferdraht-Arterien: Verbreiterung des Lichtreflexes infolge Wandverdickung und Lumeneinengung. Silberdrahtarterien: Reflexe von der ganzen Gefäßbreite infolge noch stärkerer Einengung),
Reduktion des Arterienkalibers (Vasoconstriction),
Exsudate (klein, umschrieben, Cotton wool-Exsudate, Sternfigur),
Blutungen (flammenförmig),
Papillenödem.
Klassifikation (nach Keith-Wagner):
I: geringe Einengung und Sklerose der Arterien
II: wie oben, aber stärker plus Kreuzungszeichen
III: Netzhautödem, Exsudate, Blutungen
IV: wie III plus Papillenödem.

Nieren

Zu sekundärer renaler Hypertonie (renaler Fixierung) führen:
Arteriolosklerose (mit allmählicher Atrophie verbunden)
Arteriolonekrose (bei maligner Hypertonie → Urämie).

Allgemeine Diagnostik ▶

Anamnese

Gibt wichtige Hinweise auf:
Beginn und Dauer des Hochdrucks, familiäre Belastung;
Hochdruckursache: Nierenentzündung, Prostata- und Blasenleiden, Nephrolithiasis, Gicht, Diabetes, Gravidität, Streptokokkeninfekte, Phenacetinabusus, Hochdruckkrisen;
Hochdruckkomplikationen: Herzklopfen, Angina pectoris, Herzinsuffizienz, Durst bei Niereninsuffizienz, cerebrale Störungen, periphere Durchblutungsstörungen etc.;
Hochdrucktherapie: Ansprechbarkeit auf Antihypertensiva, Unverträglichkeiten, Frage nach Kaliumsubstitution bei Saluretica-behandlung.

Körperliche Untersuchung

Besonders zu beachten sind:

Blutdruckmessung: Unter Ruhebedingungen, im Liegen, wiederholte Kontrollen zum Ausschluß eines Erregungshochdrucks (oft mit Tachykardie verbunden). Messung an beiden Armen und an den Beinen (Aortenisthmusstenose!), auch im Stehen (Orthostase-Effekt unter Behandlung). Unterweisung in der Blutdruckselbstmessung (erleichtert Langzeitbehandlung wesentlich);
Herz: Linksverbreiterung, hebender Spitzenstoß, akzentuierter 2. Herzton im Aortenareal, Insuffizienzzeichen;

Gefäße: Pulsstatus, Auskultation der Gefäße auf Stenosegeräusche;
Augenhintergrund: s. oben;
Nervensystem: Residuen cerebraler Insulte, cerebrale Zirkulationsstörungen, hypertonische Encephalopathie;
Nieren: Druckschmerz, Tumoren, Cysten, renale Anämie.

Elektrokardiogramm

Nachweis von Linkshypertrophie, Linksschädigung, Coronarinsuffizienz, Myokardinfarkt, Hypokalämie und Glykosideffekten.

Röntgenuntersuchungen

Thorax: Nachweis von Herzvergrößerung, Änderung der Herzform, Aortensklerose, Stauungszeichen in der Lunge;
Urogramm (i.v.): Nachweis von anatomischen Läsionen und Konkrementen, Größenbeurteilung (Seitenvergleich).
Frühurogramm (Aufnahmenbeginn 1 min nach Injektion): Bei Nierenarterienstenose verzögerter Ausscheidungsbeginn auf der kranken Seite (Standardtechnik im Zustand der Dehydratation) bzw. stärkere Kontrastmittelanreicherung der kranken Seite (unter Diuresebedingungen mit Infusion, dabei Auswasch-Effekt auf der gesunden Seite).

Laboruntersuchungen

Urin: Eiweiß, Zucker, quantitatives Sediment, pH, spez. Gewicht nach Dursten, Erregerkultur;
Blutbild: Nachweis von Anämie und Leukocytose;
Serum: Harnstoff, Creatinin, Harnsäure, Natrium, Kalium, Calcium, Phosphor, Standard-Bicarbonat, antinucleäre Faktoren. Blutsenkung, Elektropherogramm;
Clearance: Endogene Creatininclearance, evtl. Inulinclearance.
Anmerkung: Dieses Programm ermöglicht die Beurteilung des Schweregrades und in vielen Fällen eine Klärung der Ursache des Hochdrucks.

Spezielle Diagnostik ▶ **Nierenarterienstenose**

Verdächtige Symptome: Erkrankungsalter vor dem 25. und nach dem 45. Lebensjahr, schnelle Hochdruckentwicklung, schwere Hypertonie, vorausgegangene Prellung oder Embolieverdacht, Gefäßgeräusch im Abdomen, abnormes Standardurogramm.
Nachweismethoden: Isotopennephrogramm (^{131}I-Hippuran) und Scintigramm (^{203}Hg-Chlormerodrin) als Screening-Test. Zur Sicherung notwendig: selektive Nierenarteriographie (bzw. Aortographie) mit Seldingerkatheter. Indikation dazu nur bei potentiell operablen Patienten!
Präoperative Diagnostik:
Nachweis von Pressorsubstanzen im Nierenvenenblut: Seitengetrennte Bestimmung von Renin und Angiotensin. Bei 3fach

höherem Gehalt auf der kranken Seite gute Op.-Resultate. Nur diese Methode beweist die hochdruckerzeugende Wirkung der kranken Niere!

Seitengetrennte Funktionsprüfung: Erfordert doppelseitige Nierenbeckendrainage durch Ureterkatheter, Infektionsgefahr; auf der kranken Seite gesteigerte Natrium- und Wasserrückresorption infolge kleineren Glomerulumfiltrates.

Howard-Test: Relevante Funktionsstörung bei Verminderung des Harnvolumens um mehr als 50% und Verminderung der Natriumkonzentration des Harns um >15% auf der kranken Seite.

Rapoport-Test: Bestimmung der Natrium- und Creatininkonzentration im Harn (Creatinin auf der kranken Seite wegen gesteigerter Wasserrückresorption höher konzentriert)

$$Q = \frac{Na_L}{Na_R} \times \frac{Creatinin_R}{Creatinin_L}$$

Kranke Seite links: Quotient unter 0,6,
Kranke Seite rechts: Quotient über 1,6.

Seitengetrennte Inulin- und PAH-Clearance: Abnahme beider Größen auf der kranken Seite, in geringerem Maße auch auf der gesunden Seite durch die Pressorsubstanzen.

Kranke Seite: Inulin-Cl. unter 50 ml/min.
PAH-Cl. unter 200 ml/min.
Gesunde Seite: Inulin-Cl. unter 75 ml/min.
PAH-Cl. unter 400 ml/min

Vorbedingung für Operation: PAH-Cl. auf der gesunden Seite nicht unter 250 ml/min, sonst keine Aussicht auf postoperative Hochdruckbesserung.

Nierenbiopsie: In ausgewählten Fällen zum Ausschluß einer generalisierten Nierenparenchymerkrankung als Hochdruckursache.

Phäochromocytom

Verdächtige Symptome: Trias mit anfallsartigem Auftreten von Kopfschmerz, diffusem Schweißausbruch und Herzklopfen; Blutdruckkrisen, Dauerhochdruck mit hyperthyreoseähnlichem klinischen Bild und leichtem Diabetes, Stenokardien.

Nachweismethoden: Catecholaminbestimmung im Blut und Urin (sicherste Methode), Vanillinmandelsäurebestimmung im Urin. Pharmakologische Tests: Regitin-Test (starker Blutdruckabfall), Histamin-Test (Provokation einer Blutdruckkrise) und Tyramin-Test (Blutdruckkrise) sind wegen Gefährlichkeit und mangelnder Zuverlässigkeit verlassen worden.

Tumorlokalisation: Selten palpatorisch möglich. Darstellung der Nebennieren durch Schichtaufnahmen, retroperitoneale Luftfüllung, selektive Angiographie. Notfalls chirurgische Exploration beider Seiten und der Paraganglien.

Primärer Aldosteronismus

Verdächtige Symptome: Muskelschwäche und latente Tetanie infolge Hypokaliämie und Alkalose.

Nachweismethoden: Screening-Test: Probatorische Saluresetherapie mittlerer Dosierung bei kochsalzreicher Kost. Positiv bei Hypokaliämie nach 5–15 Tagen.

Aldosteron- und Reninbestimmung: beweisende Konstellation: erhöhte Aldosteronsekretionsrate bei erniedrigtem Plasmarenin (autonome Aldosteronhypersekretion drosselt die physiologischen Stimulationsmechanismen). Pathologische Werte: Aldosteronsekretion > 250 µg/die, Aldosteronexkretion im Harn > 25 µg/die. Reninbestimmung im Liegen und nach 4stündigem Stehen: erniedrigter Ruhewert, subnormaler Anstieg im Stehen.

Tumorlokalisation: Nebennierendarstellung durch Arteriographie oder retroperitoneale Luftfüllung plus Tomographie.

Maligne Hypertonie ▶

Definition

Bedrohliche, schwere Form der Hypertonie mit folgender Trias:
Starke Erhöhung des diastolischen Drucks (> 120 mm/Hg),
Retinopathia angiospastica mit Papillenödem,
rasch progrediente Niereninsuffizienz.
Das entscheidende diagnostische Kriterium ist das Papillenödem!
Pathologisch anatomisches Substrat: Arteriolonekrose oder hochgradige Hyalinose der Arteriolen in den Nieren.

Ätiologie und Pathogenese

Es handelt sich um ein Syndrom, in das die meisten Hypertonieformen einmünden können. Grundleiden:
essentielle Hypertonie
renale und renovasculäre Hypertonie
endokrine Hypertonien.
Der Übergang erfolgt oft plötzlich nach längerem Bestehen eines Hochdrucks. Ursache der Verschlimmerung ungeklärt. Nur die Aortenisthmusstenose und die Hyperthyreose führen nicht zur malignen Hypertonie.

Verlauf und Prognose

Ohne adäquate Therapie ist die Prognose sehr schlecht. Todesursache: Urämie 25%, Herzversagen 42%, cerebraler Insult 33%. Eine Intensivbehandlung (s. unten), die sofort eingeleitet werden muß, kann zur Remission führen.

Therapie der Hypertonie ▶

Allgemeine Maßnahmen

Ausschaltung stärkerer psychischer und physischer Belastungen (Entspannung), Ruhepausen, genügend Schlaf, bei Adipositas Gewichtsreduktion, Einschränkung von Kaffee und Tee, Aufgabe des Rauchens, salzarme Kost (falls keine Diuretica verordnet werden).

Medikamentöse Therapie

Indikation: Diastolische Druckwerte über 100 mm Hg, bei jüngeren Menschen über 95 mm Hg, auch wenn keinerlei Beschwerden bestehen. Nur Frühbehandlung schützt vor Spätkomplikationen! Vorsichtiger Beginn bei alten Menschen und lange bestehendem Hochdruck. Abrupte Drucksenkung kann zum Herzinfarkt und Hirninfarkt führen. Bei chronischer Niereninsuffizienz muß eine Verminderung der glomerulären Filtration in Kauf genommen und evtl. durch Dialyse kompensiert werden, da hochdruckbedingte kardiale und cerebrale Komplikationen drohen.

Medikamente:

1. Saluretica:

Thiazide und Thiazid-Analoga (Saltucin, Hygroton u.a.)

Saluretica vom Typ der Etacrynsäure (Furosemid = Lasix, Etacrynsäure = Hydromedin).

Antikaliuretische Saluretica (Triamteren, Dytide H).

Aldosteronantagonisten (Spironolactonum = Aldactone)

Angriffspunkt: Hemmung der tubulären Natriumrückresorption, dadurch gesteigerte renale NaCl- und Wasserausscheidung, Abnahme des extracellulären Flüssigkeitsvolumens (incl. Plasmavolumen), Verminderung des venösen Rückflusses und Blutdruckabfall.

Dosis: Für die einzelnen Substanzen unterschiedlich (s. Lehrbücher der Pharmakologie).

Klinische Wirkung: In der Anwendung dominieren die milde wirkenden Thiazide und Thiazid-Analoga. In leichten Fällen als einziges Mittel ausreichend. Häufige Anwendung in Kombination mit den eigentlichen Antihypertensiva. Bei sekundärem Hyperaldosteronismus bzw. Tendenz zu Kaliumverlusten gibt man Aldactone.

Nebenwirkungen: Thiazide und Analoga, Lasix, Etacrynsäure:

Hypokaliämie: Erfordert ständige Kaliumsubstitution, gefährlich bei Digitalisbehandlung.

Hyperurikämie: Relativ selten, bei Gichtkranken evtl. anfallsauslösend. Auszuschalten durch Zyloric oder Urikosurica (Uricovac).

Hyperglykämie: Bei Disponierten (Diabetikern, Prädiabetikern) meist nur geringe Verschlechterung der Kohlenhydrattoleranz. In der Regel keine Kontraindikation der Saluresetherapie. Hyperglykämie und Hyperurikämie entstehen wahrscheinlich sekundär durch Kaliummangel und sind durch ausreichende Kaliumsubstitution vermeidbar.

Aldactone:

Hyperkaliämie: Nur bei fortgeschrittener Niereninsuffizienz.

Gynäkomastie: Selten, nach Absetzen reversibel.

2. Rauwolfia-Alkaloide:

Reserpin (Serpasil), Rescinnamin (Moderil), Gesamtalkaloide aus Rauwolfia serp.

Angriffspunkt: Entleert die Noradrenalinspeicher in den Endausbreitungen der postganglionären Sympathicusfasern. Bewirkt Verarmung des ZNS an Serotonin, Noradrenalin und Dopamin; Tranquilizer-Effekt, dessen Mechanismus nicht geklärt ist. Steigerung der Magensäurebildung.
Dosis: 0,1–0,5 mg/tgl. für Reserpin.
Klinische Wirkung: Leichte bis mittelstarke Blutdrucksenkung, mäßige Bradykardie, Tranquilizer-Effekt. In Kombination mit Saluretica verstärkt wirksam und das am häufigsten angewandte Hochdruckmittel.
Nebenwirkungen: Sedierung, bei Disponierten Depressionen, Kongestion der Nasenschleimhaut, Durchfall, selten Ulcera, Appetitsteigerung und Gewichtszunahme, selten Wasserretention, Ejakulationsstörungen.
3. Alpha-Methyldopa:
Presinol, Sembrina, Aldometil
Angriffspunkt: In den postganglionären Sympathikusfasern Ersatz von Noradrenalin durch das schwächere Alpha-Methylnoradrenalin (falsche Überträgersubstanz). Im ZNS Verminderung der Noradrenalinkonzentration, Ersatz von Dopamin durch Methyldopamin.
Dosis: 0,5–2,5 g/tgl.
Klinische Wirkung: Kräftige Blutdrucksenkung durch Sympathicushemmung, Verminderung des renovasculären Widerstandes, daher bei nephrogener Hypertonie günstig. Potenzierung der Wirkung durch Saluretica. Gute Verträglichkeit.
Nebenwirkungen: Müdigkeit, Schläfrigkeit (meist vorübergehend), Depressionen (selten), Drogenfieber, positiver Coombstest (reversibel), Gynäkomastie.
4. Clonidinum:
Catapresan
Angriffspunkt: Wahrscheinlich das ZNS. Es kommt zu einer Herabsetzung des Vasoconstrictorentonus und zu einer zentral induzierten vagalen Bradykardie. Nach intravenöser Injektion flüchtiger Blutdruckanstieg (Stimulation der Alpha-Receptoren). Renale Natriumretention.
Dosis: 0,075–0,450 mg/tgl. Einzelgabe wirkt 3–6 Std.
Klinische Wirkung: Mittelstarke bis intensive Blutdrucksenkung, die ohne Saluretica allmählich schwächer wird. Drei Tagesdosen zweckmäßig. In manchen Fällen treten orthostatische Regulationsstörungen auf.
Nebenwirkungen: Mundtrockenheit (Hemmung der zentral induzierten Speichelsekretion), Müdigkeit, Potenzstörungen.
5. Hydralazin (Apresolin), Dihydralazin (Nepresol): In Deutschland wird nur Nepresol verwendet, überwiegend in Kombinationen (Adelphan = Reserpin + Nepresol, Adelphan-Esidrix = Reserpin + Nepresol + Hydrochlorothiazid, Elfanex = Adelphan, Esidrix + Kaliumchlorid).

Angriffspunkt: Glatte Muskulatur der Arteriolen und Arterien; sie werden direkt relaxiert.
Dosis: 50 bis maximal 200 mg/tgl.
Klinische Wirkung: Wegen Verbesserung der renalen Durchblutung Anwendung in Kombinationspräparaten bei schwerer chronischer Hypertonie mit hohen diastolischen Werten. Die Zunahme des Herzzeitvolumens kann zu Angina pectoris führen.
Nebenwirkungen: Kopfschmerzen, Herzklopfen, Anorexie, Übelkeit, Erbrechen, Durchfälle, Kongestion der Nasenschleimhaut, Mictionsbeschwerden, periphere Neuropathie, orthostatische Dysregulation. Bei Dosen von 400 mg/tgl. über längere Zeit entsteht bei 10% der Patienten ein (reversibles) Lupus-erythematodes-artiges Krankheitsbild.

6. Guanethidin:
Ismelin
Angriffspunkt: Verhindert Noradrenalinfreisetzung an den sympathischen Nervenendigungen und entleert Noradrenalinspeicher an den adrenergischen Endausbreitungen. Greift nur in der Peripherie an.
Dosis: 10–50 mg/tgl; langsam steigern.
Klinische Wirkung: Stärkstes der gebräuchlichen blutdrucksenkenden Mittel. Neigung zu orthostatischen Regulationsstörungen. Blutdruckabfall im Stehen größer als im Liegen. Abnahme des peripheren Widerstandes aber auch des Venentonus. Den schwersten Fällen vorbehalten.
Nebenwirkungen: Schwindelgefühl, Kollapsneigung. Bei intravenöser Gabe initialer Druckanstieg wegen Sensibilisierung der Effektorzellen gegen Catecholamine, daher nie beim Phäochromocytom geben. Durch Überwiegen des Parasympathicus Neigung zu Diarrhoen (Antidot Atropin).

7. Adrenerge Receptorenblocker:
α-Receptorenblocker: Phentolamin (Regitin)
Anwendung: Nur beim Phäochromocytom.
β-Receptorenblocker: Propranolol (Dociton) u. andere.
Anwendung: Bei Hypertonien aller Schweregrade. Wirksam aber nur in Fällen mit erhöhter und normaler, nicht mit verminderter Plasmareninaktivität. Wirkungsmechanismus: Suppression der Renin- und Aldosteron-Sekretion, negativ-inotroper kardialer Effekt (erfordert Digitalis). Kontraindikation: Bronchospastik.

8. Diazoxid:
Hyperstat
Angriffspunkt: Direkte relaxierende Wirkung auf die glatte Gefäßmuskulatur, besonders der Arteriolen.
Dosis: 150–300 mg/tgl., nur intravenös.
Klinische Wirkung: Erzielt bei allen Hochdruckkrisen drastische Drucksenkung. Mittel für Notfälle. Wegen Nebenwirkungen (Hyperglykämie, Salz- und Wasserretention, Ödeme) nur für die

Anfallsbehandlung geeignet. Anschließend ist die Ansprechbarkeit auf übliche Antihypertensiva meistens gebessert.

Praxis der Hochdruckeinstellung:
Salzarme Diät (1–3 g NaCl/tgl.) war früher das einzige wirksame Hochdruckmittel. Die neuen drucksenkenden Mittel machen den Kochsalzentzug nicht überflüssig! Salzentzug ist die Basistherapie der Hypertonie. An Stelle aufwendiger Diäten wählt man heute die Saluretica. Unter Kaliumsubstitution sind sie langfristig sehr gut verträglich.
Leichte Hypertonie: Zuerst Saluretіcum (Baycaron, Hygroton mite, Saltucin); bei ungenügendem Effekt Reserpin (bzw. Rauwolfia-Alkaloide) + Saluretіcum in langsam steigender Dosierung. Wirkungseintritt erst nach einigen Tagen. Präparate (Modenol, Darebon, Terbolan, Briserin etc.).
Mittelschwere Hypertonie: Reserpin + Saluretica in höherer Dosierung (Nortensin mit Lasix); Alpha-Methyldopa + Saluretica (Sali-Presinol, Sembrina-Saltucin); Reserpin + Saluretica + Nepresol (Adelphan-Esidrix). Zusätzlich Dociton 30–120 mg tgl.
Schwere Hypertonie: Wenn obige Mittel nicht ausreichen zusätzlich Catapresan (3 × tgl. 0,075 bis 0,150 mg), Zulage von Lasix, bei sekundärem Aldosteronismus Gabe von Aldactone. Nur in schwersten Fällen Ismelin.
Hypertonische Krisen: Beim Phäochromocytom Regitin intravenös, zusätzlich Dociton. Bei maligner Hypertonie mit Encephalopathie: Catapresan 0,075 mg intravenös, evtl. mehrmals täglich, Diazoxid intravenös, Lasix i. v. – Übergang auf Dreierkombination: Reserpin oder Alpha-Methyldopa + Saluretіcum + Catapresan oder Nepresol.

Chirurgische Therapie

Kurative Eingriffe: Bei Phäochromocytom, primärem Aldosteronismus, M. Cushing, Aortenisthmusstenose, in zahlreichen Fällen von Nierenarterienstenose und einseitiger Parenchymerkrankung. Die Hypertonie bei Nierenarterienstenose und einseitigen Nierenläsionen kann vielfach auch medikamentös beherrscht werden. Operationsindikation daher nur bei allg. Operabilität des Kranken, Fehlen fortgeschrittener vasculärer Komplikationen und intakter zweiter Niere.
Symptomatische Eingriffe: Thorakolumbale Grenzstrangresektion (n. Smithwick) vom obersten Ursprung des Splanchnicus bis zum dritten lumbalen Ganglion. Früher bei schweren Hypertonien erfolgreich angewandt, heute nur noch selten, bei medikamentös refraktären Hypertonien indiziert.

B. Gefäße

1. Krankheiten der Arterien

Arterielle Verschlußkrankheiten ▶

Definition

Klinischer Krankheitsbegriff, der alle organischen Verschlußprozesse des Arteriensystems umfaßt.

Ursachen

Arteriosklerose (speziell Atheromatose) und Endangiitis obliterans (M. Bürger).

Arteriosklerose ▶

Allgemeines

Arteriosklerose ist ein Gattungsname für die degenerativen Arterienveränderungen, die sich makroskopisch in Verdickung, Verhärtung und Lumeneinengung der Arterien äußern. Mit dem Ausdruck Atheromatose stellt man die stenosierenden degenerativen Intimaprozesse besonders heraus. Ätiologie und Pathogenese der Arteriosklerose sind nicht einheitlich und in vielen Punkten noch ungeklärt. Tierexperimentelle, klinische und epidemiologische Studien ließen die folgenden kausalen Faktoren bzw. Grundkrankheiten erkennen.

Kausalfaktoren

Hypertonie
Diabetes mellitus
Hyperlipämie (Erhöhung von Cholesterin und Triglyceriden)
Myxödem
Nephrotisches Syndrom
Gicht
Chronische Infektionen
Geschlechtsdisposition (natürlicher Schutz der Frau im generationsfähigen Alter)
Lebensalter
Übergewicht
Zigarettenrauchen
Kälte und Nässe (lokal wirksam)
Konstitution (über genannte Stoffwechselstörungen)

Potenzierung: Beim Zusammentreffen mehrerer arteriosklerosebegünstigender Faktoren nimmt das Erkrankungsrisiko nicht linear, sondern stärker zu.

Endangiitis obliterans ▶

Kausalfaktoren und Charakteristika

Fast nur bei *Männern* vorkommendes, durch Rauchen induziertes Gefäßleiden mit kleinen multiplen Abzessen in frischen oder organisierten Thromben (Thrombangiitis obliterans). Befall der mittelgroßen Arterien (muskulärer Typ) und mittelgroßen, meist oberflächlichen Venen. Kein Nachweis von Mikroorganismen, keine Atheromatose. Häufigkeitsgipfel 3.–4. Dezennium. Klinische Hinweise: ausnahmslos *rauchende Patienten, wandernde Phlebitis, Druckempfindlichkeit der Gefäße, Einbeziehung der oberen Extremitäten* (an den unteren Extremitäten doppelt so häufig), frühe Gefäßspasmen, niedriges Serumcholesterin. Juden erkranken bevorzugt. Cerebrales und coronares Gefäßsystem nicht betroffen.

Chronische arterielle Verschlüsse ▶ **Typen**

***Peripherer Typ*:** Unterschenkel-, Unterarmtyp.
***Oberschenkeltyp*:** Femoropopliteale Verschlüsse.
***Beckentyp*:** Aortoiliacale Verschlüsse.
***Schultergürteltyp*:** Verschlüsse der supraaortalen Äste mit Zirkulationsstörungen in drei verschiedenen Gefäßregionen:

a) *Subclavia-Brachialis-System*
b) *Carotis-System*
c) *Vertebralis-Basilaris-System.*

Folgende spezielle Syndrome:
Aortenbogen-Syndrom: Verschluß oder Stenose der Abgangsstellen von Truncus brachiocephalicus, Subclavia oder Carotis li. (Martorell-Fabre-Syndrom).
Sonderfall: Angiitischer Prozeß bei jungen Frauen (Takayasu-Syndrom i. e. S.).
Subclavian-steal-Syndrom. Verschlüsse zentral der Abgangsstelle der A. vertebralis: Stromumkehr, Blutanleihe am Gehirn für den Arm: vertebro-vertebral, carotido-basilar; externo-vertebral; carotido-subclavial (re.).
Carotis-interna-Syndrom: Meist von der Carotisgabel ausgehende Obliteration oder Stenosierung. Externa-Syndrom nur beim vollständigen Aortenbogensyndrom.

Relative Häufigkeit (ohne coronare u. intrakranielle Verschlüsse)

***Untere Gliedmaßen*:** (incl Aorta und Beckenarterien): 90%
***Schultergürtel- und zuführende Kopfarterien*:** 8%
***Viscerale Aortenäste*:** 2%.
Oft finden sich Verschlüsse bzw. Stenosen in mehreren Gefäßgebieten.

Diagnostik der Gliedmaßenarterienverschlüsse ▶ **Anamnese**

Oft negativ! Ermüdung, Parästhesien, Belastungsschmerz (Claudicatio), Ruheschmerz.

Inspektion

Hautblässe oder Röte (Seitendifferenz, Ulcera, Nekrose).

Pulsstatus

Palpation und Auskultation aller erreichbaren Arterien; seitengetrennte RR-Messung.

Funktionsprüfungen

***Gehtest*:** 90 Schritte/min auf ebenem Boden (subjektiv!).

Beinergometrie: Empfindlicher, Belastung größer (Wadenmuskulatur), Seitendifferenzen.
Lagerungsprobe (n. Ratschow): Pat. liegt, macht Fußrollübungen mit erhöhten Beinen bis Schmerzeintritt oder max. 5 min.
Beachtet werden:
Zeit bis zum Schmerzeintritt;
Hautfarbe (normal nur geringe Abblassung);
dann Aufsetzen, Beine herabhängen lassen. Reaktive Hyperämie: normal nach 5–10 sec. Venenfüllungszeit: normal 20 sec (bei Varicen nicht zu beurteilen).
Faustschlußprobe: 30 Faustschlüsse mit erhobenem Arm unter manueller Kompression am Handgelenk. Nach Freigabe des Blutstroms normal: sofort diffuse Hyperämie; pathologisch: verzögerte und fleckige Rötung.

Oscillographie

Mit 3–4 Ableitungen: Oberschenkel, Unterschenkel proximal, Unterschenkel distal, Oberarme. Maximale Amplitudenhöhe bei Reduktion des Manschettendruckes: Oscill. Index. Bei Verschluß bzw. Obliteration auf 50% des Querschnitts: Indexverschiebung nach niederen Drucken und Abrundung der Kurve. (Amplitudenverkleinerung nicht maßgeblich!). *Oscillometrischer Quotient:* Summe beider max. Amplituden der Oberarme dividiert durch bd. Knöchelwerte.
normal: $< 2{,}5$
pathol.: $> 2{,}5$

Arteriographie

Lumbale Aortographie, Katheter-Aortographie, direkte Arteriographie (für periphere Läsionen).

Schweregrade der Durchblutungsinsuffizienz der unteren Extremitäten ▶

Stadium I

Pulsausfall ohne Beschwerden (ausreichende Kollateralen).

Stadium II

Claudicatio intermittens (Ischämie der Muskulatur unter Belastung).

Stadium III

Ruheschmerz der Haut oder der Muskulatur in Ruhe. Vorübergehendes Nachlassen beim Herabhängen.

Stadium IV

Nekrose oder Gangrän. Vorher schon trophische Störungen: Nägel, Haut, Behaarung, Muskelatrophie. Interdigitalmykose.

Therapie der unteren Gliedmaßenverschlüsse ▶

Allgemeines

Behandlung arterioskleroseférdernder Grundkrankheiten (Hypertonie, Diabetes), Rauchverbot.

Operation

Indikationsüberprüfung in jedem Fall. Risikoabwägung. Erfolgsaussichten bei 5–30% der Kranken. Methoden:

Gefäßtransplantation: Überbrückungs-Transplantation, Umgehungs- oder Bypass-Transplantation,
autoplastische Vene,
Kunststoffarterie.

Desobliterationsverfahren: Intraluminale Desobliteration (Embolektomie), Intramurale Desobliteration (= Thrombendarteriektomie: in der äußeren Media, entlang der Elastica externa oder entlang der Elastica interna).

Lumbale Sympathektomie: Indikation: Stadium III und IV B + C (Ober- und Unterschenkel) oder C.
Kontraindikation: hohe Kombinationsverschlüsse (A + B).

Amputation

Konservative Therapie

Stadium I und II:

1. *Aktives Gefäßtraining:* 2/3 der beschwerdefreien Strecke gehen, dann stehen bleiben etc., Trainingsdauer 20 min mehrmals täglich. Umlagerung: Hochlagern der Beine bis zur Venenentleerung, dann herunter hängen lassen 30 sec, bis hydrostatischer Effekt eintritt. Massage weniger wirksam.

2. *Medikamente:* Vasodilatantien senken den systemischen Druck, fördern mehr die Haut-, als die Muskeldurchblutung!

Sympathicolytica (Adrenolytica = α-Receptorenblocker): Hydergin, Priscol, Ilidar, Opilon).

Nicotinsäurederivate (direkte Gefäßwirkung im Bereich von Haut und Muskulatur): Niconazid, Ronicol, Complamin.

Sympathicomimetica (mit stimulierendem Effekt auf β-Receptoren): Vasodilatation in der Muskulatur über ergotropen Effekt – zugleich positiv inotrope Wirkung auf das Herz mit Erhöhung des Herzzeitvolumens (nicht bei Coronarkranken!): Dilatol, Vaskulat.

ATP und Adenylkörpergemische: Starke Vasodilatatoren, die sehr schnell abgebaut werden. Laevadosin. Intraarteriell (30cc + 20cc NaCl/50 min). Kein systemischer RR-Abfall. Kombination mit simultaner Belastung!

Stadium III und IV:

Ruhigstellung, Tieflagerung, gleichmäßige *warme Temperatur* (Watte). Erwärmung steigert Stoffwechsel und Hautdurchblutung (kontraindiziert) – Kälte führt zur Vasoconstriction (kontraindiziert).

Intraarterielle *Laevadosin-Infusion* ohne Belastung. Antibiotica, Pilzbekämpfung, Trockenbehandlung von Nekrosen und Gangrän. Bei Osteomyelitis Amputation.

Anticoagulantien: Zur Prophylaxe von sekundären Thrombosen. Nach gefäßchirurgischen Eingriffen.

Stadien und Symptome der cerebralen Durchblutungsinsuffizienz ▶

Stadium I

Asymptomatische Stenosen oder Verschlüsse. In der Mehrzahl extrakranielle Stenosen (kompensiert durch Kollateralen).

Stadium II

Intermittierende, relative Insuffizienz, „little stroke". Anfallsartige, kurzdauernde (Sekunden, Minuten, nach Stunden ohne Rest zurückgebildete) neurologische Ausfallserscheinungen, die sich nach der Lokalisation der Stenose richten. Auslösend sind oft extracerebrale hämodynamische Störungen, die zur Herabsetzung der Hirndurchblutung führen und sich im Versorgungsbereich stenosierter Arterien zuerst funktionell auswirken: Blutdruckabfall, Herzinsuffizienz, Rhythmusstörungen, Anämie.

A. carotis-Typ (einseitig): Art. cerebri ant.: Steifheit, Schwäche, Reflexstörungen des kontralateralen Beines.
Art. cerebri media: Mono- oder Hemiparesen der Gegenseite (Gesicht + Arm), Taubheitsgefühl, Parästhesien. Befall der linken Seite bei Rechtshändern: Störungen von Sprache, Lesen, Schreiben und Rechnen. Flimmerskotome, Vorhangphänomen (Art. chorioidea ant., aus der Carotis interna: versorgt Tractus opticus, Gratioletsche Sehstrahlung, Teile der inneren Kapsel). Selten homonyme Hemianopsie.
Einseitigkeit der Sehbeschwerden bei kontralateraler Manifestation der übrigen neurologischen Symptome!
Vertebralis-Basilaris-Typ: Obliterierende Prozesse (meist Arteriosklerose), Subclavian-steal-Syndrom, Kompression der Vertebralarterien von außen.
Charakteristisch: Alternierende oder bilaterale Ausfallserscheinungen und Beteiligung der Hirnnerven: Doppeltsehen, Quadrantenhemianopsie (u.a.), Schwindel, Innenohrschwerhörigkeit, Tetraparesen, Reflexstörungen, Unsicherheit beim Gehen und Stehen.

Stadium III

Längerdauernde manifeste Insuffizienz. „Progressive stroke". Unter dem Bild des apoplektischen Insultes neurologische Ausfallserscheinungen, die Stunden, Tage oder dauernd bestehen bleiben. Meist frischer Totalverschluß mit ischämischen Erweichungsherden. 60% der Fälle haben vorher intermittierende Insuffizienz. Operationsindikation nur in den ersten 6 Stunden. Lokalisation s. oben.

Stadium IV

Endstadium mit stationären neurologischen Dauersymptomen. „Completed stroke". Wochen, Monate, Jahre nach dem Stadium III. Gefäßoperation nur aus Gründen der Prophylaxe evtl. indiziert.

Diagnostik und Therapie der supraaortischen Verschlüsse ▶

Diagnostik

Pulsstatus: Carotis communis, Art. temporalis (Carotis externa), Carotis interna (Transorale Tastkontrolle der oberen Tonsillenloge), Subclavia, Brachialis, Cubitalis, Radialis. Auskultation der Gefäße.

Seitengetrennte Blutdruckmessung

Oscillographie

Ophthalmodynamographie

(Simultane Registrierung des syst. und diast. Ophthalmicadruckes: Abschwächung nur bei Carotisverschlüssen).

Arteriographie

Die Arteriographie ist indiziert, wenn nach Beschwerden und klinischem Befund eine operative Intervention in Frage kommt.

Therapie

Operative Maßnahmen: Indikation nur bei extrakraniellen Verschlüssen.

Stadium I: Vorbeugend, wenn eine der 4 Hauptarterien um mehr als 50% eingeengt ist. Voraussetzung allg. Operabilität.

Stadium II: Absolute Indikation wegen des drohenden Hirninfarktes.

Stadium III: Innerhalb der 6-Stundengrenze (später reaktives Hirnödem und roter Infarkt), keine tiefe Bewußtlosigkeit.

Stadium IV: Bei bilateralen Verschlußprozessen. Vorbeugung eines Reinfarktes. Für Embolien gilt analoges.

Konservative Maßnahmen:

Akut: Herz- und Kreislaufbehandlung zur Hebung des arteriellen Druckes: Strophanthin, periphere Kreislaufmittel, Volumenauffüllung. Vasodilatantien meist unwirksam, evtl. Steroide (gefäßabdichtend, ödemhemmend). Entwässerung: Sorbit, Mannit, Diuretica, Antibiotica. Blasenkatheter.

Chronisch: Anticoagulantien, Herz- und Kreislauftherapie (Rhythmusstörungen etc.).

Raynaudsche Krankheit und Raynaud-Syndrom ▶

Raynaudsche Krankheit

Paroxysmale Spasmen der Digitalarterien mit Durchblutungsstörungen der Finger, zuerst reversibel, später mit trophischen Störungen und Fingerkuppennekrosen (Obliteration) verbunden.

Anfall: Angiospasmus für einige Minuten, Schmerz, blaß-cyanotische oder weiße Verfärbung der Finger. Danach intensive reaktive Hyperämie (vasodilatierende Gewebssubstanzen), auch bleibende leichte Cyanose.

Charakteristika: Bilateral, an den Füßen sehr selten, Frauen zwischen 20 und 40 Jahren, Auslösung durch Kältereiz.

Ursache: Idiopathisch, gesteigerter Sympathicustonus infolge abnormer Kälteempfindlichkeit (auch emotionelle Auslösung möglich).

Therapie: Warmhalten, Priscol, thorakale Sympathektomie: $T_2 + T_3$, nicht Ganglion stellatum, da postganglionäre Fasern erhalten bleiben müssen. Sonst abnorme Ansprechbarkeit der Receptoren auf zirkulierendes Adrenalin + Noradrenalin.

Raynaudsches Syndrom

Akrale Durchblutungsinsuffizienz bei organischen Prozessen:
Arteriitis: Sklerodermie (im Frühstadium bei 50%), Lupus erythematodes;
Endangiitis obliterans;
Arteriosklerotische Stenosen bzw. Verschlüsse;
Kälteagglutininkrankheit (Kryoglobulinämie = Paramakroglobulinämie);
Schultergürtelaffektionen: Costoclavicularsyndrom (Verschmälerung des Spaltes zwischen Clavicula und 1. Rippe), Cervicalrippensyndrom, Hyperabduktionssyndrom, Scalenussyndrom (Enge zwischen M. scalenus anterior und posterior).
Therapie: Behandlung der Grundstörung.

2. Krankheiten der Venen

Bluttransport und Druck in den Venen ▶

Zentraler Venendruck

Druck im rechten Vorhof, unmittelbar vor der Tricuspidalklappe: ~0 mm Hg. Nur geringe Schwankungen nach beiden Seiten, da das Herz bei größerem Blutangebot mehr, bei geringerem Blutangebot weniger pumpt (Starling-Mechanismus, s. oben). Bei Rechtsinsuffizienz des Herzens kann der zentrale Venendruck auf 20–30 mm Hg steigen. *Venendruckmessung:* zentraler Venendruck nur mittels Katheter im rechten Vorhof: 0–8 cm Wassersäule (1 mm Hg = 1,36 cm Wassersäule); indirekte Messung in der Ellenbogenvene (Kanüle mit graduiertem Steigrohr verbunden, das phys. Kochsalzlösung enthält, Nullpunkt 5 cm unterhalb der Sternumebene): 4–10 cm Wassersäule (Werte höher als zentraler Venendruck, weil von der Cubitalvene bis zum Vorhof noch Widerstand zu überwinden ist, der bei abgespreiztem Arm in Rechtsseitenlage am geringsten ist).

Kreislaufwiderstand im Venensystem

Am venösen Ende der Capillaren beträgt der Druck ~10 mm Hg. Der Druckgradient von 10 mm Hg zum rechten Vorhof ist notwendig, um den Strömungswiderstand in den großen Venen zu überwinden, der an folgenden Stellen entsteht: Abknicken der Armvenen über der ersten Rippe, Kompression der Halsvenen durch den atmosphärischen Druck, Kompression der abdominalen Venen durch Organe und intraabdominellen Druck (gesteigert bei Ascites und Schwangerschaft). Die intrathorakalen Venen sind wegen des negativen intrathorakalen Druckes nicht kollabiert.

Einfluß des hydrostatischen Druckes auf den Venendruck

Beim völlig still stehenden Menschen liegt auf den Fußvenen ein hydrostatischer Druck von ~90 mm Hg (Höhe der Blutsäule vom rechten Vorhof bis zum Fuß ~1,20 m). Der Venendruck in anderen Ebenen des Körpers liegt proportional zur Entfernung vom Herzen zwischen 0 und 90 mm Hg (aufrechte Körperhaltung). Der Druck in den Halsvenen ist Null, der Druck in den Sinus der Schädelkalotte negativ.

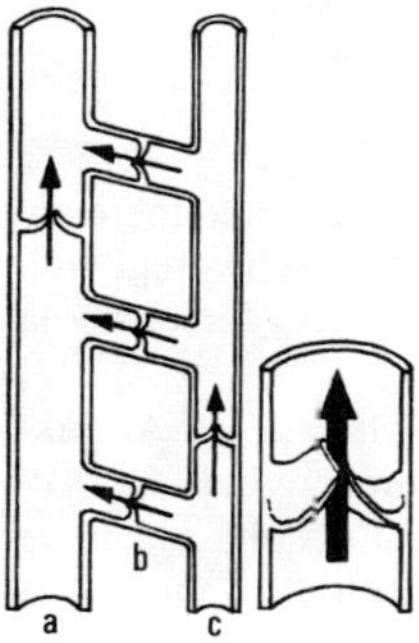

Abb. 2. Blutströmung in den Beinvenen (s. Text)

Die venöse oder Muskelpumpe

Das System der Beinvenen (Abb. 2) ist gegliedert in tiefe Venen (a), kommunizierende Venen (b) und oberflächliche Venen (c). Venenklappen öffnen sich in zentripetaler und schließen sich in zentrifugaler Richtung. Bei Muskelkontraktion (im Gehen) erfolgt zentripetaler Blutfluß mit Absaugung der oberflächlichen Venen. Die zentripetale Pumpwirkung senkt den venösen Druck in den Füßen von 90 auf 25 mm Hg und verbessert den Rückfluß.

Klappeninsuffizienz der oberflächlichen Venen

Keine hydrostatische Entlastung, Ektasie (= Varicen). Zunahme der Ektasie bei zusätzlicher Klappeninsuffizienz der kommunizierenden Venen, weil in diesem Zustand Blut aus den tiefen Venen nach außen gepumpt wird.

Klappeninsuffizienz der tiefen Venen

Völliges Versagen der Muskelpumpe, weil Blut nach oben und unten gepreßt wird. Wegfall der Druckentlastung im Gehen. Permanenter hoher Venendruck, Steigerung des Capillardruckes, Exsudation, Induration, Ulceration (s. u.).

Varicen und varicöser Symptomenkomplex ▶

Primäre Varicose

Entstehung: Durch Bindegewebsschwäche der Venenwand und Klappen (konstitutionell, hormonale und mechanische Einflüsse: Gravidität).

Klinik: Zunächst mehr kosmetisch von Bedeutung. Komplikation: Varicophlebitis.

Übergreifen auf Rami communicantes.

Perthes-Test: Anlegen einer Staubinde führt zur Venenfüllung. Im Gehen Entleerung, wenn die tiefen Beinvenen offen und die Klappen der Rami comm. intakt. *Phlebographie.*

Therapie: Prophylaxe, Bandagen, Gummistrümpfe, Verödung, Exstirpation.

Varicöser Symptomenkomplex

Ödem, Induration, Atrophie, Pigmentierung, Ekzem, Ulcus cruris, Varicophlebitis mit sekundärer Thrombose der tiefen Venen. Definitionsgemäß Folgezustand der primären Varicose im Gegensatz zur sekundären Varicose bei postthrombotischem Syndrom.

Akute Thrombophlebitis ▶

Thrombophlebitis der oberflächlichen Venen

Symptome:

Schmerz, Rötung, tastbarer Strang, Fieber, Leukocytose, keine Lungenembolie, kein postthrombotisches Syndrom.

Ursachen: Virchowsche Trias: Wandschaden, Verlangsamung der Blutströmung, erhöhte Gerinnbarkeit (Infektionen, Traumen, Operationen, langes Liegen, Schwangerschaft).

Therapie: Heparinoidsalben, Kompressionsverband, keine Bettruhe. Butazolidin, Tanderil, Tomanol, Antibiotica – im allgemeinen keine Anticoagulantien!

Thrombophlebitis der tiefen Venen

Symptome: Am häufigsten im Waden- und Oberschenkelbereich. Oft schmerzlos. Leichtes Fieber, Tachykardie. Schweregefühl, Druck- und Spontanschmerz. Bei ausgedehnten Verschlüssen Ödem!

Untersuchungsgang: Leistenschmerz, Druckschmerz im Adduktorenkanal, Kniekehlenschmerz, Wadenschmerz bei Dorsalflexion im Sprunggelenk (Homan-Zeichen), Fußsohlenschmerz bei Druck und Plantarflexion (Payr-Zeichen). Initiales Ödem über dem Schienbein.

Beckenvenenthrombose

Heftige Schmerzen, starke Anschwellung des ganzen Beines, Cyanose, vermehrte Füllung der oberflächlichen Venen (bei ascendierender Beinvenenthrombose: *Phlegmasia alba dolens*). Fieber, schlechter A.Z., Emboliegefahr.

Phlegmasia caerulea dolens

Explosionsartige Gerinnung des ganzen Venensystems mit spastischer Verengung der Arterien und oft Pulslosigkeit (Pankreasaffektionen, Colitis ulcerosa: erhöhte Gerinnungsneigung Voraussetzung). Schwierige Abgrenzung gegen Embolie (diese aber gewöhnlich mit starker Blässe und Abkühlung einhergehend).

Therapie

Heparin, dann Marcumar. Oder Fibrinolyse (frische Prozesse). Dosis: Heparin 8stündlich 15000 Einheiten. Streptokinase: 250000 Einheiten initial, dann stündlich etwa 100000 Einheiten als Dauerinfusion. Kompressionsverband; Frühaufstehen. Beine solange horizontal lagern, nicht im Becken abknicken!

Postthrombotisches Syndrom ▶

Entstehung

Nach tiefen Venenthrombosen, oft nach mehrjähriger Latenzzeit. Schicksal der Thrombose:
Obliteration (Kollateralen),
Rekanalisation (Umwandlung in ein starres klappenloses Rohr, funktionell ungünstig).

Symptome

Rückfluß über oberflächliche Venen → sekundäre Varicose (Füllung von innen) → Schmerzen bei Belastung, Ermüdung im Gehen und Stehen, Ödeme und Induration, Ulcus cruris.

Therapie

Kompressionsverbände, Gummistrümpfe, Abtragung von indurierten Geschwürsbezirken und Hautlappen. Unterbindung der V.femoralis oder poplitea.

C. Herz

1. Grundlagen und Methoden der Diagnostik

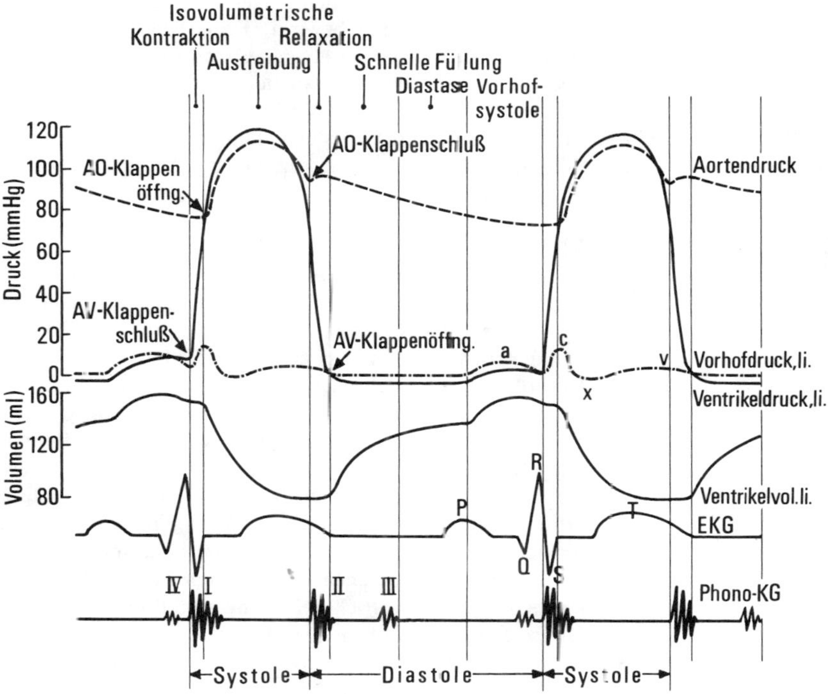

Abb. 3. Synopsis des kardialen Cyclus (s. Text)

Synopsis des kardialen Cyclus ▶ **Systole** (Abb. 3).

Isovolumetrische Kontraktion: Auch Anspannungszeit genannt. Mit Beginn der Ventrikelkontraktion überschreitet der Kammerdruck den niedrigen Vorhofdruck. Durch den Druckgradienten werden die AV-Klappen geschlossen und angespannt; dabei entsteht der ***1. Herzton.*** Sein Hauptanteil stammt von der Mitral-

klappe, die mit größerer Wucht zugeschlagen wird. Die Klappenschwingungen erzeugen in den Vorhöfen die c-Welle. Ohne Volumenverschiebung, bei geschlossenen Semilunar- und AV-Klappen, steigt der intraventrikuläre Druck schnell bis zum diastolischen Aorten- bzw. Pulmonalisdruck an. Dauer der isovolumetrischen Kontraktion etwa 0,005 sec. Positiv inotrop wirkende Pharmaka (Digitalis, Metaproterenol) verkürzen sie.
Austreibungsphase: Beginnt mit Öffnung der Semilunarklappen, die mit dem Beginn des Steilanstieges der Aortendruckkurve zusammenfällt. Nur unter abnormen Bedingungen entsteht ein Öffnungston (Ejection-Click). Etwa die Hälfte des Kammervolumens wird im ersten Viertel der Systole ausgeworfen, dann sinkt die Austreibungsgeschwindigkeit und erreicht schließlich den Wert Null. Das Ende der Austreibungsphase markiert der Semilunarklappenschluß, der den ***2. Herzton*** erzeugt und eine Incisur der Aortendruckkurve bewirkt. Dauer der Austreibungsphase etwa 0,22 sec. Ablesung an der Carotispulskurve möglich (Distanz vom Beginn des Steilanstieges bis zur Incisur). Zu Beginn der Austreibung sinkt der Vorhofdruck infolge Tiefertretens der Ventilebene (x-Tal) und steigt dann mit zunehmender Vorhoffüllung zur v-Welle an, die kurz vor der AV-Klappenöffnung ihr Maximum erreicht.

Diastole

Isovolumetrische Relaxation: Beginnt mit dem Schluß der Semilunarklappen. Durch die Erschlaffung des Kammermyokards sinkt der intraventriculäre Druck schnell ab. Die Phase der isovolumetrischen Relaxation endet, sobald der Kammerdruck den Vorhofdruck unterschreitet und dadurch die AV-Klappen aufgestoßen werden. Dauer der isovolumetrischen Relaxation 0,08 sec.
Phase der schnellen (frühdiastolischen) Füllung: Unmittelbar nach Öffnung der AV-Klappen ist der Druckgradient zwischen Vorhof und Kammer am größten. Die Klappenöffnung erzeugt normalerweise keinen Ton. Das ruckartig in die Kammer hineinschießende Blut spannt die Ventrikelmuskulatur an. Dies führt bei Kindern und Jugendlichen zum ***3. Herzton*** oder Füllungston. Die Phase der frühdiastolischen Füllung umfaßt das erste Drittel der Diastole. Unter raschem Druckausgleich zwischen Vorhof und Kammer wird bereits der größte Teil des Füllungsvolumens vom Ventrikel aufgenommen. Der Vorhofdruck sinkt.
Phase der langsamen Füllung (Diastase): Umfaßt das mittlere Drittel der Diastole mit nur noch geringer Blutaufnahme der Kammer. Bei Tachykardien ist diese Phase verkürzt, ohne daß die Kammerfüllung leidet. Bei behinderter schneller Füllungsphase (z.B. Mitralstenose) ist der Blutzufluß während der Diastase kompensatorisch erhöht. In dieser Situation beeinträchtigen Tachykardien Kammerfüllung und Herzleistung.
Vorhofsystole (spätdiastolische Füllungsphase): Die Vorhofkon-

traktion (a-Welle der Vorhofdruckkurve) am Ende der Diastole erzeugt einen Druckgradienten mit Gefälle zum Ventrikel. Die Folge ist ein ruckartiger Bluteinstrom in die Kammern, der zur Anspannung der Kammerwand führt. Dabei entsteht der ***4. Herzton*** oder Vorhofton. Er ist phonokardiographisch als tieffrequente Schwingung etwa 0,12 sec nach Beginn der P-Zacke nachzuweisen, wegen geringer Intensität aber nur beim Kind und bei pathologischer Steigerung der Vorhofaktivität zu hören. Am Ende der Vorhofsystole besteht Druckausgleich zwischen Vorhöfen und Kammern, der Bluteinstrom ist minimal, in den Kammern herrscht der sog. enddiastolische Druck (rechte Kammer 0–8 mm Hg, linke Kammer 4–12 mm Hg).

Auskultation ▶ **Auskultationsbereiche**

Vorbemerkung: Sie liegen nicht direkt über den Klappen, nach denen sie benannt sind. Aorten- und Pulmonalareal sind stromabwärts der jeweiligen Klappe lokalisiert, das Tricuspidalareal über dem rechten Ventrikel, das Mitralareal über der Spitze. Es handelt sich um Regionen, die dem optimalen Wahrnehmungsbereich der verschiedenen Schallquellen entsprechen.

Mitralareal: Region der Herzspitze. Punctum maximum der von der Mitralklappe fortgeleiteten Schallphänomene. Zugleich p.m. harmloser Strömungsgeräusche, die an der Aortenklappe entstehen. Sehr laut ist hier auch das Systolicum der Aortenstenose.

Trikuspidalareal: 4. bis 5. ICR am linken Sternalrand. Hierhin projizieren sich die Geräusche von der Trikuspidalklappe, deren zusätzliches wichtiges Kriterium eine inspiratorische Intensitätszunahme ist. Durch inspiratorische Sogwirkung auf die extrathorakalen Venen nehmen der venöse Zustrom und das rechtsventrikuläre Schlagvolumen zu, in der Exspiration geschieht das Gegenteil.

Pulmonalareal: 2. ICR links parasternal. Auskultationspunkt der von der Pulmonalklappe ausgehenden Schallerscheinungen. Nur hier ist der Pulmonalklappenschlußton und damit die Spaltung des 2. Tones zu hören. Auch der Aortenklappenschlußton wird hier deutlich gehört. Bei Überlagerung beider Töne kann der 2. Herzton hier sein p.m. haben.

Aortenareal: 1. und 2. ICR rechts parasternal. Projektionsbereich der Aortenklappe. P.m. des Systolicums der Aortenstenose. Auch accidentelle systolische Geräusche der Aortenklappe sind hier deutlich zu hören.

Erbscher Punkt: 3. ICR am linken Sternalrand (5. Punkt). Projektionspunkt aller Klappen, wenngleich nicht deren optimaler Wahrnehmungspunkt. P.m. des diastolischen Geräusches der Aorteninsuffizienz und der Pulmonalinsuffizienz. Systolicum der Pulmonalstenose (Fortleitung nach oben), der Subaortenstenose (keine wesentliche Fortleitung zur Aorta) und des Ventrikelseptumdefektes (p.m. im 4. ICR).

Zur Auskultationstechnik

Stethoskop: Empfehlenswert sind Doppelkopfstethoskope. Membranteil: optimal für die Wahrnehmung hochfrequenter Töne und Geräusche, da die tiefen Frequenzen weggefiltert werden (2. Herzton, Mitralöffnungston, Diastolicum der Aorteninsuffizienz). Glockenteil: optimal für die Wahrnehmung mittel- und tieffrequenter Schallphänomene, da die hohen Frequenzen weggefiltert werden (3. Herzton, Vorhofton, Diastolicum der Mitralstenose).

Untersuchungsgang: Systematisches Aufsuchen aller 5 Auskultationsareale. Den Patienten normal atmen lassen, um die physiologische inspiratorische Spaltung des 2. Tones (Pulmonalareal) und atemabhängige Schwankungen der Geräuschintensität (Tricuspidalklappenphänomene) zu erfassen. Zunächst Identifizierund des 1. und 2. Herztones zur Bestimmung von Systole (Intervall zwischen 1. und 2. Ton) und Diastole (Intervall zwischen 2. und 1. Ton). Hilfsmittel: simultane Tastung des Carotispulses, dessen Pulswelle mit der Systole zusammenfällt (s. Abb. 3). Herztöne und Geräusche gesondert analysieren, punctum maximum (p. m.) bestimmen.

Phonokardiographie: Herzschallschreibung mittels eines Phonokardiographen (Mikrophon-Verstärker-Registriergerät). Vorteile: exakte zeitliche Bestimmung der Herzschallphänomene (durch simultane Aufzeichnung von EKG und Druckkurven), Erfassung nicht hörbarer tiefer Frequenzen, Analyse der Schallfrequenzen (durch Schallfilter für verschiedene Frequenzbereiche), Analyse der Geräuschformen, Dokumentation des Herzschallbefundes.

Auskultationsbefunde

1. Herzton: P. m. Herzspitze, manchmal 4. ICR links parasternal. Lautstärke: abhängig von der Steilheit des Druckanstieges im linken Ventrikel und von der Stellung der Mitralklappensegel zum Zeitpunkt des Klappenschlusses (normalerweise sind die Klappensegel nach der Vorhofkontraktionsphase einander weitgehend genähert, sie sind „gestellt"). *Lauter 1. Herzton:* bei Mitralstenose (mit beweglichen Klappensegeln) und verkürzter PQ-Zeit, weil die Klappen aus geöffneter Stellung zugeschlagen werden. Lauter 1. Herzton bei Hyperzirkulation (Fieber, Anämie Thyreotoxikose), Erregung und körperlicher Belastung, weil der Druckgradient zwischen linkem Ventrikel und Vorhof schneller zunimmt. Bei diesen Zuständen gesteigerter Herzaktivität ist auch der 2. Herzton akzentuiert. *Leiser 1. Herzton:* bei Mitralinsuffizienz (fehlender Klappenschluß) und verlängerter PQ-Zeit (Klappe bei Systolenbeginn weitgehend geschlossen), wechselnde Lautstärke beim totalen AV-Block. Abschwächung des 1. Herztones (und des 2. Herztones) bei Emphysem und Pericarditis exsudativa (großer Abstand zum Ohr), akuter Herzinsuffizienz durch Infarkt (verlangsamter Druckanstieg) und im Schock.

2. Herzton: Besteht aus zwei Komponenten: Aortenton (Schluß der Aortenklappe) und Pulmonalton (Schluß der Pulmonalklappe) – II A und II P. Entsprechend dem höheren Druckgradienten zwischen Gefäß und Ventrikel in der frühen Diastole ist der Aortenton wesentlich lauter. Der Pulmonalton ist nur im Pulmonalareal hörbar, der Aortenton überall (p.m. über der Herzbasis). *Physiologische Spaltung des 2. Tones:* II A und II P fallen in exspiratorischer Atemruhe zusammen, während der Inspiration verschiebt sich II P hinter II A (wegen inspiratorischer Zunahme des rechtsventrikulären Schlagvolumens und Verlängerung der rechtsventrikulären Systole): dum-ta → dum-tra → dum-ta-ta. Dieses Phänomen ist nur über dem Pulmonalareal wahrnehmbar, an den übrigen Auskultationsstellen ist der 2. Herzton mit dem Aortenton identisch. Bei älteren Menschen fehlt die physiologische Spaltung des 2. Tones. *Spaltung des 2. Tones in normaler Reihenfolge* (II A vor II P) mit breitem Spaltungsintervall (in Inspiration und Exspiration): Rechtsschenkelblock (verspäteter Pulmonalklappenschluß), Pulmonalstenose (verlängerte Austreibungszeit), Mitralinsuffizienz (verkürzte Austreibungszeit des linken Ventrikels, Vorverlegung von II A). In allen Fällen exspiratorische Verkleinerung des Spaltungsintervalls. Atemunabhängige (fixierte) Spaltung des 2. Herztones nur bei Vorhofseptumdefekt (konstante Volumenbelastung des rechten Ventrikel durch Shunt-Blut). *Spaltung des 2. Tones in umgekehrter Reihenfolge* (II P vor II A = paradoxe Spaltung): bei Verspätung des Aortenklappenschlusses (Linksschenkelblock, offener Ductus Botalli, Aortenstenose). Charakteristische inspiratorische Verkleinerung und exspiratorische Vergrößerung des Spaltungsintervalls (wegen inspiratorischer Verzögerung des Pulmonalklappenschlusses rückt II P zu II A auf), die Spaltung kann inspiratorisch verschwinden. *Lauter Aortenton:* bei Hypertonie (p.m. im Aortenareal). *Leiser Aortenton:* Aortenstenose, Aorteninsuffizienz, Hypotonie. *Lauter Pulmonalton:* bei Drucksteigerung im kleinen Kreislauf (pulmonale Hypertonie, Cor pulmonale, Mitralvitien etc.). *Leiser Pulmonalton:* Pulmonalstenose.

3. Herzton: Frühdiastolischer Füllungston, beim Erwachsenen stets pathologisch, wenn hörbar. Ursache: ruckartige Dehnung und Anspannung der Ventrikelwand bei erhöhtem Füllungsdruck und/oder Füllungsvolumen (Mitralinsuffizienz, Herzinsuffizienz mit Vorhofstauung und vergrößerter Restblutmenge, die schon eine Vordehnung bewirkt, Hyperzirkulation mit Tachykardie).

4. Herzton: Vorhofton, beim Erwachsenen vor allem hörbar, wenn der Vorhof erhöhte Kontraktionsleistung vollbringt: Füllung eines hypertrophierten Ventrikels erfordert die Erzeugung eines höheren enddiastolischen Ventrikeldruckes durch den Vorhof (Hypertonie, Aortenstenose, Pulmonalstenose). Noch kein Insuffizienzzeichen. Auftreten beim Infarkt allerdings Vorzeichen der drohenden Linksinsuffizienz.

Systolische Extratöne: Frühsystolisch kann es bei starker Dilatation der großen Gefäße zum Gefäßdehnungston oder Ejection-Click kommen. *Aortaler Ejektion-Click:* Aortenaneurysma, mittelgradige Aortenstenose (valvulär), Aorteninsuffizienz, Aortenlues, Fallotsche Tetralogie. *Pulmonaler Ejection-Click:* Pulmonale Hypertonie, Pulmonalstenose (valvulär), Vorhofseptumdefekt, idiopathische Pulmonalisektasie. P.m. des aortalen Ejection-Clicks an der Herzspitze, des pulmonalen Ejection-Clicks im 3. ICR parasternal, beide am besten in Exspiration zu hören. *Mesosystolischer Click:* Harmloser mittel- bis spätsystolischer Extraton meist extrakardialen Ursprungs (Pleuroperikardadhäsionen).

Galopprhythmus: Dreier-Rhythmus (1. Herzton, 2. Herzton, Zusatzton), der nur bei höherer Herzschlagfrequenz wie ein Pferdegalopp imponiert. Klinische Bedeutung nicht von der Frequenz, sondern von der Art des Dreier-Rhythmus abhängig. *Systolischer Galopp:* 1. Herzton – mesosystolischer Click – 2. Herzton; klinisch ohne Bedeutung. *Präsystolischer Galopp:* Vorhofton – 1. Herzton – 2. Herzton; Zeichen der erhöhten Vorhofbelastung (rechts oder links), s. oben. *Protodiastolischer Galopp:* 1. Herzton – 2. Herzton – 3. Herzton. Zeichen der Herzinsuffizienz! Bei Mitralinsuffizienz und Hyperzirkulation kein Dekompensationszeichen, s. oben. *Summationsgalopp:* Dreier-Rhythmus bei Tachykardien mit Zusammenfallen von 3. und 4. Herzton zu einem Summationston. Harmlos, wenn Dreierrhythmus nach Aufhören der Tachykardie verschwindet. Genauere Analyse erst bei normaler Frequenz des Herzschlages möglich.

Diastolische Extratöne: Öffnungstöne stenosierter AV-Klappen. *Mitralöffnungston:* frühdiastolischer Extraton bei Mitralstenose. Intervall zwischen Aortenton und MÖT (II-MÖT-Intervall), atemunabhängig. P.m. 4. und 5. ICR von der Herzspitze zum Sternalrand. *Trikuspidalöffnungston:* bei Trikuspidalstenose. Wird während der Inspiration lauter. Das II-TÖT-Intervall nimmt inspiratorisch zu.

Systolische Geräusche:

Austreibungsgeräusche: Entstehen durch Wirbelbildung an den Semilunarklappen bei

(a) organischer Aorten- und Pulmonalstenose (Druckaustreibungsgeräusch: spindelförmiges Preßstrahlgeräusch),

(b) relativer Aorten- und Pulmonalstenose (Volumenaustreibungsgeräusch: leiser und weicher als organische Stenosegeräusche). Vorkommen: Begleitsystolicum bei Aorteninsuffizienz, Systolicum bei Vorhofseptumdefekt und Hyperzirkulation. Ursache: Das normal weite Ostium ist für ein vergrößertes Schlagvolumen relativ zu eng, daher Wirbel erzeugende Zunahme der Strömungsgeschwindigkeit des Blutes.

Die Austreibungsgeräusche beginnen stets nach dem 1. Herzton, weil sie erst nach der Semilunarklappenöffnung einsetzen können.

Refluxgeräusche: Entstehen bei systolischem Reflux durch insuffiziente AV-Klappen und Ventrikelseptumdefekte. Charakteristika: sofort mit dem 1. Herzton einsetzend, bandförmig, holosystolisch (da der Druckgradient für den Reflux in der frühesten Systole entsteht und erst nach dem 2. Herzton verschwindet). Vorkommen: Mitral- und Tricuspidalinsuffizienz, VSD.

Diastolische Geräusche:

a) Einströmgeräusche: Entstehen bei organischer oder relativer AV-Klappenstenose durch Wirbelbildung während der Kammerfüllung. Organische Mitral- und Trikuspidalstenose: protodiastolisches, nach dem MÖT bzw. TÖT einsetzendes Decrescendogeräusch (Druckgradient nimmt schnell ab) und präsystolisches Crescendogeräusch (spätsystolischer Anstieg des Druckgradienten durch Vorhofkontraktion). Relative Klappenstenose: protodiastolisches Trikuspidalströmungsgeräusch (Vorhofseptumdefekt, Hyperzirkulation) und protodiastolisches Mitralströmungsgeräusch (Mitralinsuffizienz); in beiden Fällen brüske Kammerfüllung aus volumenüberlasteten Vorhöfen durch die relativ zu enge AV-Klappe. Die protodiastolischen Einströmgeräusche sind vom 2. Herzton deutlich abgesetzt (Intervallgeräusche), mittel- bis tieffrequent, rauh.

b) Refluxgeräusche: Entstehen bei Aorten- und Pulmonalinsuffizienz durch den diastolischen Reflux aus den großen Gefäßen in die Ventrikel. Charakteristika: frühdiastolisches oder Sofortgeräusch (da der Reflux beim 2. Herzton beginnt) von Decrescendocharakter (da der Druckgradient schnell absinkt), hochfrequent, oft leise.

Anastomosengeräusche: Entstehen an der Kommunikationsstelle zweier Gefäße mit unterschiedlichem Blutdruck. Die Geräuschintensität ist dem Druckgradienten und damit der Strömungsgeschwindigkeit des Blutes an der Verbindungsstelle proportional. Vorkommen: offener Ductus Botalli. Charakteristika: kontinuierliches systolisch-diastolisches Geräusch, das bis zum Ende der Systole anschwillt und in der Diastole abschwillt (Druckgradient bleibt in der Diastole bestehen) – „Maschinengeräusch".

Perkussion ▶ **Absolute Herzdämpfung**

Kleiner Bezirk in der Mitte des Herzfeldes, der nicht von Lungengewebe überlagert ist. Dämpfung schon bei leiser Perkussion. Verschwindet bei ausgeprägtem Emphysem, das an Rechtsherzbelastung denken läßt.

Relative Herzdämpfung

Entspricht annähernd der Herzform und Herzgröße. Die Perkussionsfigur reicht aber nur zur groben Orientierung aus.

Palpation ▶ **Aortenareal**

Schwirren bei Aortenstenose, Schnappen bei Hypertonie durch forcierten Klappenschluß, Pulsationen bei Dilatation der Aorta ascendens.

Pulmonalareal

Schwirren bei Pulmonalstenose, Schnappen bei pulmonaler Hypertonie (durch Klappenschluß), verstärkte Pulsationen bei hoher Durchflußrate (Vorhofseptumdefekt).

Linke Parasternalregion

Abnorme Pulsationen bei Vergrößerung bzw. Hypertrophie des rechten Ventrikels (bei Druckbelastung „hebend", bei Volumenbelastung „schleudernd"). Spätsystolisches Schleudern bei Mitralinsuffizienz, Schwirren bei VSD (4. ICR).

Epigastrium

Pulsationen bei Dilatation und Hypertrophie des rechten Ventrikels, besonders in Kombination mit Zwerchfelltiefstand infolge Emphysems.

Spitzenregion

Systolisches Schwirren bei Mitralinsuffizienz, diastolisches Schwirren bei Mitralstenose. Hebender Spitzenstoß bei Aortenstenose und Hypertonie, schleudernder Spitzenstoß von größerer Flächenausdehnung bei Aorteninsuffizienz und Mitralinsuffizienz.

Röntgenuntersuchung ▶

Technik

Thoraxaufnahme in 2 Ebenen, Herzfernaufnahme (2 m) zur Größenbestimmung. Mit dieser Standarduntersuchung werden Form- und Größenänderungen erfaßt. Zur Analyse des Röntgenbildes muß man die Anatomie der Herzsilhouette kennen (Abb. 4 u. 5):

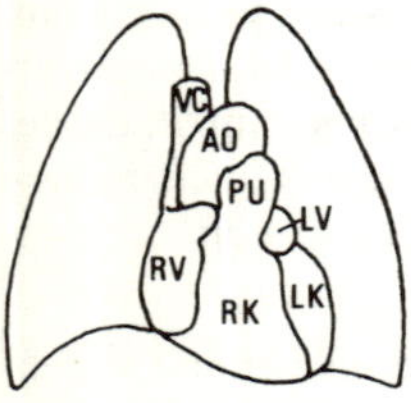

Abb. 4. Herzprojektion im Sagittalbild (posterior-anteriorer Strahlengang)
VC = Vena cava sup.
RV = rechter Vorhof
RK = rechte Kammer
PU = Pulmonalarterie
LV = linker Vorhof
LK = linke Kammer
AO = Aorta

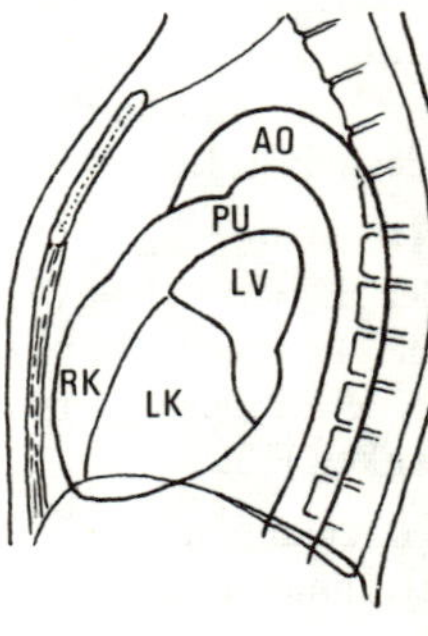

Abb. 5. Herzprojektion im Linksseitenbild (dextro-sinistraler Strahlengang) Bezeichnungen s. Abb. 4

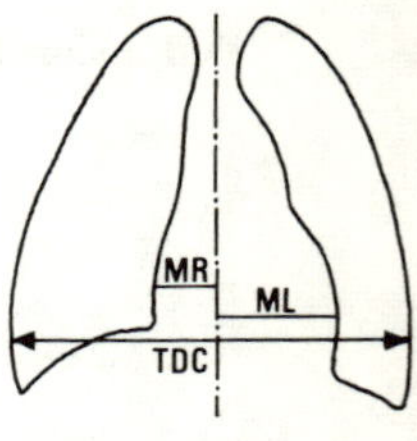

Abb. 6. Schema zur Größenbestimmung des Herzens (s. Text)

Größenbestimmung

Der Transversaldurchmesser des Herzens setzt sich aus dem größten Medianabstand links (ML) und dem größten Medianabstand rechts (MR) zusammen. Er wird zum Transversaldurchmesser des Thorax (TDC) in Beziehung gesetzt.

Normalerweise ist der Transversaldurchmesser des Herzens nicht größer als der halbe Transversaldurchmesser des Thorax (TDC: MR + ML $\geqq$ 2,00).

Elektrokardiographie ▶

Entstehung des EKG

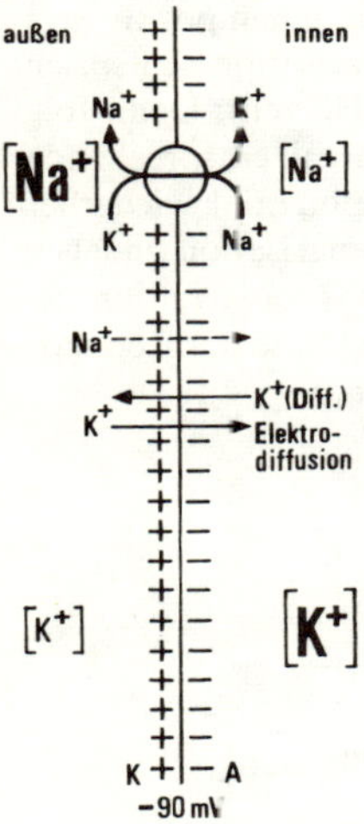

Abb. 7. Ruhepotential der Herzmuskelfaser

Ruhepotential: Im Ruhezustand sind die Herzmuskelfasern außen positiv, innen negativ elektrisch geladen (Abb. 7). Das Ruhepotential der Fasermembran entsteht durch die Auswärtsdiffusion von Kaliumionen, deren Konzentration innen 30mal höher ist als außen. Dieser Konzentrationsgradient bleibt bestehen, da die Membran für die Anionen des Faserinneren (organisch gebundene Phosphat- und Sulfatgruppen, Proteinanionen) undurchlässig ist. Die zurückgehaltenen Anionen erzeugen an der Innenseite ein negatives elektrisches Potential, das so lange steigt, bis im Gleichgewichtszustand ebenso viele Kaliumionen nach außen diffundieren wie durch die Anziehungskraft der Anionen (Elektrodiffusion) nach innen zurückgeholt werden. Das ist bei dem Wert des Ruhepotentials von −90 mV der Fall. Die Konzentration der Natriumionen ist außen 10mal höher als innen. Dieser Konzentrationsgradient kann sich nicht ausgleichen, weil die ruhende Faser für frei diffundierende Natriumionen praktisch undurchlässig ist. Erzeugt und aufrecht erhalten werden die in entgegengesetzter Richtung verlaufenden Konzentrationgradienten von Natrium- und Kaliumionen durch die „Natrium-Kalium-Pumpe“ der Zellmembran (Mg^{++}-abhängige ATPase). Sie befördert unter Energieverbrauch Natriumionen nach außen und Kaliumionen nach innen.

Aktionspotential der Herzmuskelfaser (Abb. 8): Bei der Erregung kehren sich die Permeabilitätseigenschaften der Fasermembran für kurze Zeit um: die Na^+-Permeabilität wird gut, die K^+-Permeabilität nimmt ab. Folge: Einwärtsdiffusion von Natriumionen, die auf der Innenseite nach Neutralisierung des Anionenüberschusses einen Überschuß positiver Ladung erzeugen, während die Außenseite elektronegativ wird. Diese Phase der Umkehr des Ruhepotentials nennt man *Depolarisation*.

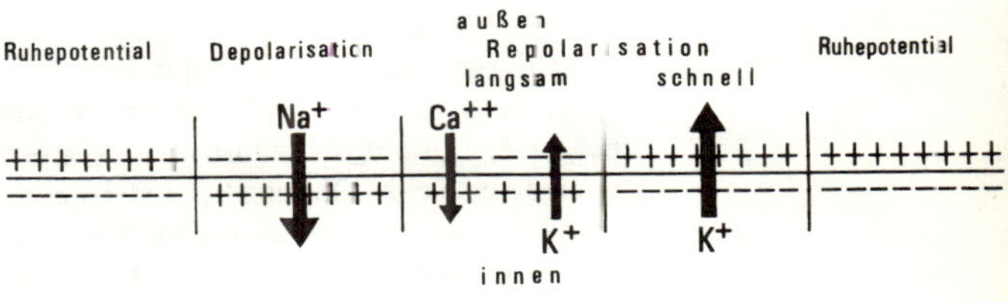

Abb. 8. Ionenströme während des Aktionspotentials (Depolarisation und Repolarisation) der Herzmuskelfaser

Die Ladungsumkehr an der zuerst erregten Stelle bewirkt die Depolarisation der unmittelbar benachbarten Membranbezirke, so daß sich die Erregung schnell über die ganze Faser ausbreitet. Im Zustand der totalen Depolarisation ist die Herzmuskelfaser voll erregt. Jetzt erfolgt wegen der positiven Ladung im Innern die Freisetzung von Calciumionen aus dem sarkoplasmatischen Reticulum, die auf katalytischem Wege die Kontraktion der Muskelfibrillen bewirken. Der Relaxation der Muskelfibrillen geht die *Repolarisation* der Fasermembran voraus. Sofort nach der Depolarisation wird die Membran für Natriumionen wieder undurchlässig, der Na^+-Influx hört schlagartig auf. Die Kaliumpermeabilität und der Kaliumefflux nehmen nur langsam zu, so daß die Membran noch einige Zeit außen negativ und innen positiv geladen bleibt (Stadium der langsamen Repolarisation, entspricht dem Stadium der Vollerregung am ganzen Herzen). Dann folgt eine rasche Zunahme der Kaliumpermeabilität mit entsprechender Zunahme des Kaliumefflux, der das Ruhepotential wiederherstellt. Während der langsamen Phase der Repolarisation findet ein Ca^{++}-Influx statt, der zur Verzögerung der Repolarisation beiträgt. Depolarisation, langsame und schnelle Phase der Repolarisation ergeben zusammen das Aktionspotential.

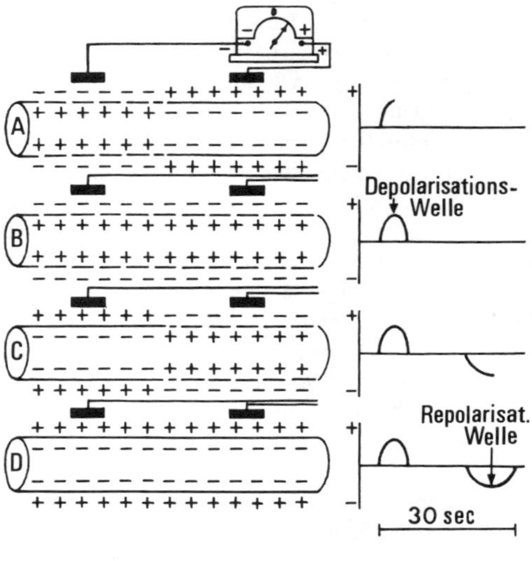

Abb. 9. Aktionspotential der Einzelfaser. A = Depolarisationsphase B = Zustand der Vollerregung (totale Depolarisation) C = Repolarisationsphase D = Ruhepotential (totale Repolarisation) (n. Guyton)

In Abb. 9 ist die Aufzeichnung des Aktionspotentials der Einzelfaser dargestellt. Während der Erregungsausbreitung wird jede Einzelfaser an ihrer Außenfläche zu einem elektrischen Dipol: negativer Pol auf der schon erregten, positiver Pol auf der noch unerregten Seite. Dieser Dipol stellt eine elektrische Spannungsquelle dar, die über zwei außen anliegende Elektroden mit einem Voltmeter gemessen werden kann. Ein positiver Ausschlag resultiert, wenn die Polung des Faserdipols mit der des Meßgerätes übereinstimmt, ein negativer Ausschlag bei entgegengesetzter Polungsrichtung. Am Ende der Depolarisationsphase ist die gesamte Außenfläche negativ geladen und der Dipol verschwunden. Das Meßgerät zeigt auf Null. In der Repolarisationsphase entsteht ein Faserdipol in umgekehrter Richtung mit negativem Ausschlag am Meßgerät. (Im Experiment an der Einzelfaser beginnt die Repolarisation an der zuerst depolarisierten Stelle).

Aktionspotential des Herzens: Wie die Einzelfaser wird das ganze Herz während des Erregungsablaufes zu einem Dipol, der allerdings aus zahlreichen Einzeldipolen zusammengesetzt ist. Seine Richtung und Größe ändern sich fortlaufend. In der Elektrokardiographie wird der Dipol als Vektor – in der Form eines Pfeiles – dargestellt. Es entsprechen: die Pfeilspitze dem positiven, das Pfeilende dem negativen Pol des Dipols, die Pfeilrichtung der Dipolachse und die Pfeillänge der Größe der Potentialdifferenz des Dipols.

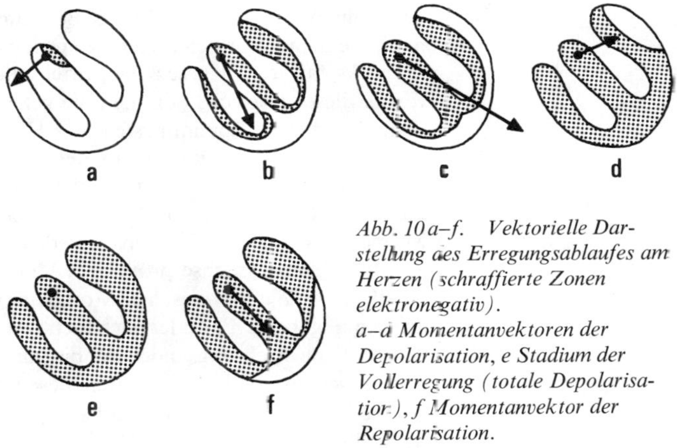

Abb. 10 a–f. Vektorielle Darstellung des Erregungsablaufes am Herzen (schraffierte Zonen elektronegativ). a–d Momentanvektoren der Depolarisation, e Stadium der Vollerregung (totale Depolarisation), f Momentanvektor der Repolarisation.

Die Erregung der Kammern beginnt auf der linken Seite des Septums, erfaßt dann die subendokardialen Kammerabschnitte und dringt von dort zur Außenseite des Herzens vor. Abb. 10 zeigt einige der nacheinander entstehenden Summationsvektoren, auch Momentanvektoren genannt, weil sie nur für einen Augenblick das elektrische Spannungsfeld des Herzens repräsentieren. Der größte Momentanvektor ist erreicht, wenn etwa die Hälfte des Kammermyokards erregt ist und negative und positive Ladungen einander die Waage halten. Er wird als elektrische Herzachse bezeichnet und zeigt die Hauptausbreitungsrichtung der Erregung an. Im Stadium der Vollerregung fehlen Potentialdifferenz und Vektor. Es folgt die Erregungsrückbildung (Repolarisation), die von der Spitze zur Basis verläuft, so daß die Hauptvektoren von Depolarisation und Repolarisation die gleiche Richtung haben.

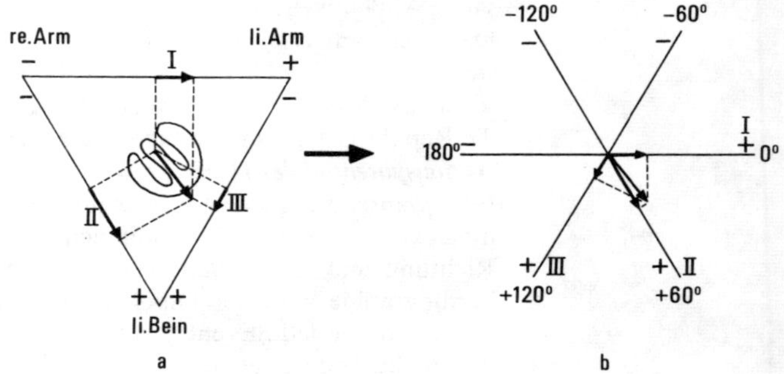

Abb. 11 a u. b. EKG-Ableitung in der Frontalebene. (a) Einthovensches Dreieck (b) axiales System der Standardableitungen

EKG-Abteilungen

Frontalebene: Die Ableitungselektroden werden am linken Arm, am rechten Arm und am linken Bein angelegt. Die Ableitungsachsen entsprechen den Seiten des gleichseitigen Einthovenschen Dreiecks mit dem Herzen im Mittelpunkt (Abb. 11a). An den Ecken dieses Dreiecks kommen die genannten Extremitäten mit dem elektrischen Spannungsfeld des Herzens in Berührung. Die Polung der Ableitungen ist aus der Abbildung ersichtlich: Ableitung I: re. Arm → li. Arm; Ableitung II: re. Arm → li. Bein; Ableitung III: li. Arm → li. Bein. Jede Ableitung erfaßt von einem Momentanvektor des Herzens nur den Teil, der sich senkrecht auf die Ableitungsachse projiziert (Abb. 11). Für die Projektion ist allein der Winkel zwischen Momentanvektor und Ableitungsachse maßgebend. Er ändert sich nicht, wenn man die Ableitungsachsen ohne Richtungsänderung bis zum Mittelpunkt des Dreiecks verschiebt (Abb. 11b). Durch diese Umzeichnung erhält man eine axiale Anordnung der Ableitungen, in der jede Ableitung durch ihren Winkel mit der Horizontalachse gekennzeichnet ist: Abl. I: 0°, Abl. II: 60°, Abl. III: 120°. Zeigt der projizierte Vektor auf den positiven Pol der Ableitungsachse, gibt es im EKG einen nach oben gerichteten (positiven) Ausschlag, zeigt er auf den negativen Pol, gibt es im EKG einen nach unten gerichteten (negativen) Ausschlag.

Abb. 12. Ableitungsachsen des Brustwand-EkG

Horizontalebene: Der Erregungsablauf in der Horizontalebene wird durch die Brustwandableitungen (nach Wilson) erfaßt. Die präcordiale Tastelektrode (positiver Pol) wird an der Brustwand in den Positionen V_1, V_2, V_3, V_4, V_5 und V_6 angelegt (s. Abb. 12). Die Gegenelektrode (Wilsonsche Zentral- oder Sammelelektrode) liegt im Schnittpunkt der Ableitungsachsen und wird durch Zusammenschluß der drei Extremitätenableitungen über hochohmige Widerstände erhalten. Die EKG-Kurve zeigt einen positiven Ausschlag, wenn der auf die Ableitungsachse projizierte Vektor in Richtung auf die Tastelektrode verläuft, einen negativen Ausschlag bei umgekehrter Verlaufsrichtung.

Grundform des EKG

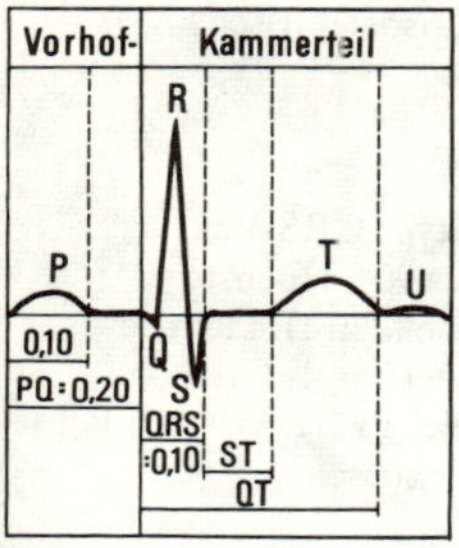

Abb. 13. Grundform des EKG

Das Kurvenbild des normalen Erregungsablaufes ist in Abb. 13 dargestellt.

Vorhofteil:

P-Zacke: Depolarisationsphase beider Vorhöfe (Erregungsausbreitung). Der vordere Anteil ist dem rechten, der hintere dem linken zuzuordnen. Doppelgipfligkeit kommt vor. Die Repolarisation der Vorhöfe ist im EKG nicht sichtbar. Dauer bis 0,1 sec.

PQ-Strecke (AV-Intervall): Überleitungszeit vom Vorhof zur Kammer. Genauer: Zeit vom Beginn der Vorhoferregung bis zum Beginn der Kammererregung. Umfaßt Überleitung vom Sinusknoten zum AV-Knoten, vom AV-Knoten zum Hisschen Bündel und von dort über beide Schenkel zu den Aufzweigungen der Purkinje-Fasern im Myokard. Dauer 0,12 bis 0,20 sec.

Kammerteil:

QRS-Komplex (Kammeranfangsschwankung): Depolarisationsphase der Kammern (Erregungsausbreitung). Dauert vom Beginn der Kammererregung bis zur Vollerregung beider Kammern. Normalwert bis 0,10 sec.

ST-Strecke: Stadium der Vollerregung (genauer: Stadium der langsamen Repolarisation mit negativer Ladung an der Oberfläche der Muskelfasern). Verläuft normalerweise in der isoelektrischen Linie.

T-Zacke: Phase der schnellen Repolarisation (Erregungsrückbildung), Nachschwankung.

Kammerendteil: ST–T Abschnitt, gesamte Repolarisationsphase.

QT-Strecke: Entspricht der Gesamtdauer der Kammererregung (Depolarisation + Repolarisation). Normalwert: stark frequenzabhängig (Normbereich für jede Frequenz aus Tabellen und Nomogrammen abzulesen).

U-Zacke: Nachpotential (flach, häufig nicht erkennbar), das sich an die vollständige Repolarisation der Kammern anschließt und bereits in die Diastole fällt. Entstehung nicht sicher geklärt.

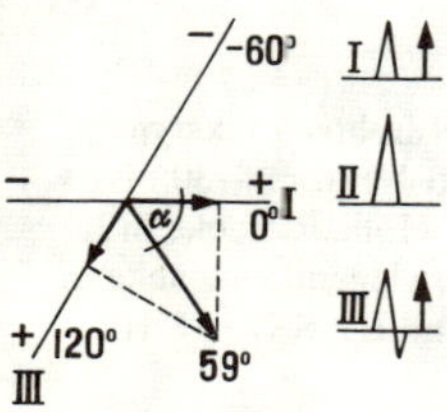

Abb. 14. Konstruktion der elektrischen Herzachse (hier aus Ableitung I und III; Winkel α 59°) (n. Guyton)

Lagetypen des EKG

Das Kurvenbild in den Extremitätenableitungen des EKG (Frontalebene) hängt von dem Winkel (α) ab, den die elektrische Herzachse mit der Horizontalen bildet. Die elektrische Herzachse liegt in der Hauptausbreitungsrichtung der Kammererregung (größter in die Frontalebene projizierter Momentanvektor der Erregungsausbreitung) und entspricht (mit Ausnahme der überdrehten Lagetypen) etwa der Frontalprojektion der anatomischen Herzachse. Die Konstruktion der mittleren elektrischen Herzachse ist aus

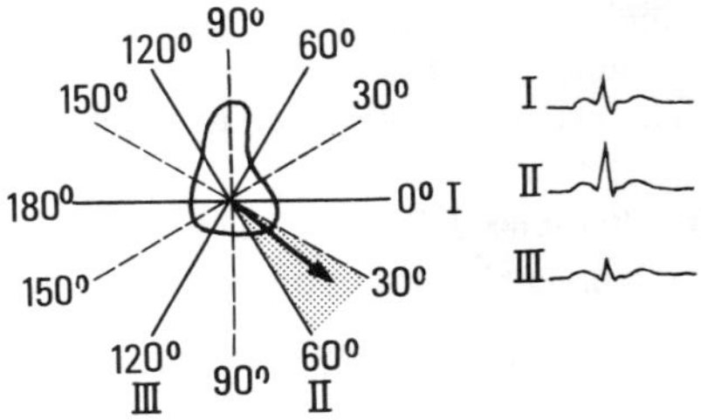

Mitteltyp (Normaltyp): QRS-Vektor (elektr. Herzachse): 30 bis 60°. Höchste R-Zacke in II, kleinste R-Zacke in III. Grenzbereich: R I = R II, R III isoelektrisch.

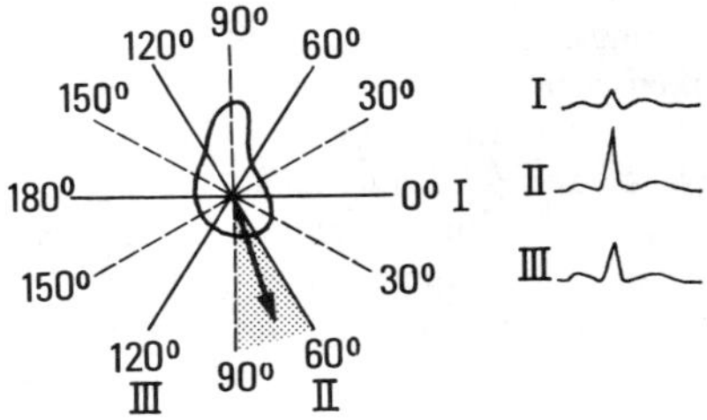

Steiltyp: QRS-Vektor: 60 bis 90°. Höchste R-Zacke in II, kleinste R-Zacke in I. Grenzbereich: R II = R III, R I isoelektrisch.

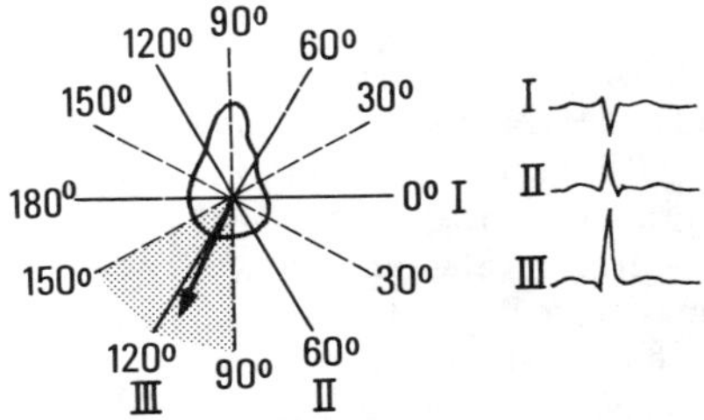

Rechtstyp: ORS-Vektor: 90 bis 150°. Höchste R-Zacke in III, überwiegende S-Zacke in I.

Überdrehter Rechtstyp (nicht abgebildet): QRS-Vektor +150 bis −150°. Höchste R-Zacke in III. Überwiegende S-Zacken in II und I. S II < S I.

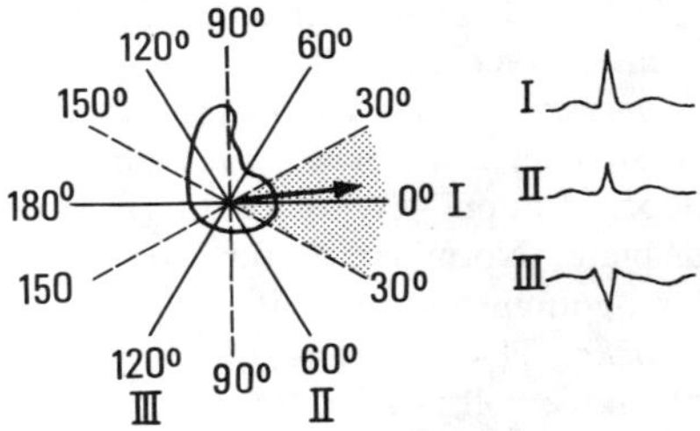

Linkstyp: QRS-Vektor: +30 bis −30°. Höchste R-Zacke in I, überwiegende S-Zacke in III.

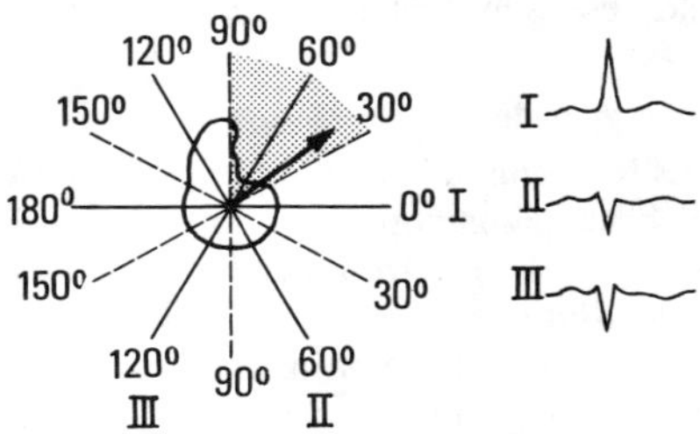

Überdrehter Linkstyp: QRS-Vektor: −30 bis 90°. Hohe R-Zacke in I, überwiegende S-Zacke in II und III. S II < S III.

Abb. 15. Lagetypen des EKG (Extremitäten-Ableitungen)

Abb. 14 ersichtlich. In zwei Extremitätenableitungen werden vom Hauptausschlag der QRS-Gruppe die entgegengesetzten Ausschläge abgezogen. Dann trägt man die erhaltenen Partialvektoren auf der entsprechenden Ableitungsachse ab und errichtet an der Vektorspitze die Senkrechte. Die Verbindung vom Schnittpunkt der Senkrechten zum Nullpunkt ergibt die elektrische Herzachse.

Die verschiedenen Lagetypen sind in Abb. 15 zusammengestellt. Im Kindes- und Jugendalter überwiegt der Steiltyp, in den mittleren Jahren der Mittellagetyp, jenseits des 50. Lebensjahres der Linkstyp. Die T-Zacke ist im allgemeinen der Kammeranfangsschwankung gleichgerichtet (konkordant). Ausnahmen: in Abl. I beim Rechtstyp, in Ableitung III beim Mitteltyp gelegentlich negativ.

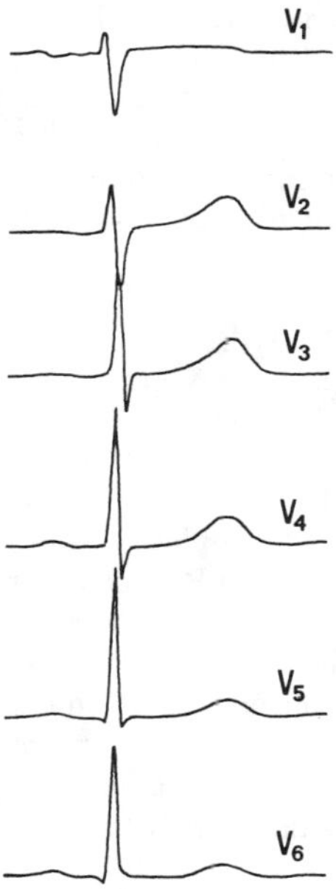

Abb. 16. Das normale Brustwand-EKG

Das normale Brustwand-EKG (Abb. 16)

Hat bei allen Lagetypen des Extremitäten-EKG annähernd das gleiche Kurvenbild. Die Höhe der R-Zacken ist der unter den Ableitungsstellen vorhandenen Muskelmasse des Herzens proportional. Die Größe der R-Zacke nimmt von V_1 bis V_5 (manchmal nur bis V_4) zu, in V_6 ab. Die Ableitungspunkte V_1 und V_2 liegen über dem relativ muskelschwachen rechten Ventrikel, V_3 im Grenzbereich, V_4 an der Herzspitze, V_5 und V_6 an der Seitenwand des linken Ventrikels. Mit den hohen R-Zacken in den linkspräcordialen Ableitungen (V_4–V_6) korrespondieren tiefe S-Zacken in den rechtspräcordialen Ableitungen (V_1, V_2), da der auf die seitlichen Ableitungen gerichtete positive Momentanvektor in den Ableitungen V_1 und V_2 in negativer Richtung (von der Brustwand weg) verläuft. Als Übergangszone bezeichnet man den Bereich des Überganges von dominierender S-Zacke zu dominierender R-Zacke (in Abb. 16 zwischen V_2 und V_3). Bei Hypertrophie der rechten Kammer verschiebt sich die Übergangszone nach links (→ V_4), bei Hypertrophie der linken Kammer nach rechts (→ V_1, V_2).

EKG bei Hypertrophie der Vorhöfe (Abb. 17)

P-dextrokardiale oder -pulmonale (Abb. 17b): Zeichen der Überlastung des rechten Vorhofes (Cor-pulmonale, Tricuspidalvitien, kongenitale Vitien mit Rechtsherzüberlastung). Es überwiegt der stärker nach rechts gedrehte Hauptvektor des rechten Vorhofes. Der Summationsvektor (elektrische Achse) der Vorhoferregung wird dadurch steiltypisch: P_I flach, P_{II} und P_{III} abnorm hoch, aber nicht über 0,10 sec verbreitert, spitz und eingipfelig; in V_1 Anfangsteil deutlich positiv und zugespitzt.

P-sinistrokardiale oder mitrale (Abb. 17c): Zeichen der Überlastung des linken Vorhofes (Mitralvitien, auch schwere Hypertonie und Aortenvitien). Es überwiegt der nach links gerichtete Vektor des linken Vorhofes. Der Summationsvektor dreht nach links, das Vorhof-EKG wird in seinem hinteren Abschnitt linkstypisch; wegen Verlängerung der Erregungsausbreitung wird die P-Zacke breiter als 0,10 sec: P_I und P_{II} gekerbt oder doppelgipfelig, P_{III} biphasisch, P in V_1 deutlich biphasisch mit breitem negativem hinteren Abschnitt.

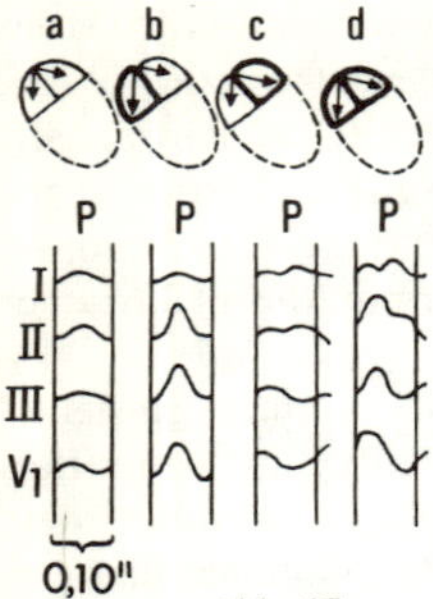

Abb. 17a–c. Vorhof-EKG. (a) normal, (b) P-dextrokardiale, (c) P-sinistrokardiale, (d) P-kardiale (n. Schaub)

P-Cardiale (Abb. 17d): Zeichen der Überlastung beider Vorhöfe (Vorhofseptumdefekt, rechts dekompensierte Mitral- und Aortenvitien). P-Zacke im vorderen Abschnitt rechtstypisch (in II und III und V_1 deutlich positiv) im hinteren Abschnitt linkstypisch (in III und V_1 negativ). In allen Ableitungen breiter als 0,10 sec.

Anmerkung: Die P-Zacke unterliegt starken Einflüssen des vegetativen Nervensystems. *Vagus-P:* linkstypisch, flaches P in I und II, negatives P in III. *Sympathicus-P:* rechtstypisch, großes spitzes P in II und III, flaches P in I.; tritt unter Belastung auf. Vagus- und Sympathicus-P sind reversibel und nicht pathologisch.

EKG bei Hypertrophie der Kammern (Abb. 18 u. 19)

Allgemeines: Man unterscheidet (1) konzentrische Widerstandshypertrophie durch überwiegende Faserverdickung (z.B. Aortenstenose, Hypertonie), (2) exzentrische Volumenhypertrophie durch überwiegende Faserverlängerung (z.B. Aorteninsuffizienz, Vorhofseptumdefekt). Die Diagnose der Hypertrophie wird aus dem Brustwand-EKG gestellt: Größenzunahme der R-Zacke über dem hypertrophierten Ventrikel, Vertiefung der korrespondierenden S-Zacke auf der Gegenseite. Besonderheiten:

Widerstandshypertrophie: Depolarisation normal (QRS unter 0,10 sec), Repolarisation wegen systolischer Kompression der Kammerwand durch den erhöhten Innendruck verlangsamt (mit dem Schweregrad zunehmende Diskordanz des Kammerendteils zur Kammeranfangsschwankung).

Volumenhypertrophie: Depolarisation wegen verzögerter Erregungsausbreitung im dilatierten Ventrikel verlangsamt (QRS-Verbreitung 0,10–0,12 sec), Repolarisation normal (Konkordanz von Kammeranfangsschwankung und Kammerendteil). Erst in fortgeschrittenen Stadien Diskordanz des Kammerendteils.

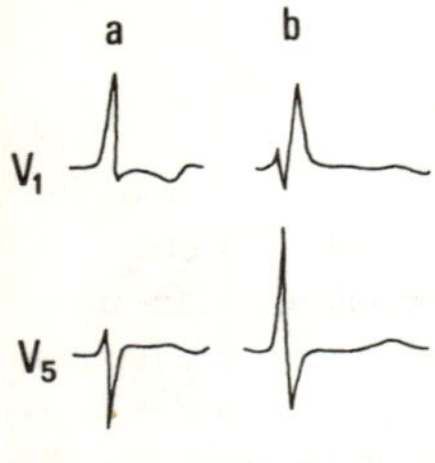

Abb. 18a u. b. Kammer-EKG bei Rechtshypertrophie. (a) Widerstandshypertrophie (b) Volumenhypertrophie

Rechtshypertrophie (Abb. 18): Steil- oder Rechtstyp im Extremitäten-EKG. Überhöhtes R in V_1, tiefes S in V_5.

Sokolow-Index: $R(V_1) + S(V_5) \geqq 1{,}05$ mV.

Zusätzliche Besonderheiten:

Widerstandshypertrophie (Abb. 18a): QRS normal, in V_1–V_3 konvexe ST-Senkung und diphasisches oder negatives T; das gleiche in III.

Volumenhypertrophie (Abb. 18b): QRS gering verbreitert (in V_1 zweite R-Zacke = R'-Zacke), isoelektrisches oder flach positives T in V_1 und III.

Bei ausgeprägten Kammerendteilveränderungen spricht man von Rechtshypertrophie mit Rechtsschädigungszeichen.

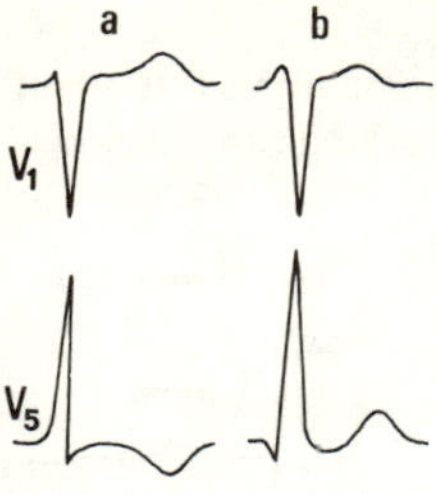

Abb. 19 a u. b. Kammer-EKG bei Linkshypertrophie. (a) Widerstandshypertrophie (b) Volumenhypertrophie

Linkshypertrophie (Abb. 19): Linkstyp im Extremitäten-EKG (nicht obligatorisch) mit großer QRS-Amplitude; Überhöhtes R in V_5 und V_6, tiefes S in V_1 und V_2.
Sokolow-Index: $S(V_1) + R(V_5) = 3{,}5$ mV.
Zusätzliche Besonderheiten:
Widerstandshypertrophie (Abb. 19a): QRS normal, in V_4–V_6 konvexe ST-Senkung und diphasisches oder negatives T, das gleiche in I. ST-Hebung und positives T in III.
Volumenhypertrophie (Abb. 19b): QR-Zeit in V_5 und V_6 verlängert (0,055 sec). T in V_5 und V_6 positiv. Bei ausgeprägten Kammerendteilveränderungen spricht man von Linkshypertrophie mit Linksschädigungszeichen.
Anmerkung: Bei gleichzeitiger Hypertrophie beider Ventrikel ist das EKG häufig stumm, da sich die Veränderungen gegenseitig kompensieren.

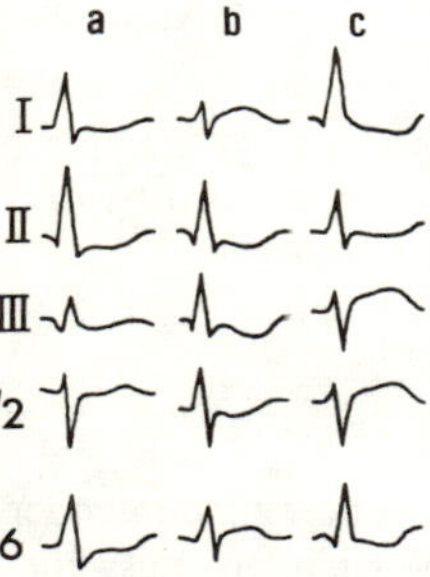

Abb. 20 a–c. EKG bei Innenschichtschaden. (a) diffus (b) rechtsventrikulär (c) linksventrikulär

EKG bei Innenschichtschaden (Abb. 20)

Allgemeines: Innenschichtschäden wirken sich nur auf den Kammerendteil des EKG (langsame und schnelle Repolarisationsphase) aus: muldenförmige ST-Senkung, T-Abflachung oder negatives T. *Ursache:* Erregungsabschwächung der Innenschicht führt im Stadium der Vollerregung (ST-Strecke) zu einer Potentialdifferenz zwischen innen (geringe Elektronegativität) und außen (größere Elektronegativität). Der ST-Vektor ist dem QRS-Vektor entgegengerichtet. Genese: hypoxisch, toxisch, entzündlich.
Diffuser Innenschichtschaden (beide Ventrikel): Muldenförmige ST-Senkung und T-Abflachung in allen Ableitungen (Abb. 20a).
Rechtsventrikulärer Innenschichtschaden: Muldenförmige ST-Senkung und T-Abflachung in II, III, V_2–V_4. Entgegengesetzte Veränderungen in I und V_6 (Abb. 20b).
Linksventrikulärer Innenschichtschaden: Muldenförmige ST-Senkung und T-Abflachung in I, II, V_5, V_6. Entgegengesetzte Veränderungen in III, V_2 (Abb. 20c).

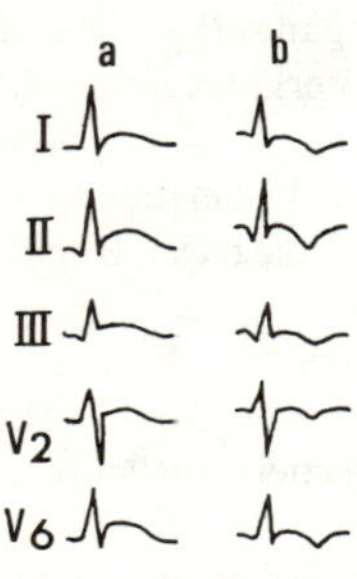

Abb. 21 a u. b. EKG bei Außenschichtschaden. (a) frisches Stadium (b) Folgestadium

EKG bei Außenschichtschaden (Abb. 21)

Allgemeines: Außenschichtschäden entstehen in der Regel diffus (Perikarditis).
Frisches Stadium: ST–T Hebung in allen Ableitungen (Abb. 21a). Erregungsabschwächung außen. ST-Vektor hat die gleiche Richtung wie der QRS-Vektor. Erregungsausbreitung (QRS-Komplex) normal.
Folgestadium: Bei isoelektrischer ST-Strecke terminal negatives T. Erregungsverlängerung der Außenschicht, Beginn der schnellen Repolarisationsphase innen, daher verläuft der T-Vektor zum QRS-Vektor entgegengesetzt (Abb. 21b).

EKG bei Elektrolytstörungen

Hypokaliämie: Bewirkt Erhöhung des Ruhepotentials (Quotient $K_a : K_i$ steigt), schnelle Depolarisation aber verlangsamte Repolarisation.

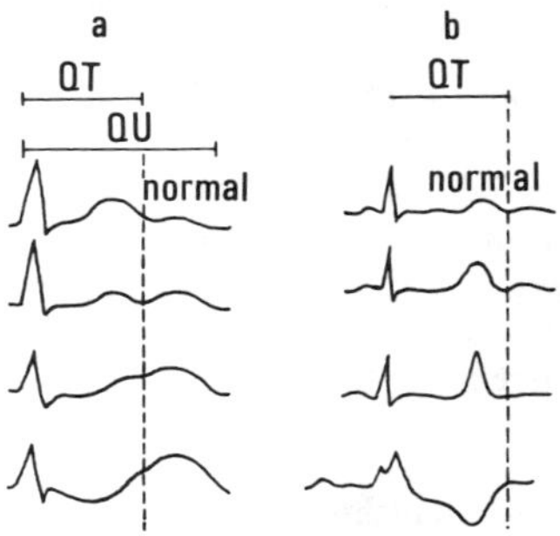

Abb. 22a u. b. EKG bei Kaliumveränderungen (obere Kurve normal, darunter zunehmende Schweregrade). (a) Hypokaliämie, (b) Hyperkaliämie

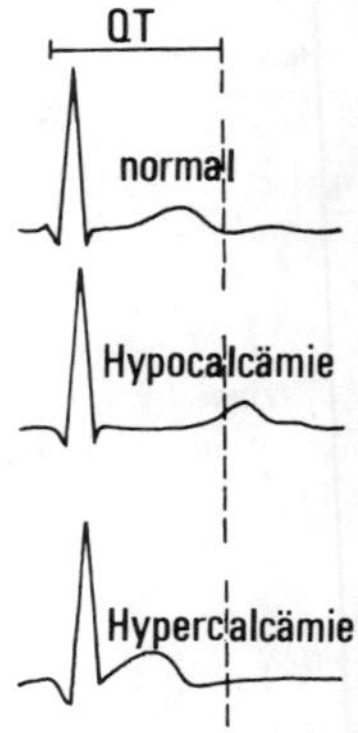

Abb. 23. EKG bei Hypo- und Hypercalcämie

EKG (Abb. 22a): ST-Senkung, T-Abflachung unter zunehmender Vergrößerung der U-Welle, schließlich TU-Verschmelzungswelle. Deutlichste Ausprägung in V_5 und V_6. QRS normal. Ventriculäre Extrasystolen.

Hyperkaliämie: Bewirkt Verkleinerung des Ruhepotentials, Verlangsamung der Depolarisation, Beschleunigung der Repolarisation.

EKG (Abb. 22b): Zuerst Vergrößerung der T-Zacke (Zeltform), Schwund der U-Welle, dann erhöhter ST-Abgang, P-Abflachung, QRS-Verbreiterung, T-Negativität, PQ-Verlängerung (AV-Block).

Hypocalcämie: Verlängert das Stadium der Vollerregung (ST-Strecke) durch Verzögerung der langsamen Phase der Repolarisation.

EKG (Abb. 23): Verlängerung der QT-Dauer durch lange ST-Strecke mit normaler T-Zacke. Die mechanische Systole (Ende beim 2. Herzton) kann hinter der elektrischen zurückbleiben (Hegglin-Syndrom).

Hypercalcämie: Verkürzt das Stadium der Vollerregung durch Beschleunigung der langsamen Phase der Repolarisation.

EKG (Abb. 23): ST und folglich auch QT verkürzt; die T-Zacke geht unmittelbar aus dem abfallenden Schenkel der R-Zacke hervor.

Regulation der Herzfunktion ▶

Autoregulation (Frank-Starling-Mechanismus)

Erhöhte Volumen- oder Druckbelastung steigert automatisch die Pumpleistung des Herzens durch Zunahme der Kontraktionskraft und der Herzfrequenz. Mechanismus: Steigerung des venösen Zuflusses → Anstieg des Vorhofdruckes → Zunahme der enddiastolischen Kammerfüllung (verstärkte Vordehnung der Herzmuskelfasern) → Zunahme des Schlagvolumens → Zunahme des Minutenvolumens (cardiac output). Frequenzzunahme erfolgt durch Sinusknotenreizung bei vermehrter Vorhofdehnung.
Die Abhängigkeit der Auswurfleistung der Kammern vom Vorhofdruck (Füllungsdruck) kommt in den dargestellten Ventrikelfunktionskurven zum Ausdruck (Abb. 24). Das Herzzeitvolumen (cardiac output) beträgt beim gesunden Erwachsenen in Ruhelage etwa 5 Liter/min. Unter Belastung steigt der Wert auf das 4fache, bei Athleten auf das 6fache.

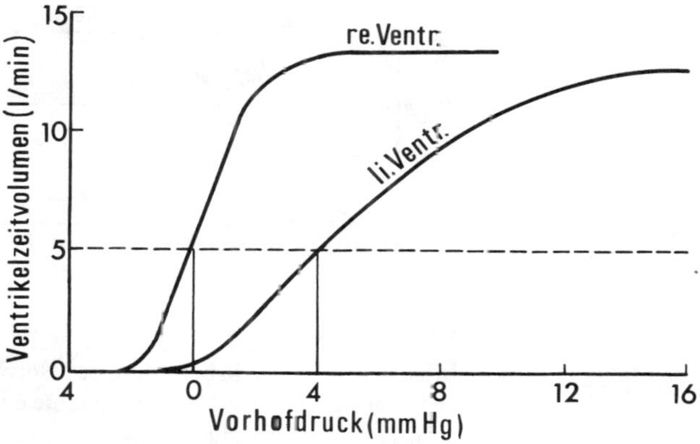

Abb. 24. Normale Funktionskurve des rechten und linken Ventrikels (n. Guyton)

Regulation durch Sympathicus und Vagus

Innervation:

Sympathicus: Sinusknoten, Vorhofmyokard, AV-Knoten, Kammermyokard.
Vagus: Sinusknoten, Vorhofmyokard, AV-Knoten; keine nennenswerte Innervation der Kammern.

Effekte:

Sympathicus: Frequenzsteigerung, Erregbarkeitssteigerung des ganzen Herzens, Erhöhung der Kontraktionskraft → Steigerung der Pumpleistung (positive Inotropie).
Vagus: Herabsetzung der Schlagfrequenz, Hemmung der AV-Überleitung, Herabsetzung der Erregbarkeit des Vorhofmyokards → Verminderung der Pumpleistung (negative Inotropie).
Der normale Sympathicustonus steigert die Pumpleistung um 20% gegenüber einem nicht sympathisch innervierten Herzen, bei

maximaler Sympathicusaktivierung wird die Herzleistung auf das Doppelte erhöht. Maximale Vagusstimulation senkt die Pumpleistung um 10–30%. Abb. 25 zeigt die Wirkungen der autonomen Innervation auf den Verlauf der Herzfunktionskurve (Herzzeitvolumen als Funktion des rechten Vorhofdruckes).

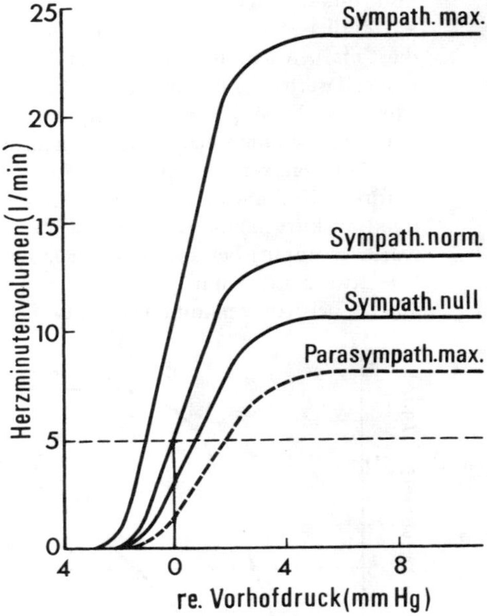

Abb. 25. Einfluß der autonomen Innervation auf die Herzfunktionskurve (n. Guyton)

Anpassung durch Hypertrophie

Jede chronische Mehrbelastung des Herzens oder einzelner seiner Teile wird durch eine Massenzunahme des Herzmuskels kompensiert. Die Hypertrophie beschränkt sich auf den vermehrt beanspruchten Vorhof bzw. Ventrikel; sie bewirkt eine Anhebung der Herzfunktionskurve. Der Hypertrophie sind Grenzen gesetzt durch: finale Mangelversorgung der verdickten Fasern mit Sauerstoff (verlängerte Diffusionsstrecke bei erhöhtem Energiebedarf), Abnahme der ATPase-Aktivität der Myosinmoleküle, relative Verminderung der Mitochondrien und Zellkerne bei zunehmender Fasermasse und andere nicht geklärte Faktoren.

Definition der Herzinsuffizienz ▶

Klinische Definition

Unfähigkeit des Herzens, das venöse Angebot ohne Rückstauung in das Arteriensystem zu befördern.

Kompensierte Insuffizienz: Normales Herzzeitvolumen unter erhöhtem Venendruck.

Dekompensierte Insuffizienz: Trotz erhöhten Venendruckes unzureichendes Herzzeitvolumen. Die Kompensationsmechanismen reichen nicht mehr aus.

Schweregrade: Belastungsinsuffizienz → Ruheinsuffizienz.
Lokalisation: Linksinsuffizienz, Rechtsinsuffizienz, globale Insuffizienz (= Doppelinsuffizienz).

Physiologische Definition

Abflachung der Herzfunktionskurve: Für jeden Vorhofdruck ist das Herzminutenvolumen gegenüber der Norm herabgesetzt (Abb. 26).

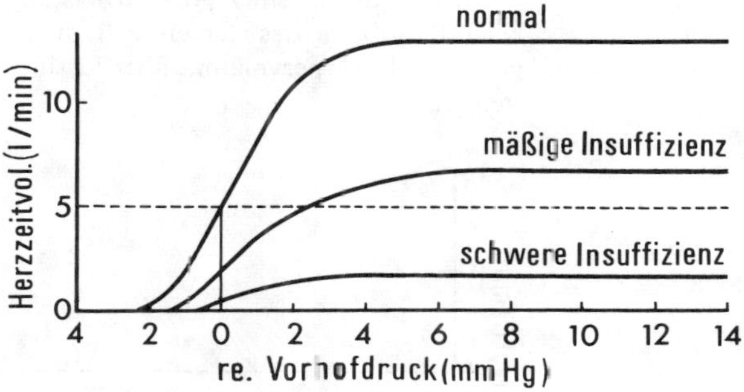

Abb. 26. Herzfunktionskurven bei Herzinsuffizienz (n. Guyton)

Ursachen der Herzinsuffizienz ▶

Herzinsuffizienz durch primäres Myokardversagen

Ischämie, Intoxikation, Mineralstoffwechselstörung, Volumen- oder Drucküberlastung.

Mechanisch-hämodynamische Herzinsuffizienz

Klappenfehler, Perikarderguß, Tamponade.

Herzinsuffizienz bei Rhythmusstörungen

Extreme Bradykardien (totaler AV-Block etc.), extreme Tachykardien (Tachyarrhythmia absoluta, Kammerflattern, Kammerflimmern).

Hämodynamik der Herzinsuffizienz ▶

Initiale Insuffizienzfolgen

Absinken des Herzminutenvolumens unter den Bedarf → Blutrückstau vor dem Herzen → Anstieg des zentralen Venendruckes → Verminderung des venösen Rückflusses. (Herzzeitvolumen und venöser Rückfluß halten sich auf niederem Niveau wieder die Waage).

Kompensationsmechanismen

Sympathicusstimulation (über Pressoreceptoren nach Blutdruckabfall):

Herzwirkung: Steigerung von Kontraktionskraft und Frequenz.
Wirkung auf peripheren Kreislauf: Vasoconstriction der Arteriolen → Blutdruckanstieg. Vasoconstriction der Venolen und Venen → Begünstigung des venösen Rückflusses → Erhöhung des venösen Füllungsdruckes und Steigerung der Herzkraft.

Renale Flüssigkeitsretention: Solange das Herzzeitvolumen nicht normal ist, ist auch die Harnausscheidung vermindert. Mechanismus: Drosselung der Nierendurchblutung durch Constriction der afferenten Arteriolen (Sympathicuseffekt nach Blutdruckabfall) und erhöhte Aldosteronsekretion über den Renin-Angiotensin-Mechanismus. Eine Kompensation durch Erhöhung des zirkulierenden Blutvolumens ist nur möglich, wenn das Herz durch Venendrucksteigerung zu normaler Funktion gebracht werden kann, zu einer Auswurfleistung von ca. 5 Litern/min. Nach Kräftigung des Herzens z. B. durch Digitalis wird die kompensierende Hypervolämie überflüssig; es kommt zur Diuresesteigerung.

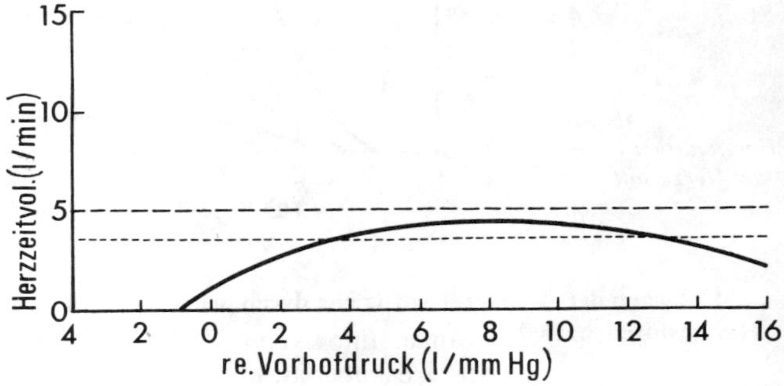

Abb. 27. Herzfunktionskurve bei dekompensierter Herzinsuffizienz (n. Guyton)

Kreislaufdynamik bei dekompensierter Herzinsuffizienz

Sympathicusstimulation und renale Flüssigkeitsretention steigern den Venendruck, ohne die Herzfunktion normalisieren zu können (Abb. 27). Folge: Progredienz der renalen Flüssigkeitsretention, immer stärkere Zunahme des Venendruckes und Dilatation der Herzkammern bis zur Überdehnung der Herzmuskelfasern, die zur Abnahme der Kontraktionskraft führt. Die Progredienz der dekompensierten Herzinsuffizienz ist demnach durch das Unvermögen zu genügender Salz- und Wasserausscheidung durch die Nieren bedingt. *Therapeutische Konsequenz:* Diuretica-Gabe, um auch bei herabgesetztem Glomerulumfiltrat eine genügende Entwässerung zu erzielen und damit eine über das optimal kompensierende Maß hinausgehende Hypervolämie zu verhüten. Glykosid-Gabe zur Steigerung der Inotropie des Herzens.

Symptome der Herzinsuffizienz ▶ **Linksherzinsuffizienz**

Dyspnoe (Belastungs-, Ruhedyspnoe, Orthopnoe)
Cyanose Stauungsbronchitis (Herzfehlerzellen, Blutungen)
Asthma cardiale
Lungenödem (pulmonaler Capillardruck über 28–30 mm Hg)

Rechtsherzinsuffizienz

Halsvenenfüllung in aufrechter Körperhaltung (Zeichen des erhöhten Vorhofdruckes)
Stauungsleber (leichter Ikterus, final Stauungscirrhose)
Meteorismus (→ Ascites)
Stauungsnieren (Albuminurie, Hämaturie)
Periphere Ödeme (zuerst prätibial)
Nykturie

Doppelinsuffizienz

Summation von Zeichen der Links- und Rechtsinsuffizienz. Zusätzlich: Pleuraergüsse (zuerst aus nicht sicher geklärten Gründen auf der rechten Seite!). Die Pleura wird von der parietalen und visceralen Seite drainiert; bei Linksinsuffizienz von der parietalen, bei Rechtsinsuffizienz von der visceralen Seite allein. Bei Doppelinsuffizienz ist der Abfluß in beiden Richtungen gestört.

Therapie mit Herzglykosiden ▶

Allgemeine Wirkungen der Herzglykoside

Steigerung der Kontraktionskraft und der Kontraktionsgeschwindigkeit des Herzmuskels: Positiv inotroper Effekt. Die Systolendauer wird verkürzt. Aber nur bei latent oder manifest insuffizienten Herzen nimmt das Herzzeitvolumen zu. Wirkungsmechanismus: vermehrte Mobilisierbarkeit des im sarkoplasmatischen Reticulums gebundenen Calciums während der Depolarisation.

Verlangsamung der Herzschlagfolge: Negativ chronotrope Wirkung. Wirkungsmechanismus: (a) indirekt durch Potenzierung der Vaguswirkung auf den Sinusknoten → Senkung der Schrittmacherfrequenz des Sinusknotens; (b) direkt durch Beeinflussung des Sinusknotens (nur bei toxischen Dosen).

Beachte: Die Verlangsamung des Sinusrhythmus durch therapeutische Dosen ist relativ gering. Die Besserung der Tachykardie bei Herzinsuffizienz ist überwiegend Folge der Rekompensation durch die positiv inotrope Digitaliswirkung (Venendruck nimmt ab, zugleich Rückgang der kompensatorischen Herzbeschleunigung). Sinustachykardien ohne Insuffizienz sprechen auf Digitalis wenig an.

Hemmung der AV-Überleitung: Negativ dromotrope Wirkung. Wirkungsmechanismus: (a) indirekt durch Potenzierung der Vaguswirkung auf den AV-Knoten; (b) direkt durch Beeinflussung des AV-Knotens; Durch Verlangsamung der Erregungsleitung im AV-Knoten senkt Digitalis die Pulsfrequenz bei der durch Vorhofflimmern bedingten Tachyarrhythmia absoluta; die Zahl der übergeleiteten Vorhofimpulse sinkt, die Frequenzsenkung bewirkt bessere Füllung und Auswurfleistung der Kammern.

Begünstigung der ektopischen Reizbildung: Induktion von Schrittmacher-Aktivität (Steigerung der Automatiefrequenz) in den

Purkinjefasern beider Ventrikel, im AV-Knoten und in spezifischen Fasern der Vorhöfe. Beschleunigt wird die diastolische Depolarisation der Schrittmacherzellen (Verminderung der intracellulären K^+-Konzentration und damit des Ruhepotentials durch Hemmung der Natrium-Kalium-Pumpe). Folgen: Extrasystolen verschiedenen Ursprungs, supraventriculäre und ventriculäre Tachykardien, Vorhof- und Kammerflimmern.

Eigenschaften der Herzglykoside
Übersicht der wichtigsten Glykoside:

	Mittlere Vollwirkdosis	Tägliche Abklingquote	Enterale Resorption	Pharmazeutische Präparate
Digitoxin	2,0 mg	7%	~100%	Digimerck, Digilong
Digoxin	2,0 mg	20%	73%	Lanicor, Digacin
Acetyldigoxin	2,0 mg	20%	80%	Novodigal, Sandolanid
Methyldigoxin	~1,4 mg	22%	~100%	Lanitop
Strophantin	0,6 mg	40%	< 5%	Kombetin
Peruvosid	~1,0 mg	40%	50%	Encordin
Proscillaridin	0,6 mg	50%	25%	Talusin

Die mittlere Vollwirkdosis ist die bis zur vollen Wirkung zugeführte Glykosidmenge, abzüglich der täglichen Wirkungsverluste. Die Mittelwerte treffen nicht für jeden Patienten zu; dieser hat seine durch klinische Beobachtung festzustellende individuelle Vollwirkdosis, die man am einfachsten in Prozent der mittleren Vollwirkdosis (mVWD) angibt. Glykosidwirkungen beginnen bei 25% der mVWD und erreichen bei 125% der mVWD den toxischen Bereich. Unter den Digoxinderivaten nimmt Methyldigoxin eine Sonderstellung ein, weil die Methylgruppe (im Gegensatz zur Acetylgruppe) nach der Resorption nicht abgespalten wird und damit den Wirkungscharakter des Moleküls verändert.
Die Abklingquote gibt den Prozentsatz an, um den die im Körper vorhandene Glykosidmenge pro Tag an Wirkung verliert. Zur Aufrechterhaltung der Vollwirkdosis muß der tägliche Wirkungsverlust genau ersetzt werden. Erhaltungsdosis = täglicher Wirkungsverlust. Niedrige Abklingquote bedeutet gleichmäßige Glykosidwirkung über den Tag, aber schlechtere Steuerbarkeit des Glykosids (Digitoxin) im Falle von Überdosierungserscheinungen; hohe Abklingquote: weniger konstante Glykosidwirkung über den Tag, aber rasche Spontanremission von toxischen Effekten.

Die enterale Resorptionsquote gibt den resorbierten Prozentsatz der oral zugeführten Glykosidmenge an und ist als Berechnungsgrundlage für die orale Glykosidbehandlung entscheidend wichtig. Strophantin wird am schlechtesten resorbiert. Die individuelle Variationsbreite der Resorbierbarkeit ist bei den weniger gut resorbierbaren Glykosiden größer. Digitoxin, Digoxin, Methyldigoxin, Strophantin und Peruvosid können intravenös gegeben werden (Berechnung dann wie bei 100%iger Resorption).
Wirkungseintritt: Sofortwirkung (nach 1–5 min bei i.v. Injektion) haben Strophantin und Methyldigoxin, die daher in sehr akuten Fällen vorzuziehen sind; zugleich gut steuerbar. Intravenös gegebenes Digoxin wirkt nach 5–20 min. Maximale Wirkung der oralen Gabe: Digitoxin nach 12 Stunden, Digoxin nach 6 Stunden.
Wirkungsunterschiede auf die Erregungsleitung: Digitoxin verzögert die AV-Überleitung am stärksten; hat daher bei Vorhofflimmern mit Tachyarrythmia absoluta eine besonders günstige Wirkung. Bei Bradykardie, Überleitungsstörungen, Schenkelblock und hämodynamisch vorteilhafter relativer Tachykardie (Aorteninsuffizienz, Panzerherz) statt Digitoxin vorsichtige Digoxinanwendung oder die leicht steuerbaren Glykoside Peruvosid und Talusin, die AV-Überleitung und Frequenz wenig verändern.

Dosierung der Herzglykoside

Prinzip: Sättigung bis zur individuellen Vollwirkdosis. Danach Erhaltungsdosis in Höhe des Prozentsatzes der Abklingquote: bei Digitoxin 7%, bei Digoxin 20% (etc. s. oben) der individuellen Vollwirkdosis. Die individuelle Vollwirkdosis ist erreicht, wenn sich die Insuffizienzzeichen deutlich zurückbilden (Normalisierung der Pulsfrequenz, Ödemausschwemmung, Verschwinden der Dyspnoe etc.). Die bis dahin kumulierte Glykosidmenge läßt sich unter Berücksichtigung von Tagesdosis, Resorptionsquote und Abklingquote leicht berechnen.
Beispiel: Sättigung mit Digoxin (Tabl. 0,25 mg) auf eine Wirkdosis von 88% der mittleren Vollwirkdosis (2 mg) in 5 Tagen; Resorptionsquote 73%, tägliche Abklingquote 20%:

Tag	Wirkungsrest mg	Tagesdosis appliziert mg	Tagesdosis resorbiert mg	Wirkdosis mg	Wirkdosis in % der mVWD
1.	0	$3 \times 0{,}25$	$3 \times 0{,}18$	0,54	27
2.	0,43	$3 \times 0{,}25$	$3 \times 0{,}18$	0,97	49
3.	0,79	$3 \times 0{,}25$	$3 \times 0{,}18$	1,33	66
4.	1,06	$3 \times 0{,}25$	$3 \times 0{,}18$	1,60	80
5.	1,28	$2\frac{1}{2} \times 0{,}25$	$2\frac{1}{2} \times 0{,}18$	1,73	87
6.	1,38	$2 \times 0{,}25$	$2 \times 0{,}18$	1,74	88
7.	1,38	$2 \times 0{,}25$	$2 \times 0{,}18$	1,74	88

An jedem Tag wurde zum Wirkungsrest (= 80% der Wirkdosis vom Vortage) die resorbierte Glykosidmenge addiert. Die Erhaltungsdosis für die erreichte individuelle Vollwirkdosis beträgt 2 × 0,25 mg Digoxin/Tag.

Dosierung in der Sättigungsphase: Sättigung bezieht sich stets auf die individuelle Vollwirkdosis, die häufig niedriger (alte Patienten), selten höher ist als die mittlere Vollwirkdosis. Schnellsättigung in 1–2 Tagen nur in akut bedrohlichen Fällen, sonst Sättigung in 3 Tagen, besser in 5 Tagen, um Überdosierung zu vermeiden.

In der folgenden Tabelle sind die Dosierungen für eine Sättigung in 3 bzw. 5 Tagen mit den wichtigsten Glykosiden zusammengestellt. Die Tabelle gilt für die orale Therapie. Resorptions- und Abklingquote wurden berücksichtigt (teilweise nach Krautwald, A.: Digitalistherapie mit Hilfe von Dosierungstabellen. Stuttgart: Schattauer 1969). Die fettgedruckte Tablettenzahl entspricht jeweils der Erhaltungsdosis.

Glykosid	Tablettenzahl 1.	2.	3.	4.	5.	6.	7. Tag	Wirkdosis in % der mVWD
Digitoxin	10	7	5	**$1\frac{1}{2}$**				106
1 Tbl. **0,1** mg	8	6	4	3	3	**$1\frac{1}{2}$**		106
	8	6	3	2	$1\frac{1}{2}$	**$1\frac{1}{4}$**		83
Digoxin	5	5	$4\frac{1}{2}$	**$2\frac{1}{2}$**	**2** (alternierend)			109
1 Tbl. **0,25** mg	5	4	3	3	3	**$2\frac{1}{2}$**	**2** (altern.)	109
	3	3	3	3	$2\frac{1}{2}$	**2**		88
Acetyl-Digoxin	5	5	5	**$2\frac{1}{2}$**				98
1 Tabl. **0,2** mg	4	4	$3\frac{1}{2}$	$3\frac{1}{2}$	$3\frac{1}{2}$	**$2\frac{1}{2}$**		98
	3	3	3	3	3	**2**		80
Methyl-Digoxin	6	6	6	**3**				100
1 Tbl. **0,1** mg	5	5	$4\frac{1}{2}$	4	4	**3**		100
	3	3	3	3	$2\frac{1}{2}$	**2**		66
Peruvosid	4	4	4	**3**				112
1 Grag. **0,3** mg	3	3	3	3	3	**3**		112
	2	2	2	2	2	**2**		75
Proscillaridin	5	5	5	5	5	**5**		102
1 Drag. **0,25** mg	4	4	4	4	4	**4**		82

Selbstbegrenzung der Kumulation bei gleichbleibender täglicher Glykosidzufuhr: Die Kumulation hört auf, wenn die Wirkdosis so weit gestiegen ist, daß die Tagesdosis der Abklingquote entspricht. Aus jeder langfristig eingenommenen Tagesdosis (resorbierter Anteil) kann daher die aktuelle Wirkdosis leicht berechnet werden. *Beispiel:* Dauerdosis 0,15 mg Digitoxin täglich $= 7\%$ der Vollwirkdosis; Vollwirkdosis $= \frac{0,15}{7} \times 100 = 2,14$ mg ($= 106\%$ der mVWD).

Digitalisintoxikation

Gilt im Prinzip auch für die übrigen Glykoside bei Überdosierung. ***Kardiale Effekte:*** Bradykardie, EKG: ST-Senkung, T biphasisch. AV-Block oder SA-Block aller Grade. Extrasystolen (Bigeminus), supraventrikuläre Tachykardien und alle anderen Rhythmusstörungen.

Hypokaliämie und Ischämie vermindern die Digitalistoleranz. Niereninsuffizienz erhöht die Digitaliskumulation!

Extrakardiale Effekte: Übelkeit, Erbrechen, Durchfall, Farbensehen, Kopfschmerzen, Benommenheit, Depression.

Therapie: Glykosid absetzen, orale Kaliumsalzzufuhr (KCl-retard Zyma, Kalinor, Rekawan); gegen Rhythmusstörungen Procainamid, Xylocain, Propranolol, Diphenylhydantoin, evtl. elektrische Defibrillation.

Ödemtherapie bei Herzinsuffizienz ▶

Allgemeines

Ödeme und Hypervolämie entstehen bei Herzinsuffizienz durch die Störung der renalen Natrium- und Wasserausscheidung (Verminderung der Nierendurchblutung, sekundärer Aldosteronismus). Diuretica sind daher bei jeder schweren Herzinsuffizienz unentbehrlich. Diätetische Kochsalzrestriktion ist in der Dauerbehandlung wirksam, aber schwierig zu praktizieren.

Furosemid und Etacrynsäure

Am schnellsten und stärksten wirksam. Mittel der Wahl bei akuten Insuffizienzen und hartnäckigen Ödemen. Präparate: Lasix (20–100 mg tgl.), Hydromedin (20–100 mg tgl.). Tägliche Kaliumsubstitution (1–1,5 g KCl).

Thiazide und Thiazidanaloga

Schwächer und nicht so schnell wirksam wie Furosemid und Etacrynsäure. Indiziert bei chronischen Insuffizienzzuständen. Präparate: Saltucin, Esidrix, Hygroton, Baycaron. Kaliumsubstitution je nach saluretischer Dosis.

Spironolacton (Aldosteronantagonist)

Saluretieum von mäßig starker natriuretischer Wirkung, dessen antagonistischer Effekt gegen Aldosteron genau auf die Pathogenese kardialer Ödeme zielt. Kein kaliuretischer Effekt. In

Kombination mit Thiaziden optimales Mittel in der Dauerbehandlung kardialer Insuffizienzen. Präparate: Aldactone 50 (Dosis: 3 × 1 Drag. täglich abgestuft bis 2 × 1 Drag./Woche), Aldactone-Saltucin (Dosis wie oben). Aldactone wirkt zusätzlich auf den Herzmuskel positiv inotrop.

Nebenwirkungen

Hypokaliämie: bei allen Saluretica (außer Spironolacton) nur durch regelmäßige Kaliumsubstitution zu verhindern! Hyperurikämie: relativ selten, besonders bei Gichtkranken zu beachten. Hyperglykämie: Saluretica vom Thiazidtyp können die Kohlenhydrattoleranz verschlechtern, selten von gravierender Bedeutung. Spironolacton verändert Harnsäure- und Zuckerstoffwechsel nicht; ist bei Niereninsuffizienz wegen Gefahr der Hyperkaliämie kontraindiziert. *Folgen der Überdosierung:* Verschlechterung der Herzfunktion bei zu weitgehender Entwässerung (mäßige Hypervolämie wirkt positiv inotrop, s. oben); Symptome: Übelkeit, Schwäche, Tachykardie, Blutdruckabfall.

Pleurapunktion

Bei Stauungsergüssen mit erheblicher Dyspnoe sind Pleurapunktionen indiziert. Nicht mehr als 1000 ml täglich ablassen.

Aderlaß

Bei akuter Links- oder Rechtsinsuffizienz indiziert, falls keine Anämie besteht. Menge 250–500 ml. Durch die modernen Saluretica in seiner praktischen Bedeutung zurückgedrängt.

Therapie des Lungenödems

Neben der kausalen Behandlung (Rhythmusstörungen, Infektion etc.) ist folgende symptomatische Therapie indiziert: *Morphium* (10–20 mg) subcutan; *O_2-Beatmung* (möglichst unter Überdruck, zwecks Erhöhung des intraalveolären Druckes); *Aufsetzen* zur Verminderung des venösen Rückflusses; *Staubinden* an den Beinen, evtl. *Aderlaß;* Injektion von *Aminophyllin* (Euphyllin) 0,24–0,48 g i.v. und *Digitalis* (falls nicht genügend vorbehandelt) oder 0,5 mg Strophantin i.v.; *Furosemid* (40–80 mg) i.v..

3. Rhythmusstörungen des Herzens

Normale Reizbildung und Erregungsleitung ▶

Das spezifische Muskelsystem des Herzens (Abb. 28)

Es dient der Reizbildung und der Erregungsleitung. Gliederung: ***Sinusknoten*** (Sinuatrialknoten): Physiologischer Schrittmacher. ***Atriale Leitungsbahnen:*** Spezifische Muskelfaserzüge zwischen Sinus- und AV-Knoten und zwischen beiden Vorhöfen.

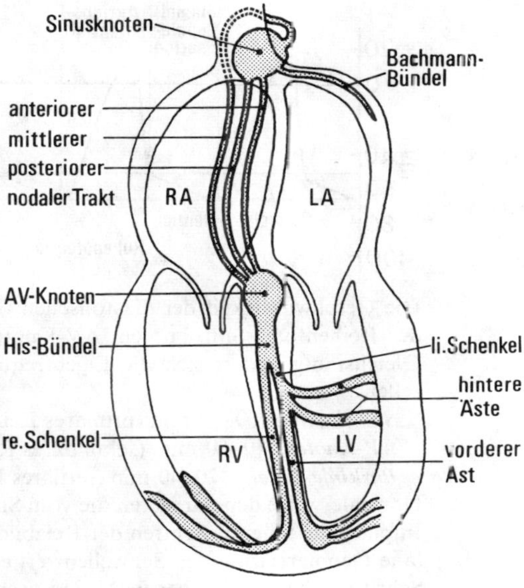

Abb. 28. Das spezifische Muskelsystem des Herzens

AV-Knoten: Enthält Verbindungsfasern zum Vorhof, eigentliche Knotenfasern und Übergangsfasern zum Hisschen Bündel.

His-Purkinje-System: Hissches Bündel → rechter Schenkel und linker Schenkel (teilt sich in vorderen und hinteren Ast) → subendokardiale Purkinjefasern → intramyokardiale Purkinje-Fasern.

Die Fasern des spezifischen Muskelsystems stehen mit dem unspezifischen Arbeitsmyokard der Vorhöfe und Kammern in syncytialer Verbindung.

Schrittmacherfunktion (Automatie)

Der normale Schrittmacher des Herzens ist der Sinusknoten Doch haben alle Fasern des spezifischen Muskelsystems die Fähigkeit zur Selbsterregung (potentielle Schrittmacher). Sie beruht auf der Natriumpermeabilität der spezifischen Fasern, die den unspezifischen Fasern des Arbeitsmyokards fehlt. Die Natriumpermeabilität der Fasermembran bewirkt eine sofort nach der Repolarisation beginnende Einwärtsdiffusion von Natriumionen; dadurch sinkt das negative Ruhepotential allmählich bis zum Schwellenwert (ca. −50 mV), dessen Überschreitung eine rasche und vollständige Depolarisation mit anschließender Repolarisation, also ein Aktionspotential auslöst. Abb. 29 zeigt die spontane diastolische Depolarisation und das Aktionspotential des Sinusknotens. Je schneller die diastolische Depolarisation erfolgt, desto höher ist die Schrittmacherfrequenz des Sinusknotens.

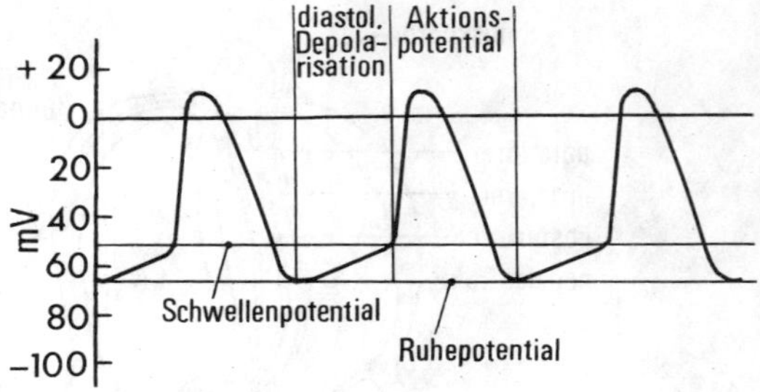

Abb. 29. Sinusschrittmacher: spontane diastolische Depolarisation und Aktionspotential

Die Geschwindigkeit der diastolischen Depolarisation nimmt in der Reihenfolge Sinusknoten, AV-Knoten, Purkinje-Fasern ab. Gleichsinnig ändert sich die Eigenfrequenz der Schrittmacherzellen:

Sinusknoten: 60–80/min (primäres Reizbildungszentrum)
AV-Knoten: 40–50/min. (sekundäres Reizbildungszentrum)
Purkinje-Fasern: 20–40/min (tertiäres Reizbildungszentrum).

Normalerweise depolarisieren die vom Sinusknoten ausgehenden Impulse die tieferen Zentren der Reizbildung, bevor deren spontane Depolarisation den Schwellenwert erreicht hat. Die tieferen Schrittmacher treten aber in Aktion, wenn der Sinusknoten ihre Frequenz unterschreitet oder ganz ausfällt. Man spricht dann von einem Ersatzrhythmus.

Erregungsleitung (Abb. 28)

Die vom Sinusknoten ausgehende Erregung erreicht den AV-Knoten über die schnell leitenden spezifischen Bahnen, bevor die Erregungsausbreitung durch das langsam leitende Arbeitsmyokard der Vorhöfe beendet ist. Starke Verzögerung der Erregungsleitung im AV-Knoten (damit die Vorhofkontraktion vor der Kammererregung ablaufen kann). Schnelle Erregungsausbreitung vom Hisschen Bündel zu den Endaufzweigungen der Purkinje-Fasern im Ventrikelmyokard. Von dort relativ langsame Erregungsausbreitung entlang den Fasern des Arbeitsmyokards zur Außenseite der Kammern. Die langsame Erregungsleitung im Arbeitsmyokard ist der Grund für die QRS-Verbreiterung bei ventriculären Extrasystolen und beim Schenkelblock. In beiden Fällen wird eine Kammer auf intramuralem Weg von der anderen Kammer aus erregt. Das dauert länger als die simultane Erregung beider Kammern über das System der Purkinje-Fasern.

Erregbarkeit

Darunter versteht man die Fähigkeit der Herzmuskelfasern auf einen Impuls (der Schrittmacherzellen des Herzens oder exogener Reizquellen wie elektr. Schrittmacher) mit einem Aktionspotential zu antworten.

Refraktärität: Während das Aktionspotential abläuft, ändert sich die Ansprechbarkeit der betroffenen Faser gegenüber neuen Reizimpulsen. Die *absolute Refraktärperiode* (völlige Unerregbarkeit) umfaßt Depolarisation und Repolarisation bis zu einem Membranpotential von ca. −55 mV. Ihr folgt die *relative Refraktärperiode* mit allmählicher Normalisierung der Erregbarkeit. Im letzten Abschnitt der Repolarisationsphase ist die Erregbarkeit für kurze Zeit gesteigert: *supernormale Phase* (auch vulnerable Phase genannt, da Impulse, die in dieser Phase einfallen, Rhythmusstörungen hervorrufen können). Im Standard-EKG liegt die supernormale Phase im absteigenden Schenkel der T-Zacke. Anschließend geht die Erregbarkeit auf den normalen diastolischen Wert zurück, der einem Membranpotential von −90 mV entspricht.

Einfluß des autonomen Nervensystems: Sympathicusimpulse und Catecholamine steigern die Erregbarkeit durch Erleichterung der Depolarisation beim Eintreffen des Impulses, ein erhöhter Vagustonus (Acetylcholineffekt) setzt die Erregbarkeit herab, indem er die Depolarisation erschwert (nur im Vorhof und AV-Knoten, da die Kammern nicht vom Vagus innerviert werden).

Einfluß des Ruhepotentials auf Erregbarkeit und Erregungsleitung: Die Depolarisation erfolgt um so schneller, je höher das Ruhepotential ist. Das durch sie an der Faseraußenfläche erzeugte negative Potential nimmt gleichfalls mit der Größe des Ruhepotentials zu. Da das Überschußpotential der Erregungsimpuls für die angrenzenden Fasern ist, ergibt sich bei hohem Ruhepotential eine rasche, bei niedrigem Ruhepotential eine langsame Erregungsleitung. Erregungsleitungsstörungen sind auf eine abnorme Verminderung des Ruhepotentials der betreffenden Fasern (z.B. infolge ungenügender Repolarisation oder mangelhafter Funktion der Natrium-Kalium-Pumpe) zurückzuführen, soweit nicht eine völlige Zerstörung der leitenden Fasern vorliegt.

Einteilung und EKG der Reizbildungsstörungen ▶

Nomotope Reizbildungsstörungen

Erregungsursprung im Sinusknoten, dessen Tätigkeit verändert ist:

Sinustachykardie: 90–160/min.

Sinusbradykardie: <60/min.

Sinusarrhythmie: Wechselnder Abstand der Sinusimpulse. Respiratorische Arrhythmie: Inspiratorische Frequenzzunahme, exspiratorische Frequenzabnahme, nicht pathologisch.

Heterotope Reizbildungsstörungen

Erregungsursprung außerhalb des Sinusknotens: supraventrikulär (Vorhof, AV-Knoten) oder ventrikulär (Kammern).

1. Aktive heterotope Automatie:

Abnorme heterotope (fehlortige) Reizbildung, die dem Sinusknoten zuvorkommt und seine Schrittmacherfunktion für einzelne Herzschläge oder permanent unterbricht. Ursachen: gesteigerte Selbsterregungsfrequenz untergeordneter Schrittmacherzellen des spezifischen Muskelsystems, Nachpotentiale, lokale Potentialdifferenzen infolge ungleichmäßiger Repolarisation benachbarter Myokardbezirke, Re-entry-Mechanismus (kreisender Impuls, der bei Rückkehr zum Ausgangspunkt wieder erregbares Myokard antrifft), unidirektionaler peripherer Block (umschriebener Bezirk, in dem sich die Erregung nur von einer Seite her und stark verlangsamt ausbreiten kann; wenn der Impuls das angrenzende normale Gewebe erreicht, ist dieses bereits repolarisiert und wird neu erregt).

Extrasystolen: Vorzeitige Herzschläge, einzeln oder gehäuft auftretend. Bigeminus, Trigeminus: nach jedem Normalschlag eine bzw. zwei ES. Bei 2:1, 3:1 Extrasystolie nach zwei bzw. drei Normalschlägen eine ES. *Interponierte Extrasystolen:* Abstand zwischen den Normalschlägen vor und nach der ES entspricht einem normalen RR-Intervall. *Extrasystolen mit kompensatorischer Pause:* Abstand zwischen den Normalschlägen vor und nach der ES entspricht zwei normalen RR-Intervallen (der in der Mitte liegende Sinusimpuls trifft auf refraktäre Kammern). *Extrasystolen mit nicht kompensatorischer Pause:* Abstand zwischen den Normalschlägen vor und nach der ES kleiner als zwei normale RR-Intervalle (der Sinusknoten wird durch die ES vorzeitig gelöscht, sein nächster Impuls wird übergeleitet).

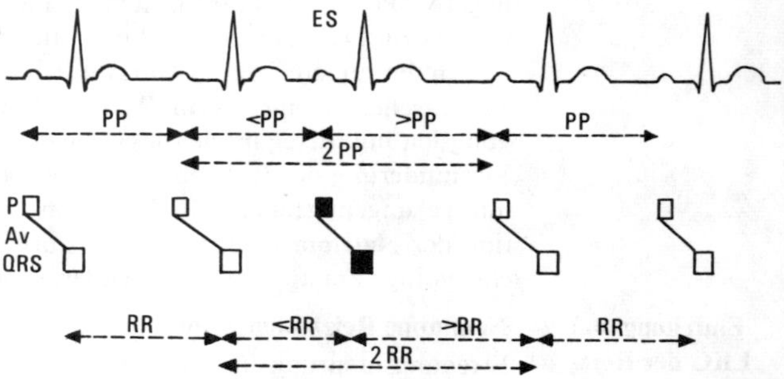

Abb. 30. Vorhofextrasystole mit retrograder Blockierung des Sinusknotens (voll kompensiert) (n. Schaub)

Vorhofextrasystolen (Abb. 30): Vorzeitige, deformierte P-Zacke, PQ normal oder verlängert (infolge relativer Refraktärität des AV-Knotens), QRS-Komplex normal (wie beim Sinusimpuls); Im Beispiel voll kompensatorische Pause (Sinusknoten nicht gelöscht).

AV-Knotenextrasystolen (Abb. 31): Vorzeitiger normaler QRS-Komplex. Retrograde Vorhoferregung mit negativer P-Zacke, die vor, in oder hinter QRS liegt; Im Beispiel keine voll kompensatorische Pause (Sinusknoten gelöscht).

Kammerextrasystolen (Abb. 32): Vorzeitige Kammerkomplexe, verbreitert (QRS > 0,11 sec) und deformiert, unabhängig von den P-Zacken. Die T-Zacken sind der Hauptausschlagsrichtung des QRS-Komplexes entgegengerichtet (Erregungsrückbildung beginnt nicht an der Herzspitze, sondern in der zuerst erregten Kammer). QT-Dauer verlängert. Meistens voll kompensatori-

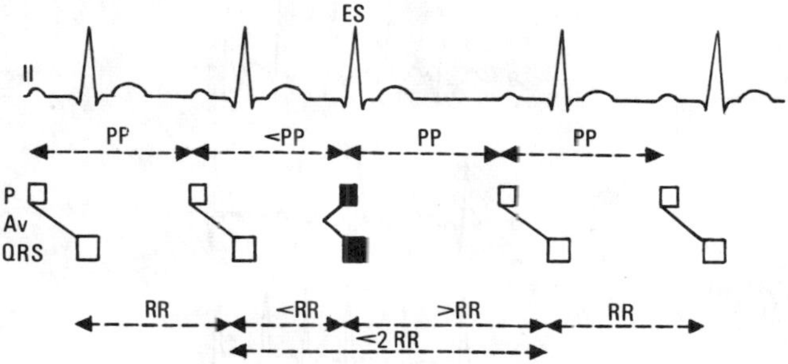

Abb. 31. AV-Knotenextrasystole. P-Zacke im QRS-Komplex (nicht sichtbar) (n. Schaub)

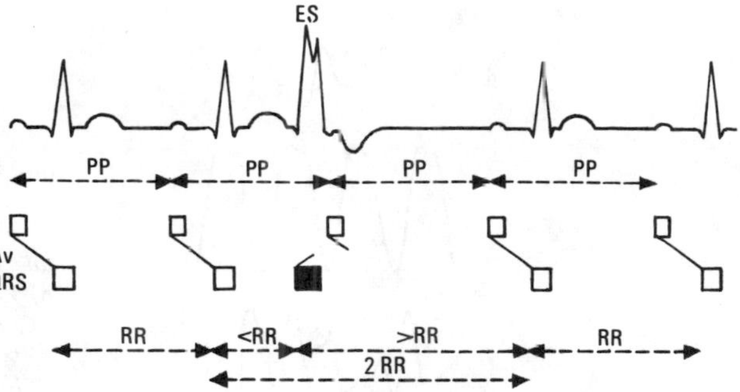

Abb. 32. Kammerextrasystole mit kompensatorischer Pause (n. Schaub)

sche Pause (da der Sinusknoten nicht retrograd gelöscht wird). Monotope ventrikuläre ES: gleichförmig, daher vom gleichen Focus. Polytope ventrikuläre ES: ungleichförmig, von unterschiedlichen Stellen ausgehend.

Supraventrikuläre paroxysmale Tachykardie (Abb. 33a): Anfallsweises Herzjagen mit Reizbildungszentrum im Vorhof oder AV-Knoten. Frequenz 140–200/min, im Einzelfall sehr konstant! Regelmäßiger Rhythmus, abnorme P-Zacken, häufig den T-Zacken des vorangehenden Schlages überlagert. QRS-Komplex nicht verbreitert, T-Zacke konkordant zu QRS. Das Bild entspricht einer gleichmäßigen Folge supraventriculärer Extrasystolen.

Vorhofflattern (Abb. 33b): P-Zacken in Form regelmäßiger, gleichförmiger Flatterwellen ohne isoelektrische Zwischenstrecke, am besten in Abl. II, III und V_1 erkennbar. Frequenz meistens um 300/min (220–370/min). Kammerfrequenz wegen 2 : 1 Überleitung etwa 150/min, bei der sehr seltenen 1 : 1 Überleitung bis 280/min, bei wechselnder Blockierung (2 : 1, 3 : 1, 4 : 1) wird die Kammertätigkeit unregelmäßig. ORS-Komplex nicht verbreitert (supraventriculäre Form). Entstehung durch kreisenden Vorhofimpuls oder hochfrequenten heterotopen Vorhofschrittmacher. Geordnete Vorhofkontraktion noch möglich.

Vorhofflimmern (Abb. 33c): Keine P-Zacken, stattdessen Flimmerwellen (400–700/min) mit unregelmäßigem Abstand, unregel-

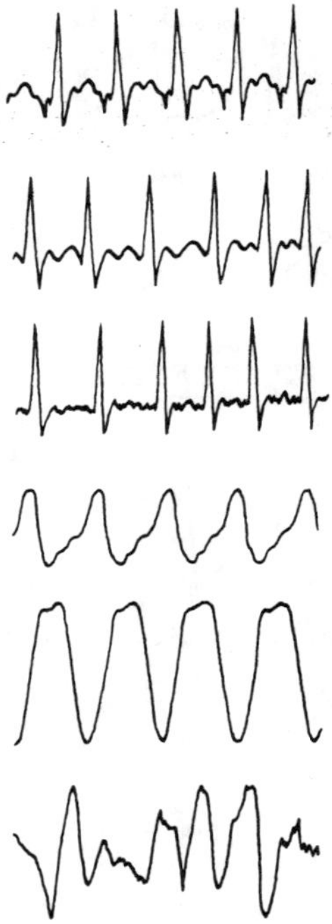

Abb. 33a–f. Tachykarde Herzrhythmusstörungen. (a) supraventrikuläre paroxysmale Tachykardie, (b) Vorhofflattern, (c) Vorhofflimmern, (d) ventrikuläre Tachykardie, (e) Kammerflattern, (f) Kammerflimmern

mäßiger Form und unregelmäßiger Größe, oft nur in V_1 erkennbar. Absolute Arrythmie der Kammern bei normalem QRS-Komplex. Bei hoher Kammerfrequenz kommen Schenkelblockbilder vor. Kammerfrequenz 60–140/min, abhängig von der AV-Überleitung. Entstehung durch multizentrische Vorhoferregung bei großer Inhomogenität von Depolarisation, Erregungsausbreitung und Repolarisation. Mechanische Auswirkung: Vorhofstillstand, Pulsdefizit.

Ventrikuläre paroxysmale Tachykardie (Abb. 33d): Von der Vorhofaktion unabhängige Beschleunigung der Kammerfrequenz auf 140–180/min, mit verbreiterten QRS-Komplexen. Gelegentliche übergeleitete Schläge mit normalem QRS-Komplex. Abgrenzung gegenüber supraventrikulärer Tachykardie mit Schenkelblock kann schwierig sein. Entstehung durch hochfrequenten heterotopen ventrikulären Schrittmacher. Geordnete Kammerkontraktion.

Kammerflattern (Abb. 33e): Kammertachykardie mit 180–250 Schlägen/min und verbreiterten und deformierten Kammerkomplexen. Der ST/T-Abschnitt kann nicht mehr vom QRS-Komplex abgegrenzt werden (diphasische Undulationen von konstanter Form in regelmäßigem Abstand). Geordnete Kammerkontraktionen, aber Rückgang der Förderleistung des Herzens.

Kammerflimmern (Abb. 33f): Bizarre Kammeroscillationen mit einer Frequenz von 150–300/min, unterschiedlich in Amplitude, Form und Abstand. Entstehung durch multifokale unkoordinierte Kammererregung. Mechanische Auswirkung: Herzstillstand.

2. Passive heterotope Automatie:

Heterotope Reizbildung als Ersatz für den normalen Sinusschrittmacher, Vorkommen: Ausfall oder Verminderung der Sinusknotenimpulse, Erregungsleitungsstörungen.

Ersatzsystolen: Ursprung supraventrikulär oder ventrikulär. EKG wie bei entsprechenden Extrasystolen. Unterschied: Abstand vom letzten Normalschlag länger, bei Extrasystolen kürzer als das normale Intervall.

AV-Knotenrhythmus Vom AV-Knoten (sekundäres Reizbildungszentrum) ausgehender Ersatzrhythmus bei Sinusknotenausfall, sinuatrialem Block und AV-Block im oberen und mittleren Knotenbereich. Kammerfrequenz regelmäßig, Frequenz 40–60/min:

Oberer Knotenrhythmus: P weniger als 0,12 vor QRS, negativ.
Mittlerer Knotenrhythmus: P in QRS (nicht sichtbar).
Unterer Knotenrhythmus: P negativ, hinter QRS.

QRS-Komplex nicht verbreitert, T konkordant zu QRS.

Idioventrikulärer Rhythmus: Kammer-Ersatzrhythmus bei totalem AV-Block. Kammerfrequenz regelmäßig, Frequenz < 40/min, keine Beziehung zu den positiven P-Zacken. QRS verbreitert, T diskordant zu QRS. Liegt das tertiäre Reizbildungszentrum im Hisschen Bündel, entstehen normal geformte Kammerkomplexe.

3. Pararrhythmien:

Das Herz wird abwechselnd von zwei verschiedenen Automatiezentren erregt, die einander nicht löschen.

AV-Dissoziation: Vorhoferregung durch den Sinusknoten, Kammererregung überwiegend durch den AV-Knoten.

Einfache AV-Dissoziation (Abb. 34a): Die Frequenz des Sinusknotens (PP-Intervalle) sinkt vorübergehend unter die erhöhte Eigenfrequenz des AV-Knotens, der in dieser Phase die Kammererregung steuert. Wegen retrograder Blockierung der AV-Impulse bleibt der Vorhof unter Sinuseinfluß. EKG: positive P-Zacken ohne feste Relation zu QRS; normale PQ-Zeit bei den übergeleiteten Sinusimpulsen; P-Zacken vor, in und hinter QRS bei den AV-Knotenimpulsen. Wechselnde PP-Intervalle, größere PP- als RR-Intervalle.

Inkomplette AV-Dissoziation (Interferenzdissoziation) (Abb. 34b): Die Impulsrate des Sinusknotens ist konstant niedriger als die des AV-Knotens. Die Kammern folgen dem AV-Knoten, die Vorhöfe dem Sinusknoten. Sinusimpulse, die auf nicht refraktäre Kammern treffen, werden übergeleitet, und führen zu seltenen Unterbrechungen des AV-Knotenrhythmus der Kammern. EKG: positive P-Zacken ohne feste Beziehung zu QRS, normale QRS-

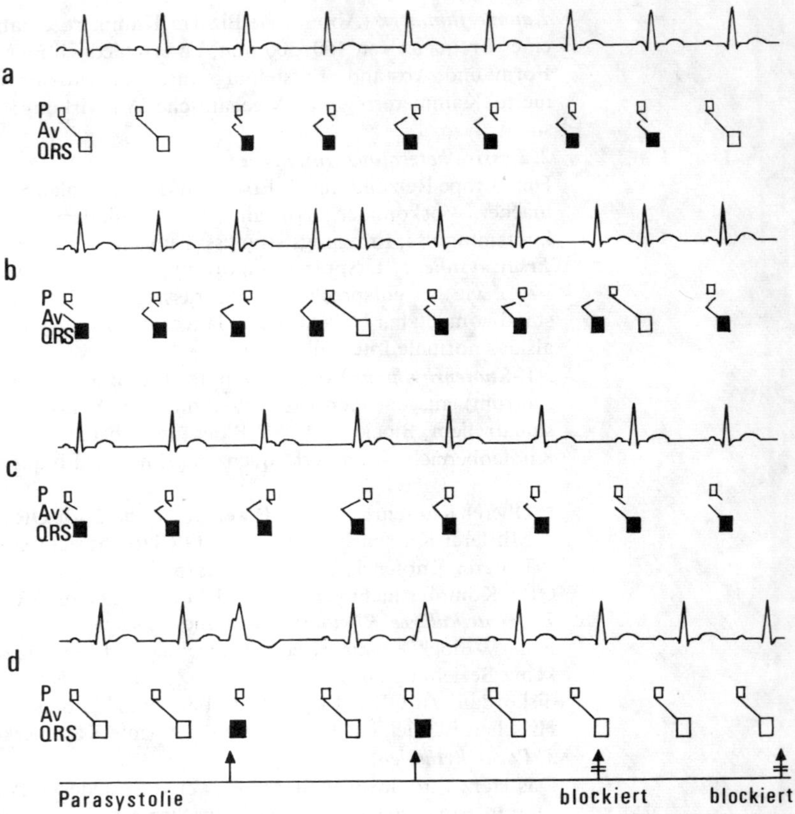

Abb. 34a–c. Para-Rhythmien (n. Schaub)

(a) einfache AV-Dissoziation, (b) inkomplette AV-Dissoziation, (c) komplette AV-Dissoziation, (d) Parasystolie

Komplexe, extrasystolenartige Durchbrechung des Grundrhythmus der Kammern.

Komplette AV-Dissoziation (Abb. 34c) Vorhöfe folgen ausschließlich dem Sinusknoten, Kammern ausschließlich dem AV-Knoten bei weitgehend angeglichener Impulsrate beider Reizbildungszentren (Synchronisation). EKG: Regelmäßige Folge der QRS-Komplexe, positive P-Zacken dicht vor, in oder hinter QRS.

Parasystolie (Abb. 34d): Erregung des gleichen Herzabschnittes durch zwei konkurrierende, einander nicht löschende Reizbildungszentren. Häufigste Form: Kammererregung durch den Sinusknoten im Wettstreit mit ventrikulärem Reizbildungsfocus. EKG: unregelmäßig in den Sinusrhythmus eingestreute ventrikuläre Parasystolen (Bild wie ventrikuläre ES), die untereinander konstante, bzw. konstant teilbare Intervalle haben. Die Abstände zum vorausgehenden normalen Sinusimpuls wechseln. Wenn die Impulsrate des ventriculären Focus größer ist, werden in den Kammerrhythmus Sinusimpulse eingestreut (z. B. Parasystolie bei elektr. Schrittmachern).

Einteilung und EKG der Erregungsleitungsstörungen ▶

Schweregrade und Typen der Erregungsleitungsstörungen

Blockierung 1. Grades: Verlangsamte Erregungsleitung ohne Leitungsausfall (partieller Block 1. Grades)

Blockierung 2. Grades: Verlangsamte Erregungsleitung mit gelegentlicher Leitungsunterbrechung (partieller Block 2. Grades).

Typ I: Von Impuls zu Impuls zunehmende Verlangsamung der Leitung bis zum Leitungsausfall, danach Wiederholung des gleichen Spiels *(Wenkebach-Periodik)*.

Typ II: Leitungsausfall ohne vorausgehende Zunahme der Überleitungszeiten

Blockierung 3. Grades: Totaler, dauernder Block mit Ersatzrhythmus.

Sinuatriale Leitungsstörungen (SA-Block)

SA-Block 1. Grades: Im EKG stumm, da die Sinusknotenerregung keinen Ausschlag gibt.

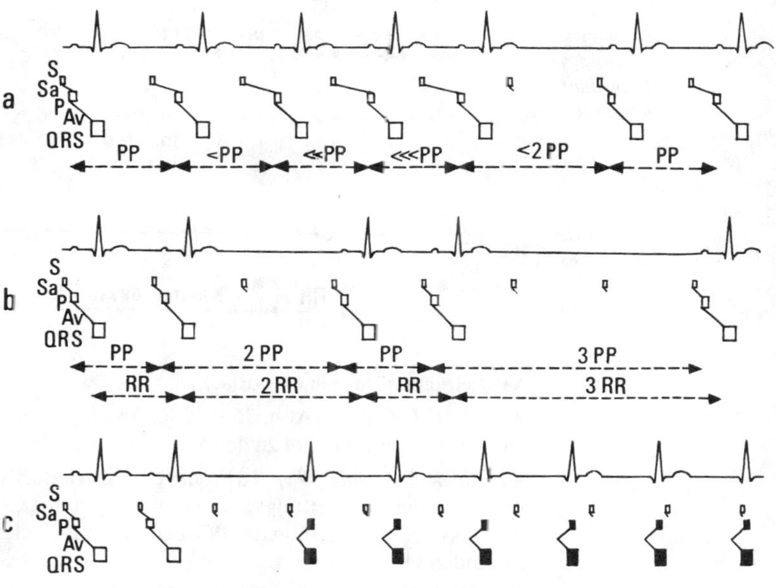

Abb. 35a–c. Sinuauriculäre Leitungsstörungen (n. Schaub)
(a) SA-Block 2. Grades (Typ I),
(b) SA-Block 2. Grades (Typ II),
(c) SA-Block 3. Grades

SA-Block 2. Grades Typ I (Wenkebachperiodik) (Abb. 35a): Progressive SA-Leitungsstörung bis zum Leitungsausfall. Das PP-Intervall, das den ausgefallenen Sinusimpuls einschließt, ist kürzer als zwei normale PP-Intervalle. Das PP-Intervall vor der Pause ist kürzer als das PP-Intervall nach der Pause. Das PP-Intervall wird zur langen Pause hin zunehmend kürzer.

SA-Block 2. Grades Typ II (Abb. 35b): Intermittierende Leitungsunterbrechung. Es entstehen Pausen, die das Doppelte oder Dreifache eines normalen RR-Intervalls betragen, evtl. durch Ersatzsystolen überbrückt.

SA-Block 3. Grades (Abb. 35c): Totale Blockierung der Sinusimpulse. Nach präautomatischer Pause tritt ein Knotenersatzrhythmus auf.

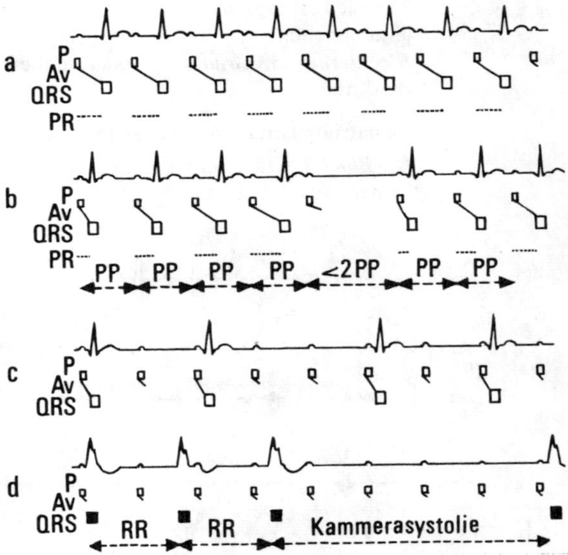

Abb. 36a–c. AV-Leitungsstörungen. (a) AV-Block 1. Grades (PQ konstant verlängert), (b) AV-Block 2. Grades, Typ I (Wenkebach-Periodik), (c) AV-Block 2. Grades, Typ II, (d) AV-Block 3. Grades (totaler Block) (n. Schaub)

AV-Leitungsstörungen (AV-Block)

AV-Block 1. Grades (Abb. 36a): Gleichmäßige Verzögerung der Überleitung vom Vorhof zu den Kammern. PQ-Zeit > 0,20.

AV-Block 2. Grades Typ I (Wenkebach-Periodik) (Abb. 36b): Zunahme der AV-Leitungsverzögerung bis zum Leitungsausfall. Progressive Verlängerung der PQ-Zeit, dann P-Zacke ohne nachfolgenden QRS-Komplex.

AV-Block 2. Grades Typ II (Abb. 36c): Bei normaler oder konstant verlängerter PQ-Zeit der übergeleiteten Sinusimpulse kommt es intermittierend zum Leitungsausfall, manchmal in regelmäßigen Intervallen (2:1, 3:1 Block).

AV-Block 3. Grades (Abb. 36d): Völlige Unterbrechung der AV-Überleitung (in Höhe des AV-Knotens, des Hisschen Bündels oder beider Tawara-Schenkel zugleich). AV-Ersatzrhythmus oder ventrikulärer Ersatzrhythmus. P-Zacken folgen dem Sinusknoten mit eigener konstanter Frequenz ohne Beziehung zum QRS-Komplex. Totaler AV-Block kommt auch bei Vorhofflimmern vor.

Intraventrikuläre Leitungsstörungen

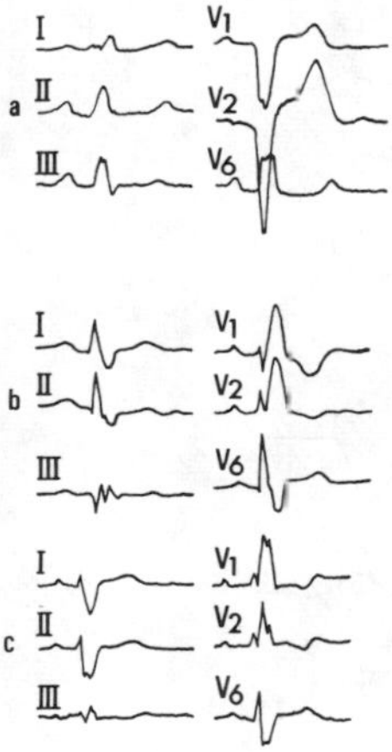

Abb. 37a–c. Intraventrikuläre Leitungsstörungen. (a) Linksschenkelblock, (b) Rechtsschenkelblock (Wilson-Typ), (c) Rechtsschenkelblock (klassischer Typ)

Verursachen keine Rhythmusstörungen, sofern sie nicht gleichzeitig beide Tawara-Schenkel betreffen. EKG-Kriterien des Schenkelblocks: QRS-Verbreiterung (>0,12 sec), Diskordanz von ST und T zur Hauptausschlagsrichtung von QRS, Verspätung der endgültigen Negativitätsbewegung im Brustwand-EKG über der betroffenen Kammer. Diagnostisch entscheidend ist das Brustwand-EKG (Abl. V_1 bzw. V_6).

Linksschenkelblock (Abb. 37a): Extremitäten EKG: Überdrehter Linkstyp oder Steiltyp, plumpe, verbreiterte Kammerkomplexe, Diskordanz von T zu QRS. Brustwand-EKG: Verspätung der größten Negativitätsbewegung in V_6 (Normalwert bis 0,055 sec).

Rechtsschenkelblock (Abb. 37b, c): Verspätung der größten Negativitätsbewegung in V_1 (Normalwert bis 0,03 sec). Das Extremitäten-EKG läßt zwei Typen unterscheiden:

Wilson-Block (häufigste Form): Linkstyp mit tiefen S-Zacken in Abl. I und II, hier konkordantes T.

Klassischer Rechtsschenkelblock: Rechtslagetyp mit hohem breitem R in Abl. III.

Erregungsverfrühung (Wolff-Parkinson-White-Syndrom)

Mechanismus: Ein Teil der rechten oder der linken Kammer wird vorzeitig über abnorme Verbindungen zwischen Vorhöfen und Kammern erregt (Kentsches Bündel, James-Fasern). Auch Kurzschlüsse vom Hisschen Bündel zu Teilen des Ventrikelmyokards kommen vor (Mahaim-Fasern). Der größte Teil der Kammern wird dennoch auf normalem Wege erregt, da sich der Impuls in den zu früh erregten Bezirken des Arbeitsmyokards nur langsam fortpflanzt.

EKG (Abb. 38): PQ-Zeit auf weniger als 0,12 sec verkürzt, QRS-Verbreiterung mit initial träge ansteigender R-Zacke bzw. träge abfallender Q-Zacke. Das flache Anfangsstück des QRS-Komplexes nennt man Delta-Welle; es repräsentiert die langsame Erregungsausbreitung im vorzeitig erregten Kammerbezirk. Der QRS-Komplex ist genau um den Betrag verbreitert, um den die PQ-Zeit verkürzt ist. Das P–S-Intervall entspricht der Norm. T zu QRS meist diskordant.

Klinische Bedeutung: In den meisten Fällen liegt eine angeborene Anomalie vor. Zahlreiche Patienten neigen zu paroxysmalen supraventrikulären Tachykardien, die behandlungsbedürftig sind.

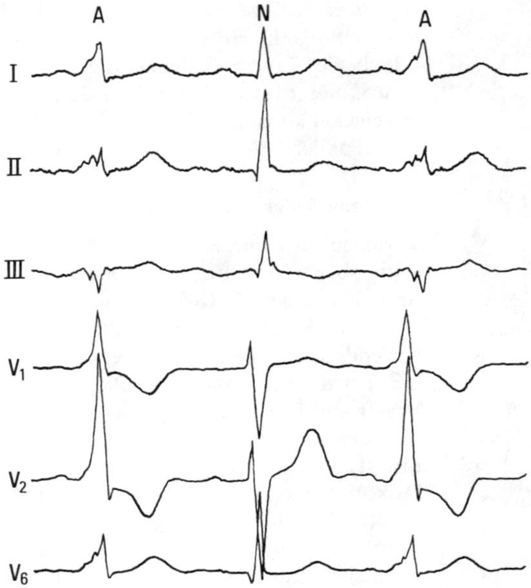

Abb. 38. WPW-Syndrom. N: normale Kammerkomplexe A: Antesystolie

Klinik der Reizbildungsstörungen ▶ **Extrasystolie**

***Ursachen*:** Extrasystolen kommen bei organisch gesunden Herzen ohne erkennbare Ursache vor (funktionelle, neurovegetativ bedingte Extrasystolen). Häufig ist einer der folgenden Kausalfaktoren anzutreffen:

Hypokaliämie (Durchfälle, Abführmittelabusus, Saluretica).

Infektionen (besonders Streptokokkenherde an Tonsillen und Zähnen, rheumatische Herzkrankheit).

Myokarderkrankungen (coronare Herzkrankheit, Hypertonie, Kardiomyopathien verschiedener Pathogenese, besonders im Stadium der Herzinsuffizienz).

Medikamente (Digitalis, Chinidin, Procainamid, Sympathicomimetica, Narkotica u.a.).

Genußmittel (Coffein, Zigarettenrauchen, Alkohol).

Körperliche Belastung (bringt Extrasystolen häufig zum Verschwinden; bei Extrasystolen während und kurz nach einer Belastung besteht meistens eine organische Ursache, oft eine coronare Durchblutungsstörung).

Viscerale Reflexe (ausgehend vom Gastrointestinaltrakt, vom Urogenitaltrakt und von den Gallenwegen).

Hypoxie (Coronarinsuffizienz, Herzinfarkt, Lungenerkrankungen mit Hypoventilation, Narkose).

Hyperthyreose (supraventriculäre Extrasystolen, häufiger ist paroxysmales Vorhofflimmern).

Symptome: ES können unbemerkt bleiben. Häufige Mißempfindungen: Stolpern oder Aussetzen des Herzschlages, Herzklopfen; bei gehäuften ES retrosternaler Druck, Angstgefühl. Beschwerden treten oft erst in Ruhepausen und nicht während der Arbeit auf. Sicherer Nachweis nur durch Auskultation, da früh einfallende ES wegen kleinen Schlagvolumens manchmal keine tastbare Pulswelle hervorrufen. Ein Bigeminus dieser Art kann Bradykardie vortäuschen.

Komplikationen: Gehäufte und salvenartige ES vermindern Herzzeitvolumen und Herzleistung. Vorhofextrasystolen können Vorboten von Vorhofflattern, Vorhofflimmern und paroxysmalen supraventrikulären Tachykardien sein. Ventrikuläre Extrasystolen polytopen Ursprungs zeigen organische Störungen an; bei Coronarkrankheit und Infarkt droht Übergang in Kammertachykardien und Kammerflimmern.

Therapie: (a) Behandlung der Grundkrankheit (s. unter Ursachen); (b) Antiarrhythmische Behandlung: *Chinidin* (vor allem bei supraventriculären ES), *Procainamid* (vor allem bei ventriculären ES) *Lidocain* (nur i. v., optimal zur Arrhythmiebehandlung beim Herzinfarkt), *Diphenylhydantoin* (besonders bei digitalisinduzierten ES), β-*Receptorenblocker* (Kontraindikation Herzinsuffizienz), *Ajmalin* (Gilurytmal), *Verapamilum* (Isoptin), *Digitalis* (bei latenter oder manifester Herzinsuffizienz, *Kaliumpräparate* (KCl-retard Zyma, Tromcardin forte).

Supraventrikuläre paroxysmale Tachykardien

Ursachen: In einem Drittel der Fälle normaler Herzstatus (Auslösung durch emotionalen Streß, Hyperventilation, körperliche Anstrengung oder spontanes Auftreten ohne erkennbaren Anlaß); Zusammentreffen mit coronarer Herzkrankheit, Hypertonie, Hyperthyreose, WPW-Syndrom (s. oben).

Symptome: Das Herzjagen beginnt und endet plötzlich; es dauert Sekunden, Minuten oder Stunden, selten einige Tage. Die Frequenz ist sehr konstant, von Körperlage und Belastung unabhängig. Anfallsintervall sehr wechselnd, bis zu Jahren. Subjektive Erscheinung je nach Zustand des Myokards von Herzklopfen bis zu erheblichen Schwächeanfällen, Synkopen, Erbrechen. Post-Tachykardiesyndrom mit erhöhtem Blutdruck, Herzsensationen, Kammerendteilveränderungen im EKG.

Therapie: Häufig Spontanremission nach kurzer Dauer; Druck auf den Carotissinus, Valsalva-Press-Versuch, Eisbeutel aufs Herz, Schluck eiskalten Wassers. Medikamente: Digitalis, Prostigmin i.m., Isoptin i.v., Noradrenalin-Schnellinfusion (→ Blutdruckanstieg → Pressoreceptoren → Vagusstimulation), Chinidin, β-Receptorenblocker (besonders zur Prophylaxe), Procainamid.

Vorhofflattern

Ursachen: Fast immer organische Herzkrankheiten (Mitralvitien, coronare Herzkrankheit, Hypertonieherz u.a.) oft mit Insuffizienz verbunden.

Symptome: Je nach Überleitungsverhältnis normale oder stark beschleunigte Pulsfrequenz mit regelmäßigem Rhythmus. Bei Wechsel des Überleitungsverhältnisses Pulsunregelmäßigkeit. Subjektive Erscheinungen und hämodynamische Auswirkungen frequenzabhängig. Bei normaler Frequenz wenig Beschwerden. Man unterscheidet paroxysmales und chronisches Vorhofflattern, ersteres ist meistens mit Tachykardie verbunden.

Therapie: Behandlung des Grundleidens. Medikamente: zuerst Digitalis zur Erzielung eines günstigen Blockierungsverhältnisses mit normaler Kammerfrequenz. Zur Umwandlung in den Sinusrhythmus: Chinidin, β-Receptorenblocker, Procainamid (nur gelegentlich wirksam). Anfallsbehandlung mit Elektrokardioversion, auch mit Isoptin oder Ajmalin.

Vorhofflimmern

Ursachen: In der Regel organische Herzkrankheiten (rheumatische Vitien, besonders Mitralstenose, coronare Herzkrankheit, dekompensierte Hypertonie, Hyperthyreose). Pathogenetische Faktoren: mechanische Überdehnung, Entzündung, Durchblutungsstörung, Intoxikation (Schilddrüsenhormon, Digitalis u.a.) des Vorhofmyokards. Wesentlich häufiger als Vorhofflattern, nicht selten aus diesem hervorgehend.

Symptome: Absolute Arrhythmie, häufig mit Pulsdefizit (bei erhöhter Kammerfrequenz die Regel) infolge schlechter Kammerfüllung. Unbehandelte Fälle haben meistens eine Tachyarrhythmia absoluta mit Pulsfrequenzen (zentral) zwischen 110 und 150/min. Es überwiegen chronische gegenüber paroxysmalen Formen. In 60% der Fälle besteht Herzinsuffizienz. Sekundäre Beeinträchtigung der coronaren Durchblutung bei Tachykardie. Emboliegefahr!

Therapie: Schnellsättigung mit Digitalis bis zur normalen Pulsfrequenz. Defibrillierung mit Chinidin oder Elektrokardioversion. Rückfallprophylaxe mit Chinidin + Digitalis. Defibrillierung gelingt auch mit Ajmalin, selten mit Isoptin. β-Receptorenblocker als Zusatztherapie in der Prophylaxe von Rückfällen. Defibrillierung nur sinnvoll, wenn Kausalfaktoren weitgehend ausgeschaltet (bei Mitralvitien erst nach Klappensprengung, bei Herzinsuffizienz erst nach Rekompensation). Bei paroxysmalem Vorhofflimmern genaue Schilddrüsendiagnostik (toxisches Adenom) erforderlich. Anticoagulantienbehandlung, besonders bei Mitralstenosen und vor Defibrillierung notwendig.

Ventrikuläre paroxysmale Tachykardien

Ursachen: Schwere organische Herzkrankheiten, besonders Coronarerkrankungen und Herzinfarkt, Myokarditiden u.a. Häufig

zusätzliche toxische Medikamenteneffekte (Digitalis, Chinidin). Seltenes Auftreten bei normalem Herzstatus.
Symptome: Herzjagen mit Atemnot, Herzklopfen, substernalem Schmerz, Schwäche, evtl. Kollaps. Insuffizienzzeichen in mehr als 50% der Fälle. Anstieg der SGOT und LDH infolge Leberstauung. Gefahr des Überganges in Kammerflattern und Kammerflimmern.
Therapie: Lidocain-Infusion, Elektrokardioversion, Procainamid, β-Receptorenblocker (als Zusatztherapie). Digitalis ist gefährlich. Bei Herzinsuffizienz nur unter Lidocain-Schutz geben.

Kammerflattern und Kammerflimmern

Ursachen: Am häufigsten akuter Herzinfarkt (Hypoxie, Acidose, Catecholaminfreisetzung, Muskelfaserdehnung), unabhängig von der Infarktgröße. Chronische Myokarderkrankungen, Digitalisintoxikation, Hyperkaliämie, Urämie. Kammerflattern geht dem Flimmern häufig voraus.
Symptome: Kammerflattern bewirkt ähnliche Symptome wie eine paroxysmale Kammertachykardie, mit noch stärkerer Zirkulationsstörung. Kammerflimmern bedeutet hämodynamisch Herzstillstand: Puls und Herztöne verschwinden, Blutdruck nicht mehr meßbar. Unterscheidung von Asystolie nur durch EKG möglich.
Therapie: Äußere Herzmassage, Beatmung, Elektrokardioversion nach EKG-Diagnose. Prophylaxe: Lidocain-Dauertropfinfusion, β-Receptorenblocker. Allg. Schockbehandlung (s. dort). Nach erfolgreicher Reanimation oft gute Langzeitprognose.

Klinik der Erregungsleitungsstörungen ▶

Ursachen

Sinuatriale Leitungsstörung: Vagusreizung, Digitalis- oder Chinidinintoxikation, Schädigung des Sinusknotens durch Ischämie oder Entzündung.
AV-Leitungsstörung: 1. und 2. Grades durch Vagotonie, Digitalis, Chinidin, Infektionen (rheumatische Herzkrankheit, Diphtherie), coronare Durchblutungsstörungen, Cor pulmonale u. a. Blockierung 3. Grades: Herzinfarkt, floride Karditis, Kardiosklerose, angeborener Defekt.

Symptome

Blockierungen 1. und 2. Grades bleiben klinisch unbemerkt. Beim Übergang zum totalen Block durch Schaltpause auf Ersatzrhythmus Schwindelgefühl, Schwäche oder Adams-Stokes-Anfälle mit Bewußtseinsverlust. Im Zustand des totalen Blocks bradykarder Ersatzrhythmus der Kammern (Frequenz 20–40/min). Wechselnde Intensität des 1. Herztones wegen variabler Abstände zwischen Vorhof- und Kammerkontraktion. Größenzunahme des Herzens wegen vermehrter diastolischer Füllung. Kompensatorische Vergrößerung des Schlagvolumens, Schlagvolumenhochdruck mit großer Amplitude. Oft Herzinsuffizienz, genügende cerebrale Durchblutung manchmal nur im Liegen. Bei Frequenzabfall unter

20/min Adams-Stokes-Anfälle. Relativ gute Adaptation mit Arbeitsfähigkeit bei angeborenem totalem AV-Block.

Therapie

Medikamentös: Proterenol (Alupent) als Tropfinfusion, mehrmals täglich sublingual, notfalls intrakardial.
Elektrische Schrittmacher: Therapie der Wahl bei rezidivierendem und permanentem totalen Block. (a) *temporärer Schrittmacher* (transvenöse Einführung eines Elektrodenkatheters in den rechten Ventrikel, Stimulation durch externen Impulsgeber; wegen Infektionsgefahr nur passager anwendbar). (b) *Dauerschrittmacher* (endokardialer Schrittmacher: transvenöse Elektrodeneinführung in den rechten Ventrikel, Einbettung des Impulsgebers unter die Brust; myokardialer Schrittmacher: operative Elektrodenimplantation an der Herzoberfläche in den linken Ventrikel, bei vorhofgesteuerten Schrittmachern zusätzlich in den linken Vorhof, Einbettung des Impulsgebers in die Bauchwand subkutan.)

4. Entzündliche Herzkrankheiten

Ätiologie und Pathogenese

Rheumatische Karditis ▶ Infekt mit β-hämolysierenden Streptokokken der Gruppe A (über 40 Typen) erzeugt als infektallergische Spätkomplikation das rheumatische Fieber, dessen Hauptmanifestation neben der Arthritis die rheumatische Karditis ist. Das Latenzstadium zwischen akutem Infekt (Tonsillitis, Pharyngitis, Scharlach, Erysipel und latente Infekte) und rheumatischem Fieber dauert 2–5 Wochen. Die rheumatische Entzündung entsteht durch Immunreaktionen gegen Streptokokkenantigene, die sich im Endokard und im Bindegewebe festgesetzt haben. Andere infektallergische Krankheiten nach Streptokokkeninfekt sind das Streptokokkenfieber (Fieber, Lymphknotenschwellung, keine Herzbeteiligung) und die Glomerulonephritis (überwiegend Typ 12, auch Typen 1, 4, 25, 49, keine Herzbeteiligung).

Klinik

Symptome der Karditis: Abhängig von der Lokalisation des Entzündungsprozesses und seiner Intensität. *Perikardbefall:* Präkordialschmerz, Reibegeräusch, Herzverbreiterung durch Erguß, Perikarditiszeichen im EKG. *Myokardbefall:* Tachykardie, Galopprhythmus, bei myogener Dilatation mit relativer Mitralinsuffizienz holosystolisches Spitzengeräusch, Herzinsuffizienz mit Herzverbreiterung im Röntgenbild. Im EKG: Extrasystolen, Vorhofflattern oder -flimmern, paroxysmale Tachykardien, final auch Kammerflimmern; Erregungsleitungsstörungen von verlängerter PQ-Zeit (häufig) bis zum totalen Block; Störungen der Erregungsausbreitung (Deformierungen von QRS) und Erregungsrückbildung (ST-Senkung, Abflachung oder Negativierung der T-Zakken). *Endokardbefall:* Die sehr häufigen Klappenläsionen führen erst nach Wochen oder Monaten zum Auskultationsbefund der entsprechenden Vitien (s. dort). Ein Klappenfehler entsteht bei Kindern in 40–70%, bei Erwachsenen in 15–30% der Fälle von rheumatischem Fieber. Es überwiegen Mitral- und Aortenklappenfehler.

Weitere Symptome des rheumatischen Fiebers: Temperatursteigerung, Polyarthritis der großen Gelenke, subcutane Rheumaknoten, Erythema marginatum, Chorea minor. Die Polyarthritis tritt meistens nur beim ersten Krankheitsschub auf, nicht mehr bei den häufigen Rezidiven.

Diagnose: Bei rheumatischer Allgemeinerkrankung besteht immer Karditisverdacht. Bei isolierter Karditis rheumatische Anamnese und zurückliegende Streptokokkenerkrankungen erfragen. Rachenabstrich auf Streptokokken der Gruppe A; Antistreptolysinreaktion und Antistreptokinasereaktion ergeben erhöhte Titer. Unspezifische Aktivitätszeichen (wichtig zur Rezidiv-Erkennung bei Vitien-Trägern!): Fieber, erhöhte Blutsenkung, Vermehrung der α_2-Globuline im Elektropherogramm, C-reaktives Protein im Serum.

Therapie und Prophylaxe: *Penicillin* zur Ausschaltung der Streptokokkeninfektion (Tagesdosis 1–2 Mill. Einheiten für 2 Wochen), anschließend Rezidivprophylaxe über einige Jahre mit 1,2 Mill. Penicillin als Depotinjektion alle 4 Wochen, oder 400000 Einheiten orales Penicillin täglich. *Corticosteroide:* im akuten Schub zur unspezifischen Entzündungshemmung (40–80 mg Prednison täglich in absteigender Dosierung). *Salicylate:* wirksam gegen Fieber und Gelenkerscheinungen, 4–8 g täglich, oft mit Übelkeit und Ohrensausen verbunden. Bettruhe in der akuten Phase. Symptomatische Herzbehandlung bei Insuffizienz und Rhythmusstörungen. Digitalisverträglichkeit bei florider Karditis herabgesetzt.

Bakterielle Endokarditis ▶ **Ätiologie und Pathogenese**

Akute bakterielle Endokarditis: Virulente Erreger (Pneumokokken, Staph. aureus, Strept. d. Gruppe A, Meningokokken, Gonokokken, Pseudomonas, E. coli u.a.) befallen im Rahmen einer septischen bakteriellen Allgemeininfektion (Pneumonie, Meningitis, Osteomyelitis, Karbunkel, Puerperalfieber), bei kontaminierten intravenösen Infusionen und Infektionen nach Operationen und Eingriffen (Kürettagen, Prostatektomie, Katherisierung, Cystoskopie etc.) ein vorher gewöhnlich gesundes Herz. Erregerabsiedlung auf den Klappen führt zur ulcerösen Endokarditis mit Klappendefekten und thromboembolischen Komplikationen. Hohes Alter und resistenzmindernde Krankheiten und Medikamente (Cytostatika, Prednison) begünstigen das Auftreten.

Subakute bakterielle Endokarditis (Endocarditis lenta): Avirulente, der normalen Haut- und Schleimhautflora entstammende Erreger (Streptokokkus viridans, nicht hämolysierende Streptokokken, Enterokokken, Hämophilus u. a.) oder schwach virulente Keime (Staph. albus) befallen Klappen und Endokard vorgeschädigter Herzen (rheumatische Vitien, offener Ductus Botalli, Aortenisthmusstenose, kleine Ventrikelseptumdefekte, Fallotsche Tetralogie, arteriosklerotische Klappenläsionen). Keine initiale Allgemeininfektion wegen guter Abwehrlage; Bakteriämie durch mechanische Erregereinschwemmung meist aus dentaler Quelle (Zahnextraktion, lockere Zähne mit Alveolarpyorrhoe), gelegentlich nach Eingriffen im HNO-Bereich, am Urogenitalsystem und bei Hautläsionen. Die Erregerabsiedlung an den Klappen scheint überwiegend hämodynamische Gründe zu haben; sie erfolgt hinter engen Öffnungen durch die mit hohem Druckgradienten ein rascher Blutstrom getrieben wird (z. B. auf der atrialen Seite der Mitralklappen bei Mitralinsuffizienz). An den Klappen entstehen polypöse Vegetationen aus thrombotischem Material von Keimen durchsetzt, später Klappenzerstörungen. Mikroembolien dominieren, sie erzeugen keine eitrigen Einschmelzungen.

Klinik

Akute bakterielle Endokarditis: Septische Temperaturen, häufige Schüttelfröste, große Hinfälligkeit, Leukocytose, Anämie. Initial keine Geräusche am Herzen, bald jedoch in Erscheinung tretend. Im Gegensatz zur E. lenta sind Tricuspidal- und Pulmonalklappe häufig betroffen. Embolien mit septischen Infarkten in Nieren, Milz, Mesenterialbereich, Gehirn, auch coronare Embolien mit Infarkt. Milzschwellung nicht häufig. Pyurie, Hämaturie und Proteinurie meist vorhanden. Im Verlauf oft Herzinsuffizienz. Lungenembolie bei Endocarditis des rechten Herzens.

Subakute bakterielle Endokarditis: In 2/3 der Fälle schleichender Beginn mit subfebrilen Temperaturen, Anorexie, Gewichtsverlust, Schwäche und uncharakteristischen Allgemeinsymptomen. Bei alten und geschwächten Patienten kann Fieber fehlen. Andererseits kommt akuter Beginn mit Schüttelfrost vor. Blässe durch Anämie, petechiale Blutungen, Osler-Knoten (schmerzhaftes noduläres Erythem) an Fingern und Zehen und Janeway-Flecken (nicht schmerzende fleckförmige Hämorrhagien an Handflächen und Fußsohlen) als Reaktion auf Mikroembolien. Weitere embolische Manifestationen: Lungenembolien, embolische Herdnephritis (selten diffuse Glomerulonephritis), Milz- und Hirninfarkte, auch embolische Herzinfarkte. Das vorher bestehende Herzleiden verschlimmert sich oft. Bei auftretender kardialer Insuffizienz schlechte Prognose.

Diagnose: Entscheidend ist der Erregernachweis in der (mehrfach zu wiederholenden) Blutkultur. Klinische Hinweise vor allem Fieber sonst ungeklärter Ursache, Embolie-Symptome, Milzschwellung (vor allem bei Endocarditis lenta). Antibioticabehandlung vor bakteriologischer Blutuntersuchung schränkt deren Treffsicherheit stark ein.

Therapie

Streptococcus viridans und andere Streptokokken: Penicillin G, intermittierende bzw. Dauerinfusion von 20–40 Mill. Einheiten täglich, etwa 4 Wochen lang.

Enterokokken: 20–60 Mill. Einheiten Penicillin G intravenös plus 1–2 g Streptomycin i.m. täglich für 6–8 Wochen; statt Penicillin auch 10 g Ampicillin i.v. täglich. Bei Penicillinallergie Cephalotin oder Cephalosporin (8–16 g i.v. täglich).

Staphylokokken: Bei Penicillinempfindlichkeit 20 Mill. Einheiten täglich i.v., bei Penicillinresistenz Methicillin, 8–24 g täglich i.v. oder Cephalotin wie oben.

Pneumokokken: Penicillin G, 10 Mill. Einheiten täglich i.v. oder i.m.

Gramnegative Bakterien: Hohe Dosen Ampicillin oder Penicillin in Kombination mit Gentamycin, Streptomycin oder Kanamycin. Entscheidend ist das Ergebnis der bakteriologischen *in vitro*-Testung der Keimempfindlichkeit.

Perikarditis ▶ Ätiologische Klassifizierung

Akute benigne unspezifische Perikarditis: Vermutlich in den meisten Fällen durch Virusinfekte bedingt (Coxsackie B, Echo-, Influenza-Viren); Erregernachweis problematisch. In vielen Fällen vorausgehender Erkältungsinfekt. Ausheilung in 3–6 Wochen.

Perikarditis bei Myokardinfarkt: Pathologisch anatomisch in 30–80% der Infarkte, klinisch seltener erkannt. Beginn am 2.–4. Tag des Infarktes. *Dressler-Syndrom:* 2–11 Wochen nach einem akuten Infarkt (3% der Fälle) mit Fieber und Perikardschmerz auftretend. Ursache ungeklärt, evtl. Autoimmunreaktion, da Steroide oft schnell helfen. Bei jeder Perikarditis an Infarkt denken!

Tuberkulöse Perikarditis: Etwa 10% aller Perikarditisfälle. Übergänge von akuter fibrinöser → adhäsiver → konstriktiver Perikarditis (Panzerherz).

Eitrige Perikarditis: Durch verschiedene Erreger (Pneumokokken, Staphylokokken, Streptokokken u.a.) auf hämatogenem oder lymphogenem Weg oder per continuitatem (Pneumonie, mediastinaler oder subdiaphragmaler Abszeß). Meistens im Rahmen einer septischen Allgemeininfektion, insgesamt 1% der Perikarditiden.

Urämische Perikarditis: 17% aller Fälle von akuter Perikarditis. An der begleitenden Niereninsuffizienz zu erkennen; auch unter Dialysebehandlung relativ häufig.

Rheumatische Perikarditis: S. unter rheumatische Karditis.

Lupus-Erythematodes Perikarditis: In 17–50% aller LE.-Fälle, meist akute, selten konstriktive Perikarditis. Auch bei Sklerodermie kommen Perikarditiden vor.

Weitere Ursachen: Neoplasien (Mesotheliome, Sarkome), Bestrahlungsperikarditis (nach Röntgenbestrahlung des Mediastinums), Myxödem (führt zu Perikarderguß mit hohem Protein- und geringem Zellgehalt).

Klinik

Akute Perikarditis: Präcordialschmerz (scharf, Intensitätsschwankungen mit der Atmung und Körperlage), im Sitzen am erträglichsten, bisweilen Atemnot (bei Ergußbildung), häufig Fieber. Auskultation: perikarditisches Reiben (Lokomotivgeräusch), das mit zunehmender Ergußbildung verschwindet. EKG: akuter Außenschichtschaden, ST-Hebungen in allen Ableitungen ohne QRS-Umbau. Röntgenbild: bei Erguß Verbreiterung des Herzschattens (Bocksbeutelform), Abnahme der Randpulsation im Kymogramm. Palpation: bei Erguß Abschwächung bzw. Aufhebung des Spitzenstoßes.
Chronische konstriktive Perikarditis: Einflußstauung (Halsvenenfüllung, Leberschwellung, Ascites, periphere Ödeme), Kußmaulsches Zeichen: inspiratorische Zunahme der Halsvenenstauung und Abnahme des systolischen Blutdrucks. Auskultation: Perikardton (früher 3. Herzton, protodiastolischer Click), entsteht durch die plötzliche Unterbrechung der diastolischen Füllung infolge mangelnder Ausdehnungsfähigkeit der Ventrikel; erhebliche Lautstärke und hohe Frequenz wegen des hohen Füllungsdruckes. Röntgenbild: Herzgröße normal, Kalkeinlagerungen und Schwielenbildung im Perikard. Sicherung der Diagnose durch Herzkatheter.

Therapie

Schmerzbekämpfung: Codein, Morphium, evtl. Corticosteroide (antiphlogistischer Effekt).
Behandlung der Zirkulationsstörung: Perikardpunktion (Verhütung der Tamponade, zugleich für Untersuchung der Perikardflüssigkeit); Perikarddrainage (operativ, bei Eiteransammlung); Perikardfensterung (bei chronisch rezidivierendem Perikarderguß wird ein Fenster zwischen Perikard- und Pleurahöhle hergestellt); Perikardektomie (bei Panzerherz und Perikarditis constrictiva). Die Einflußstauung vor dem rechten Herzen wird symptomatisch mit Salureticis und Aldosteronantagonisten behandelt, danach wenn irgend möglich Perikardektomie.
Ätiologische Behandlung: Richtet sich spezifisch gegen die Krankheitsursache (s. oben), z. B. tuberculostatische Therapie.

5. Erworbene Herzklappenfehler

Schweregrad bei Herzfehlern ▶

Schweregrad I

Ohne Leistungseinschränkung.

Schweregrad II

Leistungsgrenze bei stärkerer Belastung (Treppen).

Schweregrad III

Leistungsgrenze bei geringer Belastung (Gehen).

Schweregrad IV

Hochgradige Leistungseinschränkung mit Ruhebeschwerden.

IV a

Hochgradige Leistungseinschränkung durch primär hämodynamische Störung (Mitralstenose, schwere Aorteninsuffizienz, großer ASD).

IV b

Hochgradige Leistungseinschränkung durch Sekundärveränderungen (Mitralstenose mit sek. Lungenarteriolenschädigung = Widerstandserhöhung – oder terminaler Rechtsinsuffizienz).

Mitralstenose ▶ Hämodynamik

Strömungshindernis am verengten Mitralostium mit diastolischem Druckgradienten zwischen linkem Vorhof und linkem Ventrikel. Der Druckgradient steigt mit dem Schweregrad der Stenose und mit dem Herzminutenvolumen (körperliche Belastung); er kompensiert das Hindernis.

Auswirkungen nach rückwärts: Blutstau und Druckanstieg im linken Vorhof (→ Hypertrophie → Dilatation → Vorhofflimmern) mit passivem Rückstau in Lungenvenen und -capillaren (Stauungslunge mit Hämosiderose, auch Hämoptoe → Lungenödem). Der Druck in den Lungenarterien und im rechten Ventrikel ist bei normalem Zustand der Lungengefäße nur mäßig erhöht (passive pulmonale Hypertonie). Im Krankheitsverlauf entwickelt sich bei vielen Patienten eine Obstruktion der Lungenarteriolen (zuerst Vasoconstriction, dann Fibrose und Hyalinose mit irreversibler Arteriolenverengung), die sich wie eine dem verengten Mitralostium vorgeschaltete zweite Stenose auswirkt: kompensatorischer Anstieg des Pulmonalarteriendruckes → Rechtshypertrophie → Rechtsinsuffizienz des Herzens (irreversible reaktive pulmonale Hypertonie).

Auswirkungen nach vorwärts: Kompensation der Stenose durch verlängerten diastolischen Bluteinstrom (Druckgradient und Zufluß zum linken Ventrikel während der ganzen Diastole; normalerweise nur im 1. und letzten Drittel der Diastole). Bei Tachykardie ist dieser Kompensationsmechanismus gestört und die Lungenstauung entsprechend größer. Bei stärkeren Stenosegraden sinkt trotz des erhöhten Druckgradienten am Mitralostium das Schlagvolumen des linken Ventrikels und schließlich das Herzzeitvolumen. Die linke Kammer kann atrophieren. Das kleine Herzzeitvolumen bedingt Hautblässe und Cyanose (verstärkte Ausschöpfung des Capillarblutes). Bei Belastung keine adäquate Steigerungsfähigkeit des Herzzeitvolumens wegen der Stenose → Schwindelgefühl, auch Synkopen.

Symptome

Auskultationsbefund: *Paukender 1. Herzton* (Mitralklappe wird aus geöffneter Stellung zugeschlagen), *Mitralöffnungston* (nach dem 2. Herzton, kurz, hochfrequent, bedingt durch Anspannung der an den Rändern verklebten Klappen) mit p.m. an der Spitze im 4. ICR, *Spaltung des 2. Tones* (nur bei pulmonaler Hypertonie, im Pulmonalareal, nicht an der Herzspitze zu hören), *präsystolisches Crescendogeräusch* (forcierter Blutstrom durch die Stenose während der Vorhofkontraktion, zeitlich das erste im Verlauf der Mitralstenose auftretende Geräusch), *protodiastolisches Decrescendogeräusch* (Beginn nach dem MÖT, rauh, mittel- bis tieffrequent, p.m. Herzspitze, Fortleitung zur Axillarlinie, besser hörbar in Linksseitenlage). Bei Vorhofflimmern verschwindet das präsystolische Geräusch. Je kürzer das Intervall zwischen 2. Herzton und Mitralöffnungston, desto höher die Drucksteigerung im linken Vorhof. Bei fortschreitender pulmonaler Hypertonie: Akzentuierung des 2. Herztones (Pulmonalsegment), frühsystolisches Austreibungsgeräusch im Pulmonalareal (durch Erweiterung der Pulmonalarterie hinter der Pulmonalklappe), frühdiastolisches Pulmonalinsuffizienzgeräusch im 2.–3. ICR links parasternal (Graham-Steell-Geräusch).

Palpationsbefund: Ergibt bei reaktiver pulmonaler Hypertonie Zeichen der Rechtshypertrophie: Pulsationen links parasternal und im Epigastrium, tastbarer Pulmonalklappenschluß.

Röntgenbild: Steiler Abfall des linken Herzrandes, Herztaille durch li. Vorhof und prominenten Pulmonalbogen verstrichen (Mitralkonfiguration), Kernschatten des vergrößerten linken Vorhofes im Frontalbild; Seitenbild: Einengung des Retrokardialraumes im oberen Anteil durch den linken Vorhof, keine Vorwölbung des linken Ventrikels im unteren Anteil des Retrokardialraumes, Vorwölbung des rechten Ventrikels in den Retrosternalraum (bei pulmonaler Hypertonie und Rechtsinsuffizienz). Zeichen der Lungenstauung (Kerleys Linien). Nachweis von Klappenverkalkungen möglich.

EKG: Steil- bis Rechtslagetyp, P-mitrale, Extrasystolen, Vorhofflimmern (in vielen fortgeschrittenen Fällen, teils durch Dehnung, teils durch Myokarditis bedingt). Bei pulmonaler Hypertonie: Rechtshypertrophie- und Rechtsschädigungszeichen.

Klinische Manifestationen: Frühzeitig Belastungsdyspnoe und Schwindelgefühl bei Belastung. Nach besonderen Anstrengungen kann ein akutes Lungenödem auftreten. Oft Stauungsbronchitis mit Herzfehlerzellen im Sputum, selten Hämoptoe aus geplatzten Bronchialvenen. Schließlich Ruhedyspnoe, Zeichen der Rechtsinsuffizienz. Bei Vorhofflimmern (Blutstase im linken Vorhof) rezidivierende Embolien. Sekundäre Polycythämie.

Therapie

Konservativ: Penicillinprophylaxe gegen Endokarditisrezidive.

Bei febrilen Zuständen stets an rheumatischen Schub denken. Körperliche Schonung. Digitalis nicht im Stadium I und II; bei Vorhofflimmern mit Pulsdefizit zur Frequenzverlangsamung; der linke Ventrikel ist nicht überlastet. Digitalis und Saluretica bei Rechtsinsuffizienz. Bei Lungenödem Lasix, evtl. Aderlaß. Bei Vorhofflimmern Anticoagulantien, evtl. Defibrillierung.

Operativ: Valvulotomie (digitale oder instrumentelle Klappensprengung): indiziert im Stadium II (sehr gute Wiederherstellung); dringend indiziert im Stadium III und IVa; Stadium IVb meist inoperabel wegen irreversibler Obstruktion der Lungenarteriolen. Postoperativ kann die Behandlung des Vorhofflimmerns nach Verkleinerung des linken Vorhofes mit guten Erfolgsaussichten versucht werden. Postoperative Digitalisierung wegen plötzlicher Mehrbelastung des atrophischen linken Ventrikels. *Postcommissurotomie-Syndrom:* 2 bis 8 Wochen nach der Operation auftretend (selten), mit Fieber, Pleuroperikardschmerz, Perikardreiben, Leukocytose und positivem C-reaktiven Protein. Gutes Ansprechen auf Steroide (Autoimmunreaktion?).

Mitralinsuffizienz ▶

Hämodynamik

Systolischer Rückfluß durch die schlußunfähige Mitralklappe mit systolischer Zunahme von Volumen und Druck im linken Vorhof (→ Vorhofdilatation → Hypertrophie → passive Lungenstauung). Die Auswurfleistung des linken Ventrikels nimmt um das Regurgitationsvolumen zu (→ Dilatation → Volumenhypertrophie des linken Ventrikels). Aus dem systolisch gestauten linken Vorhof wird der linke Ventrikel in der frühen Diastole unter erhöhtem Füllungsdruck mit vergrößerter Blutmenge forciert gefüllt, dadurch steigt sein Schlagvolumen (Starling-Mechanismus). So lange der linke Ventrikel suffizient ist, kommt es nicht zu Lungenstauung und Rechtshypertrophie. Der finalen Linksinsuffizienz folgt relativ rasch die Insuffizienz des nicht angepaßten rechten Ventrikels. Eine sekundäre Obstruktion der Lungenarteriolen ist seltener und tritt zeitlich später ein als bei der Mitralstenose. Vorhofflimmern ist relativ häufig.

Symptome

Auskultationsbefund: *Leiser 1. Herzton* (Schlußunfähigkeit verhindert deutlichen Klappenschlußton); *Spaltung des 2. Herztones* (Vorzeitigkeit des Aortenschlußtones wegen Verkürzung der linksventriculären Systole); *holosystolisches Geräusch*, p.m. an der Spitze mit Fortleitung zur Axillarlinie (bandförmig, selten von Decrescendocharakter, beginnt mit der Systole, wenn der Druck im linken Ventrikel den Vorhofdruck übersteigt, endet nach dem Aortenklappenschluß); *3. Herzton* (diastolischer Füllungston, hier kein Zeichen kardialer Insuffizienz) oder *diastolisches Mitralströmungsgeräusch* (vom 2. Ton abgesetzt, Wirbelbildung in der schnellen Füllungsphase bei hochgradiger Klappeninsuffizienz); Betonung des 2. Herztones, Pulmonalinsuffizienzgeräusch nur in Spätstadien mit schwerer Rechtsherzbelastung.

Palpationsbefund: Verstärkter Spitzenstoß außerhalb der Medioclavicularlinie.

Röntgenbild: Linksverbreiterung des Herzens mit verstrichener Herztaille (infolge Vergrößerung des linken Vorhofes und Prominenz des Pulmonalbogens). Im Seitenbild Einengung des gesamten Retrokardialraumes durch den linken Vorhof und den linken Ventrikel. Final: Herzverbreiterung nach beiden Seiten. Lungenstauung.

EKG: Linkslagetyp, p-mitrale; Linkshypertrophie (Volumentyp) mit Linksschädigungszeichen. Extrasystolen, Vorhofflimmern (selten Flattern); sekundäre Zeichen der Rechtshypertrophie (dann Doppelhypertrophie).

Klinische Manifestationen: Bei einem Regurgitationsvolumen unter 10 ml/Systole ist das Vitium hämodynamisch unbedeutend. Bei höheren Graden der Klappeninsuffizienz lange Zeit gute Kompensation (im Gegensatz zur Mitralstenose) wegen großer Leistungsreserve des linken Ventrikels. Dann Zeichen der Belastungsinsuffizienz, Lungenstauung, Rechtsinsuffizienz, die schnell progredient sind. Die Linksinsuffizienz zeigt die Erschöpfung der linken Kammer nach langdauerndem Anpassungsprozeß an und ist ein schlechtes prognostisches Zeichen.

Therapie

Konservativ: Penicillinprophylaxe gegen Endokarditisrezidive. Digitalis zur Stützung des linken Ventrikels, unter Vermeidung einer Bradykardie. Saluretica bei Insuffizienz des Herzens. Vorhofflimmern: Defibrillierung gelingt nur bei mäßiger Vorhofschädigung. Emboliegefahr geringer als bei Mitralstenose.

Operativ: Klappenersatz (Kay-Suzuki, Starr-Edwards Prothese). Relativ hohes Operationsrisiko, daher erst im Stadium III und IVa indiziert. Zu langes Warten verschlechtert allerdings die Erfolgsaussichten des Eingriffs.

Kombinierte Mitralvitien ▶

Hämodynamik

In 30% aller Mitralvitien besteht eine Kombination aus Mitralstenose und Mitralinsuffizienz. Durch das Pendelblut steigt der systolische Vorhofdruck höher als bei reiner Stenose. Es kommt früher zur pulmonalen Hypertonie als bei der reinen Insuffizienz.

Symptome

Kombination der typischen Befunde beider Vitien. Paukender 1. Herzton und Mitralöffnungston mit kurzem Intervall sprechen für überwiegende Stenose.

Therapie

Entspricht dem Vorgehen bei Mitralinsuffizienz. Operativ kommt nur Klappenersatz in Frage.

 Hämodynamik

Austreibungswiderstand für den linken Ventrikel am verengten Aortenostium (bei Verkleinerung der Öffnungsfläche auf mindestens ein Viertel). Kompensation des Hindernisses durch Drucksteigerung im linken Ventrikel und Verlängerung der Austreibungszeit. An der Aortenklappe entsteht ein Druckgradient der mit dem Grad der Stenose und dem Herzminutenvolumen ansteigt (bis 300 : 100 mm Hg). Folgen: konzentrische Druckhypertrophie des linken Ventrikel, später Hypertrophie und Dilatation des linken Vorhofes. Nach Linksinsuffizienz: Lungenstauung, Mehrbelastung des nicht angepaßten rechten Herzens, Rechtsinsuffizienz. Bei fortgeschrittener Aortenstenose ist das Herzminutenvolumen verkleinert und unter Belastung nicht mehr steigerungsfähig.

Symptome

Auskultationsbefund: Lautes, rauhes, spindelförmiges *systolisches Austreibungsgeräusch* (p.m. im Aortenareal mit Fortleitung zur Spitze und in beide Carotiden), bei Dilatation der Aorta ascendens folgt dem 1. Herzton ein *Ejectionclick* (Aortenöffnungston); *leiser oder fehlender 2. Herzton.* Sicherung der Diagnose durch Carotispulsschreibung: Hahnenkammkurve (infolge trägen Druckanstieges). *4. Herzton:* Zeichen der erhöhten Druckbelastung des linken Vorhofes.

Palpationsbefund: Hebender und verbreiterter Spitzenstoß. Pulsus parvus et tardus. Blutdruck niedrig.

Röntgenbild: In frühen Stadien kaum verändert. Später Rundung des linken Ventrikelbogen; im Seitenbild Vorwölbung der linken Kammer in den unteren Abschnitt des Retrokardialraumes, final auch des linken Vorhofes. Im fortgeschrittenen Stadium Aortenkonfiguration des Herzens (Holzschuhform). Klappenverkalkung in 90% der Fälle nachweisbar.

EKG: Ausgeprägte Zeichen der Linkshypertrophie (Widerstandstyp) und Linksschädigung.

Klinische Manifestationen: Langsame Entwicklung der Symptome (30–40 Jahre kompensiert, nach Linksinsuffizienz nur noch 1–2 Jahre Lebenserwartung). Beginn mit Ermüdbarkeit und Schwindelgefühl bei Belastung. Dann Belastungsinsuffizienz und Angina pectoris (niedriger systolischer Druck, lange Austreibungszeit, hoher Kammerinnendruck und Hypertrophie beeinträchtigen die coronare Durchblutung, Herzinfarkt möglich). Hautblässe durch kleines Herzminutenvolumen. Drohende Linksinsuffizienz bei zunehmender Dyspnoe, besonders nachts. Schließlich Asthma cardiale, Lungenödem, Rechtsinsuffizienz.

Therapie

Konservativ: Herzglykoside und Diuretica.

Operativ: Klappensprengung oder Klappenersatz (Starr-Edwards, Kay-Suzuki). Postoperative Anticoagulantien-Dauerbehandlung. Die Prothese verursacht meistens mäßige bis deutliche intravasale Hämolyse (LDH-Anstieg, Reticulocytose, niedriges Serumeisen, da Hämoglobin über die Nieren ausgeschieden wird).

Aorteninsuffizienz ▶ Hämodynamik

Blutrückfluß aus der Aorta in den linken Ventrikel in der Diastole. Der linke Ventrikel muß seine Auswurfleistung um den Betrag des regurgitierten Volumens steigern, um ein normales Minutenvolumen im Kreislauf aufrecht zu erhalten. Die Pendelblutmenge kann die Größe eines normalen Schlagvolumens erreichen. Die erhöhte Volumenbelastung bewirkt eine myogene Dilatation und eine exzentrische Hypertrophie (Volumenhypertrophie) des linken Ventrikels. Schlagvolumenvergrößerung und Rückfluß erzeugen den Pulsus celer et altus (Aufhebung der Windkesselfunktion der Aorta). Bei hochgradiger Klappeninsuffizienz mit starkem Rückfluß übersteigt der Ventrikeldruck gegen Mitte bis Ende der Diastole den Vorhofdruck und schließt die Mitralklappe. Bei Linksinsuffizienz (vor allem bei relativer Mitralinsuffizienz infolge Überdehnung des Klappenringes) folgen Lungenstauung und Rechtsinsuffizienz schnell.

Symptome

Auskultationsbefund: Hochfrequentes, *diastolisches Decrescendogeräusch* (p.m. Erbscher Punkt, beginnt unmittelbar nach dem 2. Herzton, relativ leise); *systolisches Volumenaustreibungsgeräusch* (relative Aortenstenose bei stark erhöhtem Schlagvolumen), auch Begleitgeräusch genannt (frühsystolisches Maximum, leiser als Austreibungsgeräusch bei Aortenklappenstenose); *Austin-Flint-Geräusch* (rauhes, vom 2. Herzton abgesetztes diastolisches Decrescendogeräusch über der Spitze bei hochgradiger Aorteninsuffizienz, Entstehung unklar; Abgrenzung gegen begleitende Mitralstenose schwierig); 1. Herzton normal oder leise, 2. Herzton leise oder fehlend.

Inspektions- und Palpationsbefund: Homo pulsans (Capillarpuls im Nagelbett, Carotiden, Kopfnicken); große Blutdruckamplitude bei normalem Mitteldruck. Spitzenstoß nach unten und außen verlagert, schleudernd.

Röntgenbild: Starke Linksverbreiterung durch Vergrößerung des linken Ventrikels (Schuhherz), Aortenknopf prominent. Im Seitenbild Einengung des unteren Retrokardialraumes durch den linken Ventrikel, bei Linksinsuffizienz auch Vorhofdilatation und Einengung des gesamten Retrokardialraumes.

EKG: Linkslagetyp, Linkshypertrophiezeichen mit Linksverspätung und Linksschädigung. Vorhofflimmern nur im Spätstadium.

Klinische Manifestationen: Das Vitium bleibt oft Jahrzehnte kompensiert bei einer dem Schweregrad entsprechenden allgemeinen Leistungsminderung. Nach Eintritt der Linksinsuffizienz rasche Progredienz über Lungenstauung, Asthma cardiale und Rechtsinsuffizienz. Der diastolische Druckabfall beeinträchtigt die coronare Blutversorgung, daher oft Angina pectoris.

Therapie

Konservativ: Herzglykoside in vorsichtiger Dosierung zur Vermeidung der hämodynamisch ungünstigen Bradykardie. Endokarditisprophylaxe mit Penicillin. Bei luetischer Genese spezifische Lues-Therapie. Im Insuffizienzstadium Diuretica.
Operativ: Klappenersatz, indiziert im Stadium III und IVa (s. unter Aortenstenose).

Trikuspidalinsuffizienz ▶ Hämodynamik

Systolischer Rückfluß durch die schlußunfähige Trikuspidalklappe in den rechten Vorhof. Pendelblutmenge vom Schweregrad der Klappeninsuffizienz und der Höhe des Ventrikeldruckes rechts (Anstieg bei Pulmonalstenose und Mitralstenose) abhängig. Systolischer Druckstoß in den rechten Vorhof, daher positiver Venenpuls (aus dem X-Tal wird eine positive Insuffizienzwelle). Volumenbelastung des rechten Ventrikels, Volumenhypertrophie des rechten Ventrikels, zuletzt Anstieg des rechten Vorhofdruckes, Rechtsinsuffizienz.

Symptome

Röntgenbefund: Rechtsverbreiterung (durch Dilatation des re. Vorhofes), mit zunehmender Rechtsinsuffizienz auch Linksverbreiterung.
Palpation und Auskultation: *Epigastrische Pulsationen* (Rechtshypertrophie), *positiver Venenpuls* und *Leberpulsation* (Auseinanderdrängung der umgreifenden Finger am Leberrand). *Systolisches Decrescendogeräusch* im Anschluß an den 1. HT über dem unteren Sternum, *bei tiefer Inspiration lauter.*
EKG: P-pulmonale, Rechtshypertrophie mit Rechtsschädigung, Rechtsschenkelblock. Häufig supraventrikuläre Extrasystolen, Tachykardien und Vorhofflimmern.

Therapie

Operativ: Klappenersatz bei Venendruck über 15 mm Hg. Nach Beseitigung einer pulmonalen Hypertonie (Mitralstenose) oft weitgehende Reduzierung der relativen Trikuspidalinsuffizienz.
Konservativ: Digitalis, Saluretica.

Trikuspidalstenose ▶ Hämodynamik

Strömungswiderstand zwischen rechtem Vorhof und rechtem Ventrikel. Venöse Stauung im großen Kreislauf. Der Venendruck im rechten Vorhof steigt wegen großer Gefäßkapazität nicht so stark wie bei der Mitralstenose im linken Vorhof. Trotzdem erhebliche Sekundärveränderungen (Stauungsorgane). Vorhofdilatation, Abnahme des Herzminutenvolumens. Venenpuls.

Symptome

Allgemein: Keine Dyspnoe und Lungenstauung, trotzdem schlechte Lebenserwartung.
Röntgenbefund: Verbreiterung des rechten Vorhofes, Linksverdrängung des Oesophagus.
Palpation und Auskultation: Wie Mitralstenose, aber p.m. links und rechts von der Sternumspitze. Geräuschintensität steigt inspiratorisch.
EKG: P-dextrocardiale (= pulmonale), keine Rechtshypertrophie der Kammer.

Therapie

Valvulotomie bei Vorhofdrucken über 10 mm Hg. Sonst schlechte Prognose.

6. Angeborene Herzfehler

Vorhofseptumdefekte ▶

Anatomie

Sinus-venosus-Defekt: Hochsitzend (über dem die obere Hohlvene reitet), meist zugleich Lungenvenentransposition: Venen aus der rechten Lunge münden in den rechten Vorhof.
Secundumdefekt: Defekt in Septummitte (häufigste Form). Der physiologische Defekt im Septum primum wird nicht durch Septum secundum geschlossen.
Kleinste Form: offenes Foramen ovale.
Primumdefekt: Tiefsitzend, oft mit Mitral- oder Tricuspidalinsuffizienz kombiniert (Störung der Querseptierung = inkompletter Av-Kanal).
Kompletter Atrioventrikularkanal: Tiefsitzender Vorhofseptumdefekt, hochsitzender Ventrikelseptumdefekt, Defekte der Mitral- und Tricuspidalklappe.

Hämodynamik

Links-rechts-Shunt wegen des größeren linken Vorhofdruckes, bei Druckausgleich wegen des geringeren Füllungswiderstandes des rechten Ventrikels.
Shuntvolumen wird durch Lungenvenentransposition noch vergrößert.

Frühstadium: Das um das Shuntvolumen vergrößerte Schlagvolumen des rechten Ventrikels bewirkt noch keine pulmonale Hypertonie.
Spätstadium: Lungenarteriolenveränderung, pulmonale Hypertonie, Rechtsinsuffizienz, Vorhofdrucksteigerung rechts, Shunt-

umkehr. Volumenüberlastung des rechten Ventrikels und der Lungengefäße.

Symptome

Allgemein: Große Defekte: allg. körperliche Minderentwicklung, Voussure. Durchschnittliche Lebenserwartung (ohne Op.) 30–40 Jahre, manchmal wird ein normales Lebensalter erreicht.
Bei Shuntumkehr Cyanose!

Röntgenbefund: p.a.: Rechtsverbreiterung (Vorhof), stark vorspringender Pulmonalbogen, pulsierende Hilusgefäße, Weitstellung der arteriellen Lungengefäße. Seitl.: Keine Vergrößerung des li. Vorhofes.

Palpation und Auskultation: Epigastrische Pulsation. Spindelförmiges systolisches Geräusch (Volumenaustreibungsgeräusch) über im Pulmonalareal mit atemkonstanter Spaltung des 2. Tones (verspäteter Pulmonalklappenschluß).

EKG: Rechtshypertrophie, Rechtsschädigung und partieller (= inkompletter) Rechtsschenkelblock. Ostium-primum Defekt: überdrehter Linkstyp mit Rechtsverspätung.

Therapie

Operation, wenn Shuntvolumen mehr als 40% des Lungenzirkulationsvolumens ausmacht. Kontraindikation: Shuntumkehr.

Lutembacher-Syndrom

Vorhofseptumdefekt + Mitralstenose.
Angeborene Form: Primumdefekt + angeborene Mitralstenose (Entwicklungsstörung der Endokardkissen). Besonderheiten gegenüber dem reinen Vorhofseptumdefekt:
Verstärkung des links-rechts-Shunts, aber geringere körperliche Belastbarkeit wegen Mitralstenose. Geringere Vorhofdilatation links wegen des Septumdefektes.
Geräuschbefund: Symptome der Mitralstenose und Volumenaustreibungsgeräusch über der Pulmonalis.

Ventrikelseptumdefekte ▶

Anatomie

90% der Defekte in der Pars membranacea, 10% im muskulären Anteil. Defektdurchmesser bei:
vollständiger Drucktrennung 0,5 cm,
unvollständiger Drucktrennung 0,5–1,5 cm,
vollständigem Druckausgleich > 1,5 cm.

Allgemeine Hämodynamik

Primärer Links-rechts-Shunt, Mehrbelastung beider Ventrikel, erhöhtes Stromvolumen im Lungenkreislauf, pulmonale Hypertonie, sekundärer Rechts-links-Shunt durch Shuntumkehr.

Drucktrennender VSD (Typ Roger)

Hämodynamisch unbedeutender Links-rechts-Shunt (max. 3 Liter/min). Lautes systolisches Preßstrahlgeräusch im 3. und 4. ICR links, mit tastbarem Schwirren; Herzform und EKG unauffällig. Keine Operation, wenn Shuntmenge unter 40% des Lungenzirkulationsvolumens.

Unvollständig drucktrennender VSD

Symptome: Körperliche Entwicklung im allgemeinen nicht gestört, Leistungsbreite mäßig eingeschränkt. Holosystolisches Preßstrahlgeräusch im 3. und 4. ICR li. parasternal, Schwirren. Wegen Belastung beider Ventrikel im EKG Zeichen der Doppelhypertrophie: Rechtsverspätung, R-Vergrößerung in V_1 und V_5 bzw. V_6.

Röntgenbefund: Mäßige bis deutliche Linksverbreiterung, vorspringender, stark pulsierender Pulmonalbogen, vermehrte Hilus- und Lungenzeichnung. Retrokardialraum im ganzen eingeengt.

Therapie: Operation, wenn das Lungenzirkulationsvolumen größer ist als das des großen Kreislaufes.

Großer VSD mit Druckausgleich

Hämodynamik:

1. Phase: Systolischer Druckausgleich (common ejectile force), großer Links-rechts-Shunt wegen des geringeren Strömungswiderstandes im kleinen Kreislauf, Überflutung der Lunge (Stromvolumen 4–5fach erhöht): mehr als 50% der Säuglinge sterben in den ersten Lebenswochen.

2. Phase: Bei den Überlebenden Intima- und Mediaverdickung der kleinen Lungenarterien und -arteriolen, Angleichung der Mitteldrucke und damit der Strömungsvolumina in beiden Kreisläufen (kein Shuntvolumen mehr), Rückgang der Herzdilatation und der Lungenstauung (Aufhellung).

3. Phase: Anstieg des pulmonalen Strömungswiderstandes bis zur Shuntumkehr: Rechts-links-Shunt mit Cyanose. (1.–10. Lebensjahr, selten später).

Klinik: Körperliche Entwicklung gehemmt. Leistungsminderung, Dyspnoe, Lungeninfekte, Voussure. Systolisches Geräusch an der Herzbasis, kann bei Ausgleich des Strömungswiderstandes fehlen. Pulmonalton betont. Cyanose bei Shuntumkehr.

EKG: Anfangs Doppelhypertrophie, nach Shuntumkehr Rechtstyp mit Rechtsschädigung.

Röntgenbild: Anfangs starke Linksverbreiterung und Einengung des Retrosternalraumes. Transparenz der Lungenperipherie bei Phase 3. Im p. a.-Bild keine wesentliche Verbreiterung. Einengung des Retrosternalraumes. Transparenz der Lungenperiphere bei stark erweiterten zentralen Lungengefäßen.

Therapie: Operativer Defektverschluß, so lange keine Shuntumkehr vorliegt.

Ductus Botalli apertus ▶ Persistenz der Verbindung zwischen Aorta und Arteria pulmonalis. Durchmesser einige Millimeter bis zu 1 cm. Bei Kindern 10% aller angeborenen Herzfehler.

Hämodynamik

Weitgehend drucktrennender Defekt. Entsprechend dem Druckgradienten und dem geringeren Widerstand im kleinen Kreislauf: Links-rechts-Shunt. Shuntvolumen je nach Defektgröße (Druckgradient und Widerstand) variabel. Verstärkte Lungendurchblutung, anfangs nur Volumenbelastung des linken Herzens. Später infolge Lungenarteriolenumbau pulmonaler Hochdruck mit Rechtsbelastung und Shuntumkehr.

Klinik

Körperliche Entwicklung normal, lange Zeit auch die Leistungsbreite.

Symptome: Lautes systolisch-diastolisches Maschinengeräusch im 2.–3. ICR li. parasternal mit Fortleitung supraclavicular. In leichten Fällen sonst symptomfrei. Hohe Blutdruckamplitude. Pulmonalisdruck bei 1/3 der Fälle erhöht, Shuntumkehr bei 1–3%.

EKG: Mittellagetyp, bei Linksbelastung Linkstyp; Rechtstyp nur bei schwerer pulmonaler Hypertonie. Bei großem Shunt biventrikuläre Hypertrophie mit schmalen tiefen RS-Komplexen in den mittleren Brustwandableitungen.

Röntgenbefund: In mittelschweren Fällen Linksverbreiterung des Herzens, vorspringender pulsierender Pulmonalbogen, Einengung des Retrokardialraumes durch den linken Ventrikel und den linken Vorhof. Vermehrte Gefäßzeichnung der Lungen.

Komplikationen: Bakterielle Endokarditis (subakut) im Duktusbereich (bei kleinem Shunt die einzige Komplikation). Linksinsuffizienz bei großem Shunt. Shunt-Umkehr mit Spätcyanose und Rechtsinsuffizienz infolge sekundärer pulmonaler Hypertonie.

Therapie

In jedem gesicherten Fall Operation. Mortalität 0–1%.
Kontraindikation: Shuntumkehr.
Operationsalter: 3.–25. Lebensjahr.

Fallotsche Tetralogie ▶ **Kardinalsymptome**

Pulmonalstenose (meist infundibulär),
hochsitzender VSD,
reitende Aorta und als Sekundärsymptom
Rechtshypertrophie: In schweren Fällen Hypoplasie bis Atresie der Pulmonalarterie. 70% aller primär cyanotischen Vitien.

Hämodynamik

Rechts-links-Shunt, da der Strömungswiderstand der Pulmonalstenose höher ist als im großen Kreislauf. Rechtshypertrophie infolge Druckmehrbelastung, verminderte Lungendurchströmung.

Vier Schweregrade:

I: Beide Kreislaufwiderstände annähernd gleich: in Ruhe kein Rechts-links-Shunt und keine Cyanose. Belastungscyanose.

II: Leichte Ruhecyanose.

III: Starke Ruhecyanose und Leistungseinschränkung, Trommelschlegelbildung an Fingern und Zehen. Hockerstellung (erhöht Lungendurchblutung durch Widerstandssteigerung im großen Kreislauf).

IV: Höchster Schweregrad mit starker Ruhecyanose, kompensatorischer Polycythämie und Krampfanfällen (durch Hypoxie).

Symptome

***Auskultation und Palpation**:* Systolisches spindelförmiges Geräusch über dem 2.–4. ICR li. parasternal, das um so kürzer ist, je schwerer die Pulmonalstenose ist (zuerst Überwindung des niedrigen Pulmonalisdruckes, dann des Aortendruckes). Verstärkte Herzpulsationen und Voussure.

Röntgenbefund: Linksverbreiterung mit angehobener Spitze: Entenschnabelform. Rechter Ventrikel links randbildend. Im Endstadium Zeichen der Rechtsinsuffizienz.

EKG: Rechtshypertrophie, P-pulmonale.

Therapie: Schweregrade I und II Operation zwischen dem 10. und 15. Lebensjahr. Schweregrad III mit 5 Jahren. IV: In den ersten Lebensjahren Blalock-Anastomose (Umleitung des art. Mischblutes aus der Subclavia in die Pulmonalarterie). Später Totalkorrektur möglich (Mortalität 20%).

Seltene kongenitale Vitien mit Rechts-links-Shunt ▶

Trikuspidalstenose mit Vorhofseptumdefekt

Rechts-links-Shunt auf Vorhofebene wegen Füllungswiderstandes vor dem rechten Ventrikel.

Symptome und Befunde: Hochgradige Cyanose, P-pulmonale (wegen Dehnung des rechten Vorhofes) und Linkstyp (wegen Volumenbelastung des linken, bei Atrophie des rechten Ventrikels). Ballonförmige Vorwölbung des rechten Herzrandes. Präsystolisches Geräusch und frühdiastolischer Extraton (ähnlich wie bei der Mitralstenose).

Therapie: Klappensprengung. Lebenserwartung unbehandelt 4–28 Jahre.

Trikuspidaldystopie mit Vorhofseptumdefekt: (Ebstein-Syndrom)

Trikuspidalsegel inserieren nicht am Anulus fibrosus, sondern an der Ventrikelwand und sind deformiert. Teilung des rechten Ventrikels in supra- und infravalvulären Abschnitt, funktionell wirksamer Anteil verkleinert. Oft kommt Trikuspidalinsuffizienz (Klappenfehlbildung) hinzu. Verminderte Lungendruchströmung, die bei Rechtsinsuffizienz und Rechts-links-Shunt noch mehr abnimmt.

Symptome und Befunde: Cyanose, Trommelschlegelfinger, *kugelförmiges*, beiderseits verbreitertes *Herz* (Rotation nach links durch massive Dilatation des rechten Vorhofes einschl. seines Kammeranteiles), *Galopprhythmus*, *Rechtsschenkelblock*.
Therapie: Nicht operabel. Lebenserwartung durchschnittlich 24 Jahre, selten normal.

Totale Transposition

Großer und kleiner Kreislauf sind parallel geschaltet: Aorta aus dem rechten, Pulmonalis aus dem linken Ventrikel entspringend. Normal sind beide Kreisläufe hintereinander geschaltet. Lebensfähigkeit nur bei zusätzlichen Defekten: Vorhofseptumdefekt, Ductus Botalli apertus, Kammerseptumdefekt.

Partielle Transposition

Beide Gefäße entspringen aus dem rechten oder linken Ventrikel. Taussig-Bing-Syndrom: Aorta aus dem re. (venösen) Ventrikel, Pulmonalis reitet über VSD. Kombination mit VSD und Pulmonalstenose (keine Lungenüberflutung) am günstigsten: Lebenserwartung über 20 Jahre. Der Exitus erfolgt in mehr als 85% der Fälle im ersten Halbjahr.
Symptome und Befunde: Cyanose von Geburt an, Eiform des Herzens, schmales, seitlich breites Gefäßband. Bei Stenosen: Systolisches Geräusch.

Vitien mit kompletter arteriovenöser Mischung ▶

Singulärer Ventrikel

Fehlen der Kammerscheidewand. 75% haben rudimentäre Auswurfkammer, die teilweise stenosierend wirken (Pulmonalostium). Wenn beide Gefäße aus dem Haupt- oder rudimentären Ventrikel abgehen, ist die Lungendurchströmung größer als die des peripheren Kreislaufes. Durch Pulmonalstenosierung entsprechende Drosselung.
Symptome und Befunde: Cyanose unterschiedlichen Grades. Bei zusätzlichen Stenosen systolische Preßstrahlgeräusche. EKG: V1←V6 dominierende S-Zacken. Klärung durch Herzkatheter.
Prognose: Lebenserwartung im Durchschnitt 7 Jahre, manche erreichen das Erwachsenenalter.
Therapie: Evtl. aortopulmonale Anastomosen bei verminderter Lungendurchblutung.

Truncus arteriosus communis

Gemeinsame Ausflußöffnung beider Ventrikel mit einer Klappe. Dahinter Abzweigung der Art. pulmonalis. Gleicher systolischer Druck; daher richtet sich das Zirkulationsvolumen in beiden Kreisläufen nach den Widerständen. Geringerer Lungenwiderstand lindert Cyanose, belastet aber das rechte Herz.
Symptome: Cyanose, Dyspnoe, systolisches Geräusch 3. ICR li. parasternal. EKG und Röntgen nicht charakteristisch. Diagnose durch Herz- und Aortenkatheter.

Prognose: Schlecht, Einzelfälle erreichen 3.—4. Lebensjahrzehnt.
Therapie: Evtl. palliative Anastomosen zwischen Aorta und Pulmonalarterie.

Trikuspidalatresie

Keine Verbindung zwischen rechtem Vorhof und rechter Kammer. Hypoplasie des rechten Ventrikels. Rechts-links-Shunt durch offenes Foramen ovale oder ASD. Vollständige arteriovenöse Durchmischung im linken Vorhof. Lungendurchströmung über Ductus Botalli apertus oder VSD. Meist subvalvuläre Pulmonalstenose. Kombination mit Transposition der großen Gefäße.
Symptome: Cyanose, Entwicklungshemmung, Linkstyp im EKG, helle Lungenfelder. Systolisches Geräusch 2.–4. ICR links.
Prognose: $^2/_3$ sterben im 1. Jahr, 10% werden älter als 10 Jahre.

Komplette Lungenvenentransposition

Lungenvenen münden in den rechten Vorhof, teils direkt, teils über zuführende Hohlvenen oder Coronarsinus. Dort vollständige arteriovenöse Durchmischung. Obligater ASD. Durch zusätzlichen VSD kann der Lungendurchfluß vergrößert und die Cyanose gelindert werden. Beide Kreisläufe erhalten Blut von gleicher O_2-Sättigung.
Symptome: Cyanose, Rechtstyp, Erweiterung der oberen Hohlvene oder Verbreiterung des Mediastinums.
Prognose: 80% sterben im frühkindlichen Alter, einige leben bis 20 Jahre.
Therapie: Korrektur schwierig, einzelne Erfolge der venösen Umleitung.

Angeborene Herzfehler ohne Shunt ▶

Pulmonalstenose

Anatomie: Valvuläre (Klappenstenosen) und infundibuläre (10%) Stenosen der Ausflußbahn (Muskelhypertrophie oder perforierte Membran).
Hämodynamik: Austreibungswiderstand für den rechten Ventrikel. Drucksteigerung in der rechten Kammer. Erhöhter Druckgradient überwindet Stenose. Systolische Drucke im rechten Ventrikel 50–200 mm Hg Druckhypertrophie der rechten Kammer. Rechtsinsuffizienz.
Symptome: Systolisches Austreibungsgeräusch, das mit dem P-Segment des *gespaltenen* 2. Tones endet – im 2. ICR links vom Sternum. Bei starker Rechtshypertrophie präsystolischer Vorhofton. Epigastrische Pulsationen.
EKG: Rechtshypertrophie und Zeichen der Rechtsschädigung.
Röntgenbild: Poststenotische Dilatation des Pulmonalbogens (nur valvuläre Stenosen).
Dabei helle Lungenfelder!!

Prognose: Lebenserwartung 15–20 Jahre, in leichten Fällen normal.

Therapie: Operation bei Druckgradienten über 60 mm Hg.

Anmerkung: Pulmonalstenose mit Vorhofseptumdefekt ***(Fallotsche Trilogie):*** Klinisches Bild weitgehend wie das der Pulmonalstenose. Im Spätstadium Rechtsinsuffizienz mit Cyanose durch Rechts-links-Shunt.

Angeborene Aortenstenosen

Anatomie:

Valvulär: Stenose durch Klappenmißbildungen.

Supravalvulär: Membranbildung oder fibröse Obstruktion dicht über der Aortenklappe oder hypoplastische Aorta ascendens. *Subvalvulär:* Membranbildung oder fibröse Obstruktion dicht unter der Aortenklappe. Sonderform unklarer Pathogenese: *Idiopathische hypertrophische Subaortenstenose* (IHSS) mit lokaler Hypertrophie des Septums und der Ausflußbahn des linken (selten zusätzlich des rechten) Ventrikels. Die Ventrikeldeformierung führt oft zu einer leichten Mitralinsuffizienz.

Hämodynamik: Gegenüber der erworbenen Aortenklappenstenose (s. S. 93) bestehen nur bei der IHSS wichtige Besonderheiten. Es kommt zur Kontraktion der Ausflußbahn, bevor sich der Ventrikel entleert hat, so daß während der Systole ein Austreibungshindernis entsteht (dynamische Obstruktion). Nach normalem Anstieg fällt der Aortendruck infolge Drosselung der Austreibung mesosystolisch ab und steigt dann erneut, während sich zwischen Aorta und linkem Ventrikel ein Druckgradient ausbildet. Das führt zur doppelgipfligen Aortendruckkurve, die auch im Carotispuls nachweisbar ist. Bei erhöhter Kontraktilität des Myokards nimmt die systolische Obstruktion zu (körperliche Anstrengung, Gabe von Alupent oder Digitalis, postextrasystolische Herzschläge); das gleiche geschieht beim Valsalva-Versuch und nach Nitroglyceringabe wegen verminderter Kammerfüllung. Durch die Obstruktion entsteht eine Hypertrophie des ganzen linken Ventrikels.

Auskultationsbefund: Bei supravalvulärer Aortenstenose ist der 2. Herzton akzentuiert. Die Auskultationsphänomene der fixierten congenitalen Aortenstenosen sind die gleichen wie bei der erworbenen Aortenstenose (s. S. 93). Bei der IHSS kann das systolische Austreibungsgeräusch in Ruhelage leise sein oder ganz fehlen (daher häufige Fehldiagnose); nach Belastung oder Alupentgabe ist es stets deutlich: mesosystolischer Beginn, p. m im 3.–4. ICR parasternal mit Fortleitung zur Spitze, ohne Fortleitung ins Aortenareal und die Karotiden (im Gegensatz zur Klappenstenose), bei Mitralinsuffizienz zusätzliches Holosystolicum über der Spitze mit Fortleitung nach lateral. Der 2. Herzton kann paradox gespalten sein (Verlängerung der linksventriculären Systole), ein systolischer Ejektionclick fehlt in der Regel.

Röntgenbild: Aortenkonfiguration des Herzens, bei IHSS oft normale Herzgröße. Sicherung der Diagnose durch Herzkatheter.

EKG: Linkshypertrophie mit Linksschädigungszeichen. Bei IHSS deutlich ausgeprägte Kammerendteilveränderungen (ST-Senkung, negatives T), dazu tiefes Q in II, III, V_5, V_6 und δ-Wellen.

Klinische Manifestationen: Je nach Schweregrad kann die Stenose klinisch lange unbemerkt bleiben. Bei IHSS Manifestationen oft erst im mittleren Lebensalter. Symptome: Schwindelgefühl nach Belastung, Synkopen. Progredienz unterschiedlich.

Therapie: Angeborene Aortenstenosen schweren Grades erfordern Operation. Bei IHSS Langzeitbehandlung mit Propranolol zur Minderung der Inotropie oft erfolgreich, Digitalis kontraindiziert. Operationsergebnisse nicht günstig. Besserung durch Schrittmacherimplantation an der Herzspitze (Verspätung der Erregung der basalen Herzabschnitte reduziert Obstruktion).

Aortenisthmusstenose

Anatomie: Obstruktion oder Obliteration dicht unterhalb des Aortenbogens im Bereich der Einmündungsstelle des Ductus Botalli bzw. am Ligamentum arteriosum. Der Subclaviaabgang liegt proximal der Stenose.

Präductale (infantile) Form: Stenose proximal des offen bleibenden Ductus Botalli, meist mit weiteren Herzmißbildungen kombiniert und von schlechter Prognose.

Postductale (adulte) Form: Stenose im Einmündungsbereich des meist geschlossenen Ductus Botalli; bei offenem Ductus unterhalb der Einmündungsstelle. Auch hier zusätzliche Anomalien (angeborene Aortenstenose), aber günstige Prognose.

Umgehungskreislauf: A. subclavia → A. thoracica interna → Aa. intercostales → Aorta unterhalb der Stenose. Ein zweiter Weg führt von der A. subclavia → A. thoracica interna → A. epigastrica superficialis → A. iliaca. Poststenotische Dilatation.

Hämodynamik: An der Stenose entsteht ein Druckgradient mit Hypertonie der oberen Körperhälfte (Linkshypertrophie, Arteriosklerose, Hirnblutungen) und Hypotonie der unteren Körperhälfte (Aufhebung oder starke Abschwächung der Femoralis- und Fußpulse, Blutdruckdifferenz). Die Hypertonie der oberen Körperhälfte ist nicht nur mechanisch, sondern auch durch renale Regulationsmechanismen bedingt (s. S. 21).

Auskultationsbefund: Spätsystolisches oft über den 2. Ton hinausreichendes Geräusch, p.m. interskapulär links der Wirbelsäule und im 4.–5. ICR links parasternal. Es kann leise sein oder fehlen (totale Obliteration). Strömungsgeräusche über den intercostalen Kollateralen (spätsystolisch oder kontinuierlich systolisch-diastolisch, p.m. obere Rückenpartie). Unspezifische Auskultationsphänomene: Systolisches Austreibungsgeräusch im Aortenareal (relative Aortenstenose bei dilatierter Aorta ascendens), Aortendiastolicum (relative oder angeborene Aorteninsuffizienz). Der 2. Herzton ist akzentuiert oder paukend (Hypertoniefolge).

Röntgenbild: Aortenknopf fehlt oder zeigt atypische Form, Rippenusuren (durch Kollateralen), Herzgröße normal oder Linksverbreiterung. Im Seitenbild ist die Einschnürung im Stenosebereich manchmal zu sehen. Genaue Lokalisation durch Aortographie.

EKG: Alle Übergänge vom Normalbefund zur Linkshypertrophie.

Klinische Manifestationen: Zahlreiche Fälle werden mangels Symptomen Jahre und Jahrzehnte übersehen. Häufige Fehldiagnose- juvenile Hypertonie. Stets nach den Fußpulsen tasten! Symptome im fortgeschrittenen Stadium: Kopfschmerz, Schwindelgefühl, Nasenbluten, Schulterschmerzen, kalte Füße, Paraesthesien in den Beinen. Komplikationen: Aortenaneurysma (Präcordialschmerz, Fieber, Erbrechen), subakute bakterielle Endokarditis distal der Stenose und an den Aortenklappen.

Therapie: Operation nach dem 5. Lebensjahr, möglichst bis zum 25. Lebensjahr (Excision und End-zu-End Anastomose, Excision und Kunststoffprothese).

7. Ischämische Herzkrankheiten

Coronarkreislauf ▶ **Mechanik**

Die treibende Kraft für die Kranzgefäßdurchblutung ist der Aortendruck (genauer: der Druckgradient zwischen Coronarostien und Coronarvenenmündung). Die Durchflußrate hängt außerdem vom Strömungswiderstand ab, der sich im Herzmuskel aus zwei Komponenten zusammensetzt: (a) vasculärer Widerstand (Kaliber der Widerstandsgefäße: Arteriolen, präcapilläre Sphincter), (b) extravasculärer Widerstand (systolische Gefäßkompression durch den Herzmuskel). In der Wand des linken Ventrikels ist die systolische Kompression so stark, daß die coronare Blutversorgung hauptsächlich während der Diastole erfolgt; im rechten Ventrikel sind die Schwankungen der coronaren Durchblutung während des Herzcyclus geringer. Folge: ungünstige Verhältnisse für den linken Ventrikel bei niedrigem diastolischen Mitteldruck in der Aorta (z.B. Aorteninsuffizienz) und erheblicher Tachykardie. Der transventriculäre Druckgradient während der Systole fällt von innen nach außen ab. Daher wird die Innenschicht des linken Ventrikels systolisch am stärksten komprimiert; hier zeigen sich ischämische Schädigungen besonders früh.

Regulation

Metabolische Autoregulation: Die coronare Durchblutung wird automatisch durch den Stoffwechsel des Herzmuskels, d.h. durch seinen Sauerstoffverbrauch reguliert. Jede Steigerung des Sauerstoffverbrauchs erhöht die coronare Flußrate, jede Verminderung des Sauerstoffverbrauchs setzt sie herab. Erhöhter Sauerstoffbedarf kann im Herzmuskel nicht durch eine gesteigerte Sauerstoffextraktion aus dem arteriellen Blut gedeckt werden, da die Ausschöpfung mit 75% schon fast maximal ist. *Regulationsmechanismus:* erhöhter O_2-Verbrauch → Absinken der O_2-Konzentration im Myokardgewebe → Dilatation der Arteriolen und präcapillären Sphincter. Zur Gefäßdilatation tragen möglicherweise auch vasodilatierende Substanzen bei, die unter O_2-Mangel entstehen. Verminderter O_2-Verbrauch führt durch Erhöhung der Sauerstoffkonzentration im Gewebe zur Vasoconstriction.

Intracoronare Injektion natürlicher Metaboliten (Adenin, Adenosin, AMP, ADP, ATP) steigert die coronare Durchblutung: teils durch Vasodilatation, teils indirekt über eine Steigerung des Myokardstoffwechsels.

Nervale Regulation: Gegenüber der metabolischen Autoregulation spielt sie eine untergeordnete Rolle.

Sympathicus: (a) direkter Effekt: Vasodilatation, (b) indirekter Effekt: Steigerung des Stoffwechsels im Myokard (positive Inotropie) → metabolische Vasodilatation.

Parasympathicus: nur indirekter Effekt: Vagusstimulation → Verlangsamung der Herzschlagfrequenz → Verminderung der Herzarbeit und des O_2-Verbrauches → Abnahme der coronaren Durchblutung.

Myokardialer Energiestoffwechsel ▶

Energieliefernde Substrate

Der Myokardstoffwechsel ist obligatorisch aerob. Zur Energieproduktion können Glucose, Lactat, Pyruvat, Acetat, Ketonkörper und freie Fettsäuren verbrannt werden. Die Energiespeicherung erfolgt in Form energiereicher Phosphatverbindungen (Adenosintriphosphat, Creatinphosphat). Im Sauerstoffmangel ist durch Glykolyse eine befristete anaerobe Energieproduktion möglich: Abfall der O_2-Konzentration im Gewebe → Freisetzung myokardgebundener Catecholamine (Adrenalin, Noradrenalin) → Aktivierung der Adenylcyclase → Bildung von cyclischem AMP → Aktivierung der Phosphorylase a → Glucoseabspaltung aus intracellulärem Glykogen → glykolytischer Glucoseabbau zu Lactat unter Energiegewinnung.

Determinanten des myokardialen Sauerstoffverbrauchs

Der Sauerstoffverbrauch (und damit der coronare Blutbedarf) des Herzmuskels hängt maßgeblich von folgenden Faktoren ab:

Innere Arbeit: Anspannung der Muskelfasern (Druckarbeit); proportional der initialen Faserlänge (intraventrikuläres Volumen) und dem intraventrikulären Druck; umgekehrt proportional der Wanddicke des Ventrikels. *Folge:* erhöhter O_2-Verbrauch bei arterieller Hypertonie und bei myogener Dilatation des insuffizienten Herzens.

Kontraktilität: Geschwindigkeit der Faserverkürzung bei der Kontraktion. Während der Kontraktion nimmt die Verkürzungsgeschwindigkeit zu und erreicht ein Maximum, das von der initialen Faserlänge (Ventrikelfüllung) unabhängig ist. Gesteigert werden die Verkürzungsgeschwindigkeit und ihr Maximum durch Digitalis und Catecholamine. *Folge:* Digitalis und Catecholamine steigern den Sauerstoffverbrauch des Herzens, wenn keine Myokardinsuffizienz vorliegt; sie können daher bei coronarer Durchblutungsstörung ohne Herzinsuffizienz gefährlich sein. Bei Herzinsuffizienz führt Digitalis mit seinem positiv inotropen Effekt zur Beseitigung der Dilatation; dadurch wird mehr Sauerstoff eingespart (Verminderung der inneren Arbeit) als die Zunahme der Kontraktilität an Sauerstoff kostet.

Herzschlagfrequenz: Mit steigender Schlagfrequenz nimmt der O_2-Verbrauch zu: die Kontraktilität und die innere Arbeit (wegen größerer Schlagzahl) werden vermehrt. Unter Ruhebedingungen bewirkt die Frequenzzunahme keine Vergrößerung des Herzminutenvolumens, da Schlagvolumen und enddiastolische Ventrikelfüllung abnehmen. Hierdurch verringert sich die innere Arbeit, die zur Erzeugung des gegebenen systolischen Druckes erforderlich ist, was sich sauerstoffsparend auswirkt. Beim insuffizienten schnell schlagenden Herz ist die Situation ungünstig, da es dilatiert bleibt.

Gegenüber den genannten Parametern ist der Sauerstoffverbrauch für die *äußere Herzarbeit* (Volumenverschiebung bei der Faserkürzung), die *Aktivierung und Relaxation des Myokards* und für den *Basalstoffwechsel des Herzmuskels* quantitativ von geringerer Bedeutung.

Globale Zunahme des myokardialen Sauerstoffverbrauchs

Folgende Bedingungen sind zu nennen:

Körperliche Arbeit,
Seelische Erregung, Streß (Sympathicusstimulation),
Fieber (allgemeine Stoffwechselsteigerung),
Hyperthyreose,
Hypertonie,
Herzfehler (Klappenfehler, Shunt: erhöhte Herzarbeit),
Rhythmusstörungen (unökonomische Herztätigkeit).

Folgen des myokardialen Sauerstoffmangels

Funktionell: Verminderung der Kontraktilität (→ Herzinsuffizienz); Störungen der elektrischen Repolarisation (Veränderungen des ST/T-Abschnittes im EKG); Störungen der Erregbarkeit und Erregungsleitung (Herzrhythmusstörungen, besonders ventrikuläre Extrasystolen, Kammertachykardien, Kammerflimmern).

Anatomisch: Frühveränderungen an den Mitochondrien; Permeabilitätsstörungen der Fasermembran (Austritt von Enzymen ins Blut, Kaliumverluste); Verfettung der Myokardfasern; kleinherdige Nekrosen → Fibrosierung des Myokards; Myokardinfarkt (s. dort).

Coronare Herzkrankheit ▶ **Definition**

Ischämische Erkrankung des Myokards durch Atherosklerose der Herzkranzgefäße mit den klinischen Manifestationen Angina pectoris und Herzinfarkt. Die ischämische Myokardschädigung kann auch ohne charakteristische Symptome unter den Zeichen einer langsam progredienten Herzschwäche mit Rhythmusstörungen verlaufen (Myokardfibrose).

Häufigkeit

Nach den Hungerjahren der Kriegs- und Nachkriegszeit hat die Häufigkeit der ischämischen Herzkrankheiten stark zugenommen. Frauen im generationsfähigen Alter bleiben weitgehend verschont; sie erkranken meistens nur beim Zusammentreffen gravierender Risikofaktoren (z.B. Diabetes und schwere Hypertonie). Nach der Menopause gleicht sich die Infarkthäufigkeit der des männlichen Geschlechts an. Nach der amtlichen Todesursachenstatistik starben in der Bundesrepublik Deutschland im Jahre 1970:

an *ischämischen Herzkrankheiten:*

Gesamtzahl	Männer	Frauen	Prozent aller Sterbefälle
105.551	61.990	43.561	14

an *frischem Herzinfarkt* (zusätzlich):

Gesamtzahl	Männer	Frauen	Prozent aller Sterbefälle
65.714	42.902	22.812	8,9

Demnach war etwa jeder 5. Sterbefall auf ischämische Herzkrankheit und Herzinfarkt zurückzuführen.

Risikofaktoren

Die coronare Herzkrankheit hat nach heutigem Wissen keine definierte Ursache, sondern zahlreiche Kausalfaktoren, die sich gegenseitig in ihrer Wirkung potenzieren. Man spricht von Risikofaktoren, da ihre Bedeutung nur epidemiologisch festgestellt wurde. Zu ihnen gehören:

Lebensalter,
Hyperlipämie (s. dort),
Zigarettenrauchen,
Hypertonie,
Fettsucht,
Diabetes,
Körperliche Inaktivität,
Hyperurikämie,
Familiäre Belastung (mit Diabetes, Hyperlipämie und frühzeitiger ischämischer Herzkrankheit),
Pathologische EKG-Veränderungen.

Klinische Manifestationen

Angina pectoris (s. unten),
Myokardinfarkt (s. unten),
Linksversagen des Herzens einschließlich Asthma cardiale,

Kombiniertes Links- und Rechtsversagen des Herzens,
Reizbildungsstörungen (Extrasystolen, Vorhofflimmern),
Erregungsleitungsstörungen.
Plötzlicher Herztod (Kammerflimmern u. a.).
Latente und asymptomatische Fälle.

Diagnose

Nachweis von Angina pectoris bzw. Herzinfarkt (s. unten). In allen anderen Fällen ungewiß. Sicherung der Diagnose durch Coronarographie möglich, aber mangels therapeutischer Konsequenzen selten indiziert. Indirekte Hinweise: hohes Alter, erhöhte Blutfette Verkalkungen der Kranzgefäße oder der Aorta im Röntgenbild (nicht beweisend für Gefäßstenosen).

Allgemeine Therapie

Richtet sich speziell gegen die im Einzelfall vorhandenen Risikofaktoren. Prophylaxe: körperliches Training nach Leistungsfähigkeit, Einschränkung tierischen Fettes und Vermeidung hohen Zuckerkonsums, Gewichtskorrektur, Verzicht auf Zigarettenrauchen, evtl. Antikoagulantienprophylaxe. Regelung der allgemeinen Lebensführung (genügend Nachtschlaf, Entspannung in Freizeit und Urlaub, Vermeidung von übermäßigem Streß, evtl. Tranquilizer).

Angina pectoris ▶ Definition

Klinisches Syndrom mit anfallsweisen retrosternalen Schmerzen (Krampf, Enge- und Angstgefühl) die nach links und in den linken Arm ausstrahlen; bedingt durch akuten Sauerstoffmangel des Myokards.

Ursachen

Coronare Faktoren: Stenosierung der Kranzgefäße durch Atheromatose, Arteriitis oder postinfektiöse Intimaverquellung.
Extracoronare Faktoren: Aortenklappenfehler (herabgesetzte Coronarperfusion bei gleichzeitiger Linkshypertrophie), Tachykardie, Tachyarrhythmie, extreme Bradykardie, Hyperthyreose, Hypoglykämie, Anämie, Hypertonie und Kreislaufschock, starke psychische Erregung. Zur Myokardhypoxie führen die extracoronaren Faktoren vielfach erst auf Grund einer vorbestehenden Stenosierung der Herzkranzgefäße.

Klinik

Anfallsauslösung: Durch körperliche Anstrengung und/oder seelische Erregung; typisch ist das rasche Abklingen nach Ruhigstellung oder Einnahme von Nitroglycerin
Schmerzintensität: (a) Hohe oder mittelgradige Schmerzschwelle: der Schmerz kann meistens bis zum spontanen Abklingen ertragen werden; (b) niedrige Schmerzschwelle: häufige Schmerzattacken bei kleinsten Anstrengungen und Erregungen, auch im Schlaf,

starke emotionale Labilität (Erwartungsangst), Einnahme bis zu 20 Nitrokapseln pro Tag. Aktivierte CPK normal (bis 50 mU/ml).
Schmerzlokalisation: Meistens retrosternal mit Ausstrahlung in den präcordialen Bereich, in die linke Schulter und den linken Arm. Atypische Ausstrahlung: zum Nacken, Unterkiefer, in den Rücken, den rechten Arm und zum Epigastrium. Zunahme im Liegen, Linderung in aufrechter Haltung.
Kardiale Symptome: Pulsfrequenz und Blutdruck können im Anfall steigen, oft sind beide Größen normal. Bei der Auskultation kann ein Vorhofton zu hören sein (erhöhter enddiastolischer Druck im linken Ventrikel infolge ischämiebedingter Insuffizienz). Schwere pectanginöse Anfälle gehen oft mit Schweißausbruch und Hautblässe einher.
EKG: Das Ruhe-EKG ist außerhalb und während des Anfalls nicht selten normal. Beweise für eine Coronargefäßerkrankung sind Infarktresiduen im EKG. Oft findet man außerhalb der Anfälle ST-Senkungen und flache, biphasische oder negative T-Zacken, die indessen mehrdeutig sind. Beweisend sind Kammerendteilveränderungen im Anfall, die anschließend wieder verschwinden: Senkung oder Hebung der ST-Strecke, Inversion der T-Zacke.
Belastungs-EKG: Wesentliches diagnostisches Hilfsmittel zum Nachweis einer Coronarinsuffizienz. Durchführung am Fahrradergometer unter laufender EKG-Kontrolle (Monitor) mit stufenweiser Steigerung der Belastung. Empfehlenswerte Ableitungen: I, II, III, V_2, V_4, V_6. *Ischämiezeichen unter Belastung* (Abb. 39): ST-Senkung um mindestens 0,05 mV mit horizontalem oder deszendierendem Verlauf der ST-Strecke; Inversion der T-Zacke (positive T-Zacke wird negativ, negative T-Zacke positiv); Zunahme der PQ-Zeit; Entwicklung eines Schenkelblocks; Verlängerung der QT-Zeit; polytope ventrikuläre Extrasystolen.

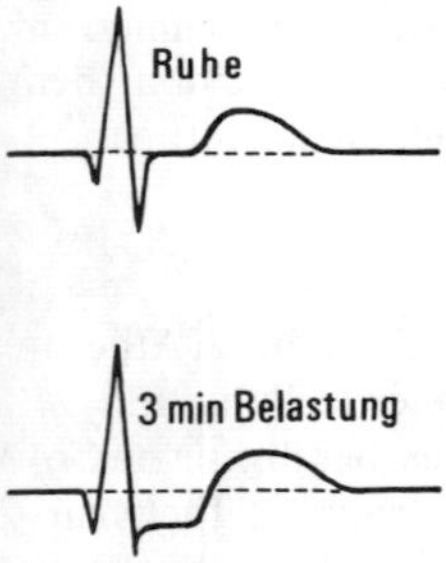

Abb. 39. Ischämiereaktion im Belastungs-EKG

Ein normales Belastungs-EKG schließt eine stenosierende coronare Gefäßkrankheit nicht aus, da die Durchblutung durch gute Kollateralenbildung gewährleistet bleiben kann. Die Treffsicherheit des Belastungs-EKGs ist um so größer, je dichter man an die maximale Belastungsfähigkeit des Patienten herankommt, was mit Vorsicht und unter ärztlicher Aufsicht zu geschehen hat. Bei Vorbehandlung mit Digitalis ist das Belastungs-EKG nicht sicher verwertbar, da unter Belastung glykosidbedingte ST/T-Veränderungen vorkommen.
Coronare Arteriographie: Beste Methode ist die selektive Coronarangiographie (Mortalität unter 0,1%). *Indikation:* Ausschluß einer Coronarstenose bei jüngeren Patienten mit ungeklärten präcordialen Schmerzattacken; präoperative Lokalisation der Stenosen bei operablen Patienten mit schwerer Angina pectoris. Bei hochgradigen Stenosierungen ist eine ischämische Herzkrankheit anzunehmen, bei normalem Gefäßbefund auszuschließen. Mittelgradige arteriosklerotische Veränderungen brauchen

nicht mit Myokardischämie einherzugehen (bei guter Ausbildung der Kollateralen).

Therapie

Im Anfall: Nitroglycerin perlingual (z. B. Nitrolingual-Kapsel mit 0,8 mg, in leichteren Fällen mit 0,2 mg Nitroglycerin, auch Nitroglycerinspray auf die Mundschleimhaut wirksam).

Leichte anginöse Beschwerden und Anfallsprophylaxe:

Nitro-Präparate, z. T. mit Barbiturat und weiteren Zusätzen (Isoket, Dilcoran, Govil, Myocardon, Nitro-Mack). Nitroglycerinwirkung: senkt den peripheren Widerstand und den Venolentonus → Abnahme des venösen Rückflusses und des Blutdruckes → Verminderung des Herzzeitvolumens → Abnahme der Herzarbeit und des Sauerstoffverbrauchs. Direkte vasodilatorische Wirkung auf die Kranzgefäße umstritten. Kontraindikation: Glaukom.

β-Receptorenblocker (Dociton, Visken, Trasicor u. a.): vermindern den O_2-Verbrauch des Myokards durch Herabsetzung der Kontraktilität und des Herzzeitvolumens (Abschirmung gegen die stimulierende Wirkung von Adrenalin und Noradrenalin auf die β-Receptoren des Herzmuskels), zusätzlich antiarrhythmisch wirksam. Wegen der negativ inotropen Wirkung bei latenter Insuffizienz gleichzeitige Digitalisgabe; bei manifester Insuffizienz kontraindiziert.

Sedativa: kleine Dosen Barbiturate oder Tranquilizer (Adumbran, Valium, Nobrium, Tranxilium, Tacitin). Beeinträchtigung der Fahrtauglichkeit beachten.

Langzeitbehandlung: Neben den angeführten Mitteln der Anfallsprophylaxe sind folgende Maßnahmen indiziert:

körperliches Training: dosierte, regelmäßige unter der Leistungs- bzw. Schmerzgrenze bleibende Belastung (z. B. Fahrradergometer) zur Verbesserung der Kreislaufökonomie und zur Anregung der Kollateralenbildung.

Antikoagulantien: bei schweren Fällen (und solchen, die das Rauchverbot nicht befolgen) indiziert: Marcumar oder Hemmstoffe der Plättchenaggregation wie Acetylsalicylsäure (Colfarit) und Dipyridamol (Persantin forte). Zweck: Prophylaxe der Coronarthrombose und des Myokardinfarktes.

Operative Behandlung: *Vineberg-Methode* (Einpflanzung des offenen Endes einer Art. mammaria interna direkt in die eingeschnittene Wand des linken Ventrikels); *Aorta-coronarer-Venenbypass* (Verbindung der Aortenbasis und einer Coronararterie distal der Stenose mittels Saphenatransplantats). Gelungene Eingriffe bringen vielfach große Erleichterung, doch ist mit Progredienz des Grundleidens zu rechnen. Vergleichende Langzeituntersuchungen mit schlüssigen Ergebnissen liegen noch nicht vor.

Herzinfarkt ▶ Definition

Nekrose eines Teiles der Herzmuskulatur auf Grund einer Unter-

brechung (Coronarverschluß) oder Einschränkung (Coronarstenose) der Blutzufuhr.
Auch ohne Verlegung eines Kranzgefäßes kommt es zur Nekrose, wenn bei erhöhtem Bedarf (Streß) die Sauerstoffzufuhr über die verengten Kranzgefäße das kritische Minimum unterschreitet. Der akute Coronarverschluß erfolgt in der Regel durch eine Coronarthrombose auf den Boden arteriosklerotischer Wandveränderungen.

Topographie

Betroffen sind fast ausschließlich der linke Ventrikel und das Septum, nicht der rechte Ventrikel. Die Bezeichnungen Vorder- und Hinterwandinfarkt beziehen sich dementsprechend nur auf den linken Ventrikel, nicht auf das Herz als Ganzes. Die Herzinfarkte sind im allgemeinen auf das Versorgungsgebiet der verschlossenen oder verengten Kranzgefäßäste beschränkt; Überschneidungen kommen vor, je nach Kollateralenausbildung.
Vorderwandspitzeninfarkt (Abb. 40a): Verschluß oder Stenosierung des Ramus descendens anterior der linken Coronararterie.
Supraapikaler Vorderwandinfarkt (Abb. 40b): Verschluß oder Stenose eines Seitenastes des Ramus descendens anterior der linken Coronararterie. Einbeziehung des Septums (Anteroseptalinfarkt).
Rudimentärer Vorderwandinfarkt (Abb. 40c): Verschluß oder Stenose eines kleinen Seitenastes des Ramus descendens anterior der linken Coronararterie.
Vorderseitenwandinfarkt (Anterolateralinfarkt) (Abb. 40d): Verschluß oder Stenose eines Seitenastes des Ramus descendens anterior oder circumflexus der linken Coronararterie.
Hinterseitenwandinfarkt (Posterolateralinfarkt) (Abb. 40e): Verschluß oder Stenose des Ramus circumflexus der linken Coronararterie oder eines seiner hinteren Seitenäste.
Hinterwandinfarkt (Abb. 40f): Verschluß oder Stenose der rechten Coronararterie an der Hinterwand, beim seltenen Linksversorgungstyp (Abb. 40f) Verschluß des Ramus circumflexus der linken Coronararterie.
Septuminfarkt: Selten. Die vorderen zwei Drittel des Septums versorgt der Ramus descendens anterior der linken Coronararterie mit kleinen Ästen, das hintere Drittel die rechte Coronararterie. Das Septum ist bei vielen Vorder- und Hinterwandinfarkten beteiligt, selten isoliert betroffen.
Beteiligung des Reizleitungssystems: Die linke Coronararterie versorgt den rechten Tawara-Schenkel und den vorderen Ast des linken Tawara-Schenkels; daher bei Vorderwandinfarkt evtl. Rechtsschenkelblock oder linksanteriorer Hemiblock. Die rechte Coronararterie versorgt den Sinus-Knoten, den AV-Knoten, den hinteren Ast des linken Tawara-Schenkels und das Hissche Bündel; bei Hinterwandinfarkt daher evtl. Linksschenkelblock, Sinusbradykardie, sinuauriculärer und AV-Block.

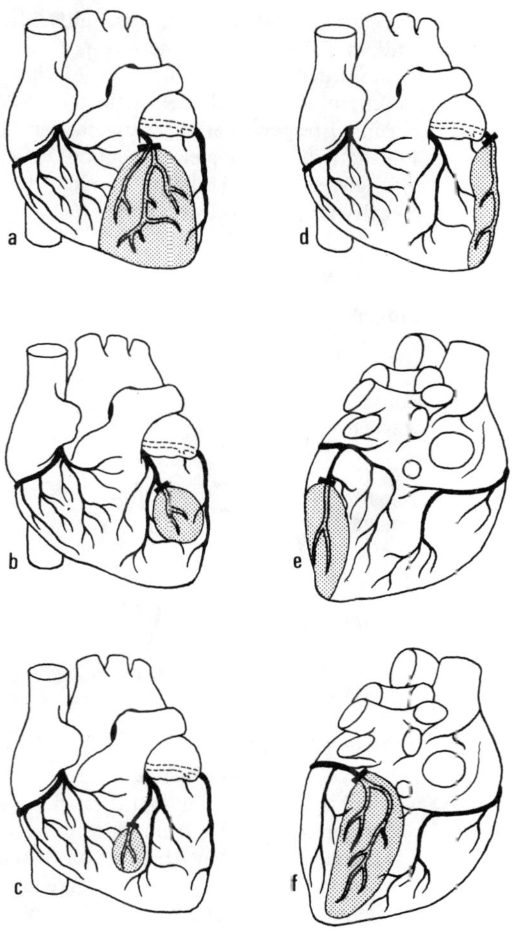

Abb. 40.
Topographie des Herzinfarktes (s. Text)

EKG-Zeichen des Herzinfarktes

1. Allgemeines: Jede Phase des Erregungsablaufes ist in besonderer Weise betroffen:

Erregungsausbreitung (QRS-Komplex): Das infarzierte Gebiet ist elektrisch inaktiv, seine Partialvektoren bei der Erregungsausbreitung entfallen: Potentialverlust in den entsprechenden Ableitungen (Q-Zacke, Brustwand: R-Verlust, Abnahme von R). Sicheres Nekrosezeichen!

Stadium der Vollerregung (ST-Strecke): Im ischämischen Bezirk Erregungsabschwächung, daher positive Ladung gegen normal erregte Myokardbezirke. ST-Vektor vom Nullpunkt zum Ischämieherd gerichtet: ST-Hebung (prinzipiell rückbildungsfähig).

Erregungsrückbildung: (T-Abschnitt): Im ischämischen Frühstadium Erregungsverlängerung (= verzögerte Erregungsrückbildung) der Innenschicht; überhöhtes T (T-Vektor vom Nullpunkt zum Ischämiebezirk gerichtet). Nach transmuraler Infarzierung Erregungsverlängerung in der Grenzzone des Herdes: T-Negativität (spitz-gleichschenklig) infolge Umkehr des T-Vektors (Erregungsrückbildung von der Basis zur Peripherie). T-Negativität prinzipiell reversibel.

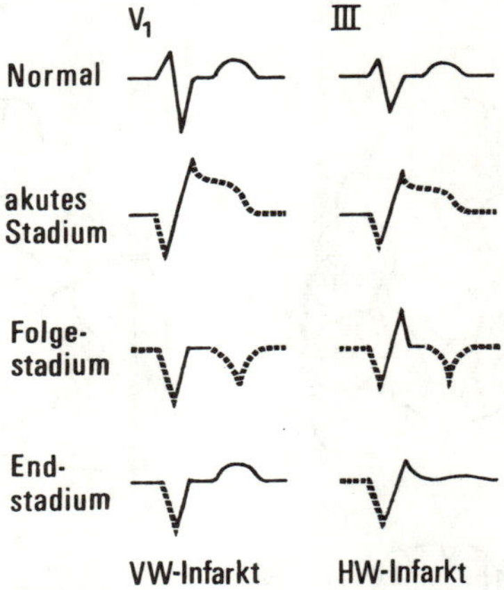

Abb. 41. Infarktstadien im EKG

2. Stadienablauf (Abb. 41).

Akutes oder frisches Stadium:

a) Flüchtige T-Überhöhung („Erstickungs-T").
b) Monophasische Deformierung des Kammerendteiles = ST-Hebung mit hohem Abgang von R und Verschmelzung mit T zu einer (nach oben konvexen) Welle.
c) Tiefes Q in den betroffenen Extr.-Abl., in der BWA: R-Verlust oder R-Verkleinerung, OS-Komplex.

Reaktives Folgestadium: T wird spitz-gleichschenklig negativ: coronares T, terminal negatives T. Nach einem subakuten Zwischenstadium kehrt ST in die Isoelektrische zurück.

Endstadium: Der Kammerendteil kann sich vollständig normalisieren. Bestehen bleiben die Veränderungen der Anfangsschwankung: tiefes Q, bzw. R-Verlust. In seltenen Fällen totale Remission. Oft bleiben die Symptome des reaktiven Folgestadiums bestehen.

Elektrokardiographische Infarktlokalisation (Abb. 42)

Vorderwandspitzeninfarkt: *Extr. Abl.:* Q-Zacke und monophasische ST-T Deformierung in I und II. *BWA.:* R-Verlust und monophasische ST-T Deformierung in $V_1 - V_5$.

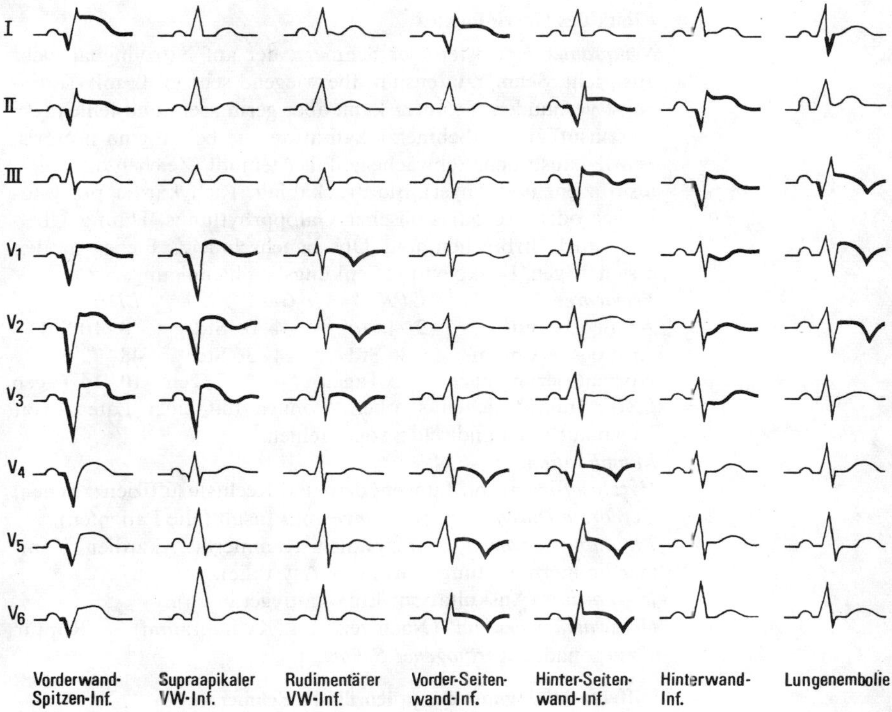

Abb. 42. Infarktlokalisation im EKG

***Supraapikaler Vorderwandinfarkt**: Extr. Abl.:* meistens unauffällig. *BWA.:* R-Verlust und monophasische ST-T Deformierung in $V_1 - V_3$.

***Rudimentärer Vorderwandinfarkt:** Extr. Abl.:* unauffällig. *BWA.:* kein R-Verlust, leichte ST-Hebung u. terminal negatives T in $V_1 - V_3$. R-Verlust in den hohen BWA $V_1 - V_3$.

***Vorderseitenwandinfarkt**: Extr. Abl.:* Q-Zacke und monophasische ST-T Deformierung in I. *BWA.:* Q-Zacke und ST-Hebung mit negativem T in $V_4 - V_6$.

***Hinterseitenwandinfarkt**: Extr. Abl.:* Q-Zacke und monophasische Deformierung von ST-T in II und III: *BWA.:* Q-Zacke und monophasische Deformierung von ST-T in $V_6 - V_6$.

***Hinterwandinfarkt**: Extr. Abl.:* Q-Zacke und monophasische ST-T Deformierung in II und III. *BWA.:* bisweilen hohes R in V_1.

***Septuminfarkt**: Extr. Abl.:* Zeichen eines Hinterwandinfarktes. *BWA.:* Zeichen eines Vorderwandinfarktes.

Innenschichtinfarkt: In allen Abl. ST-Senkung und positive T-Zacke.

Klinik des Herzinfarktes

Symptome: Retrosternaler Schmerz, der auf Nitrolingual nicht anspricht. Schmerzintensität überwiegend sehr groß, mit Todesangst verbunden. Schmerz kann aber gering sein und fehlen (bei Herzinsuffizienz). Schmerzlokalisation wie bei Angina pectoris. Schweißausbruch, Schwächegefühl, Atemnot (Zeichen der Herzinsuffizienz und Angst). Blutdruckabfall, Tachykardie, präsystolischer oder protodiastolischer Galopprhythmus. Häufig Übelkeit, auch Erbrechen und Oberbauchschmerz. Fieber in den ersten Tagen. Leukocytose, Senkungsbeschleunigung.

Fermente:	*CPK*	*GOT*	*LDH*
Anstiegsbeginn	2–4 Std	4–6 Std	8–10 Std
Anstiegsmaximum	36 Std	24–36 Std	48–72 Std
Normalisierung nach	3 Tagen	4–6 Tagen	10–14 Tagen

EKG: Infarktzeichen s. oben; können mit einer Latenz von Tagen auftreten und selten sogar fehlen.

Komplikationen:

Herzinsuffizienz mit Lungenödem und Rechtsinsuffizienzzeichen,
Cerebrale Durchblutungsstörungen mit Insult (alte Patienten),
Rhythmusstörungen (Extrasystolen, Kammertachykardien, Kammerflimmern, Leitungsstörungen, Asystolie),
Perikarditis (Auskultation: Lokomotivgeräusch),
Herzwandaneurysma (Nachweis im Kymogramm) → Ruptur (Tamponade) *Kardiogener Schock*.

Differentialdiagnose des präcordialen Schmerzes

Angina pectoris: Belastungsschmerz, positiver Nitroeffekt, EKG-Veränderungen im Anfall, pathologisches Belastungs-EKG.

Herzinfarkt: Dauerschmerz (Nekrosefolge), den Nitropräparate nicht beheben. Zeichen der Herz- und Kreislaufschwäche. Fermentanstieg, EKG-Befund, oft Fieber und Anstieg der Blutsenkung.

Perikarditis: Auch bei Infarkt möglich. Bei Urämie nicht schmerzhaft (Blut- und Urinbefund). Bei rheumatischer oder infektiöser Perikarditis geht das Fieber dem Schmerz meistens voraus. Infarktausschluß durch EKG.

Dissezierendes Aortenaneurysma: Plötzlich einsetzender rasender Brustschmerz mit Ausstrahlung in den Rücken und in die Flanken des Abdomens. Die maximale Schmerzintensität tritt schnell in Erscheinung. Pulsdifferenzen, Zeichen einer Aorteninsuffizienz, Verbreiterung des Aortenschattens im Röntgenbild. GOT kann erhöht sein. Keine Infarktzeichen im EKG. Wegen vorbestehender Hypertonie meistens Linkshypertrophiezeichen im EKG.

Lungenembolie: Akuter Retrosternalschmerz (Ischämie der rechten Kammer); atemabhängiger Pleuraschmerz nach Latenzzeit; hämorrhagisches Sputum. Im EKG $S_I Q_{III}$-Typ. Im Röntgenbild: Zwerchfellhochstand, Westermarksches Zeichen (Aufhellung der ischämischen Lungenzone), Infiltrate.

Kardialgie bei vegetativer Dystonie (Da-Costa-Syndrom, Effort-Syndrom): hypertone Regulationsstörung mit Tachykardie und Blutdruckanstieg nach Belastung. Auslösung durch emotionale Faktoren (erhöhter Sympathicustonus). Zusätzlich kommen Extrasystolen und supraventriculäre paroxysmale Tachykardien vor.
Weitere präcordiale Schmerzursachen: Hiatushernie, Oesophaguserkrankungen, Mediastinitis, Pankreatitis. Schulter-Arm-Syndrom bei degenerativen Halswirbelsäulenveränderungen und Myogelosen im Schultergürtel. Weichteilrheumatismus (Fokalinfektionen).

Therapie des akuten Herzinfarktes

Optimale Behandlungsergebnisse auf Intensivpflegestationen (Infarktmortalität in der Klinik konnte von 30% auf unter 20% gesenkt werden, vor allem durch Beherrschung der Rhythmusstörungen!).
Schmerz: Morphium 10–15 mg s.c. oder i.m., Wiederholung in Abständen von einigen Stunden bis zur Schmerzfreiheit. In schwersten Fällen 5 mg langsam i.v. unter Kontrolle von Blutdruck und Atmung (nötigenfalls das schnell wirksame Antidot Lorfan 0,5–2,0 mg i.v. bei Atemdepression). Bei Brechreiz Antiemetica (Vomex) oder Atropin. Neben der Schmerzlinderung senkt Morphium den O_2-Verbrauch des Herzens.
Sedierung: Wichtig zur Beruhigung des Patienten während der ersten Tage (Tranquilizer, kleine Barbituratdosen über den Tag verteilt, z. B. 4 mal 0,05 g Luminal per os).
Sauerstoffinhalation: Zur Erzielung einer Sauerstoffsättigung des arteriellen Blutes zwischen 90 und 100%; bei den sedierten schlecht durchatmenden Patienten und bei Herzinsuffizienz sonst nicht gewährleistet.
Bettruhe: Kein schematisches Vorgehen. In unkomplizierten Fällen nach 8–10 Tagen Aufsitzen im Stuhl, dann allmähliche Aktivierung in zwei bis drei Wochen. In komplizierten Fällen (Herzinsuffizienz, Rhythmusstörungen, Fieber) Bettruhe bis 4 Wochen.
Antikoagulantien: In der Regel indiziert. Nachgewiesene Schutzwirkung gegen sekundäre Venenthrombosen und Lungenembolien; Vorbeugungseffekt gegen Infarktrezidiv noch umstritten. Fibrinolysetherapie im Frühstadium in der klinischen Erprobung. Einleitung der Antikoagulantienbehandlung mit Heparin (3mal täglich 15.000 I.E) dann Übergang auf Cumarinderivate (Marcumar).
Rhythmusstabilisierung: Bei mehr als 80% der Infarktkranken ergab die Langzeitkontrolle des EKG ein initiales Stadium der elektrischen Instabilität mit ventrikulären Extrasystolen, Kammertachykardien oder Kammerflimmern. Daher generelle Prophylaxe mit Xylocain (als Tropfinfusion 3–4 mg/Minute) oder Procainamid (Novocamid) 4mal täglich 250–500 mg täglich per os oder i.m. Arrythmieprophylaxe vor allem bei Digitalis- oder

Strophantinanwendung notwendig, da die Glykoside die ektopische Reizbildung beim Infarkt begünstigen.
Bei Bradykardie und blockierter Erregungsleitung ist nach Atropin oder Alupenttropf die Schrittmacherbehandlung mit externem Impulsgeber indiziert. Kammertachykardien und Kammerflimmern erfordern die sofortige elektrische Defibrillation.
Digitalis oder Strophantin: Indiziert bei Herzvergrößerung und Insuffizienzzeichen. Präparate mit hoher Abklingquote (Strophantin) bieten größere Sicherheit vor Überdosierung.
Periphere Kreislaufmittel: Bei Blutdruckabfall Noradrenalin. Es wirkt positiv inotrop und steigert durch periphere Vasoconstriction den Blutdruck und damit zugleich die coronare Perfusion. Kardiogener Schock s. Seite 9.
Reanimation: Bei Kreislaufstillstand infolge Kammerflimmerns oder Asystolie. Sofort äußere Herzmassage und Mund-zu-Mund-Beatmung bzw. künstliche Beatmung nach Intubation. Unter der Herzmassage muß der Femoralispuls tastbar werden! Während der Herzmassage EKG-Schreibung, danach bei Kammerflimmern elektrische Defibrillation, bei Asystolie intrakardiale Injektion von Adrenalin 5 ml(1 : 10000) oder Alupen 0,2–0,4 mg (in verdünnter Lösung), dann Schrittmacherbehandlung. Gegen Acidose Injektion von Natriumbicarbonat (8,5%) etwa 10 ml intrakardial.

Nachbehandlung und Rehabilitation

Erfolgt am besten 6–8 Wochen nach dem Infarkt für weitere 6 Wochen in speziell eingerichteten Rehabilitationskliniken, um monatelange Passivität der Patienten zu vermeiden.
Medikamentöse und diätetische Maßnahmen: Herzglykoside bei latenter oder manifester kardialer Insuffizienz. Anginöse Herzbeschwerden wie bei Angina pectoris behandeln (s. oben). Antikoagulantienbehandlung für 2 Jahre oder länger, besonders bei Rezidivgefahr infolge multipler Risikofaktoren. Spezialbehandlung der Grundkrankheiten (Hyperlipämie, Diabetes etc.). Rauchverbot, fettarme Diät, Einschränkung tierischen Fettes, Gewichtsreduktion.
Körperliches Training: Nach dem akuten Infarktstadium ist der Körper durch Inaktivität und Myokardschädigung geschwächt. Hinzu kommt die Angst vor normaler körperlicher Belastung. Ein dosiertes, systematisch gesteigertes, elektrokardiographisch überwachtes Training ist dann indiziert: Fahrradergometrie, Gymnastik, Schwimmen, Terrainkur. Keine Übungen mit Preßatmung, denn diese behindert den venösen Rückstrom zum Herzen und damit die coronare Perfusion. Trainingseffekt-allgemeine Kreislaufstabilisierung, Begünstigung der Kollateralenentwicklung, Ermutigung des Kranken.
Berufliche Rehabilitation: Vermittlung geeigneter Arbeitsplätze durch Umsetzung oder Umschulung. Verhütung der Frühinvalidität.

8. Pulmonale Herzkrankheiten

Lungenembolie ▶ Ursachen

Losgelöste Thrombusteile: Aus tiefen Beinvenen, Beckenvenen, gelegentlich aus dem re. Vorhof, selten aus Arm- und Halsvenen (Injektionsfolge!). Disposition: nach Operationen, Entbindungen, Polycythämie, Immobilität (Bettlägerigkeit alter Leute, Auto, Flugzeug), Antibabypillen (im ersten Quartal), Herzinsuffizienz.
Fettembolie: Posttraumatisch.
Luftembolie: Nach Injektionen und Traumen.
Tumorzellen-Embolie: Bei Tumoreinbruch in die großen Hohlvenen.

Pathophysiologie

Zirkulationssperre: Druck- und Volumenabfall hinter dem Hindernis: Abnahme des cardiac output (Herzminutenvolumen), des Blutdrucks und der Coronardurchblutung – bis zum Schock (auch sekundärer Herzinfarkt).
Widerstandserhöhung im kleinen Kreislauf (akutes Cor pulmonale): Durch Verlegung der Gefäße. Durch kleine embolische Partikel reflektorische Vasoconstriction in den betroffenen Pulmonalarterienaufzweigungen (hinter dem Verschluß). Akute Druckbelastung des rechten Herzens, Rechtsinsuffizienz mit Dilatation des rechten Ventrikels und Vorhofes (dazu Effekte der Coronarinsuffizienz).
Lungeninfarkt: Nicht obligatorisch, da der Bronchialkreislauf (vasa privata) oft eine Nekrotisierung des betroffenen Lungengewebes verhindern kann. Keine Infarktbildung bei Verschluß großer zentraler Pulmonalarterien – infolge guter Kollateralversorgung der zentralen Lungenabschnitte. Ungünstigere Verhältnisse in der Peripherie. Meist präembolische Lungenstauung. Infarkt durch Einblutung aus den Bronchialgefäßen immer hämorrhagisch.

Symptome

Klinik: Variabel, je nach Größe des Embolus, Zahl der embolischen Schübe und Vorerkrankungen der Kreislauforgane. Embolusquelle suchen!
akut: Schwächeanfall, Atemnot, retrosternaler Schmerz (Dehnung der Pulmonalarterie im sensitiven elastischen Bereich. Ischämieschmerz), II P betont, Kreislaufschock (Blässe, Blutdruckabfall, Tachykardie, Schweißausbruch, Unruhe, Todesangst). Fieber, Leukocytose, BKS hoch.
subakut: Leichter Kollaps, kein Soforschmerz, mäßige Dyspnoe. Tachykardie, Cyanose, Fieber, Leukocytose, BKS-Erhöhung. Pleuraler Schmerz durch Lungeninfarkt, Hämoptoe (nur 10%). Pleurareiben: nach Stunden oder Tagen.

latent: Das Bild rezidivierender doppelseitiger Bronchopneumonien ohne akute Herz- und Kreislaufsymptomatik, häufiger mit sanguinolentem Auswurf. Rezidivierende Mikroembolien. Ausgang in chronisches Cor pulmonale.
asymptomatisch: bei kleinen Embolien.
EKG: (Abb. 42): Zeichen des akuten Cor pulmonale, oft nur schwach ausgeprägt und flüchtig, bei kleineren Embolien nicht selten ausbleibend.
Vorhoferregung: Erhöhung der P-Zacke in II und III (P-dextrocardiale infolge akuter Vorhofüberlastung), Übergang in Vorhofflimmern möglich. Oft Extrasystolen.
Erregungsausbreitung in den Kammern: $S_I Q_{III}$-Typ des QRS-Komplexes (Dilatation des rechten Ventrikels und Rotation des Herzens um die Längsachse im Uhrzeigersinn, wobei sich der rechte Ventrikel nach links oben verlagert); die Rückbildung der S-Zacke im Verlauf ist sehr suspekt auf Embolie. Passagerer Rechtsschenkelblock kommt vor (Überdehnung des rechten Bündels und Ischämie bei Dilatation der rechten Kammer).
Erregungsrückbildung in den Kammern: ST-Hebung in III, V_1, V_2 und bisweilen auch V_3 (monophasische Deformierung) oder nur T-Negativität in diesen Ableitungen. QT-Verlängerung.
Abgrenzung gegen Hinterwandinfarkt: In Ableitung III identische Verhältnisse. Beim Hinterwandinfarkt in V_1 und V_2 keine ST-Hebung und Negativität von T, sondern ST-Senkung und positives T. Beim Hinterwandinfarkt meistens Q-Zacke und monophasische Deformierung auch in Ableitung II, bei der Lungenembolie nicht.
Fermente im Serum: CPK und GOT normal, LDH häufig erhöht. Bei Leberstauung infolge akuter Rechtsinsuffizienz Bilirubin und GOT erhöht.
Radiologische Diagnostik: In Betracht kommen drei Methoden, die einander ergänzen.
1. Thoraxaufnahme in zwei Ebenen: (a) *Avasculäre Zonen* mit vermehrter Strahlendurchlässigkeit distal des Verschlusses, die sich gegen die relativ stärker durchbluteten korrespondierenden Zonen der anderen Seite abheben (nur bei Verschluß der großen Pulmonalarterienstämme). (b) *Erweiterung der Hilusgefäße* und bei Rechtsinsuffizienz auch der oberen Hohlvene. (c) *Zwerchfellhochstand* auf der betroffenen Seite. (d) *Pleuraerguß*. (e) *Lungeninfarkt-Verschattung* (stets mit Kontakt zur Pleura, konvexe Begrenzung zum Herzen hin). (f) *Vergrößerung des rechten Ventrikels und des rechten Vorhofes*. Merke: In 80% der Fälle ergeben die Thoraxaufnahmen keine diagnostische Hilfe. Sie können bei kleineren Embolien unauffällig sein. Residuen: Pleuraadhäsionen.
2. Lungen-Szintigraphie (^{131}J-markiertes aggregiertes Humanalbumin): 70–85% der markierten Partikel bleiben bei der ersten Passage in den Lungencapillaren stecken. Wichtiger Test für die pulmonale Durchblutung. Speicherdefekte sind für Embolien

nicht pathognomonisch (auch bei Tumoren, Emphysemblasen etc.), bei normalem Röntgenbild aber stark embolieverdächtig.

3. Lungenarteriographie: Kontrastmitteldarstellung der Arteria pulmonalis: Nachweis von Füllungsdefekten und Plaques, Dilatation des Hauptstammes auf der betroffenen Seite. Indiziert vor allem vor Embolektomie.

Therapie

Konservativ

Bekämpfung von Schmerz und Angst: Morphium (0,01–0,02), für leichte Fälle Novalgin, gegen Pleuraschmerz Codein.

Herz- und Kreislaufbehandlung: Schocktherapie mit Arterenol und Plasmaexpander. Eupaverin zur Spasmenlösung, Digitalisierung. Fibrinolysetherapie schockwirksam! O_2-Beatmung.

Antikoagulantien: Heparin (3mal täglich 15000 E intravenös). Thrombolysetherapie mit Streptokinase.

Infektionsprophylaxe: Antibiotica (Tetracyclin, Chloramphenicol).

Operativ

Venenligatur: Je nach Embolusquelle Unterbindung der Femoralvenen oder der Vena cava inferior. Indiziert bei Rezidiven unter Antikoagulationsbehandlung. Sehr selten notwendig.

Pulmonale Embolektomie: Lebensrettend bei massiver Lungenembolie, wenn schnell eingegriffen wird (Mortalität etwa 50%).

Chronisches Cor pulmonale ▶

Definition

Rechtshypertrophie (evtl. Insuffizienz) infolge Drucksteigerung im arteriellen Schenkel des kleinen Kreislaufes – bedingt durch Erkrankungen der Lunge. Nicht eingeschlossen sind: Mitralstenose, Linksinsuffizienz und Rechts-links-Shunt als Ursache einer Rechtsbelastung.

Pathogenese

Cor pulmonale vasculare: Rezidivierende Lungenembolien, Arteritiden (L. E., P. n.), Endophlebitiden, primäre Pulmonalsklerose (Intimaproliferation und Mediahyperplasie unklarer Ursache im jugendlichen Alter, familiär gehäuft, sehr selten!).

Cor pulmonale parenchymale: Tuberkulose, Sarkoidose, obstruktives Emphysem. Perivasculäre Entzündung und Schrumpfungsvorgänge zerstören Gefäße und engen Querschnitt ein. Bei der Obstruktion zusätzliche Drucksteigerung infolge alveolärer Hypoventilation. Sekundäre Polycythämie.

Cor pulmonale durch alveoläre Hypoventilation: Erniedrigung des Sauerstoffdruckes und Erhöhung des CO_2-Druckes in den Alveolen bewirkt reflektorische Kontraktion der Lungengefäße (Sinn: Umleitung des Blutes in besser belüftete Bezirke?). Pickwickier-Syndrom.

Klinik

Symptome: Dyspnoe und Schwindelgefühl nach Belastung, manchmal Synkopen (erheblicher Anstieg des Pulmonalarteriendruckes bei Zunahme des Herzminutenvolumens, da der Widerstand im kleinen Kreislauf erhöht ist), später Ruhedyspnoe und Rechtsinsuffizienzzeichen. Pulmonalton akzentuiert, in schweren Fällen relative Pulmonalinsuffizienz. Pulsationen links parasternal und epigastrisch (Rechtshypertrophiezeichen), Cyanose, Trommelschlegelfinger. Bei fortgeschrittener Rechtsinsuffizienz relative Trikuspidalinsuffizienz mit systolischem Geräusch, dessen Intensität inspiratorisch zunimmt. Dazu die Symptome des jeweiligen Grundleidens.

EKG: Ein wichtiger Gradmesser für die Belastung des rechten Herzens.

Reines Emphysem ohne Rechtshypertrophie:

Vertikalstellung des Herzens (Steil- oder Rechtslagetyp)
Amplitudenkleinheit (< 0,5 mV)
S_IQ_{III}-Typ (Drehung um die Längsachse)

Rechtshypertrophie:

P-pulmonale (oft erstes Zeichen)
Rechtstyp oder Sagittaltyp in den Extr. Abl.
Diskordanz des ST-T Abschnittes in II, III, V_1–V_3
Hohe R-Zacke oder r'-Zacke in V_1 und V_2
Rechtsschenkelblock (partiell→komplett)

Therapie

Behandlung des Grundleidens (Emphysem, Obstruktion, Polycythämie, Adipositas, Lungenparenchymkrankheiten). Herzglykoside und Diuretica.

Kapitel 2.

Krankheiten der Atmungsorgane

A. Störungen der Atmungsfunktion

1. Die normale Atmung

Funktion der oberen Luftwege ▶ **Bedeutung der Nasenatmung**

In der Nase wird die Atemluft *gereinigt* (Filterwirkung der Nasenhaare, Partikelniederschlag auf dem Nasenschleim, rachenwärts gerichtete Cilienbewegung des Epithels), *erwärmt* (fast bis auf Körpertemperatur) und *befeuchtet* (nahezu vollständige Sättigung mit Wasserdampf). Gestörte Nasenatmung kann daher Reizung und Austrocknung der Bronchialschleimhaut bewirken. Dem ist bei künstlicher Beatmung (Trachealkatheter, Trachealkanüle) Rechnung zu tragen.

Selbstreinigung des Tracheobronchialsystems

Erfolgt durch den schleimhaltigen Schutzfilm der Trachea und der Bronchien in Verbindung mit der rachenwärts gerichteten Cilienbewegung des Epithels (Transportgeschwindigkeit 10–15 cm/Stunde). Bestandteile des Zigarettenrauches hemmen die Ciliaraktivität! Husten und Niesen sind zusätzliche reflektorisch ausgelöste Reinigungsmechanismen. Abschwächung oder Ausschaltung des Hustenreflexes kann lebensgefährlich sein (Aspiration bei Narkosen oder im Coma, mangelhaftes Abhusten bei fortgeschrittener obstruktiver Lungenerkrankung).

Funktionen der Lunge ▶ **Ventilation**

Umfaßt die Einatmung mit Belüftung des Alveolarraumes und die Ausatmung. Die Einatmung erfolgt aktiv durch Kontraktion der Atemmuskeln, die Ausatmung überwiegend passiv durch elastische Rückstellkräfte der Lungen und des Brustkorbes. Bei erschwerter Ausatmung treten die exspiratorischen Muskeln (Bauchpresse) verstärkt in Aktion. Das Volumen eines normalen Atemzuges beträgt etwa 500 ml. Davon entfallen auf die Luftwege (Totraum) 150 ml, auf das Kompartiment der Alveolen 350 ml. Bei 15 Atemzügen pro min ergibt sich eine alveoläre Ventilation von 5 Litern/min. Die Sauerstoffaufnahme beträgt dabei 300 ml, die CO_2-Abgabe 250 ml/min. Unter Belastung kann die Sauerstoffaufnahme auf 4–5 Liter/min steigen und das Atemminutenvolumen auf das Fünfzehnfache.

Gasaustausch

Durch Diffusion werden zwischen Alveolarluft und Lungencapillarblut die Atemgase ausgetauscht; die treibende Kraft ist die Differenz der Partialdrucke:

Alveolarluft —*Sauerstoff*→ Capillarblut
pO_2 : 104 mm Hg pO_2 : 40 → 104 mm Hg

Alveolarluft ←*Kohlendioxyd*— Capillarblut
pCO_2 : 40 mm Hg pCO_2 : 45 → 40 mm Hg

Der Gasaustausch erfolgt durch die respiratorische Membran; deren *Diffusionskapazität* ist abhängig von: (a) der *Membrandicke* (Schichten: Flüssigkeitsfilm in den Alveolen, Alveolarepithel, Inerstitium, Basalmembran der Capillaren, Capillarendothel), (b) der *Membranoberfläche* (wird bei körperlicher Belastung durch Alveolendehnung vergrößert), (c) dem *Diffusionskoeffizienten* (abhängig vom Molekulargewicht des Gases und seiner Löslichkeit in der Membran; für CO_2 zwanzigmal größer als für O_2).
Unter Ruhebedingungen ist die Sauerstoffsättigung des Blutes nach weniger als einem Drittel der Passagezeit durch die Lungencapillaren beendet. Beschleunigter Blutumlauf bei Belastung beeinträchtigt daher die O_2-Sättigung nicht. Nur beim Zusammentreffen von Belastung und herabgesetztem atmosphärischem Sauerstoffdruck (Höhenluft) sinkt die arterielle O_2-Sättigung ab, weil der verkleinerte O_2-Druckgradient die Diffusionsgeschwindigkeit vermindert. Der CO_2-Austausch zwischen Alveolarluft und Capillarblut erfolgt wegen der hohen Diffusionsrate dieses Gases sehr schnell und wird durch die respiratorische Membran niemals behindert.

Perfusion

Der pulmonale Blutfluß hat die gleiche Größe wie das Herzminutenvolumen: etwa 5 Liter/min. Da auch die alveoläre Ventilation 5 Liter/min beträgt (s. oben), ergibt sich global ein Ventilations-Perfusions-Verhältnis von annähernd 1. Ein kleiner Teil des Herzminutenvolumens (1–2%) passiert die Lunge unter Umgehung der Alveolen. Diese venöse Zumischung zum arterialisierten Lungenvenenblut läßt den pO_2 des arteriellen Blutes auf 95 mm Hg absinken.

Verteilung

Ventilation und Perfusion erreichen in verschiedenen Lungenabschnitten ein unterschiedliches Ausmaß. Die Perfusion pro Volumeneinheit nimmt in aufrechter Körperhaltung von der Lungen-

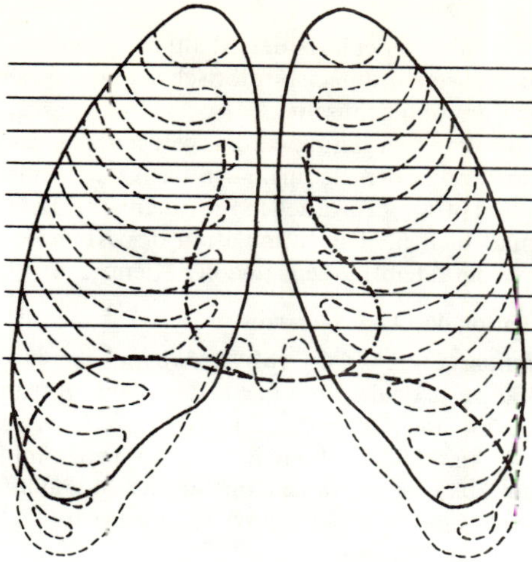

V%	$\dot{V}_A$ l/min	$\dot{Q}$ l/min	$\dot{V}_A/\dot{Q}$	P_{O_2} mm Hg	P_{CO_2} mm Hg
7	0.24	0,07	3,3	132	28
8	0,33	0,19	1,8	121	34
10	0,42	0,33	1,3	114	37
11	0,52	0,50	1,0	108	39
12	0,59	0.66	0,90	102	40
13	0,67	0,83	0,80	98	41
13	0,72	0,98	0,73	95	41
13	0,78	1.15	0,68	92	42
13	0.82	1,29	0,63	89	42
100	5,09	6,00			

	P_{O_2}	P_{CO_2}
alveolar gemischt	101	39
arteriell gemischt	97	40
A–a Diff.	4	1

Abb. 43. Regionale Differenzen der Ventilation ($\dot{V}_A$), Blutperfusion ($\dot{Q}$) und des Ventilation-Perfusion-Quotienten ($\dot{V}_A/\dot{Q}$) in der normalen Lunge bei aufrechter Haltung (nach J.B. West)

basis zur Spitze kontinuierlich ab. Das gleiche gilt für die Ventilation, doch ist der Gradient nicht so steil. Folglich nimmt das Ventilations-Perfusions-Verhältnis von der Basis zur Spitze zu (s. Abb. 43). Den Alveolen der Spitzenregion wird wegen des geringen Capillardurchflusses relativ wenig O_2 entzogen und wenig CO_2 zugeführt. Das Gegenteil ist in den stark durchbluteten Alveolen der Lungenbasis der Fall, die für den Gasaustausch die größere Bedeutung haben. Trotz der ungleichen Verteilung von Ventilation und Perfusion ist die globale Sauerstoffsättigung des Lungenblutes gewährleistet. Doch treten Störungen der arteriellen O_2-Sättigung auf, wenn sich bei Lungenerkrankungen das Ventilations-Perfusions-Verhältnis verschlechtert. Im Extremfall wird eine belüftete Alveole überhaupt nicht perfundiert (Gefäßverschluß) bzw. eine perfundierte Alveole nicht belüftet (Atelektase). Kompensatorische (reflektorische?) Mechanismen sorgen dafür, daß die Durchblutung schlecht belüfteter Alveolen gedrosselt wird bzw. daß die Belüftung schlecht durchbluteter Alveolen abnimmt.

Die ungleichmäßige Verteilung des Blutflusses in der normalen Lunge ist auf hydrostatische Druckdifferenzen zurückzuführen. Im Liegen werden Spitze und Basis gleichmäßig perfundiert, indessen die unteren Partien stärker als die oberen. Die größere Ventilation der basalen Lungenabschnitte beruht auf dem kleineren Ruhevolumen und der stärkeren inspiratorischen Dehnung der Alveolen in diesem Bereich.

Regulation der Atmung ▶ **Atemzentrum**

Lokalisation: Formatio reticularis der Medulla oblongata. Das Zentrum ist aus Neuronen mit inspiratorischer und solchen mit exspiratorischer Funktion gemischt.

Funktion: Die alveolare Ventilation wird so geregelt, daß der Gasaustausch den metabolischen Bedürfnissen des Organismus entspricht und pO_2 und pCO_2 im arteriellen Blut auch unter Belastung annähernd normal bleiben. Die Stimulation des Atemzentrums bewirkt Zunahme der Atemfrequenz und der Atemtiefe.

Humorale Regulation des Atemzentrums

Direkte Stimulation: Durch CO_2 (Meßgröße pCO_2) und *H^+-Ionen* (Meßgröße pH). Beide stimulieren das Atemzentrum auf dem Blutwege, CO_2 auch über den Liquor (dort Übergang in H_2CO_3, das in H^+ und HCO_3^- dissoziiert; H^+-Ionen stimulieren vom Liquorraum aus eine exzitable Zone an der Medulla-Oberfläche im Bereich des Atemzentrums). Niedriger pCO_2 und Alkalose hemmen das Zentrum.

Indirekte Stimulation: Über die *Chemoreceptoren* im Carotissinus und der Aortenwand, die hauptsächlich durch *Sauerstoffmangel* im arteriellen Blut ($pO_2 < 60$ mm Hg) stimuliert werden. Die Stimulation der Chemoreceptoren durch H^+-Ionen und CO_2 ist von untergeordneter Bedeutung, da der direkte Effekt beider auf das Atemzentrum viel größer ist.

Quantitative Aspekte: *Wichtigste Regelgröße ist pCO_2!* Ein pCO_2-Anstieg von 40 auf 63 mm Hg in den Alveolen bewirkt 10-fache Ventilationssteigerung. Zum einen wirkt der pCO_2-Anstieg im Blut direkt, zum anderen indirekt über die respiratorische Acidose (H^+-Ionen-Wirkung) atmungsstimulierend.

Zunahme der H^+-Ionen (durch Vermehrung der fixen Säuren) bewirkt geringere Ventilationssteigerung, da pCO_2 bei Hyperventilation sinkt, was einen hemmenden Effekt auf das Atemzentrum hat. Bei pH 7,1 4-fache Ventilationssteigerung; bei pH 7,6 (Alkalose) Abfall der Ventilation auf 20%.

Sauerstoffregulation der Atmung (über Chemoreceptoren): Normalerweise unbedeutend, da ein geringer Abfall des alveolären pO_2 die Sauerstoffsättigung des Blutes nicht wesentlich beeinträchtigt und nicht zur Stimulation der Chemoreceptoren führt. Außerdem wird eine durch O_2-Mangel induzierte Hyperventilation durch den mit der Ventilationssteigerung verbundenen Abfall von pCO_2 und pH-Anstieg gebremst. Bei behinderter Ventilation (Pneumonie, obstruktives Emphysem) jedoch entfällt die Bremsung der O_2-Mangel-Stimulation des Atemzentrums, da auch die CO_2-Abgabe erschwert ist. In diesen Situationen ist der O_2-Mangel das entscheidende Stimulans für eine Respirationssteigerung, was daran zu erkennen ist, daß Sauerstoffbeatmung die Atmung abschwächt und die CO_2-Konzentration im Blut steigen läßt: Gefahr von respiratorischer Acidose und Coma!

Nervale Einflüsse auf die Atmung

Afferente Impulse aus dem Rückenmark: Aus der Körperperipherie stammend (kalter Guß etc.), stimulieren das Atemzentrum.

Hering-Breuer-Reflex: Receptoren in der Lunge geben bei Dehnung (Inspiration) hemmende Impulse ab, die zur Beendigung der Inspiration führen (Schutz vor Überdehnung). Andere Receptoren sprechen auf Kompression (Ausatmung) an; ihre Impulse beenden die Exspiration.

Vasomotorenzentrum: Impulse die das Vasomotorenzentrum stimulieren regen auch das Atemzentrum an.

Emotionale Faktoren: Können auf nervalem Wege die Atmung steigern (Hyperventilationssyndrom).

Atmung und Säure-Basen-Gleichgewicht ▶

Regulation der Wasserstoffionenkonzentration

Der pH-Wert des arteriellen Blutes beträgt 7,4; er wird als wichtiger Faktor des inneren Milieus genau konstant gehalten. Das venöse Blut hat einen pH von 7,35. Der intracelluläre pH-Wert liegt wahrscheinlich bei 7,0. Ein Absinken des arteriellen Blut-pH unter 7,35 bezeichnet man als Acidose, einen Anstieg über 7,45 hinaus als Alkalose. Zur Vermeidung von Acidose und Alkalose stehen dem Organismus drei Schutzmechanismen zur Verfügung: (a) *Säure-Basenpuffer* (Bicarbonat- und Phosphatpuffer, Proteinpuffer im extra- und intracellulären Raum), die Säuren und Basen sofort abfangen; (b) *Veränderung des Kohlensäuregehaltes durch die Atmung*, wodurch mit einiger Latenz pH-Verschiebungen entgegengewirkt werden kann; (c) *Veränderung der Säuren- und Basenelimination durch die Nieren*, ein nach Stunden oder Tagen einsetzender Kompensationsvorgang von großer Kapazität (s.S.178).

Das Bicarbonatpuffersystem

Es besteht aus der schwachen Säure H_2CO_3 und ihrem vollständig dissoziiertem Alkalisalz $NaHCO_3$ bzw. $KHCO_3$. Die Basenkomponente des Puffers ist das Ion HCO_3^- (denn Basen sind Moleküle, die H^+ aufnehmen); die Säurekomponente ist H_2CO_3 (denn Säuren sind Moleküle, die H^+ abgeben).

Die quantitative Beziehung zwischen dem pH und dem Bikarbonatpuffer wird durch die *Hasselbalch-Hendersonsche Gleichung* wiedergegeben:

$$pH = pK + \log \frac{[HCO_3^-]}{[H_2CO_3]}.$$

H_2CO_3 steht mit dem gelösten Kohlendioxyd in einem reversiblen Gleichgewicht:

$$CO_2 + H_2O \rightleftarrows H_2CO_3 \rightleftarrows H^+ + HCO_3^-.$$

In diesem Gleichgewicht ist die CO_2-Konzentration etwa 1000 mal höher als die (praktisch nicht meßbare) H_2CO_3-Konzentration.

Da zwischen beiden strenge Proportionalität besteht, wird H_2CO_3 in der pH-Gleichung durch CO_2 ersetzt, wodurch sich nur die Konstante ändert ($pK \rightarrow pK'$):

$$pH = pK' + \log \frac{[HCO_3^-]}{[CO_2]} .$$

Im normalen Arterienblut ist die Bicarbonatkonzentration 25 mval/l, die CO_2-Konzentration (bei $pCO_2 = 40$ mm Hg) 1,25 mval/l. Die Konstante pK' beträgt 6,1. Daraus folgt:

$$pH = 6{,}1 + \log \frac{25}{1{,}25} = 6{,}1 + \log 20 = 6{,}1 + 1{,}3 = \underline{7{,}4}.$$

Die CO_2-Konzentration ist durch den Partialdruck und den Löslichkeitskoeffizienten des Gases gegeben:

$$[CO_2] = \alpha \cdot pCO_2 .$$

Mit der Messung von 2 Werten der Hasselbalch-Hendersonschen Gleichung im arteriellen Blut kann jede Situation des Säurebasengleichgewichts im Blut definiert werden. Ändern sich Zähler und Nenner proportional, so daß der Säure-Basen-Quotient konstant bleibt, handelt es sich um kompensierte Störungen, da sich der pH-Wert nicht verschiebt. Bei Acidose ist der Nenner ($[CO_2]$), bei Alkalose der Zähler ($[HCO_3^-]$) vergrößert.

Das Bicarbonatpuffersystem hat im Organismus eine Schlüsselstellung, weil seine Kapazität nach beiden Seiten durch übergeordnete Regulationsmechanismen stark erweitert wird: Die HCO_3^--Konzentration kann durch die Nieren verändert bzw. stabilisiert werden, die CO_2-Konzentration durch die Atmung.

Regulatorfunktion der Atmung

Die Atmung wirkt pH-Verschiebungen durch Änderung der arteriellen CO_2-Konzentration entgegen. Das geschieht langsamer als durch die chemischen Puffer des Körpers – mit einer Latenz von Minuten – doch ist die Pufferkapazität der Atmung beachtlich.

Reaktion auf Acidose: Steigerung der Ventilation (alveoläre Hyperventilation). Durch die erhöhte pulmonale CO_2-Abgabe sinkt pCO_2 im arteriellen Blut, und der pH-Wert verschiebt sich in alkalischer Richtung (Quotient HCO_3^-/CO_2 wird größer).

Der Reiz auf das Atemzentrum geht direkt von der erhöhten H^+-Konzentration aus. Während der Hyperventilation sinkt pCO_2 auf subnormale Werte, die einen hemmenden Einfluß auf das Atemzentrum haben und damit dem stimulierenden Effekt der H^+-Ionen schließlich die Waage halten. Dann ist die Grenze der respiratorischen Kompensation erreicht.

Reaktion auf Alkalose: Herabsetzung der Ventilation (alveoläre Hypoventilation). Die Folge ist eine CO_2-Retention im Blut und eine pH-Verschiebung in saurer Richtung (Quotient HCO_3^-/CO_2 wird kleiner).

Die Hemmung des Atemzentrums ist ein direkter Effekt der erniedrigten H^+-Konzentration. Während der Hypoventilation kommt es zum Anstieg von pCO_2 und Abfall von pO_2 im arteriellen Blut; beide Veränderungen wirken atmungsstimulierend und gleichen schließlich die Atemhemmung der Alkalose aus. Dann ist die Grenze der respiratorischen Kompensation der Alkalose erreicht.

Regulatorfunktion der Nieren (s. auch S. 178)

Die Nieren besitzen das größte Pufferungs-Potential, sprechen aber auf pH-Änderungen erst nach Stunden oder Tagen voll an.
Reaktion auf Acidose: Erhöhte Bicarbonatrückresorption → pH-Verschiebung in alkalischer Richtung (Quotient HCO_3^-/CO_2 wird größer).
Reaktion auf Alkalose: Erhöhte Bicarbonatausscheidung in den Harn → pH-Verschiebung in saurer Richtung (Quotient HCO_3^-/CO_2 wird kleiner).

2. Lungenfunktionsprüfungen

Ventilation ▶ Lungenvolumina

Die Messung der Volumina und Kapazitäten der Lunge erfolgt überwiegend mit Spirographen (Doppelspirometer; geschlossenes System). Das Residualvolumen wird im geschlossenen spirographischen System mit Fremdgastechnik (Helium) oder im offenen System mit Sauerstoff bestimmt. Eine schematische Darstellung der Atemexkursionen im Spirogramm und die Einteilung der Volumina und Kapazitäten zeigt Abb. 44.
Atemvolumen (ca. 500 ml): Volumen, das bei jedem normalen Atemzug ein- bzw. ausgeatmet wird; auch Atemzugvolumen genannt.

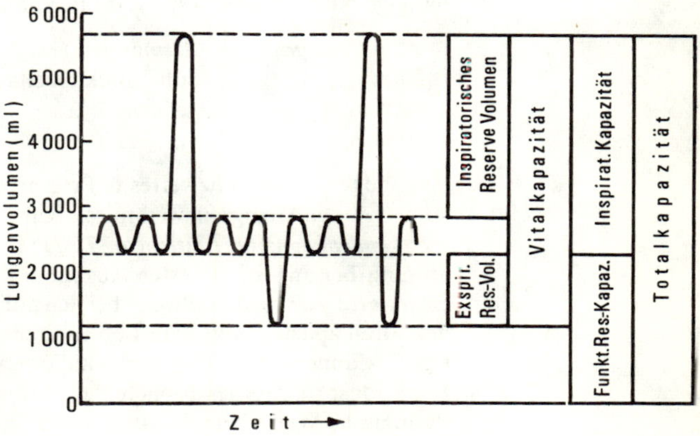

Abb. 44. Schematisches Spirogramm

Inspiratorisches Reservevolumen (ca. 3000 ml): Extravolumen, das über das normale Atemvolumen hinaus eingeatmet werden kann *(Komplementärluft)*.
Exspiratorisches Reservevolumen (ca. 1100 ml): Extravolumen, das am Ende einer normalen Ausatmung noch maximal ausgeatmet werden kann *(Reserveluft)*.
Residualvolumen (ca. 1200 ml): Das nach extremer Ausatmung in der Lunge verbleibende Volumen *(Residualluft)*.
Durch Kombination der Einzelvolumina ergeben sich folgende Kapazitäten:
Inspiratorische Reservekapazität (ca. 3500 ml): Atemvolumen + inspiratorisches Reservevolumen.
Funktionelle Residualkapazität (ca. 2300 ml): Residualvolumen + exspiratorisches Reservevolumen (endexspiratorisches intrathorakales Volumen).
Vitalkapazität (ca. 4600 ml): Das nach maximaler Einatmung durch maximale Ausatmung abgegebene Volumen (Atemvolumen + inspiratorisches + exspiratorisches Reservevolumen). Die Sollwerte richten sich nach Alter, Größe und Geschlecht.
Totalkapazität (ca. 5800 ml): Das maximale Lungenvolumen, erreicht bei tiefster Einatmung (Atemvolumen + inspiratorisches + exspiratorisches Reservevolumen + Residualvolumen).

Dynamische Ventilationsgrößen

Zur Messung dienen Spirographen und integrierende Pneumotachographen.

***Atemfrequenz**:* Ruhewert 12–18/min, je nach Atemtiefe.
***Atemminutenvolumen**:* Ruhewert ca. 6000 ml. Sollwert: Grundumsatz (Sollwert) × 4,73.
***Atemgrenzwert**:* Maximales Atemminutenvolumen bei willkürlicher Hyperventilation. Praktische Durchführung: Hyperventilation für 10–15 sec, Umrechnung auf 1 min. Die Ergebnisse sind von der Mitarbeit des Untersuchten abhängig. Frequenzabhängige Normalwerte (70–150 Liter/min):

Atemfrequenz	*Atemgrenzwert*
50/min	Soll-Vitalkapazität × 30
40/min	„ „ × 28
30/min	„ „ × 24

Angabe des Atemgrenzwertes in Prozent des Sollwertes.
Atemreserve: Atemgrenzwert minus Ruhe-Atemminutenvolumen.
1-Sekundenkapazität (Tiffeneau-Test): Das nach maximaler Einatmung bei angestrengtester Ausatmung in der ersten Sekunde exspirierte Volumen. Sollwert: bei jugendlichen Männern 77–85% der Vitalkapazität, mit dem Lebensalter abnehmend; bei 60-jährigen Männern ca. 70% der Vitalkapazität. Wichtige globale Funktionsprüfung des bronchialen Strömungswiderstandes. Pathologische Werte bei Obstruktion der Luftwege.

Messung der maximalen Atemstromstärke: *Pneumometrie.* Mit dem Pneumometer wird die maximale momentane exspiratorische Atemstromstärke (Liter/sec) gemessen. Normalbereich: Männer 7,0–10,0 Liter, Frauen 5,5–7,0 Liter.
Der Anwendungsbereich entspricht dem des Atemstoßtestes nach Tiffeneau.

Atemmechanik ▶ Statische Compliance

Definiert als Volumenänderung der Lunge pro Einheit der Druckänderung (ml/cm H_2O) ist die Compliance ein Maß für die Dehnbarkeit der Lunge.
Für die Lungendehnung ist der intrapleurale Druck maßgebend. Das ist der negative Druck (Sog), welcher nötig ist, um einen Kollaps der Lunge zu verhindern. Bei angehaltenem Atem besteht zwischen der Retraktionskraft der Lunge und dem an der Lungenoberfläche angreifenden negativen intrapleuralen Druck ein Gleichgewicht. Wird der negative intrapleurale Druck bei der Inspiration vergrößert, ist der Volumenzuwachs der Lunge pro cm H_2O (negativer) Druckzunahme der Dehnbarkeit der Lunge proportional. *Methodik:* Statt im Pleuraspalt wird die Änderung des intrapleuralen Druckes während der Inspiration mittels Ballonsonde im unteren Oesophagus gemessen (Oesophagusdruckmethode). Der Quotient aus eingeatmetem Volumen und der Druckdifferenz zwischen Beginn und Ende der Einatmung ergibt die Compliance. Normalwerte: Männer 215 ± 35 ml/cm H_2O; Frauen: 173 ± 42 ml/cm H_2O.
Die Compliance ist bei Lungenfibrosen erniedrigt, beim Emphysem erhöht.

Bronchialer Strömungswiderstand (Resistance)

Die Luftbewegung in den Atemwegen wird durch einen Druckgradienten zwischen Außenluft und Alveolarraum erzeugt. Am Ende der normalen Exspiration ist der Alveolardruck gleich dem atmosphärischen Druck der Außenluft, da keine Luft strömt. Mit Beginn der Inspiration wird der Alveolardruck durch die Thoraxdehnung seitens der Atemmuskeln negativ; es entsteht ein Druckgradient von außen nach innen, der am Ende der Inspiration wieder verschwindet. Mit Beginn der Exspiration steigt der Alveolardruck infolge Kompression der Alveolen über den atmosphärischen Druck der Außenluft; es entsteht ein Druckgradient von innen nach außen. Die Atemstromstärke ($\dot{V}$) in Liter/sec ist dem Druckgradienten (ΔP) zwischen Außenluft und Alveolarraum proportional und dem endobronchialen Strömungswiderstand (R) umgekehrt proportional:

$$\dot{V} = \frac{\Delta P}{R}\,.$$

Daraus ergibt sich für den Strömungswiderstand (Resistence):

$$R = \frac{\Delta P\,(\text{cm } H_2O)}{\dot{V}\,(1/\text{sec})}.$$

Mit der Ganzkörperplethysmographie können Atemstromstärke und Alveolardruck während Ein- und Ausatmung kontinuierlich gemessen werden. Aus den Daten ergibt sich die Resistence nach obiger Formel. Normalwert: 0,6–2,4 cm H_2O/1/sec. Bei obstruktiver Ventilationsstörung ist der Atemwegswiderstand und damit auch die Atemarbeit erhöht. Die Ganzkörperplethysmographie ist außerdem zur Bestimmung des Residualvolumens geeignet.

Verteilung ▶ Ventilatorische Verteilungsstörung

Die Lunge wird nicht gleichförmig beatmet; es besteht ein Nebeneinander von hyperventilierten und hypoventilierten Alveolen. Nachweismethoden:

Exspiratorische N_2-Konzentrationskurve: Patient nimmt einen Atemzug reinen Sauerstoffes (ca. 2000 ml) und atmet in ein Spirometer aus, während die Stickstoffkonzentration der Ausatmungsluft mit einem Nitrogenmeter kontinuierlich gemessen wird. Der inhalierte Sauerstoff vermischt sich mit der Alveolarluft (etwa im Verhältnis 1 : 1), so daß deren Stickstoffkonzentration von 80 auf 40% sinkt.

Normalbefund: s. Abb. 45 oben. In der ersten Phase der Exspiration (Zone A) wird reiner Sauerstoff aus dem Totraum ausgeatmet; dann steigt die N_2-Konzentration schnell bis zu einem Plateau an (Zone B), während Mischluft (aus Totraumluft und Alveolarluft) ausgeatmet wird; die anschließende Zone C entspricht der Ausatmung homogen gemischter Alveolarluft.

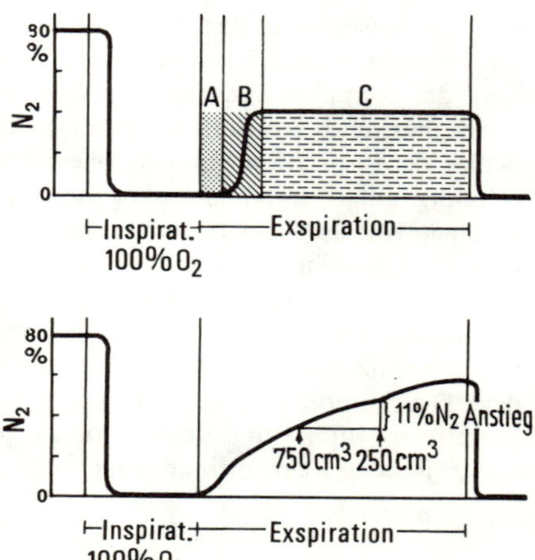

Abb. 45. Exspiratorische N_2-Konzentrationskurve oben = Normalbefund (s. Text) unten = ventilatorische Verteilungsstörung (Emphysem); (nach Comroe)

Befund bei Lungenemphysem mit Verteilungsstörung der Atemluft: s. Abb. 45 unten. In der Zone B ist der Anstieg der N_2-Konzentration träge, in der Zone C wird kein Plateau erreicht. Erklärung: wegen ungleichmäßiger Alveolenbelüftung ist der eingeatmete Sauerstoff mit der Alveolarluft nicht homogen durchmischt worden. Bei der Expiration entleeren sich die schlecht belüfteten Alveolen (hier hohe N_2-Konzentration) zuletzt, so daß die N_2-Konzentration der Ausatmungsluft bis zum Schluß ansteigt und einen höheren Endwert erreicht. Normalerweise darf die N_2-Konzentration nach Exspiration von 750 ml während der nächsten 500 ml nicht höher als um 1,5% steigen

N_2-Auswaschung bei Sauerstoffatmung: Patient atmet 7 min lang reinen Sauerstoff und liefert dann durch forcierte Exspiration eine Alveolarluftprobe. Diese soll normalerweise weniger als 2,5% N_2 enthalten. Bei ungleichmäßiger alveolärer Belüftung liegen die Werte höher, weil die Stickstoffauswaschung verzögert ist.

Störungen des Ventilations-Perfusions-Verhältnisses

Eine ungleichmäßige Perfusion der Lungen würde die Sauerstoffsättigung des Blutes nicht beeinträchtigen, wenn die stärker durchbluteten Alveolen entsprechend besser und die weniger durchbluteten Alveolen entsprechend schlechter belüftet werden. Bei ventilatorischen und zirkulatorischen Verteilungsstörungen kommt es jedoch meistens zu einer ungleichmäßigen und funktionell ungünstigen Veränderung des Ventilations-Perfusions-Quotienten. Lungenregionen mit erhöhtem Quotienten werden in Relation zur Durchblutung hyperventiliert, Regionen mit erniedrigtem Quotienten in Relation zur Durchblutung hypoventiliert. Da die Sauerstoffsättigung des Blutes durch Hyperventilation kaum gesteigert werden kann (nur durch eine geringe Zunahme der physikalisch gelösten Menge), wird die mangelhafte Sauerstoffsättigung in den hypoventilierten Bezirken oft ungenügend ausgeglichen; es resultiert eine Hypoxie. Zur Hypoxie kommt es auch beim venoarteriellen Shunt. Methoden:

Sauerstofftest: Zum Nachweis eines anatomischen, die alveolaren Capillaren umgehenden veno-arteriellen Shunts. Die venöse Zumischung senkt die arterielle O_2-Sättigung bzw. den arteriellen pO_2. Unter O_2-Atmung wird die volle Sauerstoffsättigung nicht erreicht. Ist die Sauerstoffuntersättigung durch eine Ventilations- oder Diffusionsstörung bedingt, findet bei O_2-Atmung eine Normalisierung der Werte statt.

Exspiratorische CO_2-Druckkurve: Zum Nachweis eines ungleichen Ventilations-Perfusions-Quotienten plus asynchroner Exspiration. Nach tiefer Einatmung wird die Ausatmungsluft durch einen Infrarotabsorptionsschreiber geleitet, der den CO_2-Druck fortlaufend registriert. In der Druckkurve (Abb. 46) sind wie bei der exspiratorischen N_2-Konzentrationskurve drei Abschnitte zu un-

Abb. 46.
Exspiratorische CO_2-Druckkurve
a = Normalbefund
b = leichte,
c = schwere Störung des Ventilation-Perfusionsverhältnisses (obstruktive Verteilungsstörung); (nach Ulmer)

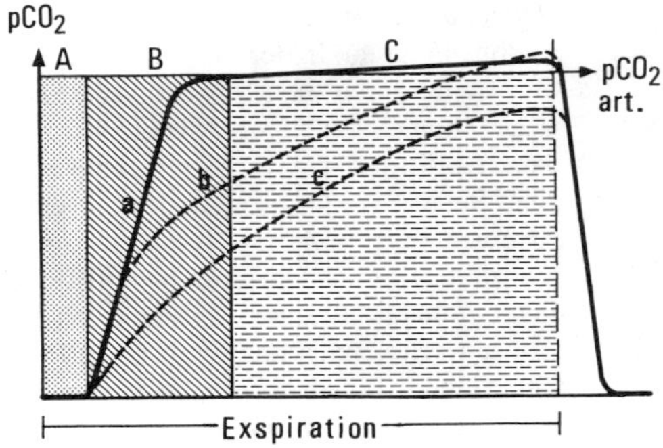

terscheiden: absoluter Totraum (A), Mischluftanteil (B) und Alveolarluftanteil (C). Wenn pCO_2 während der ganzen Exspiration steigt, muß die end-inspiratorische CO_2-Konzentration in verschiedenen Lungenbezirken unterschiedlich sein (Zeichen eines gestörten Ventilation-Perfusionsverhältnisses); zusätzlich muß sich die Lunge asynchron entleeren (Obstruktion). Denn bei gleichmäßiger Ventilation (synchroner Exspiration) würden sich die Alveolarluftanteile mit niedriger und hoher CO_2-Konzentration während der Ausatmung in konstantem Verhältnis mischen, und die exspiratorische CO_2-Druckkurve würde dann im Alveolarluftbereich annähernd plateauförmig verlaufen.

Diffusion ▶ **Messung der O_2-Diffusionskapazität**

Diese Größe ist definiert als das Sauerstoffvolumen, das bei einem Druckgradienten von 1 mm Hg in jeder Minute durch die Alveolarcapillarmembran diffundiert. Normalwert: 15–20 ml O_2/min/Torr. Da der mittlere O_2-Druckgradient zwischen Alveolarraum und Capillarblut 11 mm Hg beträgt, diffundieren etwa 250 ml O_2 pro min aus den Alveolen in das Blut. Bei Diffusionsstörungen infolge Verdickung der respiratorischen Membran ist die Diffusionskapazität für O_2 herabgesetzt, desgleichen bei Verkleinerung der Gesamtdiffusionsfläche. Methodisch ist die Bestimmung der O_2-Diffusionskapazität sehr aufwendig. An ihrer Stelle wird meistens die einfacher zu messende Diffusionskapazität für CO bestimmt. Durch einen Umrechnungsfaktor sind beide Größen verknüpft.

Atemgase und pH im Blut ▶ **Sauerstoffmessungen im arteriellen Blut**

O_2-Partialdruck (pO_2): *Normalwert* (altersabhängig): 90 ± 5 Torr. *Methode:* Direkte Messung mit der Sauerstoffdruckelektrode (teflonüberzogene Platinelektrode) im Arterienblut oder im Capillarblut aus dem (mit Finalgonsalbe) hyperämisierten Ohrläppchen.

O_2-Sättigung: *Normalwert:* 96 ± 1%. Gibt an, welcher Prozentsatz des Hämoglobins als HbO_2 vorliegt. Dieser Prozentsatz ist von der absoluten Hämoglobinkonzentration unabhängig und stets durch pO_2 gegeben. Die O_2-Sättigung wird bei bekanntem pO_2 aus der HbO_2-Dissoziationskurve abgelesen, deren Form vom Blut-pH abhängig ist. Außer pO_2 muß auch der pH-Wert der Probe bekannt sein.

Methode: Oxymetrie zur direkten Bestimmung der prozentualen O_2-Sättigung. Oxymeter messen die Lichtabsorption des Blutfarbstoffes (HbO_2 + Hb) bei zwei verschiedenen Wellenlängen. Es gibt die blutige Oxymetrie (Messung an hämolysierten Blutproben) und die unblutige Oxymetrie durch die unversehrte Haut (nach dem Transmissions- oder Reflexionsprinzip), z. B. mit dem Ohroxymeter. Oft wird die indirekte Bestimmung über pO_2 und pH benutzt. Die direkte manometrische Methode nach van Slyke ist im Routinebetrieb zu aufwendig.

O_2-Kapazität: Die bei Vollsättigung mit Sauerstoff an das Hämoglobin gebundene O_2-Menge in Vol. % = ml O_2/100 ml Blut. Wird aus dem Hämoglobingehalt errechnet: 1 g Hb bindet 1,34 ml O_2. Bei einem Hb-Gehalt von 16 g/100 ml Blut ergibt sich eine O_2-Kapazität von $16 \times 1{,}34 = 21{,}4$ Vol.-%. Der physikalisch gelöste Sauerstoff erreicht bei einem pO_2 von 95 Torr nur einen Betrag von 0,29 ml/100 ml Blut = 0,29 Vol.-%.

O_2-Gehalt: O_2-Konzentration in Vol.-% (ml/100 ml Blut) bei der aktuellen O_2-Sättigung. Bei 16 g Hb/100 ml Blut und einer O_2-Sättigung von 96% ergibt sich ein O_2-Gehalt von 20,6 Vol.-%.

Messung von pCO_2, pH und Bicarbonat im arteriellen Blut

pCO_2: CO_2-Partialdruck. *Normalwert:* 40 ± 3 Torr.

Methode: direkte Messung mit CO_2-Druckelektroden (Glaselektroden mit Teflonmembran), indirekte Messung über pH-Bestimmung (Astrup-Methode), nur noch selten direkte Bestimmung mit der manometrischen Methode nach van Slyke.

pH: Negativer Logarithmus der Wasserstoffionenkonzentration. *Normalwert:* pH 7,36–7,42. *Methode:* pH-Meter mit Glaselektrode.

Bicarbonat: (HCO_3^-): Aus Nomogrammen ablesbar, wenn pCO_2 und pH bekannt sind. Bei Mitbestimmung des Hämatokrit können außerdem die Vollblutpufferbasen und der Säure- und Basenüberschuß bzw. das Defizit abgelesen werden (Nomogramm nach Singer und Hastings).

Standard-Bicarbonat: Gibt den Gehalt an Bicarbonat im Plasma an, das bei einem pCO_2 von 40 mm Hg, einer Temperatur von 38° und bei vollständiger O_2-Sättigung von den Blutzellen abgetrennt wurde. *Normalwert:* 25 mval/l. Ablesung aus Nomogrammen, wenn pH und pCO_2 bekannt sind. Direkte Bestimmung nach van Slyke.

Abweichungen des Standardbicarbonatwertes („Alkalireserve") von der Norm lassen nur metabolische, nicht respiratorische Störungen im Säurebasengleichgewicht des Blutes erkennen.

Blutgasanalyse nach dosierter Belastung

Gemessen werden: pO_2, pCO_2, evtl. auch pH in Ruhe und nach 5 min am Fahrrad- oder Drehkurbelergometer (in zwei bis drei Stufen). Männer 50–150 Watt; Frauen: 40–120 Watt.
Normal: Keine Änderung von pO_2 und pCO_2 (infolge adäquater Ventilationssteigerung).
pO_2-Abfall mit pCO_2-Anstieg: Alveoläre Hypoventilation als Zeichen der respiratorischen Belastungsinsuffizienz (Lungenkrankheiten, partielle Atemmuskellähmung).
pO_2-Abfall mit pCO_2-Abfall: Partielle respiratorische Belastungsinsuffizienz (Diffusionsstörung, Störung des Ventilations-Perfusionsverhältnisses, Vitien mit Rechts-Links-Shunt). Unter O_2-Atmung normalisiert sich pO_2 bei pulmonalen Erkrankungen weitgehend, bei Rechts-Links-Shunt nicht.

3. Respiratorische Insuffizienz

Allgemeines ▶ Definition

Jede Störung der äußeren Atmung, die mit pathologischen Lungenfunktionswerten einhergeht (z. B. abnorme Lungenvolumina, Strömungswiderstände, Ventilations-Perfusionsquotienten, Blutgase).

Kompensierte Insuffizienz: Geringe Einschränkung der Atemreserve. Blutgase in Ruhe und unter mittlerer Belastung normal.
Latente Insuffizienz: Einschränkung der Ventilationsreserven oder der Diffusionskapazität mit in Ruhe noch normalen arteriellen Blutgaswerten. Unter Belastung Zeichen der manifesten Insuffizienz.
Manifeste Insuffizienz: Bereits in Ruhe Störungen des Gasaustausches:
(a) partielle Insuffizienz: Alleinige Störung der Sauerstoffaufnahme. Im arteriellen Blut ist pO_2 erniedrigt, pCO_2 normal oder erniedrigt (durch kompensatorische Hyperventilation), niemals erhöht.
(b) globale Insuffizienz: pCO_2 im arteriellen Blut > 45 mm Hg (sicheres Zeichen der alveolären Hypoventilation!), pO_2 erniedrigt.

Ursachen

Pulmonal (Einzelheiten in den folgenden Abschnitten):
Ventilationsstörungen: Obstruktiv oder restriktiv.
Verteilungsstörungen: Pathologisches Ventilations-Perfusion-Verhältnis.
Diffusionsstörungen: Verlängerung der Diffusionsstrecke, Verkleinerung der gesamten Gasaustauschfläche.
Extrapulmonal: Ventilationsstörung zentralen, nervalen, myogenen, ossären bzw. artikulären Ursprungs (Morphin, Barbiturate,

cerebrale Prozesse, Poliomyelitis, Polyneuritis, Myasthenie, M. Bechterew, Kyphoskoliose).

Obstruktion ▶ **Ursachen**

Asthma bronchiale, obstruktive Emphysembronchitis.

Pathophysiologie

Erhöhter bronchialer Strömungswiderstand. Dadurch Ventilationsstörung mit erschwerter Exspiration, vergrößerter funktioneller Residualkapazität, inhomogener Belüftung, Verteilungsstörung und finaler alveolärer Hypoventilation. Sekundäre Mehrbelastung des rechten Herzens durch Arteriolenkontraktion in hypoventilierten Bezirken.

Diagnostische Kriterien

Tiffeneau-Test: Erniedrigte 1-Sekundenkapazität.
Vitalkapazität: Normal (wegen inspiratorischer Bronchienerweiterung).
Atemgrenzwert: Disproportional zur Vitalkapazität vermindert.
Resistance: Erhöht (Ganzkörperplethysmographie).
Blutgase: Im kompensierten Stadium normal. Partielle Insuffizienz: pO_2 erniedrigt, pCO_2 normal. Globalinsuffizienz: pO_2 erniedrigt, pCO_2 erhöht.

Restriktion ▶ **Ursachen**

Verminderung des blähungsfähigen Lungenparenchyms (Lungenresektion, Atelektase) oder Behinderung der Ausdehnung der Lunge (Pleuraschwarten, Kyphoskoliose, Lungenfibrose etc.).

Pathophysiologie

Einschränkung der ventilierten und durchbluteten Lungenoberfläche, in fortgeschrittenen Stadien verminderte Lungendehnung und reduzierte Diffusionsfläche. Dadurch Begrenzung und Erschwerung der Inspiration, inhomogene Belüftung, Verteilungsstörung, Verminderung der Diffusionskapazität und Übergang in finale alveolare Hypoventilation. Rechtsherzbelastung durch Rarefikation der Lungengefäße.

Diagnostische Kriterien

Tiffeneau-Test: 1-Sekundenkapazität normal (kein exspiratorisches Strömungshindernis).
Vitalkapazität: Dem Schweregrad entsprechend verkleinert.
Atemgrenzwert: Proportional zur VK-Verminderung herabgesetzt.
Compliance: Herabgesetzt.
Resistance: Normal.
Blutgase: Im kompensierten Stadium normal. Partialinsuffizienz: pO_2 erniedrigt, pCO_2 normal. Globale Insuffizienz: pO_2 erniedrigt, pCO_2 erhöht.

Anmerkung: Obstruktion und Restriktion können kombiniert vorkommen, z.B. bei der obstruktiven Emphysembronchitis.

Verteilungsstörungen ▶ Definition

Störungen des Ventilations-Perfusions-Verhältnisses.

Ursachen

Inhomogene Belüftung bei normaler Perfusion: Obstruktion und Restriktion.

Fehlende Belüftung: Pneumothorax, Atelektasen, Kompression durch Ergüsse.

Veränderte Perfusion bei normaler Belüftung: Embolie oder Thrombose im Lungenkreislauf, Lungengefäßbeteiligung bei Kollagenosen, Gefäßkompression durch Lungenprozesse und Ergüsse, Reduktion der Lungengefäße bei interstitiellen Prozessen, Vitien mit Rechts-Links-Shunt, arteriovenöse Lungenaneurysmen.

Pathophysiologie

Störungen des Ventilations-Perfusions-Verhältnisses sind die häufigste Ursache der latenten und manifesten respiratorischen Insuffizienz. Die hyperventilierten Alveolen mit verminderter Perfusion gleichen das Defizit an O_2-Aufnahme nicht aus, das in der hyperperfundierten Alveolen mit verminderter Belüftung entsteht (s. S. 125).

Diagnostische Kriterien

CO_2-Druck-Differenz: pCO_2 ist in der Alveolarluft höher als im arteriellen Blut.

Exspiratorische CO_2-Druckkurve: Kontinuierlicher Anstieg der CO_2-Konzentration im Alveolarluftanteil des Exspirationsluft (s. S. 133).

Blutgase: pO_2 meistens erniedrigt, pCO_2 normal oder wegen kompensatorischer Hyperventilation herabgesetzt, erst im finalen Stadium der globalen Insuffizienz erhöht.

Diffusionsstörungen ▶ Ursachen und Pathophysiologie

Alveolocapillärer Block: Verlängerung der Diffusionsstrecke zwischen Alveolenwand und Capillaren bei Lungenfibrosen (interstitiell und alveolär: M. Boeck, Hamman-Rich-Syndrom, Kollagenosen, Strahlenfibrosen, Pneumokoniosen etc.), Stauungslunge. Der Diffusionswiderstand wirkt sich nur auf die O_2-Diffusion aus, da CO_2 sehr leicht diffundiert.

Verkleinerung des Alveolarraumes: Pneumektomie, Alveolarzellcarcinom.

Verkleinerung der Capillardiffusionsfläche: Emphysem (Prototyp der Lungenerkrankung mit verkleinertem Alveolarbett).

Kontaktzeitverkürzung: Geschieht unter körperlicher Belastung wegen des erhöhten Herzzeitvolumens. Bei intakter Lunge kein

limitierender Faktor für den Gasaustausch. Doch können Diffusionsstörungen leichteren Grades erst unter Belastung manifest werden.
Klinische Bedeutung: Nach neueren Untersuchungen relativ gering, da in den meisten Fällen erhebliche Störungen des Ventilations-Perfusions-Verhältnisses bestehen, die stärker zur Störung des Gasaustausches beitragen.

Diagnostische Kriterien

O_2-Diffusionskapazität: Herabgesetzt (s. S. 134).
CO-Diffusionskapazität: Herabgesetzt.

Cyanose ▶ Definition

Blaufärbung der Haut und der sichtbaren Schleimhäute.

Pathogenese

Die Blaufärbung entsteht durch einen erhöhten Gehalt des Capillarblutes an reduziertem Hämoglobin, dessen intensiv blaue Eigenfarbe viel kräftiger ist als die rote Farbe des Oxyhämoglobins. Entscheidend ist nicht die Relation von reduziertem zu oxygeniertem Hämoglobin, sondern die absolute Konzentration des reduzierten Hämoglobins:
leichte Cyanose: Hb red. 3–4 g/100 ml Blut.
starke Cyanose: Hb red. 5 g/100 ml Blut und mehr.
Bei Polycythämie kann die cyanoseerzeugende Menge reduzierten Hämoglobins wegen der großen Gesamtmenge des Hämoglobins leicht entstehen, bei einer Anämie nur ausnahmsweise.

Ursachen

Mangelhafte arterielle O_2-Sättigung: Respiratorische Insuffizienz.
Verlangsamte Hautdurchblutung: Bei langsamer Durchströmung der Hautcapillaren, kann die zur Cyanose führende Vermehrung des reduzierten Hämoglobins durch O_2-Abgabe an das Gewebe entstehen (kardiale Stauung, Abkühlung).
Geringe Hautdicke: Der cyanotische Effekt ist bei dünner Haut stärker, besonders in stark vascularisierten Gebieten (Lippen, Nagelbett).

Dyspnoe ▶ Definition

Lufthunger mit entsprechender Steigerung der Ventilation.

Kausalfaktoren der Empfindung Dyspnoe

Gesteigerte Atemarbeit: Ruft auch bei normalen Blutgasen Atemnot hervor (bei Herzkranken erhöhter Arbeitsaufwand für die Atmung infolge Lungenstauung und vermehrter Blutfülle in der Lunge).
Abnorme Konstellation der Blutgase: Erhöhter pCO_2 (Hyperkapnie), verminderter pO_2 (Hypoxie). Auch hier scheint die mit

der kompensatorischen Hyperventilation verbundene Steigerung der Atemarbeit das Wesentliche für die Empfindung Dyspnoe zu sein.

***Psychogene Faktoren**:* Bereits die Beachtung der Eigenatmung führt zu einer leichten Hyperventilation. Bei labilen Personen kommen häufiger Zustände von emotional bedingter Dyspnoe vor (Hyperventilationstetanie).

Periodische Atmung ▶ **Cheyne-Stokes-Atmung**

Periodische Zu- und Abnahme von Atemtiefe und Atemfrequenz mit anschließender apnoischer Pause (Abb. 47).

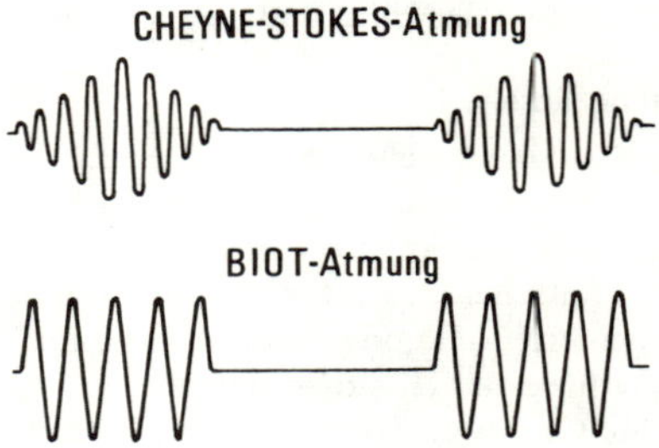

Abb. 47. Periodische Atmung

Pathogenese: verzögerter Bluttransport von der Lunge zum Atemzentrum im Gehirn. Infolgedessen wird weiter geatmet, wenn pCO_2 im Lungenvenenblut bereits stärker abgesunken ist. Erreicht das arterielle Blut mit niedrigem pCO_2 das Atemzentrum, kommt es zur Apnoe. Ursachen der Strömungsverzögerung: Herzinsuffizienz mit Vergrößerung des linken Ventrikels, Vitien, Kreislaufschock. In den apnoischen Pausen sinkt pO_2 während pCO_2 steigt. Die anschließende Hyperventilation kommt durch den pCO_2-Effekt auf das Atemzentrum und durch den pO_2-Effekt auf die Chemoreceptoren zustande. Durch O_2-Beatmung kann die letztere Komponente ausgeschaltet werden. Direkte Läsionen des Atemzentrums (Hirndruck etc.) können dadurch zum Cheyne-Stokes-Typ der Atmung führen, daß die Empfindlichkeit des Zentrums gegenüber Änderungen von pCO_2 größer wird, wobei die Ansprechbarkeit hinsichtlich der absoluten Größe von pCO_2 herabgesetzt sein kann.

Biot-Atmung

Auf mehrere Atemzüge von gleicher Tiefe und gleichem Abstand folgt eine apnoische Pause (Abb. 47). Die Dauer der Cyclen ist variabel.

Pathogenese: Direkte Schädigung des Atemzentrums durch Traumen, Kompression, Ischämie etc.

B. Krankheiten der Bronchien und Lungen

1. Diagnostik

Physikalische Befunde ▶ **Bronchitis**

Inspektion: Normal.
Auskultation: Atemgeräusch (AG): exspiratorisch verschärft; Nebengeräusche (NG): trockene Rasselgeräusche (RG), grobblasige feuchte, nicht klingende RG, Husten.
Perkussion: Normaler (sonorer) Klopfschall.
Stimmfremitus: normal.

Chronische spastische Bronchitis mit Emphysem

I: Faßform des Thorax (Fixierung in Inspirationsstellung), Bewegung en bloc. Weiter Rippenwinkel, horizontaler Rippenverlauf, oft Kyphose.
A: AG: leise, oft exspiratorisch verlängert.
NG: trockene RG (Giemen, Pfeifen, Schnurren), feuchte RG bei Bronchiektasen.
P: Lungengrenzen tiefstehend, wenig verschieblich, absolute Herzdämpfung verkleinert oder aufgehoben. Lauter hypersonorer Klopfschall.
St: Normal.

Lungeninfiltration (z. B. Pneumonie)

I: Nachschleppen der kranken Seite, Tachypnoe.
A: Bronchialatmen („ch"), hörbar durch Fortfall der lufthaltigen Lungengewebszone, die es normalerweise „verschluckt". Entstehung durch Luftwirbel in den Bronchien incl. Trachea.
NG: wenn vorhanden, dann klingende feuchte RG (Fortleitung hoher Frequenzen). Bronchophonie + +.
P: Schallverkürzung (Abnahme des Luftgehaltes) bis Dämpfung.
St: Verstärkt.

Höhlenbildungen in der Lunge

Praktische Bedeutung gering.
A: AG: amphorisch.
NG: Kavernenjuchzen, -knarren, -quietschen.
P: Je nach Größe der begleitenden Infiltration: Dämpfung mit tympanitischem Beiklang. Symptom des gesprungenen Topfes (Hammer und Plessimeter). Schallwechsel: Wintrich (Zunahme der Tympanie bei Öffnen des Mundes), Gerhardt (Änderung mit Lage des größten Durchmessers, bei ovalen Kavernen).
St: Verstärkt.

Atelektasen (Bronchusverschluß)

I: Lokale inspiratorische Einziehung der Thoraxwand.

A: AG: abgeschwächt oder aufgehoben (da keine inspiratorische Lungenbelüftung).
NG: keine.
Bronchophonie abgeschwächt.

P: Schallverkürzung bis massive Dämpfung.

St: Abgeschwächt, selten aufgehoben.

Pleuritis und Pleuraerguß

I: Nachschleppen der kranken Seite, Vorwölbung d. ICR. Schmerzen bei Pleuritis sicca (hier keine Vorwölbung).

A: Pleuritis sicca: pleuritisches Reibegeräusch (in- u. exspiratorisches Lederknarren).
Ergußbildung: stark abgeschwächtes oder aufgehobenes AG. Bronchialatmen im oberen Grenzbereich (Kompressionsatelektase).

P: Massive Dämpfung (Ellis-Damoiseau-Linie).

St: Aufgehoben bzw. stark abgeschwächt (wichtig zur Abgrenzung gegen Infiltration).

Pleuraschwarte

I: Schrumpfung der erkrankten Seite (Asymmetrie), Einziehung der ICR, Konkavität der BWS zur erkrankten Seite hin.

A: AG: abgeschwächt (wegen schlechter Belüftung der angrenzenden Lungenabschnitte), fast nie aufgehoben. NG: keine.

P: Schallverkürzung, nicht so stark wie beim Erguß, horizontale Verschieblichkeit aufgehoben.

St: Abgeschwächt, meist nicht völlig aufgehoben.

Pneumothorax

I: ICR auf der kranken Seite erweitert und verstrichen.

A: AG: aufgehoben oder stark abgeschwächt, ebenso die Bronchophonie.

P: Lauter tympanitischer Klopfschall, manchmal zusätzlich basaler Erguß.
Rechts- oder Linksverlagerung des Herzens auf der Gegenseite.

St: Aufgehoben.

Sputumuntersuchung ▶ **Makroskopische Beurteilung**

Menge: Bei deutlichem Auswurf Sputum sammeln. Wichtig zur Beurteilung des Therapieeffektes.

Viel Auswurf: Bronchiektasen (1 Liter/Tag und mehr)
Lungencysten und Abszesse
Lungengangrän
Empyemdurchbruch ins Bronchialsystem

Farbe:	
weißlich bis grau-gelblich:	normal
gelbgrün:	eitrig (lokale Eiterherde)
himbeerfarben:	Tumoren, Tbc.
rostbraun:	Pneumonie, Stauungslunge
hellrot-schaumig:	Hämoptoe
serös-schaumig-schmutzig:	Lungenödem
blutig-schleimig:	Lungeninfarkt
Konsistenz:	
zäh-schleimig:	Asthma bronchiale
schleimig:	Bronchitis
schleimig-eitrig:	eitrige Bronchitis, Bronchiektasen
Geruch:	
unauffällig:	häufig
faulig, fötide:	anaerobe Zersetzung, Abszesse, Gangrän, Bronchiektasen
Schichtung:	
zweischichtig (oben schmutzig-grau, unten eitrig):	Lungenabszess
dreischichtig (oben schaumig, unten eitrig, dazwischen serös mißfarbig):	Bronchiektasen, Kavernen, Cysten
Curschmann-Spiralen: (gedrehte Schleimfäden)	Asthma bronchiale

Mikroskopische Befunde

Eosinophile Leukocyten:	Asthma bronchiale
Herzfehlerzellen: (Alveolarzellen mit Eisenspeicherung)	Lungenstauung
Elastische Fasern: (nach Alkalibehandlung)	Lungengewebszerfall
Charcot-Leyden-Kristalle:	Asthma
Cytodiagnostik:	Tumorzellennachweis.

Bakteriologische Untersuchung

Erregernachweis: Eitererreger, Tuberkelbazillen etc.
Resistenztest: Testung der antibiotischen Empfindlichkeit der Keime.

Radiologische Untersuchungen ▶

Standard-Röntgenuntersuchung

Aufnahmen in 2 Ebenen (posterior-anterior, seitlich)
Durchleuchtung (Zwerchfellbeweglichkeit, Hilusbeurteilung, Lokalisation von Herden etc.)
Tomographie (Schichtaufnahmen, besonders zum Nachweis von Kavernen und Cysten)

Bronchographie

Darstellung des Tracheobronchialsystems mit Kontrastmittel zum Nachweis von Bronchusstenosen und -verschlüssen (Tumor), Bronchiektasen und kongenitalen Mißbildungen.

Szintigraphie

Zur Untersuchung der pulmonalen Durchblutung (Embolienachweis) wird markiertes aggregiertes Humanalbumin injiziert.

Pulmonale Arteriographie

Zur Darstellung der Lungengefäße (Aneurysmen, embolische oder thrombotische Verschlüsse).

Endoskopische und bioptische Untersuchungen ▶

Bronchoskopie

Kombiniert mit Biopsie und Bronchialwaschung für Cytologie.

Mediastinoskopie

Mit Biopsie aus dem Medialstinum und beiden Hili.

Scalenusbiopsie (Daniels)

Der Lymphknoten im Scalenus-Fettpolster drainiert die gleichseitige Lunge. Möglichkeiten des Nachweises von Tumoren, Tbc., Sarkoidose etc.

Nadelbiopsie der Lunge

Punktion von pulmonalen Herden und Röntgen-Kontrolle.

Pleurabiopsie

Gewinnung von Pleuragewebe zur histologischen Untersuchung.

Funktionsprüfungen ▶

Diagnostische Thorakotomie mit Biopsie

s. S. 129.

2. Klinik

Akute Bronchitis ▶

Ursachen

Virusinfekte: Rhinoviren, Myxoviren, REO-Viren, Adenoviren, unbekannte Viren.

Mycoplasma pneumoniae: PPLO-Erreger (kein Virus), verursacht auch atypische Pneumonie.

Bakterielle Infekte: Selten primär, meist sekundär: Pneumokokken, H. Influenzae und andere.

Inhalation schädlicher Luftbestandteile:

Smog = SO_2-haltiger Kohlenstaub + Nebel (fog); ergibt einen die Atemwege stark reizenden schwefelsäurehaltigen Nebel. Vorkommen besonders häufig in London.

Klinik

Fieber, allg. Schwäche, Kopfschmerz, Husten (trocken, dann schleimig bis eitrig), Auswurf. Gefährlich bei bestehender Lungenkrankheit (obstruktives Emphysem, Asthma, hohes Alter). Husten zur Sekretförderung unerläßlich, da die Cilienbewegung es nicht schafft.

Therapie

Bettruhe in feuchtwarmer Zimmerluft.
Pullover! Schutz vor Abkühlung!
Codeinhaltige Hustenmittel (Antitussiva) bei starkem Hustenreiz.
Inhalieren.
Antipyretica als Tagesanalgeticum.
Antibiotica: nur bei Komplikationsgefahr und anhaltendem Fieber.

Klassifikation der chronischen unspezifischen Lungenkrankheiten ▶

1. Chronische Bronchitis

Klinische Definition: Husten und Sputum an den meisten Tagen für wenigstens 3 Monate im Jahr in einer Zweijahresperiode.
Pathologisch-anatomische Kriterien: Hypertrophie der Schleimdrüsen, Zunahme der Becherzellen, intramurale entzündliche Zellinfiltration, Narbenbildung, Wandatrophie. Keine andere Primärerkrankung!

2. Reversible obstruktive Lungenkrankheit

Klinische Definition: Intermittierende, reversible Bronchialobstruktion durch Bronchialspasmus, Schleimhautschwellung und Sekretauflagerung, Dyspnoe nach Belastung:
a) Asthma bronchiale: Allergische Pathogenese.
b) Reversibler Anteil bei chronischer obstruktiver Bronchitis: Entzündliche Pathogenese.
Pathologisch-anatomische Kriterien: Beim Asthma bronchiale: Verbreiterung der Basalmembran, starke Schleimsekretion mit Bronchiolenverstopfung, Eosinophilie, aber keine tiefer greifenden Bronchialwandschäden. Dilatorisches (nicht destruktives) Emphysem. Bei chronisch obstruktiver Bronchitis: frische entzündliche Veränderungen auf dem Boden chronischer Entzündung.

3. Irreversible obstruktive Lungenkrankheit

Klinische Definition: Therapieresistente Obstruktion; d.h. trotz intensiver Behandlung mit Bronchodilatoren, Antibiotica und Prednison länger als 1 Jahr bestehend: Husten, Auswurf, Belastungsdyspnoe. Selten ohne bronchitisches Vorstadium.
Pathologisch-anatomische Kriterien: Befund des obstruktiven Lungenemphysems = irreversible Erweiterung der terminalen Lufträume mit Wanddestruktionen. Bronchiolitis und Peribronchiolitis mit Stenosierung, aber auch Erweiterung der Bronchiolen. Obliteration und Schwund der Alveolen, Hohlraumbildung.

Destruierende Prozesse bewirken durch Erschlaffung der Bronchialwand und des Lungengerüstes exspiratorische Kompression! Zusätzlich vielfach Lumeneinengung.

a) Idiopathische Form: aus der unspezifischen chronischen Bronchitis hervorgehend (70%).

b) Endzustand nach Asthma bronchiale (selten).

c) Sekundär bei Sarkoidose, Tuberkulose und Staublungenerkrankungen.

4. Alterslunge (seniles Emphysem)

Dilatorisches Emphysem infolge Elastizitätsabnahme der Lunge. Anstieg des Residualvolumens, Abnahme der VK, des Atemgrenzwertes und der arteriellen O_2-Sättigung. Milde Obstruktion. Ohne Krankheitswert, solange keine Komplikationen hinzutreten.

5. Kompensatorisches Emphysem

Überdehnungsemphysem nach Teilresektionen der Lunge, bei Thoraxdeformitäten, bei Schrumpfung benachbarter Lungenbezirke und in der Nähe von Schwarten. Im dilatierten Abschnitt keine wesentlichen Funktionsstörungen.

Chronische Bronchitis und obstruktives Emphysem (Chronische Emphysembronchitis

▶ **Kausalfaktoren**

Konstitution: „Schwache Lunge", Resistenzschwäche des Respirationsapparates. Familiäre Häufung. Allergie: Sonderfall s. unten.

Erkältung: Einwirkung von Temperaturgegensätzen, Verdunstungskälte (feuchte Haut nach starkem Schwitzen), Zugluft (20 cm/sec kühlen die Haut fünfmal stärker ab als 280 cm/sec).

Wettereinflüsse: Naßkalte, feuchte Witterung (Frühjahr, Herbst). Begünstigung des Keimwachstums?

Infektionen: Primär (nach akuter Bronchitis) oder sekundär nach herabgesetzter Toleranzbreite der Schleimhaut, Nasennebenhöhlenentzündungen.

Sputumkeime:

Vergrünende Streptokokken	69%	Bact. Friedländer	18%
Mikrococcus catarrhalis	59%	Staphyl. aureus	14%
Pneumokokken	58%	Pilze	4%
H. Influenzae	25%		
Nicht hämolys. Streptokokken	19%		
Hämolys. Streptokokken	3%		

Virusinfekte: nur akut, leisten Schlepperdienste für bakterielle Infekte.

Tabakrauch: *Mechanische Belastung* mit Staub (180 Milliarden Staubpartikel je Zigarette, Filter: 100 Milliarden).

Hemmung der Flimmerbewegung und direkte chem. Reizung (Ammoniak, Essigsäure, Ameisensäure etc.).

Teerbestandteile mit cancerogenen Stoffen.

Staubexposition: Nicht nur Quarzstaub.

Luftverschmutzung: Abgase, SO_2, NO_2, Asphalt und Teerstaub, Smog (s. oben).

Soziale Faktoren: Erkrankungshäufigkeit unter schlechten Lebensverhältnissen größer. Männer 4mal häufiger als Frauen betroffen (Exposition durch Beruf und Rauchen).

Klinik

Klagen: Husten, Auswurf (schleimig, schleimig-eitrig). Oft als Raucherhusten verharmlost! Atemnot (nur bei Bronchospastik), bei einfacher chron. Bronchitis selten. Bronchospastik als Ausdruck der Broncholabilität: Unabhängig von der Bronchitisursache führen chemische, thermische, mechanische und psychische Reize zur passageren Obstruktion mit Belastungs- oder Ruhedyspnoe (schwierige Abgrenzung gegen Asthma!). Belastungsdyspnoe ohne Obstruktion erst bei substantiellem Emphysem. Sekundäre Polycythämie.

Funktionsprüfungen: Zeichen der Obstruktion (Tiffeneau pathol., Atemgrenzwert vermindert). Residualvolumen und funktionelle Residualkapazität erhöht, Atemwiderstand und damit Atemarbeit erhöht, pO_2 erniedrigt; final: alveoläre Hypoventilation, pCO_2-Anstieg, Schädigung des Atemzentrums (weitere Zunahme von pCO_2, respiratorische Acidose).

Röntgenbefund: Tiefstehendes abgeflachtes Zwerchfell, Vertiefung des Retrosternalraumes, vermehrte Strahlendurchlässigkeit. Blasige Bezirke. Schwierige Abgrenzung von Lungenblähung und substantiellem Emphysem.

Diff. Diagnose: Übergang von chronischer Bronchitis in obstruktives Emphysem: Persistierende Dyspnoe nach Belastung, therapieresistente Obstruktion, Röntgenzeichen des Emphysems.

Komplikationen: Bronchiektasen, Cor pulmonale mit elektrokardiographischen Zeichen der vermehrten Rechtsbelastung und Rechtsschädigung (s. S. 122), Ulcus ventriculi und duodeni, sekundäre Polycythämie.

Therapie

1. Maßnahmen gegen Obstruktion und Entzündung

Ausschaltung von Irritantien: Rauchverbot, Fernhalten von Staub, Gasen etc.

Antibiotica (gegen bakterielle Schleimhautreizungen): Ampicillin, Tetracyclin, Chloramphenicol. Dazu Inhalationen mit Nebacetin. Cave Pilzinfektion: Inhalationen mit Moronal. Langzeitbehandlung umstritten, intermittierende Gabe angezeigt.

Sekretbeseitigung: Verflüssigung (durch Viscositätsherabsetzung) mit Wasserdampfinhalationen und Beseitigung einer allgemeinen Exsiccose (sehr wichtig!). Sekretlösende Inhalationen: Tacholiquin (Netzmittel), Mucolyticum „Lappe“ (Acetylcystein: SH-Gruppenspaltung), Trypure (Trypsin). Oral: Bisolvon, Mixtura solvens. Kaliumjodat 3–5%ig.

Hängelage, Räuspern statt Explosionshusten, Absaugen. Tracheostomie zur Erleichterung des Absaugens und zur Verkleinerung des Totraumes.

Erweiterung der Bronchien: Beseitigung von Spasmen der glatten Muskulatur mit Aludrin, Alupent als Dosieraerosole, Euphyllin, Perphyllon (Theophyllin + Papaverin + Atropinmethylnitrat, in Supp. + 40 mg Barbiturat). Beseitigung des Schleimhautödems (Corticoide: wirken zugleich antifibrotisch. Antacida bei längerer Anwendung!).

Atemübungen: Verlängerung der Exspiration bei geringerer Druckerzeugung „F" (dadurch Herabsetzung des die Bronchien komprimierenden exspiratorischen Druckes). Betonung der Zwerchfellatmung zur Verkleinerung der funktionellen Residualkapazität und wegen geringerer Atemarbeit. Lockerung und Training der Atemhilfsmuskulatur (Bewegungsübungen und Massage).

2. Maßnahmen gegen die Hypoxie

Eine Hypoxämie sollte in jedem Fall behandelt werden. Wenn Maßnahmen gegen Obstruktion nicht genügen (alveoläre Hypoventilation, Diffusionsstörungen) oder ihr Effekt nicht abgewartet werden kann, muß *Sauerstoffbeatmung* erfolgen, am besten per Nasenkatheter. *Effekt:* 3–4fache O_2-Menge kann zur Verfügung gestellt werden, ohne Atemarbeit zu steigern. *Gefahren:* bei alveolärer Hypoventilation mit pCO_2-Anstieg stimuliert der O_2-Mangel via Chemoreceptoren das Atemzentrum. Wegfall dieses Reizes verstärkt Hypoventilation bis zur Intoxikation (Acidose) mit Schläfrigkeit, Verwirrtheit, Krämpfen und Coma.

Daher: Intermittierende O_2-Zufuhr unter klinischer Kontrolle. Bei abnehmender Atemleistung: Stimulation durch Euphyllin- oder Micorendauertropf oder Übergang zu künstlicher Beatmung (Intubation, Tracheotomie).

Gefahren der reinen O_2-Beatmung: Husten, manchmal Übergang in interstitielles Lungenödem (nach 24 Stunden). Langzeitbehandlung mit mehr als 50% O_2 führt zur Verdickung der Alveolenmembran.

Sauerstoffüberdruckbeatmung: 2 ata O_2 werden in Ruhelage für einige Stunden toleriert; bei höherem Überdruck resultieren nach wenigen Stunden cerebrale Intoxikationserscheinungen und Coma.

3. Maßnahmen gegen die respiratorische Acidose

Minderung der CO_2-Produktion: Bettruhe, Herabsetzung der Atemarbeit (normal 2%, pathol. bis 40% des Grundumsatzes) durch Obstruktionsbeseitigung (s. oben).

Verbesserung der CO_2-Abatmung: Sekretentfernung, Stimulation des Atemzentrums (Micoren, Coramin). Beatmung mit dem Respirator.

Therapie der Lactatacidose (durch Hypoxie): Bicarbonatzufuhr.

4. Maßnahmen gegen das chron. Cor pulmonale

Ergänzend zu den Maßnahmen gegen die Obstruktion:
Digitalisierung (Kaliumsubstitution),

Diuretica (bei Rechtsinsuffizienz),
Minderung der Blutviscosität bei sehr starker Polycythämie (evtl. Aderlaß, Hämaccel).

Asthma bronchiale ▶

Definition

Reversible Obstruktion der Atemwege bei allergisch sensibilisierten Bronchien durch Antigenkontakt oder unspezifische Reize. Verlauf mit rezidivierenden bronchospastischen Anfällen oder protrahiert.

Ätiologie und Pathogenese

Individuelle Disposition zur Allergie ist Voraussetzung.
Antigene: Inhalationsallergene (Proteine in Pflanzenpollen, Hautschuppen, Haare, Federn, Pilzsporen, Mehlstaub, Aerosole), Ingestionsallergene (Fleisch, Fisch, Krabben, Hummer, Milch, Pharmaca).
Antikörper: Vom Reagintyp (IgE), unspezifisch an Mastzellen fixiert. Nach Antigenberührung Degranulation der Mastzellen, Freisetzung von Histamin, Serotonin, Peptiden und SRS-A (slow reacting substance). Folgen: Bronchospasmus, Schleimhautödem, glasiges Sekret mit reichlich Eosinophilen.
Auf dem Boden der allergischen Sensibilisierung können auch unspezifische Faktoren Anfälle von Asthma auslösen: Emotionen, Infekte, Temperatur- und Klimawechsel.

Klinik

Familiäre Belastung: Oft nachweisbar. Allergische Manifestation anderer Art (Milchschorf, Heuschnupfen, Nahrungsmittel- oder Arzneimittelallergien, Urticaria).
Manifestation: 50% vor dem 10. Lebensjahr, 30% zwischen 10. und 30. Lebensjahr.
Symptome: Anfallsartiges Auftreten von exspiratorischer Dyspnoe, aber auch in Form der „asthmatischen Bronchitis". Cyanose, Lungenblähung, Giemen und Brummen. Auslösend oft bakterielle Infekte (Sensibilisierung gegen bakterielle Antigene möglich). Curshmann – Spiralen und Charcot-Leyden-Kristalle.
Komplikationen: Hypoxie, Hyperkapnie, Cor pulmonale, Polycythämie, sekundäre Bronchitis und obstruktives Lungenemphysem.
Diff. Diagnose: Für Asthma sprechen: Manifestationszeitpunkt, Allergieanamnese (F.A.), starke Eosinophile, völlige Symptomlosigkeit im Intervall. Positive *Allergie-Teste:* Intracutan-Test, Allergenkarenz, Exposition.
Symptomatisches Asthma: Periarteriitis nodosa, Löfflers Eosinophiles Lungeninfiltrat, Aspirinallergie.

Therapie

Spezifisch: Elimination des Antigens. Bei bekanntem Antigen Desensibilisierung (Applikation steigender Antigenmengen, Erzeugung normaler Immunantikörper, die das Antigen gegenüber dem Reagin blockieren).

Unspezifisch:

Bronchospasmolytica: Adrenalin (Asthmolysin), Ephedrin (Ephetonin), Isoproterenol (Aludrin), Orciprenalin (Alupent), Theophyllin (Euphyllin), Steroide (Prednison). Vorsicht bei der Anwendung der Dosieraerosole von Alupent und Adrenalin (bei Überdosierung kardiale Komplikationen, besonders Rhythmusstörungen).

Secretolytica: Reichliche Flüssigkeitszufuhr (evtl. Kochsalzinfusionen), Fluimucetin (Acetyl-Cystein), Ammoniumchlorid (Vorsicht bei Acidose!), ätherische Öle (Expectal) und zahllose Kombinationspräparate.

Antibiotica: Tetracyclin, Chloramphenicol, Ampicillin. Als Aerosol Nebacetin, Gentamycin. Nebenhöhlensanierung.

Sedativa: Valium, Chloralhydrat. Kein Morphium!

Atemgymnastik: Erlernung der diaphragmalen Atmung.

Status asthmaticus: Euphyllin-Dauertropf, unterstützt durch hohe Prednisondosen (bis 300 mg/Tag), Ausgleich einer Acidose mit Natriumbicarbonat, da Acidose die Wirkung von Theophyllin abschwächt. Antibiotica. Sauerstoffinhalation evtl. unter leichtem Überdruck zur Verminderung der Atemarbeit. Herz- und Kreislaufmittel. Vorsichtige Sedierung mit Tranquilizern.

Pickwickier-Syndrom ▶

Symptome	**Pathophysiologie**
Fettsucht	Appetitsteigerung extrem.
Somnolenz	Alveoläre Hypoventilation
Cyanose	(infolge mechanisch erschwerter
Periodische Atmung	Atmung und Abnahme der
Polycythämie	Totalkapazität und VK) mit
Rechtsinsuffizienz	Hyperkapnie und Hypoxie.

Therapie und Verlauf

Durch Gewichtsabnahme ist – noch vor Erreichen eines normalen Gewichtes – eine vollständige Rückbildung der Symptome möglich.

Anmerkung: Sehr viele stark Adipöse haben keine Ventilationsstörung. Beim Pickwickier spielt wohl eine schnelle Entwicklung der Fettsucht – besonders im Abdomen mit Hochdrängung des Zwerchfelles – eine besondere Rolle. Die CO_2-Retention geht nicht immer mit der Somnolenz parallel. Atemperiodik vom Cheyne-Stokes-Typ durch den zusätzlichen stimulatorischen Effekt der Hypoxie (Vergrößerter Feed-back Impuls). Atemzentrum in seiner CO_2-Ansprechbarkeit alteriert.

Pneumokoniosen (Staublungenkrankheiten) ▶

Silikose (Steinstaublunge)

Ursache und Exposition: Inhalation von kristallinem SiO_2, meist in Form von Quarzstaub. Partikelgröße von 5 Mikron abwärts. Gefährdung wächst mit der Reinheit des Quarzstaubes.

Berufsgruppen: Erz- und Kohlenbergbauarbeiter (nicht vor Kohle, sondern vor Stein!), Sandstrahlbläser, Steinbrecher, Ofenmaurer und Gießer, Former, Arbeiter in Porzellan- und Steingutfabriken.

Expositionszeit bis zur Krankheitsentstehung im allgemeinen mindestens 10 Jahre, Sandstrahlbläser erkranken früher. Individueller Faktor. Häufigste entschädigungspflichtige Berufskrankheit in Deutschland!

***Pathogenese**:* Knötchenbildung (Proliferation von Fibroblasten und Hyalinabscheidung in zwiebelschalenartiger Schichtung), Proliferation des interstitiellen Bindegewebes zu derben Strängen, Konglomeration durch Zusammenfließen der Einzelknötchen und Schrumpfung. Beteiligung der Hiluslymphknoten schon initial. Hauptlokalisation mittlere und obere Lungenabschnitte (ohne Spitzen), im fortgeschrittenen Stadium mit Pleurabeteiligung. Emphysem der Unterfelder.

Klinik: Keine spezifischen klinischen Zeichen. Stadieneinteilung: nach Röntgenbefund. Gutacherliche Bewertung nach dem Grad der pulmonalen und kardialen Funktionseinschränkung. Alte Nomenklatur (1930):

I. leichtes Stadium: Hilusvergrößerung, verstärkte maschenförmige Lungenzeichnung mit einzelnen kleinfleckigen Knötchen.

II. mittelgradiges Stadium: Mittel- bis grobfleckige Knötchen in beiden Mittelfeldern und oberen Teilen der Unterfelder (Schneeflockenbild).

III. schweres Stadium: Flächenhafte Verschattungen und Schrumpfungsprozesse in den oberen Lungenpartien mit Pleurabeteiligung und Narbenemphysem, Schrumpfung des Mediastinums. Hilusschatten können verschwinden.

Auswirkungen auf die Lungenfunktion: Zuerst keine, dann restriktive Verteilungsstörungen, Diffusionsstörungen und obstruktives Emphysem (letzteres wird nur in weit fortgeschrittenen Stadien als Silicosefolge anerkannt) mit chronischer Bronchitis.

Auswirkungen auf die Herzfunktion: Cor pulmonale.

Begleittuberkulose (Silikotuberkulose): In 30% der Fälle. Bedingt durch lokale Resistenzminderung. Entschädigungspflichtig!

***Therapie**:* Entfernung aus dem staubhaltigen Milieu. Unspez. Maßnahmen wie bei obstruktiver Emphysembronchitis (s. oben). Tuberculostatische Therapie, wenn nötig (s. unten).

Prophylaxe: Häufige Kontrolluntersuchungen, Arbeitsplatzhygiene. Lungenkranke vorher ausscheiden.

Asbestose

***Ursache und Exposition**:* Asbeststaub enthält Fasern (20–50 Mikron), die aus dem faserförmigen Mineral Asbest (hydriertes Calcium-Magnesiumsilicat) bestehen. Disposition bei langjähriger Arbeit in asbestverarbeitenden Betrieben (Garn, Pappe, Bauplatten, feuerfestes Dichtungsmittel).

***Pathogenese**:* Frühläsion ist eine peribronchiale Fibrose, davon ausgehend entsteht eine diffuse interstitielle Lungenfibrose mit Verdickung der Alveolarwand. Pleura stark beteiligt. Begünstigt Mesotheliome der Pleura!

Klinik: Es dominiert eine Diffusionsstörung, verbunden mit einer zunehmenden Einengung der Lungenstrombahn. Durch Pleuraadhäsion restriktive Verteilungsstörung. Endzustand: respiratorische Insuffizienz und Cor pulmonale. Keine gesteigerte Tuberkuloseanfälligkeit.
Diagnose: Asbestkörperchen im Sputum.
Therapie: Keine spezifische Behandlungsmöglichkeit.

Chronische Beryllium-Krankheit der Lunge

Ursache: Inhalation von Beryllium und seiner Salze, schon in relativ kleinen Mengen. Exponiert sind Beryllium-Arbeiter.
Pathogenese und Klinik: Akute Intoxikation führt zur chemischen Pneumonie mit Husten, starker Dyspnoe, Cyanose, Anorexie, Gewichtsverlust und diffusen Lungenverschattungen.
Chronische Form: granulomatöse und fibrotische Veränderungen mit Hilusbeteiligung wie bei der Sarkoidose. Auch fibrotische Läsionen in Leber, Milz und Herz (inkl. Granulome).
Therapie: Steroide. Exitus meist an Cor pulmonale.

Lungenfibrosen durch organische Stäube

Farmer-Lunge: Induziert durch fauliges Heu, akute Form kann ausheilen. Rezidive führen zur interstitiellen Fibrose.
Byssinosis: Induziert durch Baumwoll-Staub in Mühlen, die Baumwollsamen verarbeiten.
Ahorn-Rinden-Krankheit: Allergie gegen eine Pilzart: Coniosporium corticale, die in der Ahornrinde vorkommt. Exposition in Papiermühlen. Bild der interstitiellen Pneumonie. Fibrose kann durch frühzeitige Beendigung des Papierstaubkontaktes verhütet werden.

Iatrogene Lungenfibrosen ▶

Strahlenfibrose

Nach Röntgen- und Gammatronbestrahlung von Lungentumoren und als Folge der Röntgennachbestrahlung von Mammacarcinomen.

Drogeninduzierte Lungenfibrosen

Myleran: Dyspnoe, Husten, Fieber, bilaterale kleinfleckige Infiltrationen (Diff. Diag.: Miliar-Tbc und leukämische Infiltrate). Besserung nach Absetzen.
Hexamethonium: Früher gebräuchliches Hochdruckmittel, das wiederholt zu rasch progredienter Lungenfibrose mit Tod an pulmonaler Insuffizienz führte.
Dilantin: Zur Behandlung der Epilepsie angewandt. Kann irreversible intensive Lungenfibrose hervorrufen.

Hamman-Rich-Syndrom ▶

Definition

Diffuse progressive interstitielle Lungenfibrose ungeklärter (wahrscheinlich nicht einheitlicher) Ätiologie. Pathogenetisch werden eine Hypersensibilitätsreaktion und eine besondere Form der Kollagenose diskutiert (Hypergammaglobulinämie, Splenomegalie, Eosinophilie und passagere Besserung durch Corticoide).

Klinik

Akuter bis subakuter Verlauf mit tödlichem Ausgang. Dyspnoe, Husten, Cyanose, Rechtsinsuffizienz, Trommelschlegelfinger. Nicht selten Fieber. Hypoxie, pCO_2 wegen Hyperventilation erniedrigt. Pulmonale Insuffizienz, Rechtsinsuffizienz.
Path. Anatomie: Interstitielles Exsudat in den Alveolarsepten mit Fibroblasten, Lymphocyten, Hyalin und Kollagen, dazu oft alveoläre Exsudation (hämorrhagisch) – dann Übergang in einen diffusen netzartigen narbigen Umbau der Lunge unter Capillarschwund mit subpleuralem Emphysem (sekundäre Wabenlunge).
Röntgenbild: Anfangs nodulär-infiltrative Veränderungen (Pneumonieähnlich), dann wabig-grobstreifige Verschattungen mit Schrumpfung von Hili, Mediastinum und Zwerchfell.

Therapie

Prednison! Remissionen oder Stillstand möglich.

Sarkoidose (M. Besnier-Boeck-Schaumann) ▶ **Definition**

Entzündlich-granulomatöse Systemkrankheit unklarer Ursache.

Ätiologie (Hypothesen)

1. Atypische Tuberkulose (abnorme Reaktivität oder abnorme Erreger): Tuberkulose kommt vor, während und nach der Sarkoidose zur Beobachtung.
2. Gewebsreaktion auf spezifisches exogenes Agens: Virus, atypisches Mycobacterium, Kieferpollen (alles unbewiesen).
3. Abnorme Reaktivität immunologischer Art auf Grund genetischer Disposition. Dafür sprechen gelegentliches familiäres Vorkommen und andere immunologische Phänomene (Erythema nodosum, Arthritis, Thyreoiditis).
4. Mykobakterien oder andere Agenzien können analog dem Freundschen Adjuvans als Induktoren cellulärer Immunreaktionen in Frage kommen.

Pathologie

Epitheloidzellgranulom mit Riesenzellen und Lymphocytensaum, ohne Verkäsung.

Klinik

Initialstadium: Verschiedene Möglichkeiten:
a) Unklares Fieber (um 38°) über Monate mit Schwäche und Gewichtsverlust.
b) Erythema nodosum mit Fieber
c) Iridocyclitis
d) Asymptomatische Lymphome (Hilus, Peripherie), die mehr zufällig gefunden werden.

Organmanifestationen

Lunge: In 90% der Fälle. Husten, Dyspnoe, restriktive Verteilungsstörungen und Diffusionsstörungen durch interstitielle Fibrose. Rechtsinsuffizienz.

Aber: Anfangs geringe Ausfallserscheinungen bei ausgedehntem Rö-Befund. Diese Diskrepanz ist typisch! Klinische Ausfallserscheinungen bei 50%.

Rö.-Stadieneinteilung (symmetrische Ausprägung);

I. Hilusvergrößerung ohne Parenchymveränderungen.
II. Hilusvergrößerung mit diffusen Parenchymveränderungen (retikuläre Zeichnung und miliare Knötchen).
III. Diffuse Parenchymveränderungen ohne Hilusvergrößerung.
IV. Chronische Parenchymveränderungen von mehr als 2jähriger Dauer mit Lungenfibrose (Strang- und Narbenbildung, Induration, Schrumpfung, Cysten und große Emphysemblasen). Stadium IV irreversibel, teilweise auch Stadium III.

Augen: Iridocyclitis, Linsen- und Hornhauttrübung mit schweren Sehstörungen oder Erblindung. Glaukom. Dazu: *Sjörgren-Syndrom:* Tränendrüsenschwellung, Conjunctivitis, Keratitis.

Speicheldrüsen: Heerfordt-Syndrom:
Fieber, Uveitis, Tränen- und Speicheldrüsenvergrößerung.
Asymptomatische Vergrößerung der Parotiden und der submandibularen und submaxillaren Drüsen bei 6% der Fälle.

Haut: Bei 30% der Fälle: erythematöse, infiltrierte und ulcerierte Läsionen. Alopecie.

Leber: Bei 75% bioptischer Granulomnachweis, bei 20% klinische Symptome: leichte Bilirubinämie, Erhöhung der alk. Phosphatase, Hautjucken, selten ein der biliären Cirrhose ähnliches Bild mit portaler Hypertension. Oft symptomlose Vergrößerung.

Milz: Bei 20–30% Splenomegalie. Selten Hypersplenismus mit Anämie, Leukopenie und Thrombopenie.

Knochen: Ostitis cystoides multiplex (Jüngling): cystisch osteolytische Veränderungen an den Phalangen, Metacarpalia und -tarsalia. *Calciumstoffwechselstörung: Vitamin*-D-Überempfindlichkeit: Hypercalcämie, -urie, Hyperphosphaturie, Nephrolithiasis, Nephrocalcinosis, Kalkmetastasen. Akutes Hypercalcämie-Syndrom.

Herz: Sekundärveränderungen (Cor pulmonale) und Myokard-Sarkoidose.

Nervensystem: Granulomatöse basale Meningitis mit Pleocytose. Facialislähmung, Diabetes insipidus, cerebrale Anfälle.

Laborbefunde: Erhöhte Blutsenkung, leichte Anämie, Leukopenie, Eosinophilie.
Anergie gegen Tuberkulin (Hauttest).
Hypergammaglobulinämie.
Hypercalciurie (mit und ohne Hypercalcämie).
Hyperuricämie (auch ohne Nierenbeteiligung).

Diagnose: Rö. Thorax, Leber- und Lymphknotenbiopsie.

Kveim-Reaktion: Intracutane Injektion von hitzesterilisiertem menschlichen Sarkoidgewebe (Milz, Lymphknoten) ergibt nach 4–6 Wochen eine papulonoduläre Läsion mit Epitheloidzelltuberkel (muß histologisch gesichert werden).

Therapie und Prognose

Prednison: 50 mg/Tag, dann absteigend. Abdeckung mit INH, das allein keinen Effekt hat. Prednison für 6 Monate!

Resochin: 250–500 mg/Tag, guter Effekt auf Hautläsionen und Hypercalcämie.

Prognose: Bei 10% der Fälle ist das Grundleiden die Todesursache. Sehr gute Remissionen durch Steroide. Rückbildung von Lungen- und Hauterscheinungen.
Im Frühstadium kommen auch Spontanremissionen vor!

Klassifikation der Pneumonien ▶

Definition

Akute oder chronische entzündliche Lungenkrankheiten mit Befall des Alveolarraumes und/oder des Interstitiums.
Ätiologische Klassifizierung:

Primäre Pneumonien

Bakterien: Pneumokokken, Streptokokken, Staphylokokken, Coligruppe, Enterokokken, Haemophilus influenzae, Friedländerbazillus (Klebsiella pneumoniae), Pasteurella pestis und tularensis.

Rikettsien: Q-Fieber (Coxiella burneti).

Viren:

Kleine: Myxoviren (Influenza, Para-Influenza Typ I–IV), Rhinoviren. REO (Respiratory-Enteric-Orphan)-Viren, Adenoviren.

Große: Ornithose-Viren (= Psittakose).

Pneumonien bei Masern und Windpocken (meist bakterielle Sekundärinfektion).

Pilze: Aktinomykose, Soormykose, Aspergillose = Schimmelpilz, Cryptokokkose, Sporotrichose.

Parasiten: Echinokokken, Pseudocystis Carinii, Toxoplasmose, Ascariden.

Allergische Pneumonien: pflanzliche Allergene (Löwenzahn, Lindenblüten etc.).

Sekundäre Pneumonien

Zirkulationsstörungen: Lungenstauung, Lungenödem, Lungeninfarkt.

Fehlbildungen: Bronchiektasen, Wabenlunge.

Lungentumoren

Urämie

Aspiration: Mageninhalt, Öl (Abführmittel Paraffin): Lipoidpneumonie.

Primäre Pneumonien ▶ **Pneumokokkenpneumonie**

Pathogenese: Pneumokokken = grampositive Diplokokken (37 Serotypen, 1–5, 7, 8 häufig), bei vielen Gesunden in der Nasen-Rachenflora. Invasion der Bronchien durch Schleim und Cilien verhindert. Keimvermehrung und Haftung in den Alveolen. Gesteigerte Empfänglichkeit: allg. Resistenzschwäche, Lungenstauung, Alkoholismus, Myelom, Lipoidnephrose, Virusinfekte.
Klinik: Erkältungsvorboten, dann ein starker Schüttelfrost, anschließend Kontinua, starker Pleuraschmerz, Husten, rostbraunes Sputum, physikal. Befund der Infiltration. Im Röntgenbild Lobär- oder Bronchopneumonie (Kinder). Herpes labialis. Schweres Krankheitsbild. Leuko: 12000–25000. Blutkultur 1.–4. Tag positiv!
Komplikationen: Kreislaufkollaps, verzögerte Lösung, Lungenabszess, Pleuraempyem, Perikarditis, bakterielle Endokarditis, Arthritis (septisch), Leberbefall mit leichtem Ikterus. Meningitis, Peritonitis.
Verlauf: Nach 7–10 Tagen kritische Entfieberung (Antikörpereffekt).
Therapie: Penicillin: 2 Mill/Tag, bei Meningitis oder Endokarditis 6–12 Mill/Tag, Chloramphenicol und Tetracyclin 1–2 g/Tag.
Prognose: Nicht ungünstig.

Staphylokokkenpneumonie

Pathogenese: Erreger meist Staph. pyogenes aureus (koagulasepositiv, selten negativ), vereinzelt Staph. pyogenes albus. In der Bevölkerung 40–60% gesunde Keimträger, im Krankenhausbereich fast 100%! Stämme von unterschiedlicher Pathogenität im Nasenrachenraum. Differenzierung mittels Bakteriophagen. An primärer Staphyl.-Pneumonie erkranken meist Kleinkinder; sekundäres Vorkommen bei Influenza und Masern, langdauernder Breitbandantibioticatherapie, Leukämie, Kollagenosen, allg. Resistenzschwäche. Hospitale Fälle schwerer als häusliche!
Als Infektionsquelle sind Erkrankte wichtiger als die Keimträger!
Klinik: Oft grippaler Infekt vorausgehend, dann akuter oder protrahierter Beginn, mehrere Schüttelfröste, Husten, Pleuraschmerz, eitriger oder bluthaltiger Auswurf. Befall mehr der zentralen Lungenpartien (nicht lobär), daher oft nicht so deutlicher physikal. Befund. Frühe Abszedierung, oft Empyem.
Schwerstes Krankheitsbild. Leuko: über 15000, aber *auch Leukopenie* möglich! Bakteriämie bei 20%. Früher 50–90% Letalität. Septische Endokarditis!
Therapie: Methicillin (Cinopenil) i.v. 6–8 g oder Dicloxacillin (Dichlor-Stapenor). Evtl. mit 20 Mill. E. Penicillin kombinieren, da letzteres 50fach stärker auf nicht Penicillinase bildende Stämme wirkt. Immer Antibiogramm vor Behandlung. Wirkungseintritt klinisch auch bei optimalem Effekt erst nach 2–3 Tagen!

Streptokokkenpneumonie

Pathogenese: Erreger sind β-hämolysierende Streptokokken der Gruppe A. Weniger als 5% der Pneumonien. Besonders nach Influenza und Masern, bei chronischen Lungenkrankheiten (Asthma, Bronchiektasen).

Klinik: Ähnlich dem der Pneumokokkenpneumonie, meist mehrere septische Fieberschübe, Pharynxbeteiligung, Übelkeit, Brechreiz.

Leukocyten 20000–30000. Komplikation: Empyem. Letalität 15–60%!

Therapie: Penicillin G 2–6 Mill. E./Tag; bei Allergie Cephalosporine oder Erythromycin.

Friedländer-Pneumonie

Pathogenese: Erreger Klebsiella pneumoniae (gramnegativer Bacillus), Gruppe A. Etwa 1% aller Pneumonien, meist Männer über 40 Jahre, Alkoholiker.

Klinik: Schweres klin. Bild wie bei Pn. P., Fieber eher remittierend. Steifes braunes Sputum. Ausbreitung von Lappen zu Lappen. Gelbsucht, Erbrechen, Diarrhoe. Leukocyten oft normal, sonst mäßig erhöht. Komplikationen: Empyem, Abszess. Letalität früher 50–80%. – Außerdem chronische Verlaufsform mit Einschmelzungen, meist nicht akut beginnend. Verwechslungsmöglichkeit mit der Tuberkulose.

Diagnose: Nur bakteriologisch.

Therapie: 3–4 g Streptomycin + 1–2 g Chloramphenicol oder Tetracyclin, neuerdings Ampicillin.

Hämophilus-Influenza-Pneumonie

Fast nur im Kindesalter, hier nach Virus-Influenza und Masern. Laryngotracheitis. Leuko 15000.

Therapie: Streptomycin + Chloramphenicol und Sulfonamide.

Pneumonien mit Bakterienmischflora aus Enterokokken und Coli-Gruppe

Therapie: Ampicillin, Chloramphenicol, Tetracyclin, Gentamycin.

Primäre atypische Pneumonie

Pathogenese: Erreger Mycoplasma pneumoniae. Inoculation nasopharyngeal oder durch Inhalation (Aerosol). Häufung beim Militär, auf 30 Infizierte eine Pneumonie. In der allg. Bevölkerung haben 20–40% der Vierzigjährigen Antikörper!

Inkubation 9–12 Tage.

Klinik: Fieber, Pharyngitis, Husten, Infiltrationen (multilobulär) stärker als physik. Befund erwarten läßt. Bronchialatmen ungewöhnlich! Leukocyten normal. Erregerisolierung aus Sputum, Anstieg der Kälteagglutinine (gegen Ery. d. Gruppe O).

Leichtere Verlaufsformen: Fieberhafter oder afebriler Infekt der oberen Luftwege.

Therapie: Tetracyclin, Demethyl-chlortetracyclin (Ledermycin). Weniger stark Chloramphenicol, Erythromycin. *Penicillin, Streptomycin und Sulfonamide sind unwirksam!*

Psittacose (Ornithose)

Pathogenese: Erreger großes DNA und RNA enthaltendes Virus. Infektionsquelle: Papageien, Wellensittiche, Tauben. Tröpfchen- und Staubinfektion oder Biß. Inkubation 5–15 Tage.
Klinik: Grippeähnliches Vorstadium mit langsamem Fieberanstieg auf über 39 Grad, starke Rücken- und Gliederschmerzen. Heftigster Kopfschmerz. Herpes labialis. Nach 1 Woche Lungensymptome, starker trockener Husten, Brustschmerzen. Im Röntgenbild fleckige, ausgedehnte Herde bilateral. Exantheme, Rumpel-Leede, Leukopenie. In der 4. Woche lytische Entfieberung. *Komplikationen:* sek. bakt. Infektionen. In der Abklingphase Venenthrombose und auch Lungeninfarkt. Diagnose: KBR.
Therapie: Bestes Mittel 2–3 g Tetracyclin/Tag. Auch höhere Penicillindosen wirksam: 2 Mill.E./Tag.

Viruspneumonien

Allg. Charakteristika: Fieber ohne Schüttelfrost, Befall der zentralen Lungenbezirke, daher relativ geringer physikalischer Befund. Myokarditis kommt vor. Keine Leukocytose!
Diagnose durch Erregernachweis und Komplementreaktionen. Keine spezifische Therapie, bakterielle Sekundärinfektionen.
Rhinoviren: Zu den Pikornaviren gehörig. Bei Erwachsenen nur fieberhafte Erkältung, bei Kindern häufiger Bronchiolitis und Pneumonie. Kurzes Fieber. 53 Typen. Keine Vaccine.
Adenoviren: 31 humane Typen. Inoculation oculär oder durch Aerosol. Manifestationen:
- Fieberhafte Pharyngoconjunctivitis (Schwimmbad), auch Keratoconjunctivitis.
- Akuter respiratorischer Infekt (mit Fieber).
- Pneumonie: meist Typ 3 und 7, bei Kindern 20% Letalität. Oft bei Rekruten! Vaccinen geben Schutz.

Respiratorische Syncytium-Viren: zu den Myxoviren gehörig. Konstantes Antigen. Daher verbreitete Immunität jenseits des Kleinkindesalters. Epidemien betreffen Kinder unter 4 Jahren hauptsächlich, hohe Bronchopneumoniequote. Bei Erwachsenen nur grippaler Infekt.
Influenza-Viren: A (große Epidemien), B und C (sporadische Endemien). Änderungen der Antigenität von Epidemie zu Epidemie. Befall des Bronchialepithels: Hyperämie-Nekrose, metaplastische Regeneration. Inkubation 36 Stunden. Symptome: Kopfschmerz, Myalgien, Fieber, Husten, Brustschmerz, Cyanose, Dyspnoe (Bronchiolitis), schweres allg. Krankheitsgefühl. Pneumonie durch sekundäre Bakterieninvasion (1918 Hämophilus). Größte Gefahr: fulminante Staphylokokkenpneumonie.

Keine spezifische Therapie gegen Viren – aber Prophylaxe durch Schutzimpfung! Symmetrel (Adamantanamin) (Geigy).

Parainfluenza-Viren (Myxoviren): 4 Typen. Infektionen im frühen Kindesalter. Die meisten Erwachsenen haben Antikörper gegen alle 4 Typen. Inkubation 4–6 Tage. Bei Kleinkindern Laryngotracheobronchitis (Kroup), Bronchopneumonie. Bei älteren Kindern leichterer Verlauf. Bei Erwachsenen in der Regel nur „grippaler Infekt".

Goodpasture-Syndrom ▶

Ätiologie

Erkrankung der Basalmembranen in Lunge und Nieren unklarer Ursache. Streptokokkeninfekt unwahrscheinlich, kein Autoantikörpernachweis. Allergie gegen exogenes Agens möglich.

Symptome

Hämorrhagische Pneumonie (mit Hämoptysen, die zur Anämie führen können) und akute intracapilläre Glomerulonephritis mit rasch progredienter Niereninsuffizienz. Androtopie (6 : 1). Schlechte Prognose. Manifestationsalter 16–36 Jahre.

Therapie

Prednison, Antibiotica, Dialysebehandlung, Nierentransplantation.

Idiopathische pulmonale Hämosiderose ▶

Ätiologie

Ungeklärt.

Symptome

Vorkommen ganz überwiegend bei Jugendlichen unter 16 Jahren (m : w = 1 : 1). Febrile Perioden mit Husten, Dyspnoe, Hämoptysen, hypochromer Anämie, Hepatosplenomegalie. Röntgenbild: diffuse Sprenkelung oder beidseitige Infiltration der Lunge.
Bei 20% Eosinophilie. Nur fokale Nierenveränderungen ohne funktionelle Bedeutung.
Komplikationen: Lungenhämosiderose führt zur Lungenfibrose und zum Rechtsversagen. Diffuse Myokardfibrose ohne Eisenablagerung. Auch dies häufige Todesursache.

Therapie

Prednison, trotzdem meist letaler, wenn auch verzögerter Verlauf.

Klassifikation der Lungentumoren ▶

Maligne Tumoren

Bronchialcarcinom: M : F = 9 : 1, Häufigkeitsgipfel 60. Lebensjahr. Wesentlicher Kausalfaktor: Zigarettenrauchen!
Ausgehend vom Bronchialepithel: Plattenepithel-Ca (Männer 72%, Frauen 32%), kleinzellig = Haferzellcarcinom (M : 24%, F : 30%), Adenocarcinom (M : 3%, F : 25%).
Viele Narbencarcinome!

Alveolarzellcarcinom (pulmonale Adenomatose, Bronchiolarzellcarcinom): Selten, scheint multizentrisch zu entstehen. Bei Schafen virusbedingter analoger Tumor. Bild einer hämorrhagischen Pneumonie mit Diffusionsstörung, Cyanose, Dyspnoe, Trommelschlegelfinger, Tu-Zellen im Sputum.
Sarkome: Sehr selten.

Semimaligne Tumoren

Bronchialadenome (typisches Adenom, Carcinoid, Cylindrom): Anfangs endobronchiales benignes, dann invasives Wachstum, auch Fernmetastasen. Vorkommen selten. Klinisch Bronchusstenose, Segmentpneumonie, Hämoptoe. Chirurgische Therapie.

Benigne Tumoren

Hamarto-Chondrom: Meistens symptomlose Rundherde.
Fibrome, Lipome: Intra- und extrabronchial (selten).
Arteriovenöses Aneurysma (Cavernom): Pulsation, systolisches Geräusch, Cyanose, Polycythämie, Herdgröße normal.

Bronchialcarcinom ▶ Epidemiologie

Häufigste Krebsform bei Männern jenseits des 40. Lebensjahres! (M : F = 9 : 1). Ständige Zunahme der Lungenkrebssterblichkeit besonders bei Männern.

Standardisierte Sterbeziffer: Pro 100 000 Einwohner der BRD

1952		*1962*	
Männer:	2698	Männer:	4776
Frauen:	506	Frauen:	646

Absolute Zahl der Sterbefälle an bösartigen Neubildungen der Luftröhre, Bronchien und Lunge in der BRD:

1962: Männer 14 254, Frauen 2428.

Ätiologie

Inhalationscarcinogene! Zigarettenrauch u.a., vor allem durch Berufskrebse erwiesene Noxen: Asbest, Chrom, Nickel, Kohlenteer, Ruß, Pech, Generatorgas, Schneeberger Lungenkrebs durch radioaktiven Staub. Für die exogene Genese spricht die überwiegend zentrale Lokalisation: Hauptbronchus oder hinter dessen erster oder zweiter Gabelung. Ferner die bevorzugte Lokalisation in den besser belüfteten Oberlappen. Wegbereiter chronische Bronchitis, auch Narbenbildung! Kein erhöhtes Ca-Risiko bei Silikose.

Pathologisch-anatomische Komplikationen

Hilärer Lungenkrebs: Mit endobronchialem Wachstum (früh Hustenreiz, dann partielle Bronchusstenose mit Giemen und lokalisiertem Emphysem, Atelektase, Retentionspneumonie, Abszess).

Rundherd: Mit Zerfall zur Tumorkaverne, Hämoptoe, Drainage durch den Bronchus oder Einbruch in den Pleuraraum mit Ergußbildung.

Ausbrechertumor an der Lungenspitze: Mit Einwachsen in den Plexus brachialis und die Gefäße: Pancoast-Syndrom (neuritische Schmerzen, vasomotorische Krisen in Arm und Hand durch Gefäßläsion, Horner-Symptomenkomplex durch Sympathicuslähmung).

Ausbrechertumor ins obere Mediastinum: Mit Verlegung der Vena cava sup. (obere Einflußstauung), Stokesscher Kragen.

Lymphogene Ausbreitung: Lymphknotenmetastasen (Bifurkation, axillär, supraclaviculär).

Hämatogene Ausbreitung: Fernmetastasen in Leber, Knochen, Gehirn (via V. pulmonalis) u.a. Organe.

Klinik

Frühsymptome: Husten (meist als Raucherkatarrh bagatellisiert). „Verschleppter grippaler Infekt“ (vor allem, wenn ohne Schnupfen), Blutbeimengungen im Auswurf.

Symptome des Bronchial-Ca nach Häufigkeit:

BKS-Beschleunigung	90%
Husten	73%
Fieber	32%
Abgeschlagenheit	27%
Brustschmerz	18%
Hämoptoe	14%
Gewichtsverlust	14%
Dyspnoe (Stridor)	7%
Trommelschlegelfinger	2%

Diagnostik: Röntgenaufnahme in 2 Ebenen, Tomographie, Bronchoskopie mit P.E., Bronchographie (falls nicht einzusehen), Cytologie (Sputum, Pleuraexsudat, Lungenpunktat), Scalenusbiopsie, Mediastinoskopie, Oesophaguspolygramm (3 Aufnahmen bei Breischluck, keine Doppelkontur spricht für Tumorinfiltration). Diagnostische Thorakotomie, evtl. Angiokardiographie. Neuerdings auch Lungenszintigramm. *Diff. Diagnose des Rundherdes:* 33% periphere bronchogene Carcinome mit 75% Heilungschancen durch Operation, 10% Metastasen, nur etwa die Hälfte entzündliche Veränderungen (meist Tbc) oder gutartige Tumoren. *Paraneoplastisches Syndrom:* Thrombose, Hypercalcämie, Cushing-Syndrom.

Therapie: Operation, Bestrahlung nur bei inoperablen Fällen. Kriterien der Inoperabilität: ungenügende Lungen-, Herz- und Kreislauffunktion, Allgemeinzustand reduziert. Fernmetastasen. Paratracheale supraclaviculäre, axilläre Metastasen. Befall beider Lungen. Pleuritis carcinomatosa. Rekurrens-, Phrenicus-, Sympathicuslähmung, Pancoast-Syndrom, Cava-Syndrom. Brustwandbeteiligung. Oesophagusinfiltration.

Prognose: Bei Diagnosestellung nur 20–40% operabel! Fünfjahresheilung der Resezierten etwa 30% = 7% des Gesamtkrankengutes!

Postoperativ Fibrothorax.

Röntgenvorsorgeuntersuchung ergab 24 Fälle/400 000. Von 24 Fällen waren 20 inoperabel, 4 nach 1 Jahr verstorben.

Differentialdiagnose der Pleuraergüsse ▶ **Untersuchungsmethoden**

Pleurapunktion und Punktatuntersuchung: Aspekt, spez. Gewicht bzw. Ges. E. (Rivalta-Probe), Ausstrich und spezielle Cytologie, bakt. Untersuchung.

Pleurabiopsie

Transsudate

Proteingehalt unter 2,5 g/100 ml, Aussehen klar, gelblich, spez. G. < 1016: Herzinsuffizienz (re. früher als li.), Renaler Hydrops (nephrotisches Syndrom oder Retention von Wasser), Lebercirrhose, Meigs-Syndrom.

Exsudate

Proteingehalt über 3 g/100 ml, Aussehen gelblich, spez. Gew. über 1016, Rivalta positiv:

Vorwiegend lymphocytär:

Tuberkulose
Pilzkrankheiten
Abklingende Pneumonie
Myxödem
Carcinom

Vorwiegend granulocytär:

Akute bakterielle Pneumonie
Lungeninfarkt
Rheumat. Fieber
Kollagenosen
Virusinfektionen (Coxsackie)
Lungenabszess
Subdiaphragmaler Abszess
Carcinom

Vorwiegend eosinophil:

Lungeninfarkt oder Kontusion
M. Hodgkin
Echinokokkus
Carcinom

Blutig tingierte Exsudate

Carcinom oder Mesotheliom
Lungeninfarkt oder Kontusion

Tuberkulose
Coxsackie-Virusinfektion
Hämorrhagische Pankreatitis

Massiv blutige Exsudate

Trauma
Carcinommetastasen
spontaner Hämopneumothorax

Chylöses Exsudat

Verlegung oder Verletzung des D. thoracicus.
Pseudochylus (Empyem), Cholesterin (Tbc).

Pneumothorax ▶ **Ursachen**

Spontanpneu, traumatischer Pneumothorax.

Mechanismus

Ruptur der Pleura visceralis im Bereich einer Emphysemblase. Oder subpleurale Ruptur, dann Lufttransport entlang den Gefäßen und Bronchien ins Mediastinum, von dort evtl. Ruptur der Pleura mediastinalis oder Aufsteigen zum Halse.

Symptome des Spontanpneus

Plötzlicher stechender Schmerz auf der betroffenen Bruststelle. Häufiger in Ruhe als nach besonderer Anstrengung. Atemnot, Einflußstauung und Herzversagen bei Spannungspneu (Ventilmechanismus). Hämopneumothorax und Hydropneumothorax in geringem Umfang häufig. Eiteransammlung bei Bronchialfistel. Physikalischer Befund: Tympanie, leise Herztöne, aufgehobener Stimmfremitus. Diagnosesicherung durch Röntgenbild. Druckprüfung durch Punktion mit 19er Nadel und etwas Luft in der Spritze.

Therapie

Bettruhe, evtl. Absaugen, dies sofort bei Spannungspneu. Bei fehlender Rückbildung evtl. Operation (Entfernung der parietalen Pleura zwecks dauerhafter Verklebung). Meist Spontanremission nach 10 Tagen.

Differentialdiagnose der „Mediastinaltumoren" ▶ **Tumoren und Cysten**

Primärtumoren (neurogene Geschwülste wie Ganglioneurome, Neurofibrome etc., Teratome, Sarkome, Thymome, Carcinome).
Maligne Lymphome bei Systemkrankheiten (M. Hodgkin, Lymphosarkom).
Cysten (bronchogen, perikardial, unspezifisch).

Schilddrüsentumoren (gutartige Struma oder Carcinome)
Szintigramm!

Aortenaneurysma

Angiographie!

Zwerchfellhernie

Durch die parasternale Öffnung (Morgagni), oft nur Netz enthaltend.

Tuberkulose ▶ Bakteriologie und Serologie

Erreger: Mycobacterium tub. (Typus humanus), Mycobacterium bovis (T. bovinus).

Nachweis: *Mikroskopisch* (Ziehl-Neelsen: Carbolfuchsin, Salzsäure-Alkohol).

Kultur: Hohn u.a. (Abtötung begleitender Bakterien durch Schwefelsäure, dann Eiernährboden). Ergebnis nach 1–4 Wochen. Differenzierung zwischen Typ. h. und Typ. bov. durch Glycerin. T.h. wächst rasch und bildet daraus Säure, T.b. langsam, ohne Säurebildung.

Tierversuch: Meerschweinchen. Ergebnis nach 6 Wochen. Negativ bei INH-resistenten Stämmen. Beeinträchtigt durch Tuberculostatica. Kaninchen erkranken nur mit Typus bovinus.

Tuberkulinprobe: Celluläre Immunreaktion gegen Tuberkelbazillenprotein.

Testmaterial Tuberkulin GT, Dosis 0,1 ml intracutan. Ablesung nach 48–72 Std, positiv bei Infiltration von mindestens 6 mm Durchmesser.

Einheiten: 1 I. E. = 0,1 ml der 1 : 10.000 verd. AT-Lösung = 0,1 ml von GT Stärke 1.

GT 0,01 = AT 1 : 1.000000
GT 0,1 = AT 1 : 100.000
GT 10 = AT 1 : 1.000
GT 100 = AT 1 : 100.

Initialdosis max. 10 I.E., bei Aktivitätsdiagnose: 0,01 I.E.

Positives Ergebnis besagt tbc-infiziert, nicht mehr! Sehr hohe Trefferquote (n. 4–8 Wochen).

Falsch negativ bei Miliartbc., Masern, konsumierenden Krankheiten, M. Hodgkin.

Epidemiologie

Infektionsmodus: Mensch zu Mensch (Tröpfchen oder Staub), Typus humanus 95% der Erwachsenen-Tbc. Alimentäre Infektion: infizierte Milch (jetzt bei uns selten).

Durchseuchung: Durch Tuberkulinprobe festzustellen. Früher mit 20 Jahren 100%, jetzt rückläufig: aber BCG täuscht! Jetzt

6. Lebensjahr 5% Tuberkulin-pos.
15. Lebensjahr 27% „ „
25. Lebensjahr 58,5% „ „
40. Lebensjahr 80% „ „

also Zunahme der Späterstinfektionen.

Erkrankungshäufigkeit: Früher 10‰, heute ca. 2‰ der Infizierten.
Anfällig: Diabetiker, Masernkranke, Silikose-Fälle, Alkoholiker, Pat. mit konsumierenden Leiden.
Mortalität: 12/100.000.
Westdeutschland 1967:
221000 aktive Tbc.-Fälle, 63‰ männl. 37‰ weibl.; darunter:
130.749 geschl. Tbc. Atmungsorgane,
55.721 off. Tbc. Atmungsorgane,
34.620 Tbc. anderer Organe.
Jede aktive Tbc. ist meldepflichtig!
Todesfälle an Tbc. 1967: 6414.
Tendenz seit Jahren stark rückläufig.

Stadieneinteilung der Tuberkulose

I. Stadium: Primärinfektion: Entzündliche Reaktion am Ort der Haftung und in den regionalen Lymphknoten, 6 Wochen nach Inoculation, mit dem Auftreten der Tuberkulinallergie. Gewebsläsionen erst durch Abwehrvorgänge. Lokalisation:
Lunge: Primärkomplex aus subpleuralem Herd (meist U-Lappen) und hilärem Drüsenherd. Meist Ausheilung mit Verkalkung. Übergang in Hilustbc. bei Kindern relativ häufig.
Nasenrachenraum: Primärkomplex mit Halsdrüsenschwellung.
Darm: submuköser Tuberkel und Mesenterialdrüsenbefall.
Haut: Ulcus mit regionaler Lymphknotenschwellung (selten).
II. Stadium: Generalisation (Sekundärstadium): Lympho-hämatogene Aussaat über Duct. thorac. → obere Hohlvene. Lokalisation:
Erythema nodosum
Simonsche Lungenspitzenherde
Pleuritis exsudativa (vor allem Späterstinfektion!)
Skelet + Gelenke
Nieren, Nebennieren } schlafende Herde!
Genitale
Meningen
Miliartbc.
III. Stadium: Organtuberkulose (meist isoliert). Oft nach Latenz. Frühmanifestation vor allem in der Lunge, evtl. mit erneuter hämatogener Aussaat. Spätmanifestation in Knochen, Gelenken, Nieren, Lunge, Urogenitalsystem, Darm.

Lungentuberkulose

Primäre Lungentuberkulose

1. *Gewöhnlicher Primoinfekt* mit Primärkomplex-Bildung: entweder unbemerkt oder mit leichtem Fieber, trockenem Husten, Kopfschmerz („Grippe"). Röntgenbild: Unterlappeninfiltrat und Hilusschwellung. Nach 2–4 Wochen klinisch gesund.
Kalk nach 2 Jahren.
2. *Hilusdrüsentuberkulose:* Weiterschwelen der Hilusläsion mit Befall der Bronchial- u. Bifurkationslymphknoten, auch doppel-

seitig. Klinisch symptomlos, häufiger nächtlicher Husten (Kinder), subfebrile Temperatur. Möglichkeit des Einbruchs in Bronchien und Gefäße.

3. Primärherdphthise: Käsige Pneumonie durch Primärkavernenbildung mit intracanaliculärer Ausbreitung. Pneumonisches Krankheitsbild.
Gefahr der primären progressiven Tbc. besonders bei Kindern bis zum 3. Lebensjahr.

Postprimäre Lungentuberkulose

1. Pleuritis tuberculosa
Pathogenese: Oft unmittelbar an den Primärinfekt anschließend, durch hämatogene ulcerierende Pleuraherde (oder per continuitatem aus Primärherd); selten in späteren Streuungsphasen. Meist bei Erstinfektion Erwachsener! Infektionsquelle suchen!
Klinik: Hohes Fieber, relativ guter A.Z., starker, bis in die Spitze reichender Erguß (Exsudat: > 3g-% Protein, lymphocytär, selten Empyemausmaß!). Spontane Rückbildung nach 4–6 Wochen. Adhäsionen. Tuberculostatica und Prednison. Bazillennachweis nur bei 25% im Erguß +25% im Magensaft. Tuberkulinreaktion + +!

2. Chronische Lungentuberkulose
Pathogenese: Endogene Reaktivierung der Simonschen Spitzenherde nach Monaten bis 50 Jahren (Gravidität, Infekte, Abmagerung, Diabetes). Apico-caudales Fortschreiten: käsige Spitzenbronchitis, infraclaviculäres Infiltrat, Frühkaverne mit bronchogener Aussaat.
Selten *exogene* Reinfektion, nur bei massiver Dosis wahrscheinlich. Auch nach Verlust der Tuberkulinallergie.
Im Verlauf Übergang von exsudativer (Verkäsung), über die produktive (Granulationsgewebe mit geringer oder keiner Verkäsung) in die indurative-cirrhotische Form (mit Narben und Schrumpfung). Komplikationen: Kavernen mit Blutung, Bronchialstenose, Lungenfibrose, Emphysem, Bronchiektasen, respiratorische Insuffizienz, Cor pulmonale, Amyloid, Fisteln.
Klinik: Gewichtsabnahme, abendliche Temperaturen, Bewegungstemperaturen, nicht nach 30 min abklingend. Husten, Auswurf, Oberbauchbeschwerden. Hohe BKS. Durch klinische und Röntgenuntersuchung sind folgende Fragen zu klären:
aktiv? (Senkung, Fieber, Rö.) inaktiv? offen? fakultativ offen? geschlossen? einseitig? beidseitig? (re. oder li.) exsudativ, produktiv, indurativ, cirrhotisch? cavernös? Ober-Mittel-Untergeschoß? (oder Lappen?). Komplikationen: Blutung, Obstruktion, Pleuraschwarte, respiratorische Insuffizienz, vermehrte Rechtsbelastung (Cor pulmonale)? Erregernachweis: Sputum, Kehlkopfabstrich. Magensaft: direkt, Kultur, Tierversuch. Resistenzbestimmung wichtig.
Tuberkulom: Spez. Rundherd mit käsigem Kern und Bindege-

webskapsel, auch multipel. Kann ruhend bleiben oder einschmelzen. Diff. Diag.: Zentrale Verkalkung; im Zweifelsfall Operation!

Extrapulmonale Tuberkulose

Nierentuberkulose: 2–8 Jahre nach Infektion.
Pathogenese: Im Generalisationsstadium Bakterienabsiedlung in der Nierenrinde (gut durchblutet, Aerobier!), die zu primären, meist narbig abheilenden Rindentuberkeln führt. Bei Reaktivierung canaliculäre und lymphogene Keimverschleppung und Angehen von Tuberkeln in Kelchnischen und Papillen, Kavernenbildung, Befall von Ureteren und Harnblase, beim Manne auch canaliculär das Genitale.
Klinik: Entdeckung oft erst bei Cystitis oder Epididymitis. Nierenblutung, Pyurie mit sterilem Harn. Diagnose durch Pyelographie, Cystoskopie und Erregernachweis.
Weibl. Genitaltuberkulose: Entsteht hämatogen. Primärsitz meist die Tuben. Befall weitaus am häufigsten, wenn die Primärinfektion (Lunge) im geschlechtsreifen Alter erfolgt. Ausbreitung intracanaliculär: lokale Peritonitis, Uterusbeteiligung. Oft nur geringe Symptome: Leibschmerzen, Menstruationsstörungen. Nachweis: Menstrualblut für Kultur und Tierversuch auffangen!
Skelettuberkulose: Tuberkulöse Osteomyelitis und Arthritis meist 3 Jahre nach Primärinfektion im Kindesalter, bevorzugte Absiedlung in den Epiphysen. Spondylitis tbc. teils hämatogen, teils durch Lymphknoten (paratracheal). Röntgensymptome relativ spät (Osteoporose, dann Destruktion). Fisteln, Senkungsabszess, Deformierungen.
Peritonitis: 3 Entstehungsmöglichkeiten: über die tuberkulös infizierte Darmwand, über die Tuben und hämatogen. Fieber, Schwäche, Leibschmerz, Ascites mit > 3g-% Protein, Durchfälle, Diagnose durch Biopsie, Erregernachweis, Tuberkulinprobe. Relativ häufig bei schweren Alkoholikern.
Darmtuberkulose: Meist eine Komplikation der Lungentuberkulose durch massive Bazillenzufuhr. Hauptsitz Ileocoecal-Region. Durchfälle und unbestimmte Leibbeschwerden. Polypenartige Hypertrophie der Mucosa. Diagnose durch Gesamtsituation und Erregernachweis im Stuhl.
Tuberkulöse Perkarditis: Meist von mediastinalen Lymphknoten oder vom Lungengewebe übergreifend. Im akuten Stadium durch starken Erguß Einflußstauung (Tamponade), nach Spontanheilung kann sich eine Pericarditis constrictiva entwickeln (Jahre später).
Meningitis tuberculosa: 30% der Fälle entstehen im Stadium der Frühgeneralisation. Am häufigsten daher bei Kindern im ersten Jahr nach der Infektion. Bei vielen Kranken im Rahmen der Miliartbc., selten aus reaktivierten cerebralen Herden, Knochenherden oder bei Spätgeneralisation (Steroide, sonstige

Resistenzminderungen). Befall der Hirnbasis mit knötchenreicher seröser Leptomeningitis unter Beteiligung der Hirnnerven.
Symptome: Schleichender Beginn mit Kopfschmerzen, subfebrilen Temperaturen, Reizbarkeit, manchmal Übelkeit und Erbrechen. Dann zunehmender Meningismus, Trübung des Sensoriums, Augenmuskellähmungen (bes. Abducens.) Bei Miliartbc. Nachweis von Tuberkeln in Lunge, Leber (auch bei neg. Lungenbefund d. Blindpunktion), Fundus (Chorioideatuberkel).
Liquor: Klar, 100–1500/3 Zellen, lymphocytär, Glucose unter 50% des Blutzuckers, also unter 40 mg-%. Chlorid erniedrigt. Protein erhöht (normal 14–15 mg-%). Manchmal bei älteren Patienten herabgesetztes Na^+ im Plasma (Hyponatriämie).
Erregernachweis: Direkt im Spinnwebsgerinnsel, Kultur, Tierversuch. Abgrenzung gegen lymphocytäre Virusmeningitis durch Liquorzucker, miliare Tuberkel anderer Organe, Hirnnervenbeteiligung. Viruserreger: Enteroviren (Coxsackie A, B, ECHO, Polio), Virus der lymphocytären Choriomeningitis = LCM (von der grauen Hausmaus auf Nahrungsmittel übertragen).

Militartuberkulose

Pathogenese: Massive Bazillenaussaat (durch Einschwemmung von bazillenreichem verkäsendem Material in die Blutbahn) und miliare Herdbildung in praktisch allen Organen (bevorzugt: Lunge, Leber, Milz, subkutanem Gewebe, Knochenmark, Meningen). Einzelherde: Epitheloidzelltuberkel mit zentraler Verkäsung. Ursache: Masse und Virulenz der Erreger. Zusammenbruch oder primäre Schwäche der Abwehr. Tuberkulinreaktion kann negativ werden (Verbrauch der Immunzellen?). Entstehung häufiger bei Früh- als bei Spätgeneralisation, meist im 1. Jahr nach der Infektion.
Klinik: Akute Form: schleichender Beginn mit Appetitmangel, Blässe, Fieber, Cyanose und Tachykardie, Dyspnoe, wenig Husten. A.Z. zunächst noch gut. Toxische oder typhoide Form mit früher Bewußtseinstrübung und Kreislaufschwäche. Typische miliare Lungenherde meist erst nach 10–14 Tagen im Röntgenbild erkennbar. Unauffälliger physikalischer Befund. Daher oft Fehldiagnose und Fehlbehandlung mit Antibioticis. Kontinua oder remittierendes Fieber. Milzschwellung. BKS steigt allmählich. Blutbild: Leukocyten meist mäßig erhöht, Monocytose (mehr als Lymphocyten), aber auch normale oder erniedrigte Leukocytenzahl. Selten leukämoide Reaktion. Die Leberblindpunktion kann früher als der Lungenbefund Granulome anzeigen. Subakute und chronische hämatogene Tuberkulose: bizarres klinisches Bild mit rezidivierendem Fieber, Anämie, Drüsenschwellungen, Pleura- und Bauchhöhlenexsudat, Knochenläsionen, Haut- und Augenherden. Diagnose durch Erregernachweis und Histologie. Tuberkulintest kann negativ sein. Suche nach dem Streuherd! Quelle: Verschiedene Organtuberkulosen!

Behandlung der Tuberkulose

Allgemeinbehandlung

Bettruhe: Solange Fieber und Beeinträchtigung des Allgemeinbefindens bestehen.

Diät: Vitaminreich, Gewichtsverlust ausgleichend – nicht die früher übliche Mastkost.

Chemotherapie

Allgemeines: Wirkt im wesentlichen bacteriostatisch, daher Langzeitbehandlung (18–24 Monate). Zusätzliche bactericide Wirkung haben Streptomycin und Rifampicin.

Bei Langzeitbehandlung Gefahr der Resistenzentwicklung, besonders mit Monotherapie. Daher mit Kombinationsbehandlung von mindestens 2, möglichst 3 Tuberculostatica beginnen und Resistenzkontrollen durchführen, solange Erreger anwachsen!

Frisch entdeckte Tuberkulosen sind in weniger als 5% der Fälle durch resistente Keime bedingt, ein Zeichen, daß sekundär resistente Keime (von behandelten Kranken) wenige der Neuerkrankungen verursachen.

Tuberculostatica 1. Ordnung

Isoniazid (INH): Neoteben, Rimifon.

Dosis: 0,4 g/Tag bis 0,6 g oder mehr (caute!) 5–8 mg/kg. Per os – auch Infusion.

Nebenwirkungen: Polyneuritis, Allergien (Haut, Blut, Leber), Alkoholunverträglichkeit. B_6 prophylaktisch!

Anwendung: In allen Kombinationen bei Erstbehandlung, Chemoprophylaxe und Langzeitrezidivprophylaxe (als Monotherapie).

Streptomycin: Zahlreiche Präparate. Dihydrostreptomycin wegen Cochlearisschäden kaum noch gebräuchlich.

Dosis: 1 g/Tag i.m., maximal 2,0–3,0 g (30–35 mg/kg). Zuerst täglich, dann 3 × wöchentlich. Bis zu 30 g Gesamtdosis kaum toxische Nebenwirkungen.

Nebenwirkungen: Neurotoxisch (Vestibularis = Gleichgewichtsstörungen; weniger Cochlearis = Hörschäden; dazu Parästhesien), allergisch; selten nephrotoxisch (Albuminurie, Mikrohämaturie). Bei renaler Insuffizienz große Kumulationsgefahr infolge Ausscheidungsstörung (normale renale Elimination 60% der Tagesdosis). Blutspiegel überschreiten toxische Grenze.

Kontrollen: Prüfung von Vestibularis und Cochlearis (Audiogramm).

Harnkontrollen.

Anwendung: Bei allen schweren Tuberkulosen in Dreierkombination. Auch bei jeder Initialbehandlung vertretbar. Unter Kontrolle Gesamtdosis von 60–120 g ohne allzu großes Risiko möglich. Keine Monotherapie wegen rascher Resistenzentwicklung.

Tuberculostatica 2. Ordnung

Paraaminosalicylsäure (PAS): Pasalon.

Dosis: 12–16 g (in 2 Einzeldosen) per os. Bis 40 g/Tag als i.v.

Dauertropfinfusion (frische Herstellung). Infusionszeit 5–6 Stunden (ohne Lichteinfluß, nicht erwärmen).

Nebenwirkungen: Leichte 20%, schwere 5%. Gastrointestinaltrakt: Appetitmangel, Übelkeit, Durchfall.

Haut: allergische Exantheme.

Niere: Hämaturie, Albuminurie.

Blut: Leukopenie, Methämoglobinämie, Hypoprothrombinämie, Hypokaliämie (Infusionen von Na-PAS).

Leberschäden.

Hemmung der Schilddrüsenfunktion.

Anwendung: Langsame Resistenzentwicklung bei Monotherapie (6 Monate). Trotzdem nur in Kombination mit INH, Streptomycin u. a. angewandt. Besonders i.v. Therapie wirksam. Neuerdings durch besser verträgliche Mittel ersetzbar. Gesamtdosis unbegrenzt.

Ethambutol (EMB): *Myambutol* (Äthylendiaminderivat).

Dosis: 25 mg/kg für 2–3 Monate, danach 15 mg/kg, per os.

Nebenwirkungen: Neuritiden des N. opticus (Schleiersehen, Störungen des Farbsehens: Rot-Grünschwäche), die nach Absetzen reversibel sind. Augenärztliche Kontrolluntersuchungen!

Anwendung: Gut wirksames, relativ gut verträgliches Tuberkulosemittel, das mehr und mehr in der Erstbehandlung der Tuberkulose verwendet wird (in Kombination mit INH).

Rifampicin: Rimactan, Rifampicin (neu).

Dosis: 450–600 mg/Tag per os.

Nebenwirkungen: Magen-Darmstörungen, Hyperbilirubinämie. Insgesamt gute Verträglichkeit. Bei Leberkranken verzögerte Ausscheidung (Galle). Der Harn verfärbt sich orange.

Anwendung: Vielversprechend, wirksam bei Streptomycin- und INH-Resistenz.

Nicht Monotherapie, weil Resistenzentwicklung rasch erfolgt.

Protionamid (auch Ethionamid): Ektebin.

Dosis: 0,75–1 g (entfernter INH-Abkömmling).

Nebenwirkungen: Ziemlich häufig; Nausea, Diarrhoe, Kopfschmerz, Schwindel, Schlafstörungen, Depression, Stomatitis, Acne und pellagraähnliche Zeichen, Leberschäden, Eosinophilie. Prophylaxe: Nicotinsäureamid, Vit. B_1.

Anwendung: Mit Vorsicht bei allen Formen der Tbc. in Kombination mit INH etc., meist jedoch für Rezidivbehandlung bei Resistenz. Gut wirksam!

Capreomycin, Viomycin, Kanamycin = Gruppe der basischen Streptomycesabkömmlinge. Haben stärkere Ototoxizität, Nephrotoxizität und allergische Wirkung als Streptomycin. Bei Streptomycinresistenz brauchbar.

Cycloserin, Pyrazinamid, Thiosemicarbazon: Seltener gebrauchte Tuberkulostatica 2. Ordnung mit relativ starken Nebenwirkungen per os.

Tetracycline: Schwach wirksam, in Kombination anwendbar bei entsprechender Einengung des Spektrums.

Steroidtherapie: Corticoide können eine ruhende Tuberkulose aktivieren! Trotzdem – unter tuberculostatischem Schutz! – Einsatz bei folgenden Indikationen:
toxische Fieberzustände (Miliartbc.),
Hypotonie (bzw. Schock),
Meningitis tuberculosa zur Prophylaxe gegen Verwachsungen,
Pleuritis exsudativa,
Pericarditis tbc.,
M. Addison auf tbc. Basis (s. dort).
Dosis 50–100 mg, dann schnell reduzieren, nur Kurzzeitbehandlung (Wochen), bei M. Addison Dauersubstitution.

Chirurgische Therapie: Teilresektionen bei persistierender Kaverne, Bronchiektasen, Empyem, Bronchialfisteln, zerfallendem Tuberkulom.

Kapitel 3.

Krankheiten der Nieren

A. Pathophysiologie der Niere und der Körperflüssigkeiten

1. Die normale Nierenfunktion

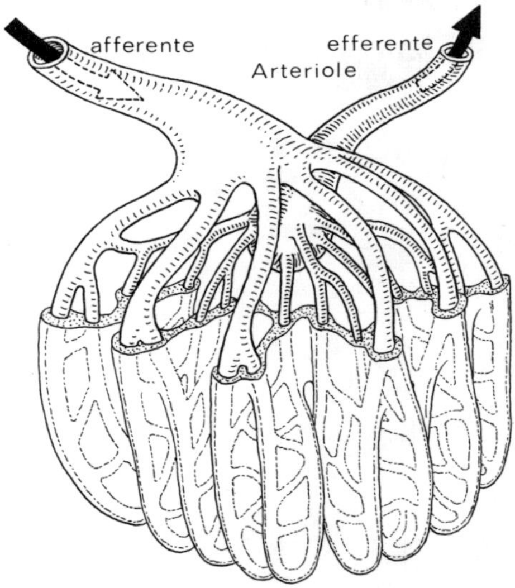

Abb. 48. Glomerulum

Aufbau des Nephrons ▶ **Glomerulum**

Capillarnetz aus 20–40 Schlingen, die aus den Verzweigungen des Vas afferens hervorgehen, 5–8 Lobuli bilden und im Vas efferens zusammenfließen (Abb. 48). Zwischen den Capillarschlingen liegt das Mesangium (Bindegewebe). Umschlossen wird das Capillarknäuel von der Bowmanschen Kapsel, deren viscerales Blatt die Glomerulumcapillaren bedeckt, während das parietale Blatt den Kapselraum nach außen begrenzt und in den proximalen Tubulus übergeht. Die Glomerulummembran besteht aus drei Schichten: *Endothelzellschicht* (dünnwandige innere Capillarauskleidung mit fraglicher Fensterung), *Basalmembran* (Gel ohne nachweisbare poröse Strukturen), *Deckepithel* (Epithelzellen, die durch eine Vielzahl terminaler Fußfortsätze mit der Basalmembran verbunden sind; zwischen den Fußfortsätzen bleiben Schlitzporen frei). Die Glomerulummembran hat die Eigenschaften eines Ultrafilters. An welcher Stelle die Kolloide zurückgehalten werden, ist umstritten. Vieles spricht für die Filterfunktion der Basalmembran. Jede Niere hat ca. 1 Million Nephren.

Tubulus

In der Richtung des Harnflusses folgen aufeinander: *Kapselraum, proximaler Tubulus, Henlesche Schleife, distaler Tubulus, Sammelrohr*. Die corticalen Nephren (in den äußeren zwei Dritteln der Rinde) haben kurze, die juxtamedullären Nephren (im inneren Drittel der Rinde) lange Henlesche Schleifen. Auf ein juxtamedulläres Nephron kommen etwa sieben corticale Nephren. *Blutversorgung:* durch das Vas efferens, das sich zum peritubulären Capillarnetz verzweigt. Die Henleschen Schleifen der juxtamedullären Nephren werden von den Vasa recta (muskelfreie Capillaren, die gestreckt entlang den haarnadelförmigen Schleifen verlaufen und in die Venen einmünden) versorgt. Dieser Gefäßverlauf ist für die Harnkonzentrierung wichtig (s. unten).

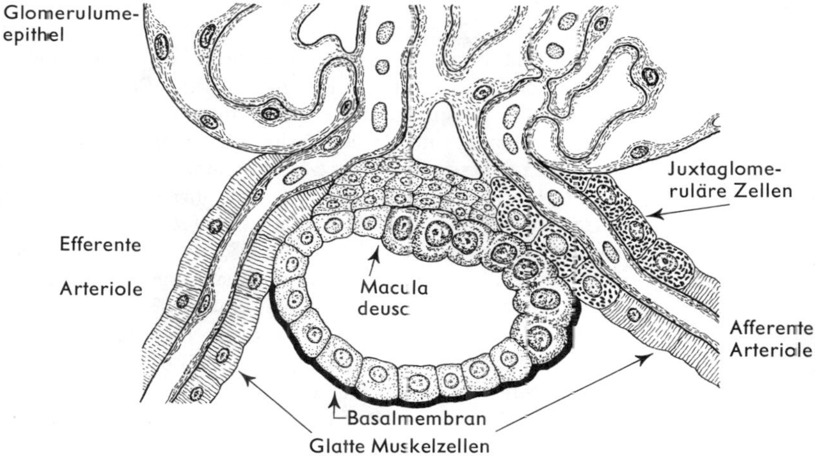

Abb. 49. Juxtaglomerulärer Apparat (n. Guyton)

Juxtaglomerulärer Apparat (Abb. 49)

Besteht aus einem kurzen Segment des distalen Tubulus und dem präglomerulären Abschnitt des Vas afferens. Beide berühren sich am Gefäßpol des Glomerulum. An der Kontaktstelle ist das Tubulusepithel durch hohe, schmale Zellen zur *Macula densa,* die Arteriolenwand in das *Polkissen* aus granulierten juxtaglomerulären Zellen umgestaltet; zwischen beiden fehlt eine Basalmembran. Der juxtaglomeruläre Apparat dient der Feedback-Kontrolle der Glomerulumdurchblutung. *Osmotische Theorie:* zu starke Durchblutung des Vas afferens → Erhöhung des Glomerulumfiltrates → Abnahme der Osmolarität im distalen Tubulus → via Macula densa Konstriktion des Vas afferens. *Natrium-Theorie:* zu schneller Fluß des Glomerulumfiltrates → erhöhte Natriumionenkonzentration im distalen Tubulus → Konstriktion des Vas afferens. Außerdem findet in den juxtaglomerulären Zellen die Reninbildung statt (Granula in Abb. 49).

Mechanismus der Harnbildung ▶

Filtration

Filtrationsdruck: Treibende Kraft der Filtration, beträgt etwa 24 mm Hg. Berechnung: Das Vas afferens (Widerstandsgefäß) reduziert den Blutdruck so, daß er in den Glomerulumcapillaren etwa 70 mm Hg erreicht (und bei Hypertonie nur wenig ansteigt). Dem glomerulären Capillardruck wirken bei der Filtration der kolloidosmotische Druck des Blutplasmas (Mittelwert 32 mm Hg) und der Druck im Innenraum der Bowmanschen Kapsel (14 mm Hg) entgegen. Beide Drucke sind vom Capillardruck abzuziehen (Filtrationsdruck $= 70 - (32 + 14) = 24$).

Filtrationsrate: Die glomeruläre Filtrationsrate ist das von beiden Nieren in einer Minute gebildete Glomerulumfiltrat. Normalwert: 125 ml/min. Von dem die Glomerula durchströmenden Blutplasma werden 19% (= Filtrationsfraktion) in die Bowmansche Kapsel filtriert. Bei einem renalen Plasmastrom von 650 ml/min (entspricht bei einem Hämatokrit von 45% einem Blutvolumen von 1,5 Litern) sind das 125 ml/min.

Zusammensetzung des Glomerulumfiltrates: Zell- und proteinfreies Ultrafiltrat des Plasmas, das im übrigen die gleiche Zusammensetzung wie das Plasma hat. Geringe Unterschiede (Konzentration von Cl^- und HCO_3^- um 5% höher, Konzentration von Na^+ und K^+ 5% niedriger als im Plasma) sind ohne praktische Bedeutung. Der Proteingehalt liegt unter 0,03 g/100 ml.

Plasma-Load und tubuläres Load: Das Plasma-Load einer Substanz ist die Gesamtmenge dieser Substanz, die in einer Minute durch die Nieren fließt. Beispiel: bei einer Glucosekonzentration im Plasma von 100 mg/100 ml und 600 ml Plasmafluß pro Minute beträgt das Plasma-Load für Glucose 600 mg/min. Das tubuläre Load ist die Fraktion des Plasma-Loads, die mit dem Glomerulumfiltrat abfiltriert wird. Bei einem Glomerulumfiltrat von 125 ml/min und einer Glucosekonzentration von 100 mg/100 ml Plasma beträgt das tubuläre Load der Glucose 125 mg/min. Das tubuläre Load gibt an, welche Menge einer Substanz pro Minute in den Primärharn (= Glomerulumfiltrat) ausgeschieden wird.

Tubuläre Rückresorption und Sekretion

Aktiver Transport und Transportmaxima: Unter Energieverbrauch werden mittels spezifischer Transportsysteme folgende Substanzen aktiv rückresorbiert: Na^+, Glucose, Aminosäuren, K^+, Ca^{++},

Phosphat, Urat, Acetacetat u.a. Aktiv sezerniert werden: H^+, Creatinin, PAH. Für beide Vorgänge gibt es Transportmaxima (Tm) von unterschiedlicher Größe für jede Substanz. Die Na^+-Rückresorption ist nicht durch ein Tm limitiert.

Nierenschwelle: Das ist die Plasmakonzentration, bis zu der eine Substanz vollständig rückresorbiert wird. Nach Überschreitung der Schwellenkonzentration im Plasma beginnt die Ausscheidung im Endharn, denn von einer bestimmten Grenzkonzentration an wird das tubuläre Load einer Substanz größer als die Rückresorptionsrate der Tubuli. Beispiel Glucose: Plasmakonzentration 100 mg/100 ml. Bei einer glomerulären Filtrationsrate von 125 ml/min beträgt das tubuläre Glucose-Load 125 mg/min. Da das Transportmaximum für Glucose 375 mg/min beträgt, wird die Glucose vollständig rückresorbiert. Dieser Tm-Wert wird allerdings erst bei einer Glucosekonzentration im Plasma bzw. Primärharn von 350 mg/100 ml erreicht. Die Glucoseausscheidung im Endharn beginnt schon bei einer Schwellenkonzentration von 180 mg Glucose/100 ml Plasma. Das entspricht bei einer Filtrationsrate von 125 ml Primärharn/min einem tubulären Glucose-Load von 225 mg/min. Wenn die glomeruläre Filtrationsrate herabgesetzt ist, wird dieses kritische tubuläre Load erst bei höheren Plasmaglucosekonzentrationen überschritten. Findet man bei einem Diabetiker eine erhöhte Nierenschwelle für Glucose, so ist bei ihm eine herabgesetzte glomeruläre Filtrationsrate anzunehmen, denn die maximale tubuläre Rückresorptionskapazität für Glucose ist bei der Zuckerkrankheit nicht gesteigert. Ursache der verminderten glomerulären Filtrationsrate (= Inulinclearance) kann eine Glomerulosklerose oder eine Hypovolämie nach starken Flüssigkeits- und Salzverlusten sein.

Passiver Transport (Rückdiffusion): Die Rückresorption der aktiv transportierten Substanzen, vor allem der Natriumionen, zieht die passive Rückdiffusion von Wasser, Cl^-, Phosphationen und Harnstoff nach sich. Wasser diffundiert durch die Tubuluszellen in die peritubuläre Flüssigkeit, da die rückresorbierten gelösten Substanzen einen osmotischen Gradienten erzeugen (genauer: im Tubuluslumen steigt die H_2O-Konzentration, im peritubulären Raum nimmt sie ab, da die Menge der gelösten Substanzen zunimmt; Folge: Wasser diffundiert vom Ort höherer zum Ort niederer Konzentration, also nach außen). Durch die Wasserrückresorption steigt im Tubuluslumen die Konzentration des diffusiblen Harnstoffs. Dieser diffundiert gleichfalls nach außen, jedoch langsamer als Wasser, so daß die Harnstoffkonzentration im Tubulusharn erhöht bleibt. Für die Rückdiffusion der Anionen ist der elektrische Gradient maßgebend, den die rückresorbierten Natriumionen erzeugen (die Innenseite der Tubuli wird gegenüber der Außenseite negativ geladen); die Geschwindigkeit der Rückdiffusion ist allerdings von der Permeabilität der Tubulusmembran für die einzelnen Anionen abhängig.

Funktion des proximalen Tubulus

Isoosmotische Rückresorption von 80% des Ultrafiltrates. Die Osmolalität bleibt 300 mosmol/kg H_2O. Vollständig rückresorbiert werden alle nutritiv wichtigen Stoffe (Glucose, Aminosäuren, Acetacetat, Proteine, Vitamine). Eine Rückresorptionssperre besteht für Creatinin, Inulin und PAH. Harnstoff wird langsamer rückresorbiert als Wasser und dadurch angereichert. Sezerniert werden H-Ionen, Creatinin und PAH.

Funktion der Henleschen Schleife

Von jedem 7. Nephron erstreckt sich die Henlesche Schleife bis zur Papille. Zweck der Henleschen Schleife ist die Errichtung eines von der Rinde zur Papille ansteigenden NaCl-Konzentrationsgradienten im interstitiellen Raum. Dieser Konzentrationsgradient erzeugt die osmotischen Kräfte zur Rückresorption des Wassers im distalen Tubulus und in den Sammelrohren und damit zur Konzentrierung des Endharns.

Gegenstromprinzip: Der absteigende Schenkel der Schleife ist permeabel für Wasser, Na^+ und Cl^-. Der aufsteigende Schenkel hingegen ist für Wasser absolut impermeabel und befähigt, Na^+ aktiv rückzuresorbieren, was eine passive Rückresorption von Cl^- in das Interstitium zur Folge hat. Das aus dem aufsteigenden Schenkel gepumpte Na^+Cl^- diffundiert sofort durch das Interstitium in den leicht durchgängigen absteigenden Schenkel, dem zugleich osmotisch Wasser entzogen wird. Dieses Gegenstromprinzip führt dazu, daß die NaCl-Konzentration papillenwärts im

Abb. 50. Das Gegenstromprinzip der Harnkonzentrierung (s. Text)

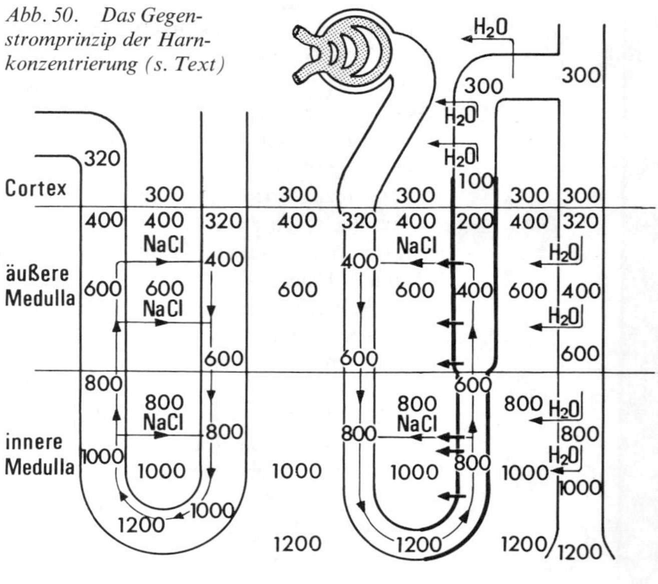

absteigenden Schenkel der H. Schleife, in der interstitiellen Flüssigkeit und in den (gleichfalls schleifenförmig verlaufenden) Vasa recta, den Markcapillaren, ansteigt (siehe Abb. 50). Durch den langsamen Blutfluß in den Vasa recta und deren Schleifenform wird nur wenig interstitielles NaCl abtransportiert und der Salzgradient aufrecht erhalten.

Durch die starke selektive Na^+-Rückresorption sinkt die Osmolalität des Harns am Ende der H. Schleife auf 100 mosm/kg H_2O. Durch die Wasserabgabe im absteigenden Schenkel der H. Schleife sinkt das Harnvolumen. Die Durchflußrate am Ende der Henleschen Schleife beträgt 18 ml/min.

Funktion des distalen Tubulus und Sammelrohrs

Regulation der Wasserausscheidung: Distaler Tubulus und Sammelrohr sind nur in Anwesenheit von Adiuretin (ADH) für Wasser permeabel.

Konzentrieren des Harns: ADH öffnet die Poren für das Wasser, das beim Abfluß des Harns zur Papille – entsprechend dem steigenden Salzgradienten im Interstitium – unter zunehmendem osmotischem Sog ins Intersitium abfließt. Maximale Konzentrationsleistung 1200 mosmol/kg H_2O.

Verdünnen des Harns: ADH fehlt, die Poren bleiben geschlossen. Das mit 100 mosmol/kg H_2O in den distalen Tubulus eintretende Filtrat wird durch Na^+-Rückresorption und Cl^--Rückdiffusion weiter verdünnt, eine Wasserrückresorption unterbleibt. Maximale Verdünnungsleistung 70 mosmol/kg H_2O = 1002 spez. Gewicht.

Regulation der Na^+- und K^+-Ausscheidung: Am Ende der H. Schleife sind von den Natriumionen des Primärfiltrates 97% rückresorbiert. Der Rest – 15–20 g täglich – steht unter der Kontrolle der Mineralocorticoide der Nebenniere. Aldosteron (dominierendes Mineralocorticoid) fördert die Na^+-Rückresorption im distalen Tubulus und im Sammelrohr. Das geschieht im Austausch gegen K^+ (passive Elektrodiffusion ins Tubuluslumen) oder gegen H^+-Ionen.

Stimulation der Aldosteronsekretion: Durch Hyponatriämie, Hyperkaliämie, Hypovolämie, Streß.

Mechanismus der Stimulation: Direkte Ionenwirkung (Na^+, K^+) auf die Nebennierenrinde oder indirekte Stimulation über das Renin-Angiotensin-System (s. S. 7). Die schwachen Mineralocorticoide der Zona fasciculata der Nebennierenrinde werden unter ACTH-Einfluß vermehrt sezerniert (s. S. 342).

Renale Regulation der Wasserstoffionenkonzentration

Veränderungen des Blut-pH wirkt die Niere durch erhöhte Bikarbonatrückresorption (bei Acidose) bzw. durch vermehrte Bicarbonatausscheidung (bei Alkalose) entgegen. Die folgenden Erläuterungen knüpfen an den Abschnitt über das Säure-Basen-Gleichgewicht auf S. 127) an.

Tubuläre H^+-Sekretion: Die in den Tubuli (proximal und distal) und im Sammelrohr sezernierten H^+-Ionen entstammen der Kohlensäure (Abb. 51a). Unter katalytischer Wirkung des Enzyms Carboanhydratase wird CO_2 in den Tubuluszellen zu H_2CO_3 hydratisiert. Je höher pCO_2, desto mehr H_2CO_3 entsteht. H_2CO_3 dissoziiert in H^+ und HCO_3^-. Die Wasserstoffionen werden im Austausch gegen Na^+ in das Tubuluslumen sezerniert; HCO_3^- und Na^+ diffundieren in die peritubuläre Flüssigkeit und werden auf dem Blutweg abtransportiert. Bilanz: für jedes ausgeschiedene H^+-Ion wird ein Bicarbonation rückresorbiert (das in der Tubuluszelle entstanden ist und nicht aus der Tubulusflüssigkeit stammt!). Die H^+-Sekretion durch die luminale Membran der Tubuluszellen ist ein aktiver Prozeß, der im proximalen Tubuluslumen gegen einen niedrigen, im distalen Tubulus und Sammelrohr gegen einen hohen Konzentrationsgradienten der H^+-Ionen erfolgt. Maximale Säuerung des Endharns pH 4,5 (~900fache Anreicherung gegenüber der extracellulären Flüssigkeit mit pH 7,4).
Bicarbonatrückresorption (Abb. 51a): Für das in den Primärharn ausgeschiedene Bicarbonatanion sind die Tubuluszellen vollstän-

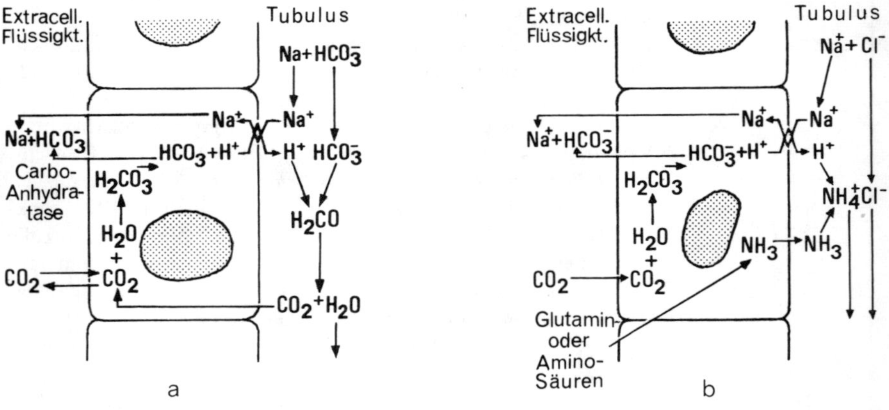

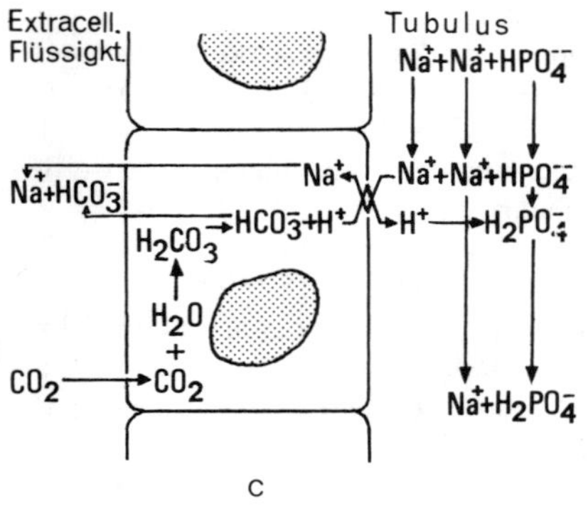

Abb. 51. Renale Exkretion von H^+-Ionen unter Bibarbonatrückresorption. Pufferung im Tubuluslumen durch
(a) Bikarbonat,
(b) Phosphat,
(c) Ammoniak (s. Text)

dig impermeabel. Bicarbonat wird daher indirekt rückresorbiert. Die im Austausch gegen Na^+ sezernierten H^+-Ionen reagieren mit HCO_3^- zu H_2CO_3, welche in H_2O und CO_2 zerfällt. CO_2 diffundiert in die Tubuluszellen zurück, das Wasser wird ausgeschieden. Bilanz: für ein filtriertes Bicarbonatanion (das zerstört wird) wird ein in der Tubuluszelle gebildetes Bicarbonatanion rückresorbiert. Unter normalen Bedingungen ist die H^+-Sekretion etwas größer als die Bicarbonatfiltration und der Endharn bicarbonatfrei. Bei Alkalose überwiegt die HCO_3^--Filtration (wegen des vergrößerten Quotienten $[HCO_3^-]/[CO_2]$), so daß nicht genug H^+-Ionen zur Umsetzung des ausgeschiedenen Bicarbonats zur Verfügung stehen. Das Ergebnis ist eine kompensatorisch wirkende Bicarbonatelimination in den Endharn.

Säureelimination mit Phosphatpuffer (Abb. 51 b): Bei normalem Blut-pH werden nach vollständiger Rückresorption des filtrierten Bicarbonats in den Nierentubuli 40–80 mval H^+ pro Tag sezerniert. Etwa ein Drittel davon wird an den filtrierten Phosphatpuffer gebunden; dabei wird Na_2HPO_4 in NaH_2PO_4 umgewandelt. Bilanz: für jedes umgesetzte Phosphatanion Rückresorption von einem (intracellulär gebildetem) Bicarbonatanion.

Säureelimination durch Ammoniak (Abb. 51c): NH_3 wird in den Tubuluszellen aus Glutamin freigesetzt, diffundiert in das Tubuluslumen und bildet mit sezerniertem H^+ das Ammoniumion NH_4^+. Dafür tritt Na^+ in die Zellen ein und wird zusammen mit dem intracellulär gebildeten HCO_3^- rückresorbiert. Bilanz: Für jedes Molekül NH_3 wird ein Bicarbonatanion rückresorbiert. Der Ammoniakpuffer ist das wichtigste Mittel zur Verhinderung von Acidosen. Seine Kapazität kann durch Steigerung der Ammoniakproduktion dem Bedarf angepaßt werden. Das geschieht allerdings mit einer Latenz von Stunden bis zu Tagen.

2. Störungen des Säure-Basen-Gleichgewichtes

Acidosen ▶ **Terminologie**

Dekompensierte = akute Acidose: pH des arteriellen Blutes unter 7,35. Noch keine Kompensationszeichen von Nieren und Atmung.

Teilkompensierte Acidose: pH des arteriellen Blutes noch unter 7,35. Kompensationszeichen von Atmung und Nieren vorhanden, Kompensation aber unvollständig.

Kompensierte Acidose: pH des arteriellen Blutes im Normbereich; ausreichende Gegenregulation von Atmung und Nieren.

Ursachen

Metabolische Acidose:

a) Gesteigerte metabolische Produktion nicht flüchtiger Säuren: Ketoacidose (β-Hydroxybuttersäure, Acetessigsäure) bei dekom-

pensiertem Diabetes mellitus, Hunger (erhöhter Fettsäureumsatz).
b) Lactatacidose: Durch Milchsäure- und Brenztraubensäureanreicherung infolge Ischämie bzw. Hypoxie bei Schockzuständen etc.
c) Exogene Säurebelastung: Mit oralen Gaben von Ammoniumchlorid (im Intermediärstoffwechsel wird NH_4^+ zu Harnstoff; H^+ bleibt übrig und muß durch Bicarbonat neutralisiert werden) und Massentransfusionen mit ACD-Blutkonserven. Bei Methylalkoholvergiftungen wird Methanol zu Ameisensäure oxydiert.
d) Basenverluste: Verluste alkalischer Körperflüssigkeiten (Diarrhoen, Gallen- und Pankreasfisteln, hoher Ileus).
e) Säureretention bei Nierenkrankheiten: Unzureichende tubuläre H^+-Sekretion bei herabgesetzter Filtrationsrate (Inulinclearance) führen zu mangelhafter Regeneration von Bicarbonat. Wenn die tubuläre Schädigung stärker ist als die glomeruläre, wird Na^+, statt gegen H^+ ausgetauscht zu werden, mit Cl^- rückresorbiert. Es resultiert eine hyperchlorämische Acidose. Bei der renotubulären Acidose besteht ein spezifischer tubulärer Defekt mit gestörter H^+-Ionensekretion im distalen Tubulus. Das Maximum der Säuerung liegt bei einem Harn-pH von 6,0 (statt 4,5). Sekundäre Hyperchlorämie ist die Folge.
Respiratorische Acidose: Retention von CO_2 bei globaler respiratorischer Insuffizienz (alveoläre Hypoventilation). Es kommt zur Acidose durch die Reaktion:

$$CO_2 + H_2O \rightarrow H_2CO_3 \rightarrow H^+ + HCO_3^- .$$

Vorkommen: Diffuse Lungenkrankheiten, ausgedehnte Schwarten der Pleura, Lungenödem, Atemlähmung etc. (s. Lungenkapitel).

Kompensation im Organismus

Metabolische Acidose: In zeitlicher Reihenfolge werden wirksam:
a) Puffersysteme: Weniger als die Hälfte der zugeführten H^+-Ionen wird durch extracelluläre Puffer (Bicarbonat, Proteine), die Hälfte und mehr durch intracelluläre Puffer gebunden. Bei der intracellulären Pufferung werden die H^+-Ionen gegen Natrium- und Kaliumionen ausgetauscht und an intracelluläre Anionen fixiert:

EZF	IZF		EZF	IZF
$H^+ \rightleftarrows$	$K^+ A^-$		K^+	HA
$H^+ \rightleftarrows$	$Na^+ A^-$	$\longrightarrow$	Na^+	HA

Die akute Acidose führt daher zur Hyperkaliämie (bei intracellulärer Kaliumverarmung), die bei intakter Nierenfunktion schnell verschwindet. Ein Teil der H^+-Ionen wird von gebundenem Bicarbonat im Knochen neutralisiert.

b) Atmung: Die Acidose stimuliert das Atemzentrum. Durch Hyperventilation wird pCO_2 gesenkt, wodurch der pH-Wert zunimmt (der Quotient HCO_3^-/CO_2 vergrößert sich; s. S. 128). Bei renalen Acidosen sind Puffersysteme und Atmung die einzigen kompensatorischen Mechanismen.
c) Renale Kompensation: Zunahme der tubulären H^+-Sekretion, die aber nur zur vermehrten H^+-Ausscheidung führt, wenn im Tubuluslumen Puffersubstanzen vorhanden sind. Diese werden in Form von Ammoniak bereitgestellt (s. oben).
Respiratorische Acidose: Die Retention von CO_2 wird durch eine Erhöhung der Bicarbonatkonzentration im Plasma kompensiert.
a) Puffersysteme: Etwa 10% der Kohlensäure werden durch extracelluläre Puffer (Plasmaproteine, Lactat) neutralisiert. 30% werden vom Hämoglobin der Erythrocyten gepuffert: CO_2 diffundiert in die Erythrocyten und wird zu H_2CO_3 hydratisiert, H_2CO_3 dissoziiert, die H^+-Ionen werden vom Hämoglobin gebunden, die Bicarbonatanionen im Austausch gegen Cl^- an die extracelluläre Flüssigkeit abgegeben. Der Rest wird im Austausch gegen Na^+ und K^+ von intracellulären Anionen gebunden (wie oben).
b) Renale Kompensation: Der Anstieg von pCO_2 führt zur Steigerung der CO_2-Hydratation in den Tubuluszellen und damit zu vermehrter H^+-Sekretion, die durch adaptive Steigerung der Ammoniakbildung abgepuffert wird. Das kommt einer erhöhten Bicarbonatrückresorption gleich (s. oben). In schweren Fällen kommt es infolge Hypoxie zur finalen Lactatacidose.

Alkalosen ▶ Terminologie

Dekompensierte = akute Alkalose: pH des arteriellen Blutes über 7,45. Keine Zeichen der Gegenregulation von Atmung und Nieren.
Teilkompensierte Alkalose: pH des arteriellen Blutes über 7,45. Kompensationszeichen vorhanden. Kompensation unvollständig.
Kompensierte Alkalose: pH des arteriellen Blutes im Normbereich, ausreichende Gegenregulation durch Kompensationsmechanismen.

Ursachen

Metabolische Alkalose: Weitaus seltener als die metabolische Acidose. Folgende Entstehungsmöglichkeiten:
a) Verlust von saurem Magensaft: Erbrechen, Magensaftabsaugung bei postoperativer Atonie. Mit dem Magensaft gehen verloren: H^+, Cl^-, K^+ (relativ mehr als Na^+) und große Wassermengen. Der Verlust von H^+ und Cl^- führt zur hypochlorämischen Alkalose.
Mechanismus: Abb. 52 zeigt, daß die Wasserstoffionen des Magensaftes aus dissoziierter Kohlensäure stammen, die intracellulär durch Hydratisierung von CO_2 entsteht (Katalyse der

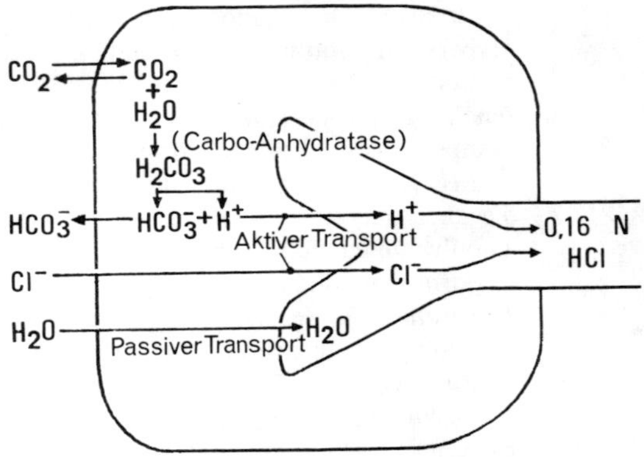

Abb. 52. Sekretion der Magensäure (n. Guyton)

Reaktion durch Carboanhydratase). Für jedes sezernierte H^+ bleibt ein HCO_3^- in der Belegzelle zurück und wird gegen Cl^- des Plasmas ausgetauscht; Cl^- wird zusammen mit H^+ sezerniert. Bei Verlust von Magensaft sinkt das Plasmachlorid, während die Bicarbonatkonzentration des Plasmas zunimmt = pH-Anstieg. Durch Magensaftverlust entsteht außerdem eine Hypokaliämie; sie ist teils durch die direkten Kaliumverluste bedingt, teils dadurch, daß die Natriumrückresorption im distalen Tubulus wegen der niedrigen H^+-Konzentration überwiegend gegen K^+ erfolgt. Der Wasserverlust bewirkt eine Hypovolämie, die eine Drosselung der Nierendurchblutung mit Abnahme des Glomerulumfiltrates zur Folge hat. In schweren Fällen resultiert ein Harnstoffanstieg (extrarenale Azotämie). *Summe der Komplikationen:* Hypochlorämische, hypokaliämische Alkalose mit Azotämie und Hypovolämie.

b) Übermäßige Basenzufuhr: Überdosierte Bicarbonatinfusionen, Mißbrauch calciumhaltiger Antacida, übermäßiger Milchgenuß (Milch-Alkali-Syndrom). Calciumcarbonat neutralisiert die Magensäure (pH-Anstieg); dabei entsteht leicht resorbierbares $CaCl_2$, das zur Hypercalcämie führen kann.

c) Kaliumverluste: Bei Diarrhoen, Saluretica-Überdosierung, Hyperaldosteronismus u.a. Der Kaliumverlust führt zum Abwandern von H^+ in die Zellen und damit zur Alkalose. In den Tubuluszellen sind die H^+-Sekretion und die Bicarbonatrückresorption bei Kaliummangel gesteigert. Im Plasma vergrößert sich der HCO_3^-/CO_2-Quotient, der pH nimmt zu.

Respiratorische Alkalose: Entsteht durch alveoläre Hyperventilation. Durch die erhöhte CO_2-Abgabe sinkt der pCO_2 im arteriellen Blut. Der Quotient HCO_3^-/CO_2 wird größer, der pH-Wert steigt.

Vorkommen: O_2-Mangel bei Herzinsuffizienz und Höhenkrankheit; Fieber, psychische Erregung, cerebrale Prozesse.

Kompensation im Organismus

Metabolische Alkalose: In zeitlicher Reihenfolge werden wirksam: *a) Puffersysteme:* Die chemische Pufferung erfolgt überwiegend durch Austausch von intracellulären H^+-Ionen gegen extracelluläre Na^+-Ionen:

EZF	IZF		EZF	IZF
HCO_3^- ←	H^+		H_2CO_3	Na^+
Na^+ →	A^-	⟶	$CO_2 + H_2O$	A^-

b) Atmung: Der alkalische pH-Wert hemmt das Atemzentrum. Es kommt zur Hypoventilation mit Anstieg von pCO_2 im arteriellen Blut. Der Quotient HCO_3^-/CO_2 wird kleiner, der pH verschiebt sich in saurer Richtung.

c) Renale Kompensation: Nur bei intakter Nierenfunktion möglich. Bei einem Bicarbonatgehalt des Plasmas von über 28 mval/l übersteigt die Bicarbonatfiltration die H^+-Sekretion der Tubuli, so daß Bicarbonat im Endharn ausgeschieden wird. Dieser Schutzmechanismus setzt rasch ein und ist sehr wirksam.

Respiratorische Alkalose: Die Kompensation erfolgt durch Abnahme der Bicarbonatkonzentration.

a) Puffersysteme: Die chemische Pufferung erfolgt überwiegend intracellulär. Wasserstoffionen treten im Austausch gegen Na^+ und K^+ in die extracelluläre Flüssigkeit über. Ein erheblicher Anteil des extracellulären Bicarbonats wird durch intracelluläres Cl^- ersetzt, ein gleich großer Anteil durch endogen gebildete Milchsäure neutralisiert.

b) Renale Kompensation. Der pCO_2-Abfall drosselt die tubuläre H^+-Sekretion, so daß die Bicarbonatfiltration überwiegt und Bicarbonat ausgeschieden wird. Dadurch sinkt der pH im Plasma.

Therapie der Acidosen und Alkalosen ▶

Metabolische Acidose

Behandlung des Grundleidens (z. B. dekompensierter Diabetes). Basenzufuhr unter sorgfältiger Kontrolle des pH und Bicarbonats, um Überkompensation zu vermeiden:

Natriumbicarbonat: 30–150 mval/24 Std in isotonischer Laevulose- oder Kochsalzlösung i.v. (1 ml der 8,5%igen Bicarbonatlösung = 1 mval). Beachte: die Natriumzufuhr führt zur Vermehrung der extracellulären Flüssigkeit und zur Hypervolämie bei gestörter Nierenfunktion; daher sind Herzinsuffizienz, Lungenödem, generalisierte Ödeme, Eklampsie etc. Kontraindikationen. Bei Hypokaliämie: K-Bicarbonat geben.

Natriumlactat oder Natriumcitrat: Bei der Pufferung entstehen Natriumbicarbonat und Milchsäure bzw. Citronensäure; deren oxydativer Abbau muß gewährleistet sein, sonst droht zusätzliche Lactatacidose. Nicht bei hypoxischen Zuständen und im Schock indiziert. Natriumcitratmischungen in kleiner Dosis bei renaler Acidose per os indiziert.

THAM-Lösung: Tris-Puffer, natriumfrei, erreicht auch den intracellulären Raum, bindet CO_2, hat aber atemdepressorische Effekte. Deshalb nur bei möglicher künstlicher Beatmung einsetzen. Die 0,3 molare Lösung soll langsam (0,03 ml/kg Körpergewicht/min) streng intravenös (Nekrosegefahr!) gegeben werden.

Störung		pH	pCO_2	Standard-Bicarbonat
Respiratorische Acidose	dekompensiert	↓	↑	↔
	teilkompensiert	(↓)	↑	(↑)
	kompensiert	↔	↑	↑
Metabolische Acidose	dekompensiert	↓	↔	↓
	teilkompensiert	(↓)	(↓)	↓
	kompensiert	↔	↓	↓
Respiratorische Alkalose	dekompensiert	↑	↓	↔
	teilkompensiert	(↑)	↓	(↓)
	kompensiert	↔	↓	↓
Metabolische Alkalose	dekompensiert	↑	↔	↑
	teilkompensiert	(↑)	(↑)	↑
	kompensiert	↔	↑	↑

Metabolische Alkalose

Behandlung des Grundleidens (z. B. Pylorusstenose, ammoniakalisches Coma hepaticum nach Oesophagusvaricenblutung). Die metabolische Alkalose durch Verlust sauren Magensaftes erfordert die Substitution von Wasser, NaCl und Kalium. Auch in anderen Fällen ist oft eine Hypokaliämie vorhanden und auszugleichen.

NaCl-Lösung: 30–150 mval NaCl/24 Std zu isotonischer Laevulose oder Sterofundin (1 ml 20%ige NaCl-Lösung = 3,4 mval). Indem Na^+ zusammen mit Cl^- im distalen Tubulus rückresorbiert wird, unterbleibt der Austausch von Na^+ gegen H^+ und K^+.

KCl-Lösung: 30–150 mval/24 Std zu Laevulose oder Sterofundin; pro Std maximal 20–30 mval in verdünnter Lösung infundieren (1 ml 7,45%iger KCl-Lösung = 1 mval KCl).

HCl-Lösung: In schweren Fällen mit endogener Basenanhäufung (ammoniakalisches Koma) Infusion von 0,1 n HCl (in 0,9%iger NaCl-Lösung oder isotonischer Laevulose) sehr langsam i.v.

Respiratorische Acidose

Verbesserung der Ventilation durch Beseitigung von Bronchospasmus und Sekret. Atemgymnastik. Assistierte oder künstliche Beatmung (Tracheotomie).

Respiratorische Alkalose

Sedierende Maßnahmen. Bei zentral bedingter Hyperventilation evtl. Morphium.

3. Störungen des Wasser- und Salzhaushaltes

Körperflüssigkeiten ▶ **Volumina**

Gesamtvolumen der Körperflüssigkeit: Bei schlanken Menschen 70%, bei adipösen 50% des Körpergewichtes. Fettgewebe enthält wenig Wasser.

Extracelluläre Flüssigkeit: Alle Flüssigkeit außerhalb der Zellen.
Blutplasma: 4,5% des Körpergewichtes.
Interstitielle Flüssigkeit: 16% des Körpergewichtes.
Lymphe: 2% des Körpergewichtes.
Transcelluläre Flüssigkeit (cerebrospinale, intraokuläre, pleurale, perikardiale, peritoneale, synoviale Flüssigkeit und Verdauungssäfte): 1–3% des Körpergewichtes (nüchtern).

Intracelluläre Flüssigkeit: Die Flüssigkeit in allen Körperzellen (kein einheitliches Kompartment): 30–50% des Körpergewichtes.

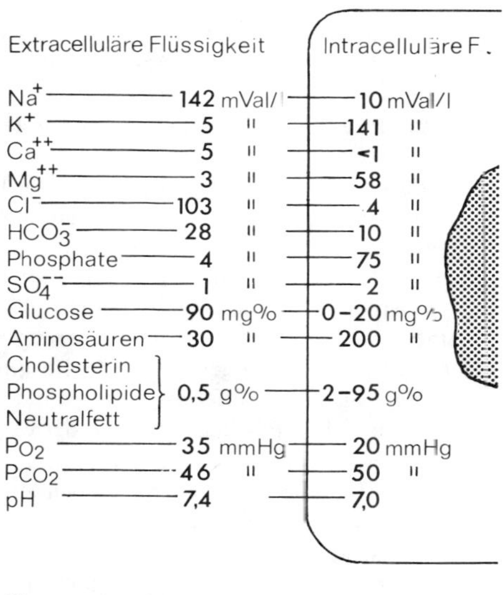

Abb. 53. Zusammensetzung der Extra- und Intrazellulären Flüssigkeit

Zusammensetzung

Extracelluläre Flüssigkeit (Abb. 53): Das vorherrschende Kation ist Na^+. Wegen der geringen intracellulären Na^+-Konzentration ist der Natriumbestand des Körpers ein Maß für die Extracellulärflüssigkeit. Ohne Zu- bzw. Abnahme des Natriumbestandes kann sich das extracelluläre Flüssigkeitsvolumen nicht ändern. Das Haupt-Anion ist Cl^-. Die interstitielle Flüssigkeit ist als Ultrafiltrat des Plasmas mit nur geringem Proteingehalt anzusehen.

Intracelluläre Flüssigkeit (Abb. 53): Das vorherrschende Kation ist K^+. Der Mg^{++}-Gehalt ist zwanzigfach höher als im Plasma. Die wichtigsten Anionen sind Phosphat und Proteine.

Osmotischer Druck und Wasserverteilung

Osmolalität: Molare Konzentration aller osmotisch wirksamen Teilchen pro kg H_2O. Gemessen durch Gefrierpunktserniedrigung (kryoskopisch). Normalwert im Plasma: 300 mosmol/kg H_2O.

Osmolarität: Molare Konzentration aller osmotisch wirksamen Teilchen pro Liter der Lösung. Hier geht das Teilchenvolumen in die Menge von einem Liter ein. Da 1 Liter Plasma nur 940 ml Wasser enthält, ist die Osmolarität des normalen Plasmas: $300 \times 0{,}940 = 282$ mosmol/Liter *Plasma*. In der Praxis werden die durch direkte Messung zugänglichen Osmolalitäten verwendet. Die Osmolarität des Serums kann aus der Natriumkonzentration berechnet werden, da Na^+ das dominierende Kation des Serums ist:

$$\text{Osmolarität (in mosmol/l)} = (\text{Serumnatrium in mval/l} + 5) \times 2.$$

Die Serumosmolarität ist praktisch mit der Osmolarität der Extracellularflüssigkeit gleichzusetzen. Normalbereich für Serumnatrium: 136–145 mval/l. Hypernatriämie bedeutet stets Hyperosmolarität, Hyponatriämie Hypoosmolarität der extracellulären Flüssigkeit.

Wasserverteilung: Da die Zellwände im Körper für Wasser permeabel sind, herrscht im intracellulären Raum die gleiche Osmolalität wie im extracellulären. Harnstoff und Substanzen, die ebenso wie Wasser frei durch Zellmembranen diffundieren, erhöhen die Osmolalität im intra- und extracellulären Kompartiment ohne einen osmotischen Gradienten zu erzeugen. Osmotische Gradienten entstehen durch gelöste Stoffe, für die keine freie Permeabilität besteht. Solche effektive Osmolalität besitzen die Elektrolyte der Körperflüssigkeiten. Steigt in der extracellulären Flüssigkeit die Natriumkonzentration, so nimmt auch die extracelluläre Osmolalität zu (in der Volumeneinheit nimmt die Konzentration des Wassers zugunsten der gelösten Teilchen ab). Es entsteht ein osmotischer Gradient von innen nach außen. Intracellulär ist die Wasserkonzentration höher; folglich strömt Wasser aus den Zellen in die Extracellularflüssigkeit, bis die Osmolalität auf erhöhtem Niveau innen und außen wieder gleich ist. Bei Verminderung der extracellulären Natriumkonzentration resultiert eine osmotische Wasserströmung von außen nach innen. Geht isotone extracelluläre Flüssigkeit verloren, entsteht kein osmotisches Gefälle; eine Wasserverschiebung bleibt aus.

Volumenregulation ▶ Allgemeines

Das Volumen der Körperflüssigkeiten wird in engen Grenzen konstant gehalten; das zeigen die geringen Tagesschwankungen des Körpergewichtes. Besonders wichtig ist die Konstanz des Extracellularvolumens, da seine Verminderung den Füllungszustand des Gefäßsystems und die Kreislauffunktion stark beeinträchtigt.

Volumenreceptoren

Die Mechanismen zur Regulation des extracellulären Flüssigkeitsvolumens sind nicht vollständig geklärt. In den Vorhöfen und großen Venen existieren auf Dehnungsreiz ansprechende Volumenreceptoren. Ihre Stimulation bewirkt vermehrte renale Wasser- und Salzausscheidung und eine Hemmung der ADH-Sekretion (und damit verstärkte Wasserelimination).

Hämodynamischer Intrinsicmechanismus

Die Niere spielt hier die Rolle des Effektor-Organs.
Hypervolämie: → Zunahme des Herzzeitvolumens → periphere autoregulatorische Vasoconstriction (s. Kapitel 1) → Blutdruckanstieg → Vergrößerung des Glomerulumfiltrates → Verminderung der tubulären Na^+- und Wasserrückresorption wegen schnellen Durchflusses → Erhöhte Wasser- und Na^+-Ausscheidung → Normalisierung des extracellulären Volumens (incl. Plasmavolumen).
Hypovolämie: → Abnahme des Herzzeitvolumens → Blutdruckabfall → Verkleinerung des Glomerulumfiltrates → weitgehende Rückresorption des herabgesetzten tubulären Na^+-Loads im proximalen Tubulus (zusammen mit Wasser) → Oligurie mit verminderter Na^+-Ausscheidung → Zunahme der extracellulären Flüssigkeit.

Hormonaler Mechanismus

Aldosteron-System: Steuerung der Na^+-Rückresorption im distalen Tubulus durch die Mineralocorticoide. *Hypovolämie:* → Steigerung der Aldosteronsekretion → Zunahme der Na^+-Rückresorption → Anstieg des extracellulären Volumens. *Hypervolämie:* → Drosselung der Aldosteronsekretion und damit der Na^+-Rückresorption im distalen Tubulus → Verminderung der extracellulären Flüssigleit.
Bei maximaler Aldosteronsekretion werden 99,9% des glomerulär filtrierten Na^+ rückresorbiert. Bei Wegfall der Mineralocorticoide (M. Addison) ist die Na^+-Rückresorption im proximalen Tubulus normal, im distalen Tubulus hingegen aufgehoben. NaCl-Verlust pro Tag 20–30 g.
ADH-System: Die Receptoren der Volumenkontrolle aktivieren auch die ADH-Sekretion – unabhängig von der Funktion des ADH-Systems bei der Osmoregulation (s. unten). Hypervolämie

wird mit einer Drosselung, Hypovolämie mit einer Stimulation der ADH-Sekretion beantwortet. Ersteres steigert, letzteres drosselt die renale Wasserausscheidung.

Osmoregulation ▶ **Allgemeines**

Während die Volumenregulation den Flüssigkeitsbestand des Organismus sichert, dient die Osmoregulation zur Erhaltung einer normalen Osmolalität der Körperflüssigkeiten (Isotonie). Bei herabgesetzter Plasmaosmolalität wird die renale Wasserausscheidung gesteigert, bei erhöhter Plasmaosmolalität gesenkt.

Osmoreceptor-ADH-System

Osmoreceptoren: Sind spezialisierte Neurone; ihr Zellkörper liegt im Nucleus supraopticus des Hypothalamus, die Neuriten ziehen durch den Hypophysenstiel zum Hypophysenhinterlappen und verzweigen sich mit ihren Endausbreitungen zwischen den Stütz-Zellen (Pituicyten). Die ADH-Bildung erfolgt in den Osmoreceptoren selbst; inaktive Sekretgranula wandern aus dem Zellkörper in die Neuriten bis zu deren Endausbreitungen; dort werden sie durch Nervenimpulse, die gleichfalls im Osmoreceptor-Neuron entstehen, zur Auflösung gebracht; ADH wird freigesetzt und gelangt auf dem Blutweg an sein Erfolgsorgan, die distalen Tubuli und Sammelrohre der Nieren. Die Zellkörper der Neuronen sprechen auf folgende Weise bei Änderungen der Plasmaosmolalität an:
Hyperosmolalität des Plasmas: → Durch osmotischen Wasserentzug sinkt das intracelluläre Volumen der Osmoreceptoren → Steigerung der Impulsrate und damit der ADH-Freisetzung im Hypophysenhinterlappen → Öffnung der Poren für die Wasserrückresorption im distalen Tubulus und Sammelrohr → Ausscheidung eines hoch konzentrierten Harnes bei maximaler Wasserrückresorption.
Hypoosmolalität des Plasmas: → Durch osmotische Wasseraufnahme schwillt der Zellkörper der Osmoreceptoren an → Abnahme der Impulsrate der Osmoreceptoren und Drosselung der ADH-Freisetzung → Schließung der Poren für die Wasserrückresorption → Ausscheidung eines stark verdünnten Harnes bei fehlender Wasserrückresorption in den distalen Tubuli und Sammelrohren.
Unspezifische Stimulation des ADH-Systems: ADH wird nicht nur als Reaktion auf Veränderungen der Osmolalität sondern auch als Reaktion auf Schmerz, Angst, körperliche Anstrengungen, Tabakrauchen vermehrt freigesetzt. Stimulatoren der ADH-Sekretion sind ferner Morphium, Barbiturate, Adrenalin, Acetylcholin und Histamin. Auf welchem Wege diese Faktoren die Osmoreceptoren beeinflussen, ist noch ungeklärt.
Unspezifische Hemmung des ADH-Systems: Bei Vergrößerung des extracellulären Volumens und durch Aufnahme von Alkohol wird die ADH-Freisetzung – unabhängig von der Osmolalität des

Plasmas – gehemmt; es kommt zur Diurese (diuretischer Effekt des Bieres).

Der Durstmechanismus

Durst- oder Trinkzentrum: Neuronengruppe in unmittelbarer Nachbarschaft des Nucleus supraopticus des Hypothalamus. Die Erregung dieses Zentrums erzeugt Durstgefühl und führt zur Wasseraufnahme durch Trinken. Wichtiger Mechanismus zur Aufrechterhaltung des Volumens und der Isotonie der Körperflüssigkeiten.

Ursachen des Durstgefühls:

a) Extracelluläre Dehydratation: Verminderung des extracellulären Flüssigkeitsvolumens, unabhängig von der Ursache.

b) Verminderung des Herzminutenvolumens: Bei kardialer Insuffizienz oder Blutverlusten. Die Stimulation des Trinkzentrums erfolgt durch Receptoren der Volumenkontrolle.

c) Intracelluläre Dehydratation: Wenn den Zellen durch hyperosmolares Plasma (bzw. Extracellularflüssigkeit) Wasser entzogen wird, bewirkt der Durst die Aufnahme von Wasser zur Wiederherstellung der normalen Osmolalität und Auffüllung des intracellulären Volumens. Vorkommen: reichlicher Salzgenuß, Infusion hypertonischer Lösungen.

d) Mundtrockenheit: Entsteht bei Verminderung des extracellulären Flüssigkeitsvolumens (Drosselung der Speichelsekretion), aber auch ohne Veränderung der Körperflüssigkeiten, z. B. durch behinderte Nasenatmung, Atropingabe etc.

Störungen des Natrium- und Wasserhaushaltes ▶ Dehydratation

Allgemeines: Dehydratation bedeutet Verminderung der Körperflüssigkeit durch Wasser- und Salzverluste (nicht bloßen Wasserverlust!). Zuerst geht Flüssigkeit aus dem extracellulären Raum verloren. Steigt dabei die extracelluläre Osmolarität (überwiegender Wasserverlust), wird dem intracellulären Raum durch Osmose Wasser und damit gleichfalls Volumen entzogen. Sinkt bei extracellulären Flüssigkeitsverlusten die extracelluläre Osmolarität (überwiegender Salzverlust), so kommt es durch osmotischen Wassertransport in die Zellen zur Vergrößerung des intracellulären Flüssigkeitsvolumens. Volumenverluste an extracellulärer Flüssigkeit mit normaler Osmolarität (Wasser- und Salzverluste im isotonen Verhältnis) verändern die extracelluläre Osmolarität nicht und lassen auch das intracelluläre Flüssigkeitsvolumen unverändert.

Hyperosmolare Dehydratation: Entstehung durch Volumenverluste mit stärkerem Wasser- als Salzverlust. Hypernatriämie und Symptome des Volumenmangels (s. unten). Stets mit extra- und intracellulärem Volumenverlust verbunden. Häufigste Ursachen:

a) Ungenügende Trinkmenge: Vor allem bei schwerkranken, bewußtseinsgestörten Patienten; selbstverständlich bei Mangel an Trinkwasser.

b) Dekompensierter Diabetes: Vergrößertes tubuläres Glucose-Load infolge Hyperglykämie. Die nicht rückresorbierte Glucose erhöht die Osmolalität der Tubulusflüssigkeit und hemmt die Wasserrückresorption (osmotische Diurese).

c) Diabetes insipidus: Rasch eintretender Wasserverlust bei fehlender ADH-Sekretion. Ausscheidung eines stark verdünnten (hypotonen) Urins, da die Wasserrückresorption im distalen Tubulus und Sammelrohr unterbleibt.

d) Starkes Schwitzen: Schweiß ist im Verhältnis zur Extracellularflüssigkeit hypoosmolar (Na^+-Gehalt 5–80 mval/l). Erhebliche Schweißabsonderung führt daher zum überwiegenden Wasserverlust. Wird dann überschießend Wasser getrunken, kann sich die Situation umkehren: stärkerer Salz- als Wasserverlust.

Hypoosmolare Dehydratation: Entstehung durch Volumenverluste mit stärkerem Salz- als Wasserverlust. Initiale Hypoosmolarität der extracellulären Flüssigkeit durch Natriumverlust. Die Reaktion darauf ist eine Verminderung der ADH-Sekretion (via Osmoreceptoren). Ergebnis: verstärkte Wasserausscheidung, die so lange anhält, bis die Osmolalität der extracellulären Flüssigkeit wieder zum Normalwert gestiegen ist. Außerdem führt die initiale Hypoosmolarität der Extracellularflüssigkeit zur osmotischen Wasserverschiebung in den intracellulären Raum (Hydratisierung der Zellen). Beide Mechanismen zum Ausgleich der Hypoosmolalität führen zum Volumenverlust der extracellulären Flüssigkeit. Der Natriumgehalt des Plasmas ist dabei nicht herabgesetzt! Erst bei starken Volumenverlusten wird die extracelluläre Hypoosmolalität nicht mehr durch das ADH-System kompensiert. Jetzt gewinnen die Regulationsmechanismen der Volumenkonstanz die Oberhand; die Hypoosmolalität bleibt bestehen, der Natriumgehalt des Plasmas ist herabgesetzt. Wichtig: Die Hyponatriämie nach Salzverlusten weist auf schweren extracellulären Volumenverlust und Natriummangel hin! Ursachen:

a) Nebennierenrindeninsuffizienz: Ausfall der Aldosteronwirkung stoppt die Na^+-Rückresorption im distalen Tubulus und Sammelrohr. Große NaCl-Überschüsse gehen verloren. Die mangelhafte Kaliumexkretion führt zur Hyperkaliämie.

b) Renale NaCl-Verluste bei chronischer Niereninsuffizienz: Gesunde können die renale Natriumausscheidung bei salzarmer Kost durch maximale Na^+-Rückresorption auf ein Minimum reduzieren. Patienten mit Niereninsuffizienz (in der polyurischen Phase) gelingt das nicht mehr. Gibt man ihnen bei reichlicher Wasserzufuhr zu wenig Kochsalz, resultieren ein Natriumdefizit mit zwangsläufiger Verkleinerung des extracellulären Flüssigkeitsvolumens und via arterielle Hypovolämie eine zusätzliche Minderung der Nierenfunktion mit Harnstoffanstieg. *Diagnostischer Hinweis:* Hyponatriämie bei deutlicher NaCl-Ausscheidung im Harn läßt auf erhebliche Reduktion des Extracellularvolumens schließen.

Isoosmolare Dehydratation: Entstehung bei Volumenverlusten mit Wasser- und Salzverlusten im isotonen Verhältnis. Wie im vorigen Abschnitt dargelegt, auch bei überwiegendem Salzverlust, solange durch kompensatorische Wasserausscheidung ein Abfall der extracellulären Osmolarität verhindert wird. Vorkommen isotoner Flüssigkeitsverluste: Verluste an gastrointestinaler Flüssigkeit (Erbrechen, Durchfall etc.), vor allem dann, wenn ein überwiegender Salz- oder Wasserverlust durch die Nahrung verhindert wird. Bei totalem Flüssigkeitsentzug entsteht durch Perspiratio insensibilis, Harnabgang und Schweißverluste ein überwiegendes Wasserdefizit. Wird bei gehäuftem Erbrechen nur Wasser nachgetrunken, resultiert ein überwiegendes Salzdefizit.
Symptome und Therapie: Der Verlust extracellulärer Flüssigkeit ist stets mit einem entsprechenden Rückgang des Natriumbestandes verbunden. Das Ausmaß der Volumenverluste ist aber nicht an der Serumkonzentration des Natriums zu erkennen. Das Serumnatrium kann (je nach Wasserverlust) normal, erniedrigt oder erhöht sein. Zeichen des Volumenverlustes sind: Gewichtsabnahme, Kreislaufsymptome (Tachykardie, Blutdruckabfall), Exsiccose der Haut und Schleimhäute (stehende Hautfalten) und ein Rückgang der Harn- und Schweißsekretion.
Die Korrektur eines extracellulären Volumendefizits erfolgt je nach der Natriumkonzentration des Serums mit isotonischer (0,9%ig) oder hypotonischer NaCl-Lösung (0,45%ig). Freies Wasser wird in isotonischen elektrolytfreien Glucoselösungen zugeführt. Kalium-, Bicarbonat- und Lactat-Zusätze je nach Bedarf. Diverse komplexe Fertiglösungen stehen zur Verfügung. Blut- und Plasmaverluste werden durch Transfusionen von Blut, Plasma oder Plasmaexpandern ersetzt.

Hyperhydratation

Allgemeines: Zunahme der Körperflüssigkeit durch Wasser- und Salzretention in unterschiedlichen Proportionen. Nicht mit bloßem Wasserüberschuß gleichzusetzen.
Retention von Wasser und Salz im isotonen Verhältnis: alleinige Zunahme des extracellulären Flüssigkeitsvolumens. Retention eines Wasserüberschusses: Zunahme der extracellulären Flüssigkeit mit herabgesetzter Osmolalität → Zunahme auch des intracellulären Flüssigkeitsvolumens durch osmotischen Wasserstrom in die Zellen. Überwiegende Salzretention: Zunahme der extracellulären Flüssigkeit mit Erhöhung der Osmolalität → Verminderung der intracellulären Flüssigkeit durch osmotischen Wasserentzug aus den Zellen.
Mechanismen der Ödembildung: Unter Ödemen versteht man eine abnorme Zunahme der extravasculären Komponente der extracellulären Flüssigkeit. Zwei verschiedene Entstehungsweisen sind voneinander abzugrenzen:
a) Initiale Flüssigkeitsverschiebung aus dem intravasculären in den

interstitiellen Raum mit sekundärer renaler Flüssigkeitsretention: Das Plasmavolumen nimmt ab, die interstitielle Flüssigkeit zu, wobei es sich zunächst um eine Verteilungsstörung ohne Zunahme des Gesamtvolumens der extracellulären Flüssigkeit handelt. Ursachen der Flüssigkeitsverschiebung ins Interstitium:
Erhöhter Capillardruck (venöse Stauung)
Verminderter onkotischer Druck des Plasmas (Hypoproteinämie)
Gesteigerte Capillarpermeabilität (allergische und entzündliche Gefäßschäden)
Die resultierende arterielle Hypovolämie induziert an der Niere hämodynamisch und über eine Aktivierung des Renin-Angiotensin-Systems eine vermehrte Wasser- und Kochsalzretention (s. oben). Der Zuwachs an extracellulärer Flüssigkeit beseitigt jedoch die arterielle Hypovolämie nicht, da diese Flüssigkeit ins Interstitium abfiltriert wird. Dort sammelt sich so lange Ödemflüssigkeit an, bis der zunehmende Gewebsdruck den Rückstrom der Flüssigkeit in den venösen Schenkel der Capillaren der filtrierten Menge angleicht.
b) Initiale Vermehrung der extracellulären Flüssigkeit mit sekundärer Ödembildung: Das Plasmavolumen nimmt zu und damit auch der Capillardruck, was einen gesteigerten Flüssigkeitsübertritt ins Interstitium zur Folge hat.
Ursachen:
Akute Nierenfunktionsstörungen (Oligurie oder Anurie bei fortgesetzter Flüssigkeitsaufnahme).
Herzinsuffizienz (vermindertes Herzzeitvolumen infolge mangelhafter Pumpleistung → renale Flüssigkeitsretention → Volumenzunahme in den Herzhöhlen und im venösen System → Venendrucksteigerung → Ödembildung. Beim akuten Herzversagen kommt das Stauungsödem ohne vorherige Vergrößerung des Gesamtvolumens der extracellulären Flüssigkeit zustande).
Inadäquate ADH-Sekretion (bei Bronchuscarcinomen, chronischen Lungenprozessen benigner Natur, Hirnschäden u.a. Erkrankungen kommt eine ADH-Sekretion ohne osmotischen oder volumetrischen Stimulus vor. Ergebnis: Wasserretention mit Hyponatriämie. Die Ödembildung kann relativ gering sein, da die Niere den Anstieg des extracellulären Flüssigkeitsvolumens durch gesteigerte glomeruläre Filtration kompensiert. Gefahr geht vor allem von der Hyponatriämie aus).

Hyponatriämie

Bedeutung: Bei erniedrigtem Serumnatrium besteht eine Hypoosmolarität der extracellulären und (wegen osmotischer Wasserbewegung in die Zellen) auch der intracellulären Flüssigkeit. Das freie Wasser ist in Relation zu den gelösten Bestandteilen vermehrt. Rückschlüsse auf die Größe des extracellulären Flüssigkeitsvolumens (bzw. Natriumbestandes) sind nicht möglich, denn die Hyponatriämie kann durch Dehydratation mit überwiegendem Salzverlust, aber auch durch Hyperhydratation mit überwiegender Wasserretention (Verdünnungshyponatriämie) entstehen.

Vorkommen:

Dehydratation mit überwiegendem Salzverlust
Essentielle Hyponatriämie
Inadäquate ADH-Sekretion (s. oben)
Herabgesetzte Glomerulumfiltration
Wasserzufuhr bei gestörter Nierenfunktion
Wasserzufuhr nach extracellulären Flüssigkeitsverlusten (Diureticaüberdosierung, Ascitespunktion).

Symptome und Therapie: Schwere Hyponatriämie führt (durch Hydratisierung der Zellen) zu Benommenheit, Coma und Krämpfen. Bei Dehydratation genügt Infusion isotonischer Kochsalzlösung; bei Hyperhydratation und inadäquater ADH-Sekretion muß die Wasserzufuhr beschränkt werden, in akuten Fällen osmotische Diurese mit Mannitolinfusionen, nur selten vorsichtige Injektion hypertonischer Kochsalzlösung. Die essentielle Hyponatriämie bedarf meist keiner Behandlung; Erhöhung der Natriumkonzentration kann in diesen Fällen den Zustand verschlechtern.

Hypernatriämie

Bedeutung: Bei erhöhter Natriumkonzentration des Serums ist die extracelluläre Flüssigkeit hyperosmolar. Es besteht ein Defizit an freiem Wasser.

Vorkommen: Am häufigsten bei Dehydratationszuständen mit überwiegendem Wasserverlust (s. oben).

Symptome und Therapie: Die Hypernatriämie erzeugt Durst und stimuliert die ADH-Sekretion. Der Harn ist hoch konzentriert. Den Körperzellen wird Wasser entzogen. Perspiratio insensibilis und Schweißabsonderung lassen nach. Im übrigen finden sich meistens die Zeichen des zusätzlichen Volumenmangels. Die Behandlung besteht in oraler Wasserzufuhr oder Infusion elektrolytfreier Glucoselösung.

Störungen des Kaliumhaushaltes ▶

Hypokaliämie

Bedeutung: Ein Absinken des Serumkaliums zeigt zugleich ein intracelluläres Kaliumdefizit an, dessen Ausmaß erheblich sein kann, da verlorenes extracelluläres Kalium aus dem Kaliumbestand der Zellen (98% des Gesamtbestandes) zum großen Teil ersetzt wird. Normale Kaliumkonzentration des Serums: 3,5–5,0 mval/l. Beim Kaliumaustritt aus den Zellen gelangen im Austausch extracelluläre Natrium- und Wasserstoffionen ins Zellinnere. Es kommt zur Alkalose der extracellulären Flüssigkeit.

Ursachen:

Enterale Verluste (Durchfälle, Abführmittel, Erbrechen)
Renale Kaliumverluste (tubuläre Azidose, andere tubuläre Defekte, Aldosteronismus, Cushing-Syndrom bzw. Steroidbehandlung, Diuretica)

Kaliumverteilungsstörungen (extracelluläre Hypokaliämie bei Behandlung der diabetischen Azidose und bei der periodischen hypokaliämischen Lähmung)
Symptome und Therapie: Muskelschwäche bis zur schlaffen Lähmung, Anorexie, Blähungen bis zum paralytischen Ileus, Herzrhythmusstörungen, Digitalisintoleranz, EKG-Veränderungen (s. S. 58); tubuläre Nierenfunktionsstörungen mit Isosthenurie; Abschwächung der Sehnenreflexe, Kopfschmerzen, Verwirrtheitszustände.
Das Ausmaß des Kaliumdefizits ist nicht genau zu bestimmen. Anzustreben ist die Normalisierung des Serumkaliums und die Beseitigung objektiver Hypokaliämiesymptome (EKG). Orale Gabe wenn möglich vorziehen, keine konzentrierten Lösungen wegen Gefahr der Schleimhautschädigung des Magens. Gutes Präparat: KCl-retard Dragees (Zyma). Bei intravenöser Gabe verdünnte Lösungen (50 mval/l) wählen, langsam infundieren (20 mval/Std), da sonst Hyperkaliämie mit Herzstillstand droht.

Hyperkaliämie

Bedeutung: Lebensbedrohliche Situation bei Werten über 7 mval/l. Durch eine Verkleinerung des Ruhemembranpotentials sind Erregungsleitung und Erregbarkeit des Herzmuskels herabgesetzt. Es kommt zum Herzstillstand, oft durch Kammerflimmern.
Ursachen:
Niereninsuffizienz
Massive Kaliumzufuhr
Symptome und Therapie: Schwäche, Verwirrtheit, Parästhesien, Bradykardie, Extrasystolen, Kammerflimmern. Hyperkaliämie-Zeichen im EKG. Behandlung mit extracorporaler Hämodialyse oder Peritoneal-Dialyse, orale Gabe kaliumbindender Ionenaustauscher (Resonium A), Glucose-Infusionen mit Insulin (bewirken Kaliumtransport in die Zellen).

4. Störungen der Nierenfunktion

Akutes Nierenversagen ▶

Ursachen

Hypovolämie (Schock, Blutverlust, Exsiccose, Blutdruckabfall)
Hämolyse, Myolyse (Transfusionszwischenfall, Seifenabort, Crush-Syndrom)
Endogene Intoxikationen: Peritonitis, Ileus, Leberkoma, Schwangerschaftstoxikose
Exogene Intoxikationen: Quecksilber, Pilze, Blei u.a. Sepsis
Allergische Reaktionen: Sulfonamide, Antibiotica, Schwermetalle etc.
Primäre Nierenerkrankungen: Akute Glomerulonephritis, Pyelonephritis, M. Weil
Differentialdiagnose: Verlegung der harnableitenden Wege, Blasenlähmung

Pathogenese

Ischämische und toxische Schädigung: Führt zur Tubulusnekrose bzw. Tubulorhexis mit Versickern des Primärharnes in das Interstitium. Glomerula bleiben frei.

Toxisch-infektiöse Schäden: Infiltration und Schwellung der Glomerula, Blockierung des Blutstromes, dadurch ischämische Tubulusschädigung.

Anurie tritt auf, wenn der intracapilläre Druck unter 50 mmHg absinkt, die Filtration sistiert oder so gering ist, daß vollständige Rückresorption eintritt, begünstigt durch erhöhte Permeabilität der Tubuli.

Klinik

Oligo-anurische Phase: Wasserretention, Ödeme (akutes Lungenödem, Hirnödem). Hyperkaliämie, Acidose, Azotämie (Bild der Urämie). Somnolenz, Erbrechen, fibrilläre Zuckungen, Coma, Herz- und Kreislaufversagen (meist infolge Hyperkaliämie > 8,5 mval/l).

Polyurische Phase: Nach Tagen bis Wochen Regeneration des Epithels. Sprunghafter Anstieg des Harnvolumens bis zu mehreren Litern täglich. Die Polyurie beruht auf der mangelhaften Konzentrationsfähigkeit der neu gebildeten Tubuluszellen. Restitutio ad integrum nach Monaten möglich.

Therapie

Prophylaxe durch rechtzeitige Schockbehandlung mit Plasmaexpandern, Mannitol- oder Sorbit-Infusionen (Mannitol und Sorbit bewirken osmotische Diurese). Bei totaler Anurie oder hochgradiger Oligurie strenge Flüssigkeitsbeschränkung auf 500–700 ml (am besten als 5%ige Glucoselösung infundieren). Dazu Dialysebehandlung: Peritonealdialyse (vor allem bei starker Überwässerung, weil mit hypertonischer Spülflüssigkeit schnell große Wassermengen entzogen werden können), extrakorporale Dialyse mit der künstlichen Niere. Bei bedrohlicher Hyperkaliämie 3–4mal täglich 15 g Resonium A, das als Ionenaustauscher Kalium bindet. Isokalorische Diät, salzarm mit 30–40 g Protein (auch Kartoffel-Ei-Diät). Die Dialyse muß 2mal wöchentlich fortgesetzt werden, bis die Diurese wieder in Gang kommt. Antibiotica bei Sekundärinfektionen. Verminderte Infektresistenz!

Stadien der chronischen Niereninsuffizienz ▶

Pathogenese

Fortschreitende Verminderung der Zahl funktionstüchtiger Nephren durch Zerstörung des Parenchyms (chron. Nephritis, Pyelonephritis, Cystenniere, Obstruktion mit Hydronephrose). Die überlebenden Nephren zeigen eine kompensatorische Hypertrophie mit Erweiterung des Tubulusquerschnitts. Das Glomerulumfiltrat der intakten Nephren nimmt zu und gleicht damit die Verkleinerung der gesamten Glomerulaoberfläche beider Nieren bis zu einem gewissen Grade aus.

1. Stadium

Suffizienz bei eingeschränkter Leistungsbreite: Rest-N, Harnstoff und Creatinin im Serum normal, Inulin- und PAH-Clearance herabgesetzt. Konzentrations- und Verdünnungsvermögen eingeschränkt. Harnvolumen normal.

2. Stadium

Kompensierte Retention: Azotämie in Form einer konstanten mäßigen Erhöhung von Creatinin, Rest-N und Harnstoff im Serum. Außerdem Zunahme des Harnvolumens (Polyurie). Erklärung: Die Ausscheidungskapazität der Nieren für Stickstoff sinkt unter den Stickstoff-Anfall im Körper. Der daraus resultierende Konzentrationsanstieg der harnpflichtigen Substanzen im Plasma hat jedoch automatisch eine Vergrößerung des tubulären Loads dieser Substanzen zur Folge (denn auch im Glomerulumfiltrat ist ihre Konzentration höher), was zu vermehrter renaler Ausscheidung führt. So stellt sich bei erhöhtem Plasmaspiegel ein neues Gleichgewicht zwischen dem Anfall und der Ausscheidung harnpflichtiger Substanzen ein. Der Serum-Harnstoff ist stark vom Eiweißgehalt der Nahrung abhängig und daher variabel. Das Serum-Creatinin ist weitgehend endogenen Ursprungs und fällt als Endprodukt in ziemlich konstanter Menge an. Deshalb ist das Serum-Creatinin ein besserer Indikator der Nierenfunktion als der Serum-Harnstoff. Die kompensierte Retention reicht bis zu Creatininwerten von ca. 10 mg-/100 ml.
Mit der Zunahme harnpflichtiger Substanzen im Glomerulumfiltrat und dessen kompensatorischer Vergrößerung in den erhaltenen Nephren steigt das tubuläre Angebot von Creatinin, Harnstoff u. a., während die Rückresorption wegen des rascheren intratubulären Harnflusses eher abnimmt (auch wegen metabolischer Störung der Tubuluszellen infolge der Azotämie). Die im Tubulusharn zurückbleibenden Substanzen halten Wasser fest und führen damit zu einer osmotischen Diurese (Polyurie).

3. Stadium

Dekompensierte Insuffizienz: Unvollständige Elimination der harnpflichtigen Substanzen trotz maximaler osmotischer Diurese des Restparenchyms. Fortschreitender Anstieg von Harnstoff und Creatinin, Abnahme des Harnvolumens (Übergang, Oligurie und Anurie), finale Urämie. Eine Dekompensation der Insuffizienz kann durch extrarenale Faktoren (Flüssigkeits- und Salzverluste, proteinreiche Kost, Infakte) bedingt sein. Durch Therapie kann in diesen Fällen oft wieder das Stadium der kompensierten Retention erreicht werden.

Azotämie, Pseudourämie, Urämie ▶ **Azotämie**

Erhöhung der harnpflichtigen Substanzen (Rest-N) ohne allgemeine Intoxikationszeichen. Renale und extrarenale Ursachen (Exsiccose durch Erbrechen, Dursten, allgemeine Stoffwechselstörungen, diabetisches Coma etc.). Kann bei kompensierter Retention jahrelang bestehen.

Pseudourämie

Nephritische Eklampsie. Zentralnervöse Erscheinungen durch ein Hirnödem bei Nierenerkrankungen. Unabhängig von der Azotämie, häufig durch Hypervolämie (+ Capillarfaktor?) bedingt.
Vorkommen: Akute Nephritis, akuter Schub einer chron. Nephritis, maligne Hypertonie, Schwangerschaftsnephritis.
Symptome: Sehstörungen, Mono- und Hemiplegien, Schwindel, Kopfschmerz, Bewußtseinstrübung, eklamptische Krämpfe (wie bei Epilepsie).

Urämie

Das klinische Bild der Intoxikation bei Niereninsuffizienz.
Vorkommen: Akutes Nierenversagen, dekompensierte chronische Niereninsuffizienz.
Pathogenese: Störung des inneren Milieu durch Acidose, Azotämie, Elektrolytabweichungen (Hyperkaliämie etc.); kein definiertes einzelnes Urämiegift bekannt.
Symptome: Allgemeine und cerebrale (Schwäche, Kopfschmerz, Appetitmangel, Krämpfe, Coma), gastrointestinale (Übelkeit, Erbrechen, Colitis), kardiovasculäre (Tachykardie, Hypertonie, Perikarditis, Herzinsuffizienz), pulmonale (Kußmaulsche Atmung, Lungenödem), hämatologische (Anämie, Thrombopenie), Hautsymptome (Blässe, Pigmentierung, Purpura).

Nephrotisches Syndrom ▶

Ursachen

Glomerulonephritis (membranöse = Lipoidnephrose; proliferative: akute, subakute, chronische), Infektionen (Diphtherie u.a.), Nierenvenenthrombose (oder erhebliche Stauung), Lupus erythematodes, Paraproteinämien, diabetische Glomerulosklerose, Intoxikationen (Hg, As, Au), Medikamente (Irgapyrin, Sulfonamide etc.), Amyloidose.

Pathogenese

Verdickung der glomerulären Basalmembran (fibrinoide Degeneration), Filtration von reichlich Proteinen in den Primärharn, große Proteinurie (2–30 g täglich), Hypoproteinämie und Dysproteinämie (wie bei Plasmapherese), Hyperlipämie. Ödeme (erniedrigter kolloidosmotischer Druck, gesteigerte Aldosteronproduktion wegen Hypovolämie). Erhöhte Infektanfälligkeit.

Symptome

Ödeme; bei nicht nephritischer Genese keine Hypertonie! Esbach 2–12‰. Doppelbrechende Substanzen im Sediment. Elektrophorese: Albumin und Gammaglobulin vermindert, α-2-Globuline und Lipoproteine vermehrt. Cholesterin und Triglyceride im Serum erhöht. Gesamteiweiß vermindert. Bei starker Hypovolämie besteht Azotämie.

Therapie
Kausale Behandlung je nach Grundleiden. Ödemausschwemmung mit Spironolacton (Aldactone), Thiaziden bzw. Furosemid. Bei Hypovolämie Infusion von Plasmaexpandern oder Albumin.

Renale Hypertonie ▶ **Vorkommen**
Bei einseitigen und doppelseitigen Nierenerkrankungen mit Durchblutungsstörungen der Nieren und/oder gestörter Wasser- und Salzausscheidung (Näheres s. Hochdruckkapitel S. 20).

Pathogenetische Mechanismen
Renale Wasser- und Salzretention: Resultiert aus ungenügender Parenchymfunktion und gedrosselter Durchblutung, führt zur Hypervolämie, die eine Blutdrucksteigerung induziert (s. S. 20). Unter erhöhtem Blutdruck gleicht sich die renale Wasser- und Salzelimination der Salz- und Flüssigkeitszufuhr an.
Aktivierung des Renin-Angiotensin-Systems: Goldblattmechanismus. Das Stimulans ist eine Drosselung der Nierendurchblutung durch Nierenarterienstenose bzw. intrarenale Gefäßstenosen (s. S. 21). Möglicherweise sind außer Angiotensin noch andere vasoconstrictorisch aktive Substanzen wirksam.

Renale Anämie ▶ **Vorkommen**
Bei jeder chronischen Niereninsuffizienz parallel zum Untergang funktionstüchtigen Nierengewebes und etwa proportional zum Grad der Azotämie. Bei akutem Nierenversagen entwickelt sich die Anämie schnell.

Pathogenetische Mechanismen
Verkürzung der Erythrocytenlebensdauer: Hämolytischer Effekt des Plasmas (wahrscheinlich Summationseffekt von Azotämie, Acidose und anderen toxischen Einflüssen, keine Autoantikörper).
Hemmung der Erythropoese: Vermutlich durch verminderte Erythropoetinbildung in der Niere. Der Erythropoetinspiegel des Plasmas und die Einbaurate von radioaktivem Eisen im Knochenmark sind herabgesetzt.
Blutverluste nach außen: Überwiegend aus dem Magen-Darm-Bereich bei urämischer Gastro-Entero-Colitis.

Symptome und Therapie
Die renale Anämie ist in der Regel normocytär und normochrom. Das Serumeisen kann normal oder erniedrigt sein. Bis zu einem Hämoglobingehalt des Blutes von 8–9 g/100 ml wird die Anämie relativ gut toleriert. Durch Transfusionen von Blut und Erythrocytenkonzentraten gelingt es praktisch nicht, über 10 g-% Hämoglobin hinauszukommen. Ein höherer Hämatokrit ist auch wegen Verminderung des renalen Plasmastromes nicht wünschenswert. Man beschränkt sich darauf, durch intermittierende Blutübertragungen Werte unter 8 g-% Hämoglobin zu vermeiden, da diese zu kardialen Komplikationen führen.

Renale Osteopathie ▶ Vorkommen

Bei langsam progredienten chronischen Nierenerkrankungen, besonders im Kindesalter und bei kongenitalen Nierenerkrankungen. Nicht selten bei chronischen Pyelonephritiden, häufig bei dauerdialysierten Nierenkranken.

Pathogenese

Bei chronischer Niereninsuffizienz mit Azotämie besteht eine Vitamin D-Resistenz. Nicht das Vitamin D_3, sondern sein Metabolit 1,25-Dihydrocholecalciferol ist der antirachitische Wirkstoff. Resorbiertes Vitamin D_3 wird zunächst durch die Leber in 25-Hydroxycholecalciferol übergeführt; dieses Zwischenprodukt wandelt die Niere in den aktiven Wirkstoff 1,25-Dihydrocholecalciferol um. Die Vitamin D-Resistenz der Nierenkranken beruht auf einer Störung der Vitamin D-Umwandlung; der biologisch aktive Metabolit wird in ungenügender Menge gebildet, was im Effekt einem Vitamin D-Mangel entspricht. Folgen: ungenügende enterale Calciumresorption → Absinken des Calciumspiegels im Plasma → Stimulation der Nebenschilddrüsen → sekundärer Hyperparathyreoidismus → Calciummobilisation aus dem Knochen (Osteoklasie) → in schweren Fällen fibröse Osteodystrophie (analog dem Morbus Recklinghausen). Außerdem bewirkt der Mangel an aktivem Vitamin D eine Mineralisationsstörung des Osteoids, die zur renalen Osteomalacie führt. Trotz der gesteigerten Parathormonsekretion bleibt eine mäßige Hypocalcämie bestehen und wird im allgemeinen gut toleriert (Zunahme des ionisierten Anteils infolge Acidose). Unterhalb einer Inulinclearance von 25 ml/min steigt der Phosphorspiegel des Plasmas an, da nicht mehr genügend Phosphat abfiltriert wird. Die Verminderung der Phosphatrückresorption kann die Hyperphosphatämie nicht verhindern. Wenn das Produkt von Calcium × Phosphor im Serum (in mg/100 ml) den Wert 75 übersteigt, besteht die Gefahr metastatischer Kalkablagerungen im Organismus.

Symptome und Therapie

Mäßige Knochenveränderungen machen kaum Beschwerden, bei fortgeschrittenen Prozessen bestehen Skeletschmerzen und Deformierungen. Durch hochdosiertes Vitamin D_3 (50000 bis 200000 E/Tag) läßt sich der Calciumspiegel des Serums normalisieren, doch besteht dann die Gefahr metastatischer Verkalkungen; man muß zugleich den Serumphosphor senken, was durch regelmäßige Gaben von Aluminiumhydroxyd (Präparat Aludrox) geschehen kann. Aluminiumhydroxyd reduziert die enterale Resorption der Phosphate. In manchen Fällen entwickelt sich aus dem sekundären Hyperparathyreoidismus ein autonom sezernierendes Nebenschilddrüsenadenom (tertiärer Hyperparathyreoidismus); in diesem Fall ist eine Nebenschilddrüsenoperation notwendig.

B. Klinik der Nierenkrankheiten

1. Diagnostik

Harnuntersuchungen ▶ **Inspektion**

Farbe: Normal zitronen- bis bernsteingelb (Morgenharn). Wasserheller Morgenharn ist auf Polyurie verdächtig (Diabetes, Isosthenurie). Hämaturie ergibt rötliche bis dunkelbraunrote (Hämatin) Farbe. Rötliche Farbtöne erzeugen Medikamente (Pyramidon) und Gemüse (rote Beete, Rhabarber). Bilirubin färbt den Harn bierbraun.

Beschaffenheit: Normalerweise klar. Im konzentrierten abgekühlten Harn sind Trübungen durch ausgefallene Urate nicht pathologisch. Das Sediment löst sich beim Erhitzen. Im alkalischen oder neutralen Harn können Calcium- und Magnesiumphosphate ausfallen. Auflösung erfolgt nach Essigsäurezusatz. Nähere Analyse der Trübungen durch mikroskopische Untersuchung.

24-Stundenmenge

Normal: 1200–2000 ml/Tag
Oligurie: 400 ml/Tag
Polyurie: > 2000 ml/Tag

Spezifisches Gewicht bzw. Osmolalität

Normalwerte: Tagesschwankungen zwischen 1,024 (morgens) und 1,012. Die normalen Grenzen für Verdünnung und Konzentration sind:

Spez. Gew. 1001 = 33 mosmol/l (maximale Verdünnung)
Spez. Gew. 1040 = 1320 mosmol/l (maximale Konzentration)

Verdünnungsversuch: Nach Blasenentleerung 1000–1500 ml Wasser oder Tee innerhalb 30 min trinken, dann hinlegen und halbstündlich Wasser lassen. Maximum der Verdünnung in der 3. oder 4. Portion, Ausscheidung der getrunkenen Menge nach 4 Std.

Konzentrationsversuch: Entweder im Anschluß an den Verdünnungsversuch oder Beginn am Morgen mit Dursten. Harnentleerung in 2–3-stündigen Abständen, bis ein spez. Gewicht von mindestens 1028 erreicht ist. Kontraindikation: Azotämie!

Methodischer Hinweis: Bei der Bestimmung des spez. Gewichtes ist die Harntemperatur zu messen und zu berücksichtigen, da die Urometer auf 15 °C geeicht sind. Für je 3 Grad über 15° ist ein Teilstrich hinzuzuzählen, für je 3 Grad unter 15° ein Teilstrich abzuziehen.

Isosthenurie: Spez. Gewicht konstant 1008–1012 (= ca. 300 mosmol/l). In diesem Fall kann die Niere weder verdünnen noch konzentrieren; sie scheidet einen mit dem Blutplasma isotonischen Harn aus, was mit einer Polyurie verbunden ist.

Proteinurie

Normalwerte: Der normale Harn enthält etwa 30 mg (10–70 mg) Eiweiß in der Tagesmenge, die mit den üblichen Nachweismethoden nicht erfaßt werden (allenfalls Opaleszenz bei der Sulfosalicylsäureprobe).

Vermehrte Eiweißausscheidung: Nachweis durch Kochprobe (Hitzekoagulation), Fällung mit Sulfosalicylsäure und Teststäbchen (z.B. Albustix). Semiquantitative Bestimmung nach Esbach (Fällung als Eiweißpikrat) in ‰. Quantitative Bestimmung im Tagesharn mit der Biuretmethode oder nach Kjeldal.

Ursachen:

Orthostatische Albuminurie: Auch lordotische Albuminurie genannt. Verschwindet im Liegen und ist harmlos. Eiweißausscheidung meistens geringer als 1 g/Tag, selten bis 3 g/Tag.

Stauungsalbuminurie: Selten über 4 g/Tag, verschwindet nach kardialer Rekompensation. Bei Nierenvenenthrombose über 10 g/Tag.

Glomerulumschäden: Bis 30 g/Tag. Vorkommen bei entzündlichen Nierenerkrankungen, Glomerulosklerose, Amyloidose, Kollagenosen, Schwangerschaftsnephropathie. Fehlende Eiweißausscheidung schließt jedoch eine glomeruläre Affektion nicht aus.

Paraproteinurie: Ausscheidung Bence-Jonesscher Eiweißkörper (L-Ketten) und intakter Paraproteine. Nachweis durch Bence-Jones-Probe und Immunoelektrophorese. Vorkommen beim Myelom.

Hämoglobinurie: Nachweis spektroskopisch (bei fehlenden Erythrocyten) und durch positive Berliner-Blau-Reaktion des Harnsediments. Das Sediment enthält Tubulusepithelien mit Hämosiderin, das aus rückresorbiertem und metabolisiertem Hämoglobin stammt. *Vorkommen.* Intravasale Hämolyse nach Fehltransfusionen, Seifenaborten, bei Patienten mit künstlichen Aortenklappen und beim Marchiafava-Micheli-Syndrom.

Harnsediment

Normalbefund: Der Bodensatz aus 15 ml zentrifugiertem Frischharn wird unter dem Mikroskop mit dem 40iger Objektiv betrachtet. Pro Blickfeld sind maximal 1 Erythrocyt und 1–2 Leukocyten noch normal. Genauere Resultate ergibt das *quantitative Sediment:* Zählung der Zellen in der Zählkammer. Nach 12-stündigem Dursten und Blasenentleerung wird die in den nächsten 3 Std ausgeschiedene Urinmenge gesammelt. Werte in Zellen/min. Normalbereich:

Erythrocyten 1500–2000/min,
Leukocyten 2000–3700/min.

Erythrocyturie: Je nach Ausmaß als Makro- oder Mikrohämaturie bezeichnet. Blutungsquellen: Harnröhre, Prostata und Blase (zusammen 90% der Hämaturien), Ureteren (meistens Konkremente), Nierenbecken (Konkremente, Entzündung, Tumoren), Nierenparenchym (Entzündungen, Tumoren, Amyloid), Durchblutungsstörungen (Stauungsniere, Niereninfarkt), Blutungsübeln (plasmatische und thrombocytäre Gerinnungsstörungen, vor allem auch Antikoagulantienüberdosierung).

Leukocyturie: Nur verwertbar, wenn Beimengungen vom äußeren Genitale vermieden werden. Bei Frauen Katheter- oder Mittelstrahlurin. Eine Leukocyturie ist überwiegend das Zeichen einer Entzündung in den ableitenden Harnwegen. Durch die Dreigläserprobe ist eine grobe Lokalisation möglich (gilt auch für Erythrocyturie). Pyelonephritis und Tuberkulose sind Parenchymerkrankungen mit Leukocyturie. Bei der Glomerulonephritis überwiegt die Erythrocyturie.

Epithelien und Zylinder: Runde oder polygonale Epithelien sind renalen Ursprungs und bei Glomerulonephritiden zu sehen. Plattenepithelien, geschwänzte und kubische Epithelien stammen aus den Harnwegen und haben geringe Bedeutung. *Hyaline Zylinder* entstehen bei Proteinurie im sauren Harn. *Zellzylinder* entstehen in den Tubuli durch Zusammenballung von Erythrocyten, Leukocyten und Epithelien bei Eiweißausfällung; Zeichen der parenchymatösen Entzündung. *Granulierte Zylinder* sind Eiweißzylinder mit Detritus aus Tubulusepithelien; entstehen vor allem bei toxischen Tubulusschädigungen.

Salze: Kristalline oder amorphe Abscheidungen löslicher Harnsalze. Man findet Urate, Oxalate und Phosphate. Die diagnostische Bedeutung ist gering. Wichtig ist die chemische Analyse abgehender Konkremente. Bei großer Proteinurie werden Fett-Tröpfchen ausgeschieden, die im Polarisationsmikroskop als doppelbrechende Substanzen erscheinen (Malteserkreuze).

Bakteriologische Harnuntersuchung

Uringewinnung: Beim Mann Mittelstrahlurin, bei der Frau Katheterurin oder Uringewinnung durch Blasenpunktion.

Keimzählung: Eine signifikante Bakteriurie liegt vor, wenn 1 ml Harn mehr als 100000 Keime enthält.

Bakterienkultur und Testung: Aufgabe des Bakteriologen. Außerordentlich wichtig zur Erfassung bakterieller Nieren- und Harnwegsinfektionen. Die Testung der Keimempfindlichkeit bildet die Voraussetzung für eine gezielte Therapie.

Blutuntersuchungen ▶

Harnpflichtige Substanzen (Serumwerte)

Rest-Stickstoff: Normal 28–40 mg/100 ml
Harnstoff: Normal 20–55 mg/100 ml
Creatinin: Normal 0,8–1,2 mg/100 ml
Harnsäure: Normal 2,0–7,0 mg/100 ml

Elektrolyte (Serumwerte)

Natrium: Normal 136–145 mval/l
Kalium: Normal 3,5–5,0 mval/l

Calcium: Normal 4,5–5,5 mval/l
Anorganischer Phosphor: Normal 2,5–3,5 mg/100 ml
Chlorid: Normal 97–113 mval/l
pH: Normal 7,36–7,45
Standard-Bicarbonat: Normal 25 mval/l

Eiweißuntersuchungen

Blutkörperchensenkung: Normal 5/10 mm n. W.
Gesamteiweiß im Serum: Normal 6–8 g/100 ml
Serumelektropherogramm und ***Immunoelektropherogramm:*** Zur Bestimmung der Proteinfraktionen und zum Paraproteinnachweis.

Serumlipide

Cholesterin: Normal 170–260 mg/100 ml
Phosphatide: Normal 150–250 mg/100 ml
Triglyceride: Normal 70–170 mg/100 ml

Clearance-Untersuchungen ▶

Clearance-Begriff

Die Plasmaclearance ist gleich dem (virtuellen) Plasmavolumen, das durch Harnbildung in 1 min von einer bestimmten Substanz gereinigt wird.

$$C = \frac{\text{Urinvol./min} \times \text{Konz. i. Urin}}{\text{Konz. i. Plasma}}$$

Inulinclearance

Sie ist identisch mit der glomerulären Filtrationsrate = 125 ml/min. Begründung: Im Glomerulumfiltrat hat Inulin die gleiche Konzentration wie im Plasma (keine Eiweißbindung), es wird nicht rückresorbiert und nicht sezerniert. Folglich wird das ganze in jeder Minute gebildete Glomerulumfiltrat von Inulin gereinigt, und das entspricht der virtuellen Plasmamenge, die gleichzeitig gereinigt wird, also der Inulinclearance.

Creatininclearance

Mit Einschränkungen dem Glomerulumfiltrat/min gleichzusetzen. Normalwerte 100–120 ml.
Begründung: Konstanter Plasmaspiegel, konstanter Anfall aus der Muskulatur, freie Filtration, keine Rückresorption, bei erhöhten Werten jedoch zunehmende Sekretion, dann relativ zu hohe Werte. Trotzdem für Verlaufskontrolle und in der Routinediagnostik bei normalen Plasmacreatininwerten geeignet.

PAH-Clearance

Identisch mit dem effektiven Nierenplasmastrom (580–650 ml/min).
Begründung: PAH wird filtriert und sezerniert, aber nicht rückresorbiert. Bei Konzentrationen bis 3 mg/100 ml im Plasma werden durch Filtration und Sekretion 92% des zufließenden PAH

bei einer Nierenpassage extrahiert. Die PAH-Clearance – und damit auch der Nierenplasmastrom – beträgt daher 92% des totalen Plasmastromes (woraus sich letzterer und bei Kenntnis des Hämatokrits die Nierendurchblutung errechnen läßt).

Filtrationsfraktion

$FF = \frac{C_{In}}{C_{PAH}}$. Der Quotient aus Inulin- und PAH-Clearance gibt an, welcher Bruchteil des effektiven Nierenplasmastroms glomerulär filtriert wird. Normalwert: 19%.

Diagnostische Bedeutung der Clearanceuntersuchungen

Schon vor dem Auftreten einer Azotämie erlaubt die Bestimmung der Inulin- bzw. der endogenen Creatininclearance die Feststellung einer Funktionseinschränkung der Nieren. Im späteren Stadium besteht zwischen dem Ausmaß der Creatininerhöhung im Serum und der Abnahme der glomerulären Filtrationrate eine gute Korrelation, wie das folgende Diagramm zeigt (Abb. 54).

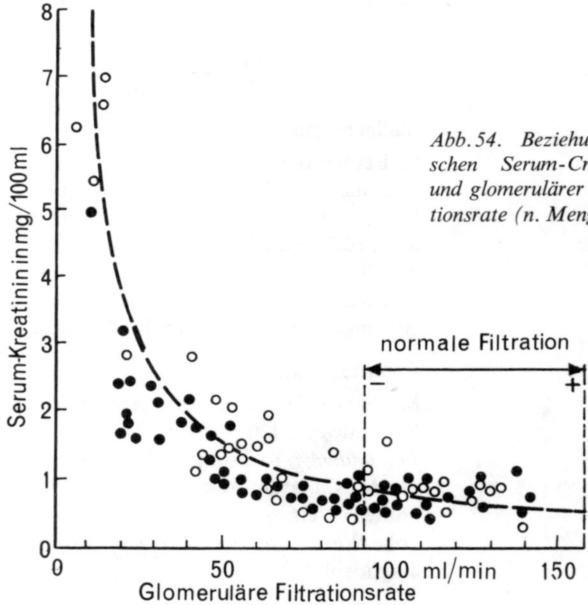

Abb. 54. Beziehung zwischen Serum-Creatinin und glomerulärer Filtrationsrate (n. Mengele)

Befunde bei einigen Nierenkrankheiten:

Akute Glomerulonephritis: Verkleinerung der filtrierenden Oberfläche, bei zunächst normaler Durchblutung: C_{In} herabgesetzt, C_{PAH} normal, folglich FF verkleinert. Nach Ausheilung normal.

Chronische Glomerulonephritis: C_{In} stets stärker reduziert als C_{PAH}; FF erniedrigt.
Akute Pyelonephritis: C_{In} normal, da Glomerula nicht betroffen sind. C_{PAH} wegen tubulärer Schädigung vermindert. FF folglich erhöht.
Chronische Pyelonephritis: Relativ stärkere Herabsetzung von C_{PAH}, FF erhöht.
Nephrosklerose: Als Folge chronischer Hypertonie mit sekundären Gefäßveränderungen ist C_{PAH} herabgesetzt, während C_{In} nicht beeinträchtigt wird. FF ist erhöht.

Radiologische Untersuchungen ▶

Leeraufnahme

Zur Beurteilung der Nierengröße und zum Nachweis schattengebender Konkremente.

Ausscheidungsurographie

Nierendarstellung nach intravenöser Kontrastmittelinjektion. Beurteilung der Nierenmorphologie. Seitendifferenzen der Kontrastmittelausscheidung bei einseitigen Durchblutungsstörungen (s. Hypertoniekapitel S. 25). Kontraindiziert bei Azotämie und Myelomniere. Veratmungsurogramm zum Nachweis paranephritischer Abscesse (kranke Seite bleibt fixiert).

Retrograde Pyelographie

Zuerst Cystoskopie, Kontrolle der Blauausscheidung, dann retrograde Kontrastmittelfüllung des Nierenbeckens. Indiziert bei Ausscheidungsstörungen und Urämie zum Nachweis von Abflußhindernissen; ferner bei ungenügender Darstellung des Nierenbeckens nach intravenöser Kontrastmittelgabe.

Retropneumoperitoneum mit Schichtaufnahmen der Nieren

Zum Nachweis von Tumoren der Nieren und Nebennieren.

Nierenangiographie

Kontrastdarstellung der Nierengefäße und des Nierenparenchyms zum Nachweis von Nierengefäßstenosen, Tumoren und Cysten. *Methoden:* Direkte lumbale Aortographie oder Katheteraortographie; selektive Nierenarteriographie, selektive Nierenphlebographie. Letztere bei Nierenvenenthrombose und Tumoreinbruch in die Nierenvene.

Isotopennephrographie mit Nierensequenzszintigraphie

Nach i.v. Injektion von ^{131}J-o-Jodhippursäure (die als harnpflichtige Substanz zu 90% durch die Nieren eliminiert wird) mißt man die Aktivität mit Einzeldetektoren getrennt über beiden Nieren. Mit der Szintillationskamera können zusätzlich Szintifotos gemacht werden. Drei Phasen zeigt die Kurve: Initial-, Sekretion- und Exkretionsphase. Intrarenale Schädigungen verursachen Kurvenabflachung und Maximaverschiebung. Besonders wichtige Methode zum Nachweis einseitiger Nierenkrankheiten.

Konventionelle Szintigraphie

Szintigraphische Darstellung der Nieren nach Injektion von ^{197}Hg-Neohydrin oder anderen markierten Substanzen. Nachweis morphologischer Veränderungen (Schrumpfnieren, Tumoren, Cysten). Vorteil: auch bei Niereninsuffizienz durchführbar.

Biopsie ▶ **Percutane Nadelbiopsie der Niere**

Zur Erfassung diffuser Parenchymerkrankungen bei Abklärung einer unklaren Albuminurie etc. Kontraindikationen: Hypertonie, hämorrhagische Diathese, Patienten mit einer Niere. Mortalität 0,1‰.

2. Entzündliche Nierenkrankheiten

Akute diffuse Glomerulonephritis ▶ **Ätiologie**

Beta-hämolysierende Streptokokken der Gruppe A, Stämme 12, 4, 25 u.a.

Zweitkrankheit nach Intervall von 1–4 Wochen. Feldnephritis (Weltkrieg II) wahrscheinlich Virusinfektion. Kontagiosität der Streptokokkennephritis wegen hoher Erregeraffinität zur Niere. Keine Rezidivneigung im Gegensatz zum rheumatischen Fieber.

Symptome

Hämaturie, Hochdruck, Ödeme. Positive ASR. Oligurie (verminderte Filtrationsrate), leichte Azotämie, aber saurer, hochkonzentrierter Harn (wegen intakter Tubulusfunktion). Augenhintergrundsveränderungen selten, allenfalls Retinopathia angiospastica (Gefäßveränderungen ohne wesentliche Netzhautveränderungen).

Komplikationen

Herzinsuffizienz mit Lungenödem (interstitielles Ödem + Hypervolämie), Hirnödem mit cerebralen Krampfanfällen, nephrotisches Syndrom.

Prognose

a) Ausheilung nach 2–3 Monaten;
b) Übergang in die subakute Verlaufsform (intra- und extracapilläre Glomerulonephritis) mit Exitus nach wenigen Monaten;
c) Übergang in die chronische Nephritis (oft nach Latenzstadium, begünstigt durch schwere Initialschädigung und eiweißreiche Kost).

Therapie

Penicillin gegen den Streptokokkeninfekt. Bei Ödemneigung Wasser-, Salz- und Eiweißbeschränkung. Dursten nur so lange, wie ein Lungenödem besteht. Bei Lungen- und Hirnödem Furosemid, bei erheblichem Hochdruck Catapresan und Serpasil. Bei Herzinsuffizienz Glykosidbehandlung. Strenge Bettruhe in der akuten Phase. Neuerdings werden initial Heparininfusionen empfohlen, um einer Verödung der Glomerulumcapillaren durch Fibrinniederschläge vorzubeugen.

Sonderformen

Interstitielle Scharlachnephritis: Tritt im Initialstadium des Scharlachs mit mäßiger Hämaturie und Proteinurie auf. Neben dieser Frühform gibt es beim Scharlach nach 3–4 Wochen die typische diffuse Glomerulonephritis.

Goodpasture-Syndrom: Glomerulonephritis, meist der rasch progredienten Form, mit Lungenblutungen auf dem Boden einer nekrotisierenden Alveolitis. Ursache unklar. Antistreptolysinreaktion nicht pathologisch.

Differentialdiagnose

Akutes Nierenversagen: Hohe Natriumausscheidung, niedriges spez. Gewicht, keine Ödeme, später RR-Anstieg.

Akuter Schub einer chronischen Nephritis: Fundus, Anamnese, erhebliche Anämie, kleine Nieren.

Lupus erythematodes: ASR negativ, L. E.-Zelltest und ANF positiv, Fieber, Polyarthritis, Endokarditis etc.

Akute Pyelonephritis: Kein Ödem, keine Hypertonie, oft Schmerzen, Leukocytenzylinder, Bacteriurie, C_{In} normal, C_{PAH} vermindert.

Maligne Hypertonie: Papillenödem, Hochdruckanamnese, FF stark erhöht.

Chronische Glomerulonephritis ▶ **Ätiologie**

Entwicklung aus der akuten Glomerulonephritis. Nicht immer ist das akute Stadium zu eruieren! ASR oft nicht erhöht.

Verlaufsformen:

Vasculäre (hypertonische) Form: Hypertonie vorherrschend, keine Ödeme, Urinbefund unbedeutend oder fehlend. Langsames Fortschreiten. Tod oft an Hirnblutung und kardialen Komplikationen vor der dekompensierten renalen Insuffizienz.

Nephrotische Form: Nephrotisches Syndrom, oft keine oder nur geringe Blutdrucksteigerung. Später Rückgang der Albuminurie.

Gemischte Form: Im Laufe der Zeit werden bei allen Formen die Stadien der fortschreitenden Niereninsuffizienz durchlaufen, mit den oben genannten Komplikationen, dazu kommen die zunehmenden Fundusveränderungen.

Therapie

Salzarme Kost nur bei Hypertonie, nephrotischem Syndrom, kardialer Insuffizienz und Ödemneigung – nicht bei Zwangspolyurie indiziert! Bei Retention von Harnstoff und Creatinin Einschränkung der Eiweißzufuhr, evtl. Kartoffel-Ei-Diät (30 g Eiweiß täglich).
Behandlung des Terminalstadiums: chronische Dialyse (Hämodialyse oder Peritoneal-Dialyse), Nierentransplantation.

Genuine Lipoidnephrose ▶ **Ursache**

Wahrscheinlich leichte Form der Glomerulonephritis mit minimalen Läsionen an den Glomerula (membranöse Glomerulonephritis). Meistens bei Kindern auftretend.

Verlaufsformen

Einmaliger Schub mit Vollremission.
Wiederholte Schübe mit Vollremission.
Übergang in Glomerulonephritis.

Diagnose

Nephrotisches Syndrom ohne Hypertonie und ohne Hämaturie. Keine Einschränkung der glomerulären Filtrationsrate. Sicherung durch Biopsie.

Therapie

Ödemausschwemmung mit Aldactone, Lasix oder Chlorothiazid. Versuch mit Prednison, bei Sekundärinfektion Antibiotica.

Pyelonephritis (bakterielle interstitielle Nephritis) ▶ **Ursachen**

Infektion mit E. coli, Enterokokken, Proteus vulgaris, Staph. aureus, Pseudomonas u.a.

Infektionsweg: Hämatogen (Tonsillitis, Pneumonien, Appendicitis, Cholecystitis etc.), canaliculär (Katheter und Instrumente, Obstruktion).
Begünstigung: Abflußbehinderung (Steine, Tumoren, narbige Strikturen, Prostata), bei Frauen wegen kurzer Urethra, Diabetes, Phenacetinabusus. Mißbildungen.

Pathologie

Keimabsiedlung und Lokalisation der Entzündung im Interstitium. Perivasculäre Infiltrate, Glomeruli anfangs frei. Abscesse, Narben, Schrumpfung. Papillennekrosen.

Verlaufsformen

Akute Pyelonephritis: Fieber, Schmerz im Nierenlager, Schüttelfrost, Übelkeit, Erbrechen, Mictionsbeschwerden. Hohe BKS. Bacteriurie, Leukocyturie, Albuminurie.

Chronische Pyelonephritis: Sehr heimtückisch, kann bis ins Finalstadium latent bleiben.
Anämie, hohe BKS, Konzentrationseinschränkung ohne Azotämie sind häufig. Osteopathie.
Diagnose: Harnuntersuchung, Röntgendiagnostik.
Therapie: Antibiotische Langzeittherapie (n. Testergebnis). Erregerwechsel beachten. Beseitigung von Abflußhindernissen.

3. Nierensteinleiden

Pathogenese der Nephrolithiasis ▶

Hypercalcurie

Die Bildung von Harnkonkrementen wird durch erhöhte Calciumausscheidung in den Harn begünstigt. *Vorkommen:* Hyperparathyreoidismus, übermäßiger Milch- oder Alkalikonsum, Vitamin D-Überdosierung, Sarkoidose, renale tubuläre Acidose. Idiopathische Hypercalcurie. *Prophylaxe:* Calciumarme Diät, Einnahme von Phosphaten (hemmen Calciumresorption und führen zur Ausscheidung komplexer Phosphate in den Harn, die der Steinbildung aus Calciumsalzen entgegenwirken). Bei Hyperparathyreoidismus Entfernung des Nebenschilddrüsenadenoms.

Gicht bzw. Hyperurikämie

Konkrementbildung aus Uraten besonders im sauren Harn Behandlung der Gicht. Alkalisierung des Harns (Uralyt-U).

Hyperoxalurie

Bei der Mehrzahl der Oxalatsteinträger ist die Oxalatausscheidung nicht erhöht. Dies trifft nur für die seltene genetisch bedingte Hyperoxalurie zu, die schon im Kindesalter mit Nephrolithiasis und Nephrocalcinosis manifest wird. Keine spezifische Behandlungsmöglichkeit.

Cystinurie

Kongenitale Störung der tubulären Rückresorption von Cystin, Arginin, Ornithin und Lysin. Prophylaxe: Alkalisierung des Harns, große Trinkmengen.

Harnwegsinfektionen

Gehören zu den häufigsten Ursachen der Steinbildung. Familiäre Neigung vorhanden. Wahrscheinlich wird das in den Steinen nachweisbare Mucoprotein vermehrt gebildet. Prophylaxe: Infektbehandlung.

Klinik der Nephrolithiasis ▶

Nierensteinkolik

Heftigster Schmerz im Nierenlager bzw. Ureterverlauf mit Ausstrahlung in die Inguinalgegend. Übelkeit, Erbrechen, Mikrohämaturie, sekundäre Infektion der Harnwege, reflektorischer paralytischer Ileus.

Therapie: Injektion von Spasmolytica (Buscopan, Novalgin) intravenös, Morphin oder Atropin-Dilaudid subcutan. Antibiotica, reichlich trinken. Nötigenfalls Operation oder Extraktion mit der Schlinge.

Sekundäre Pyelonephritis

Bei chronischen Steinleiden besteht sehr oft eine sekundäre Pyelonephritis, die entsprechend antibiotisch zu behandeln ist. Eine Abheilung kann im allgemeinen erst nach Steinentfernung erwartet werden.

4. Nierenmißbildungen

Cystennieren ▶ **Pathologie**

Polycystische Nierenkrankheit bei der das normale Nierengewebe im Laufe von Jahrzehnten durch Cysten verdrängt wird. Familiäres Vorkommen in 2/3 der Fälle. Meistens sind beide Nieren betroffen.

Klinik

Schleichende Entwicklung. Manifestation oft erst im 4. bis 5. Lebensjahrzehnt mit Hypertonie, Hämaturie, Albuminurie und Niereninsuffizienz. Die vergrößerten Nieren sind in der Regel tastbar. Die Patienten sterben gewöhnlich zwischen dem 50. und 60. Lebensjahr an Niereninsuffizienz. Heute ist eine chronische Dialysetherapie lebensverlängernd. Auch eine Nierentransplantation kommt in Frage.
Neben dieser Erwachsenenform gibt es eine genetisch vermutlich differente neonatale Form mit Cystenbildungen auch in anderen Organen. Exitus meistens im ersten Lebensjahr.

Hereditäre Nephritis ▶ **Vorkommen**

Familiäre Nephritis verbunden mit Taubheit, Katarakt und anderen Linsendefekten.

Klinik

Im Kindesalter weitgehend normale Nierenfunktion, aber Neigung zu Hämaturie, besonders nach Infekten. Exitus vor dem 40. Lebensjahr. Pathologisch-anatomisch zeigt sich das Bild entweder einer chronischen Nephritis oder einer interstitiellen Pyelonephritis.

Fehlbildungen ▶ **Einseitige Nierenaplasie**

Soll auf 500 Geburten einmal vorkommen. Bei gesunder Einzelniere entstehen keine Komplikationen.

Einseitige Nierenhypoplasie

Abzugrenzen gegen erworbene einseitige Schrumpfniere.

Hufeisenniere

Verschmelzung der Nieren an ihrem unteren Pol. Die Funktion ist normal. Vorkommen 1 mal auf 500–1000 Autopsien.

5. Nierentumoren

Gutartige Tumoren ▶ Adenome und Fibrolipomyome

Besitzen keinen Krankheitswert. Maligne Entartung kann aber vorkommen. Abgrenzung gegen bösartige Tumoren meistens nur bei der Operation möglich.

Bösartige Tumoren ▶ Nephroblastom (Wilms-Tumor)

Der häufigste maligne Nierentumor des Kindesalters. Wächst zu erheblicher Größe heran. Verursacht Hypertonie und Hämaturie. Bei frühzeitiger Operation, cytostatischer Nachbehandlung und Bestrahlung hohe 5-Jahres-Überlebensquote.

Hypernephrom (Grawitz-Tumor)

Das häufigste Nierenneoplasma des Erwachsenenenalters. Trias: Hämaturie, Flankenschmerz, tastbare Resistenz. Nicht selten längere klinische Latenz und Manifestation erst durch Metastasen. Sekundäre Polycythämie (Erythrocytose, Leukocytose und Thrombocytose) kann vorkommen. Alkalische Phosphatase und LDH können erhöht sein. Ein Viertel der Patienten überlebt nach der Nephrektomie 10 Jahre. Diagnose durch Ausscheidungsurogramm und Nierenangiographie. In fraglichen Fällen diagnostische Freilegung der Niere ratsam.

6. Anhang: Diureticatherapie

Einteilung der Diuretica ▶ Saluretica vom Wirkungstyp der Thiazide

Thiazide (Benzothiadiazinderivate): Chlorthiazid (Chlotride)
Hydrochlorothiazid (Esidrix)
Thiabutazid (Saltucin)
Polythiazid (Drenusil)
Trichlormethiazid (Esmarin)
Hydroflumethazid (Rodiuran)
Cyclopenthiazid (Navidrex)
Bendroflumethiazid (Benzyl-Rodiuran)
Thiazid-Analoga: Chloramidobenzol (Haflutan)
Clopamid (Brinaldix)
Quinethazon (Aquamox)
Chlorthalidon (Hygroton)
Mefrusid (Baycaron)

Wirkung: Kräftige Hemmung der Natrium- und damit auch der Chlorid-Rückresorption im proximalen Tubulus. Verkleinerung

des Extracellularvolumens (antihypertonische Wirkung), evtl. sekundärer Aldosteronismus. Kaliurese infolge erhöhten Angebotes von Na^+ im distalen Tubulus. Unterschiede nur in der Dosis, nicht hinsichtlich der Maximalwirkung.
Dauer: 6–10 Std.
Ausnahme: Hygroton und Baycaron haben Langzeitwirkung: Wirkungsmaximum: 6–12 Std. Wirkungsdauer: 24–48 Std.
Komplikationen: Hypokaliämie mit sekundärer Diabetesverschlechterung und Harnsäureretention.

Saluretica vom Typ der Etacrynsäure

Furosemid (Lasix)
Etacrynsäure (Hydromedin)
Wirkung: Hemmung der Natriumrückresorption im proximalen Tubulus, aufsteigenden Teil der Henleschen Schleife (verhindert hyperosmolaren Zustand im Mark) und distalen Tubulus. Osmotische Konzentration im Endharn nähert sich der Blutisotonie.
Unterschiede zum Thiazidtyp:
1. Wesentlich größerer maximaler natriuretischer Effekt (bis zu 40% des glom. filtrierten Natrium).
2. Bei akuter Zufuhr steigen glom. Filtrationsrate und gelegentlich auch die Nierendurchblutung an (bei Thiaziden Verminderung dieser Größen).
3. Rascher Wirkungseintritt (i.v. sofort, oral 2–3 Std), daher bei akuten hydropischen Zuständen indiziert.
4. Geringere antihypertensive Wirkung!

Komplikationen: Hypokaliämie. Harnsäureretention.

Antikaliuretische Saluretica

Triamteren (Dytide)
Dytide H (+ Hydrochlorothiazid).
Wirkung: Mäßiger saluretischer Effekt (geringer als Thiazid-Typ), keine Steigerung, eher Verminderung der Kaliumausscheidung (kein Antagonismus gegen Aldosteron, auch nach Adrenalektomie wirksam).
Nebenwirkungen: Potentielle Gefahr der Hyperkaliämie! Daher nur in Kombination mit Saluretica anderen Types (s. oben).

Aldosteronantagonisten

Spironolacton (Aldactone)
Aldadiene-Kalium (Aldactone pro Inj.)
Wirkung: Nur beim Aldosteronismus! Daher kein Diureticum im engeren Sinne. Beim adrenalektomierten Individuum völlig unwirksam! Hemmen kompetitiv die von Aldosteron begünstigte Rückresorption von Na^+- gegen K^+- und H^+-Ionen. Oral erst nach 4–6 Tagen wirksam.

Indikationen ▶ Herzinsuffizienz

Zuerst Herzglycoside. Bei schwerer Insuffizienz initiale Kombination mit Aldactone-Saltucin empfehlenswert, da Aldectone einen zusätzlichen positiv-inotropen Effekt auf den Herzmuskel hat. In der Erhaltungstherapie Aldactone-Saltucin oder Thiazide plus Kalium. Schwerste Fälle anfangs mit Lasix (Furosemid) behandeln.

Lebercirrhose

Basistherapie Aldactone. Evtl. Saluretica vom Thiazidtyp. Keine Schnellentwässerung! Dytide-H statt Aldactone möglich.

Nierenkrankheiten

Nephrotisches Syndrom: Aldactone + Thiazidtyp-Saluretica. Auch Dytide H.
Glomerulo- und Pyelonephritis: Lasix.

Kapitel 4.

Krankheiten der Verdauungsorgane

A. Gastrointestinaltrakt

1. Mundhöhle

Zungenveränderungen ▶ **Trockene Zunge**

Ursachen: Exsiccose, gestörte Nasenatmung, offener Mund bei Bewußtlosigkeit.

Belegte Zunge

Ursachen: Reizmagen, Gastritis, Enterocolitis. Der Belag entsteht durch Pilzrasen (Leptothrix vulgaris), Papillenverhornung, Speisereste und Schleim.

Rote Zunge

Ursachen: Lebercirrhose, chronische Nierenaffektionen, Avitaminose, Antibioticabehandlung.

Atrophische Zunge

Ursachen: Perniciosa, Achylie. Oft mit Rötung verbunden.

2. Oesophagus

Beschwerden bei Oesophaguserkrankungen ▶ **Dysphagie**

Passagehemmung geschluckter Nahrung:
1. Phase (vom Mund in die Speiseröhre): Behindert bei neuromuskulären Erkrankungen.
2. Phase (Transport entlang der Speiseröhre): Behindert bei Carcinom, Ulkus oder Spasmus. Engegefühl retrosternal.
3. Phase (Eintritt in den Magen): Behindert bei Stenosen des unteren Oesophagus. Engegefühl in Schwertfortsatzhöhe.
Die Patienten können die Stelle der Passagebehinderung meistens gut lokalisieren. Tiefe Stenosen können bei einigen Patienten Schmerzen oberhalb des Brustbeins auslösen.

Odynphagie

Schmerzhaftes Schlucken. Bei entzündlichen Veränderungen an der Rachenwand und den Tonsillen und bei organischen Oesophagusläsionen.

Schmerz

Sodbrennen: Verursacht durch den Reflux sauren Magensaftes in den Oesophagus. Begünstigt durch intraabdominale Drucksteigerung (Gravidität, gebückte Haltung etc.) und Störungen des gastrooesophagealen Verschlußmechanismus. Tritt meistens 15–60 min nach der Nahrungsaufnahme auf, aber auch spontan.

Retrosternaler Schmerz: Entsteht durch primäre (funktionelle) oder sekundäre Spasmen bei Oesophagitis, Hiatushernie etc.; Ähnlichkeit mit Angina pectoris, die elektrokardiographisch auszuschließen ist.

Regurgitation

Rückfluß von Oesophagus- oder Mageninhalt in die Mundhöhle, der im Gegensatz zum Erbrechen ohne Anstrengung vor sich geht. Die Retroperistaltik entsteht, wenn die normale Peristaltikwelle auf ein Hindernis stößt (Obstruktion) oder als rein funktionelle Störung.

Aufstoßen

Ruckartige Regurgitation von Luft aus dem Oesophagus (Hiatushernie) oder Magen (meistens auf Grund nervösen Luftschluckens = Aerophagie oder bei Überfüllung des Magens).

Untersuchungsmethoden ▶

Röntgenuntersuchung

Mit dickflüssigem Bariumbrei unter Beobachtung des Schluckaktes. Zum Ausschluß einer Hiatushernie Kopftieflagerung und Bauchpresse nach Füllung des Magens.

Oesophagoskopie

Endoskopische Betrachtung der Schleimhaut mit der Möglichkeit zur gezielten Biopsie, bzw. zum Abstrich.

Cytologie

Materialgewinnung durch Spülung. Oft sehr hilfreich.

Sondierung

Einführung einer dicken Sonde zur Unterscheidung von Achalasie (Passage möglich) und Striktur.

Manometrie

Ableitung des intraoesophagealen Druckes an drei Stellen mit fortlaufender Registrierung. Geeignet für Motilitätsstudien bei Spasmen und Achalasie.

Achalasie (Kardiospasmus) ▶

Definition und Pathogenese

Ätiologisch ungeklärte Störung der Oesophagusmotilität neurogenen Ursprungs (Degeneration intramuraler Ganglien) mit folgenden Kennzeichen:

a) Fehlende reflektorische Erschlaffung des unteren Oesophagussphincters beim Schluckakt, die zu einer funktionellen Stenose führt. Keine pathologische Erhöhung des Sphinctertonus.
b) Fehlende oder abgeschwächte und unkoordinierte Peristaltik des Oesophagus, in jedem 10. Fall unkoordinierte spontane spastische Kontraktionen. Die Propulsion des Speisebreies unterbleibt.
Die Entleerung der Speisen in den Magen erfolgt überwiegend durch den hydrostatischen Druck des aufgestauten Oesophagusinhaltes, sie ist im Liegen gestört. Es kommt zur Dilatation des Oesophagus (Megaoesophagus).

Symptome

Langsam progrediente Dysphagie mit sekundärem Gewichtsverlust. Druck in Höhe des Schwertfortsatzes, selten in Kehlkopfhöhe. Regurgitation unverdauter Speisen. Schmerzen durch sekundäre Oesophagitis. Foetor ex ore.

Diagnose

Röntgenbild, Durchgängigkeit der Cardia bei Sondierung. Oesophagoskopie zum Ausschluß eines Neoplasmas. Verlaufsbeobachtung.

Therapie

Dehnung mit dem Metalldilatator nach Starck. Bei ungenügendem Effekt Hellersche Operation (extramuköse Kardiomyotomie).

Hiatushernie ▶ Definition

Vorfall von Teilen des Magens durch den Hiatus oesophagei des Zwerchfells in den Brustraum.

Ursachen

Senile Muskel- bzw. Bindegewebsatrophie; kongenitale Weitstellung des Hiatus oder muskelschwaches Zwerchfell; Erhöhung des intraabdominellen Druckes (Gravidität, Adipositas, stenosierende Colonprozesse!). Relativ häufige Koinzidenz mit Ulcusleiden, Divertikulose und Dickdarmcarcinom.

Formen (Abb. 55)

Axiale Gleithernie: Oesophogastrische Gleithernie; das abdominelle Segment des Oesophagus und nachfolgend ein Teil des Magenfornix schieben sich durch den Hiatus in den Brustraum.
Paraoesophageale Hernie: Teile des Fornix schieben sich neben dem abdominalen Segment des Oesophagus in den Brustraum vor.
Mischformen: Gleithernien mit mehr oder weniger großem paraoesophagealen Anteil.

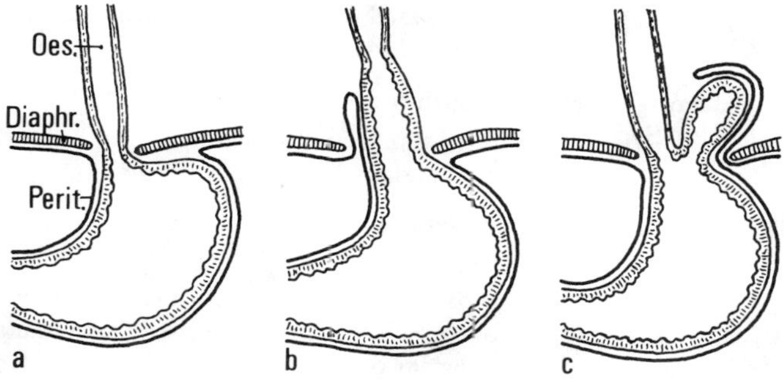

Abb. 55. Hiatushernien
a: Normalbefund
b: Axiale Gleithernie
c: Paraoesophageale Hernie

Symptome und Komplikationen

In vielen Fällen symptomfrei. Bei stumpfem Hisschen Winkel Reflux von Magensaft in den Oesophagus mit Sodbrennen, Regurgitation und Schmerzen. Dysphagie, Erbrechen, Blutungen kommen vor. Kardiainsuffizienz vor allem in Horizontallage bei gefülltem Magen.

Therapie

Nach dem Essen nicht hinlegen. Antacida, Anticholinergica. Operation: Gastropexie und Fundoplicatio.

Oesophagitis ▶ Akute Oesophagitis

Ursachen: Herpes-Oesophagitis (Virusoesophagitis), während Influenza-Epidemien oder sporadisch auftretend. Candida-Oesophagitis (Candida albicans) als Komplikation bei Leukämie, Panmyelopathie, Antikörpermangel, Steroidtherapie (Störungen der Abwehrfunktionen), Marasmus bei Carcinomen und cerebralen Prozessen. Laugenverätzung.

Symptome: Dysphagie, Schmerzen, Ernährungsstörungen. Bei Perforation Mediastinitis, nach Verätzungen Stenose.

Therapie: Bei Virusinfektion symptomatisch. Bei Candidabefall Mykostatica (Amphotericin B, Moronal). Prophylaxe durch Mund- und Zungenpflege. Nach Verätzungen Antibioticaschutz, rechtzeitig bougieren, evtl. Steroide gegen zu starke Vernarbung.

Peptische Oesophagitis

Ursachen: Maßgeblicher Kausalfaktor ist der Reflux sauren Magensaftes. Nach Magen- und Speiseröhrenoperationen ist eine Oesophagitis besonders häufig. Refluxbegünstigung bei Gleithernien. Induktion der Oesophagitis durch häufiges Erbrechen möglich.

Symptome: Sodbrennen (begünstigt durch bestimmte Getränke wie Fruchtsäfte, Cocktails, Kaffee), Hochwürgen wässerigen Sekretes. Seltene Komplikation Ulcus pepticum. Diagnose: Oesophagoskopie, Röntgenbild, Manometrie.

Therapie: Diät, Antacida. Hochlagerung während der Nacht zur Vermeidung des Refluxes. Bei Hernien Operation.

Plummer-Vinson Syndrom ▶ **Ursachen**

Eisenmangel und konstitutioneller Faktor (bevorzugtes Auftreten in Skandinavien und Nordengland).

Symptome

Trias:

Glossitis, Dysphagie, Eisenmangelanämie. Zunge, Pharynx und oberer Oesophagus zeigen Schleimhautatrophie. Membranbildung im oberen Oesophagus (etwa in Kehlkopfhöhe) behindert das Schlucken. Relativ häufig kommen Carcinome vor.

Therapie

Gaben von Eisen und Vitamin B-Komplex. Bei störenden Membranen Bougierung.

Oesophagus-carcinom ▶ **Vorkommen**

In der Bundesrepublik starben 1962 1895 Menschen an bösartigen Neubildungen der Speiseröhre, darunter 1355 Männer und 540 Frauen. Bevorzugter Befall des männlichen Geschlechtes in allen Ländern. Begünstigend wirken Alkoholismus, starkes Rauchen, peptische Stenosen mit Oesophagitis, Plummer-Vinson-Syndrom.

Symptome und Komplikationen

Progrediente Schluckstörungen, Gewichtsverlust, Brustschmerz, bronchopulmonale Symptome bei Aspiration oder Tracheobronchialfisteln, Blutungen. Symptome von Metastasen in andere Organe (Lunge, Leber etc.). *Diagnose:* Röntgenuntersuchung, Endoskopie mit Biopsie. *Lokalisation:* 20% im oberen, 30% im mittleren, 50% im unteren Drittel. Die Tumoren der oberen Zweidrittel sind überwiegend Plattenepithelcarcinome, die des unteren Drittels zur Hälfte Plattenepithel- und Adenocarcinome. Bei letzteren liegt der Primärtumor oft im Magen.

Therapie

Bestrahlung bei Plattenepithelcarcinomen und primären Adenocarcinomen. Operation (Oesophagogastrektomie) mit hoher Mortalität belastet. Palliativmaßnahme: Einführung eines Polyäthylenschlauches durch die Speiseröhre in den Magen (mittels Gastrotomie zur Fixierung). Mortalität der Totaloperation an der Mayo-Klinik in den USA bei 414 Fällen 15,7%, Fünfjahresüberlebensquote 17,2%.

3. Magen

Magenfunktion ▶ **Motorische Funktion**

Speicherung der Speisen.

Mischung der Speisen mit Magensaft zum Chymus.
Langsame Entleerung der Speisen in das Duodenum.

Sekretorische Funktion

HCl-*Sekretion* (Belegzellen im Korpus und Fundus des Magens).
Pepsinogensekretion (in den Hauptzellen des Korpus und Fundus): Pepsinogen wird in Gegenwart von Pepsin durch HCl in proteolytisches Pepsin umgewandelt, dessen pH-Optimum bei pH 2,0 liegt.
Schleimsekretion (Pylorusdrüsen und Kardiadrüsen): dient dem Schleimhautschutz.
Sekretion des Intrinsicfaktors.

Regulation der Magensekretion ▶ **Neurogene Phase**

Stimulation der Säure- und Pepsinogensekretion (via N. Vagus) durch Sinneseindrücke (Geruch, Aussehen etc.).

Gastrische Phase

Gastrin-Mechanismus: Dehnung und Speisenkontakt stimulieren im Antrum die Freisetzung von Gastrin, das auf humoralem Wege die Magensaftsekretion anregt.
Lokale Reflexe (intramurale Plexus) und *vagovagale Reflexe* (afferente Impulse zum Hirnstamm, sekretorische Impulse über den Vagus zum Magen), die von den Speisen ausgelöst werden, stimulieren die Magensaftsekretion gleichfalls.
Auf die gastrische Phase entfallen 2/3 der Magensaftmenge.

Intestinale Phase

Über hormonale oder nervale Mechanismen erfolgt eine Anregung der Magensaftsekretion durch den oberen Dünndarm, solange dieser mit Chymus gefüllt ist. Nur 5% der Magensaftsekretion entfallen auf diese Phase.

Untersuchungsmethoden ▶ **Magensekretionsanalyse**

Basalsekretion: Einführen einer halbstarren Sonde bis zum tiefsten Punkt, Absaugen des Nüchternsekretes. Dann ohne Stimulation in 4 15-Minuten-Portionen die spontane Basalsekretion messen. Bestimmt werden das Volumen (ml/Std) und die Säuresekretion in mval HCl/Std = BAO (basal acid output).
Sekretion nach Stimulierung: Im Anschluß an die Gewinnung des Basalsekretes Stimulation mit Pentagastrin (3–6 μg/kg i.m.) oder Betazol (1,5–2,0 mg/kg s.c.) und kontinuierliches Auffangen des Magensaftes über 60 min in 15-Minuten-Portionen. Messung des Volumens und der HCl-Sekretion in jeder Einzelportion.
Gipfelsekretion = PAO (peak acid output): Summe der Säurewerte der beiden aufeinander folgenden 15-Minutenfraktionen mit der größten Säuresekretion mit 2 multiplizieren = mval HCl/Std. Die sezernierte HCl-Menge wird durch Titration mit 0,1 n NaOH bis pH 7,4 oder bis zum Phenolrot-Umschlagspunkt ermittelt.

Normalwerte: Die Salzsäure des Magensaftes wird von den Belegzellen in konstanter Konzentration von 160 mval/l sezerniert. Zwischen der Zahl der Belegzellen und dem maximalen Säuresekretionsvermögen besteht daher eine feste Korrelation. *Normalwerte:*

	Säuresekretion in mval HCl/Std	
	Männer	Frauen
Basalsekretion	2–3	1–2
Mittelwerte nach maximaler Stimulierung	22	16

Abnorme Basalsekretion: Werte über 5 mval/Std HCl haben 20% der Patienten mit Ulcus duodeni. Bei mehr als 15 mval/Std besteht Verdacht auf ein Zollinger-Ellisonsyndrom. (Basalsekretion höher als 60% der Maximalsekretion. Die Belegzellmasse ist vergrößert.)
Abnorme Befunde nach maximaler Stimulierung:
Achlorhydrie (gastrinrefraktäre Anacidität): Werte unter 0,25 mval/HCl/Std; bedeuten nahezu vollständiges Fehlen der Belegzellen. Vorkommen: atrophische Gastritis, Perniciosa, Magencarcinom.
Hyperchlorhydrie (saure Hypersekretion): Werte über 40 mval HCl/Std; Vorkommen bei Ulcusdisposition und Ulcus duodeni. Bei Werten über 60 mval HCl/Std besteht Verdacht auf Zollinger-Ellison-Syndrom. In beiden Fällen Vergrößerung der Belegzellmasse.
Insulin-Test: Durch Insulin-induzierte Hypoglykämie (Blutzukker muß unter 50 mg/100 ml sinken) wird die Magensaftsekretion via N. Vagus stark stimuliert. Nach Vagotomie bleibt die Sekretionssteigerung aus. Eine Vagotomie ist komplett, wenn basal weniger als 2 mval HCl/Std sezerniert werden und nach Insulingabe ein Anstieg um weniger als 1 mval HCl/Std erfolgt. Der Test dient zur Überprüfung des Vagotomie-Erfolges und zur Indikationsstellung für die Vagotomie beim Ulcus pepticum. Ungenügend ist der Vagotomie-Effekt, wenn die HCl-Sekretion nach Insulin um mehr als 5 mval HCl/Std steigt.
Sondenlose Aciditätsbestimmung:
Heidelberger Kapsel: Miniatursender, dessen Frequenz von dem Säuregrad des Magens abhängig ist. Direkte Übertragung des pH-Wertes auf das Empfangsgerät. Normal: pH 1,3–1,8.
Farbstoffmethoden: Desmoidprobe und Gastracid-Test. Besitzen nur orientierenden Wert. Die Desmoidkapsel enthält Methylenblau, das Gastracid-Dragee einen Pyridinfarbstoff in Eiweißbindung. Im sauren Magensaft wird der Farbstoff in beiden Tests freigesetzt und nach enteraler Resorption im Harn ausgeschieden. Qualitativer Magensäurenachweis mit ca. 70%iger Treffsicherheit.

Röntgenuntersuchung

Mit Barium-Kontrastbrei, bei Perforationsverdacht und Pylorusstenose mit wasserlöslichem Kontrastmittel (Gastrografin). Reliefdarstellung mit kleiner Kontrastmittelmenge. Prallfüllung zur Beurteilung der Konturen und der Dehnbarkeit. Doppelkontrast (Bariumbrei und Gas durch Brausetabletten) zur Entfaltung und verfeinerten Oberflächendarstellung.

Aussagen: Vermehrter Flüssigkeitsgehalt und Veränderungen des Faltenreliefs sind funktioneller Natur und erlauben keine Gastritis-Diagnose! Ausnahme: körniges Feinrelief in der Pars pylorica spricht für Gastritis. Sicherer Nachweis von Motilitäts- und Entleerungsstörungen, Ulcera, Narben, Wandstarre und Tumoren.

Blinde Aspirationsbiopsie

Gestattet Entnahme kleiner Schleimhautstücke zur histologischen Untersuchung. Nur bei diffusen Schleimhauterkrankungen (speziell Gastritis) indiziert.

Cytologie

Ausstriche vom Sediment der Magenspülflüssigkeit. Hilfreich zur Frühdiagnose von Tumoren.

Gastroskopie mit endoskopischer Gastrobiopsie

Zur näheren Analyse lokaler Prozesse und zur Erfassung von Blutungsquellen, die bei der Röntgenuntersuchung unerkannt blieben. Tumornachweis. Gastrokamera: Filmaufnahmen der Schleimhautoberfläche, als Screening-Test eingesetzt.

Schilling-Test

Zum Nachweis der B_{12}-Resorption und damit der Intrinsic-Faktor-Bildung: Nach oraler Gabe von ^{57}Co-Vit. B_{12} werden zur Absättigung der B_{12}-Transportproteine des Serums 1000 µg nicht markiertes B_{12} injiziert. Darauf werden normalerweise 10–40% der Isotopendosis im Harn ausgeschieden. Pathologisch sind Werte unter 5%.

Reizmagen ▶ **Definition**

Saure Hypersekretion und Hypermotilität bei normalem anatomischem Befund der Magenschleimhaut. Allenfalls leichte Oberflächengastritis.

Symptome

Spätschmerz nach dem Essen; meistens vegetativ labile junge Leute. Beschwerden treten episodisch, oft nach psychischen Belastungen auf. Die Säurewerte im Magen sind erhöht. Ulcusanwärter! Im Röntgenbild Faltenwulstung und Kaliberschwankungen (funktionell).

Therapie

Diät, Rauchverbot, Antacida, Belladonna-Alkaloide, Sedativa, Psychotherapie.

Akute Gastritis ▶

Ursachen

Verdorbene Speisen, konzentrierter Alkohol, schwer verdauliche fettreiche Nahrung, Medikamente (Salicylsäure, Butazolidin, Antibiotica), Staphylokokkentoxine, Paratyphus, infektiöse Allgemeinerkrankungen.

Symptome

Appetitmangel, fader Mundgeschmack, Übelkeit, Erbrechen. Magenschmerz (sofort) bei Dehnung durch Speisen. Alle Aciditätsgrade, auch reversible Anacidität. Röntgenbefund normal. Gastroskopie: selten indiziert, zeigt Schwellung, Rötung, Erosionen. Biopsie: Ödem, Infiltration der Schleimhaut mit Segmentkernigen.

Therapie

Bettruhe, Tee, Antacida, Spasmolytica, evtl. vorsichtige Magenspülung gegen anhaltenden Brechreiz. Prognose gut. Völlige Ausheilung. Häufige Rezidive können zur chronischen Gastritis führen.

Chronische Gastritis ▶

Ursachen

Keine definierte Ätiologie. Man findet Antikörper gegen Magenschleimhaut, deren pathogenetische Bedeutung umstritten ist. Begünstigende Noxen:

Nahrungsfaktoren: Starke Gewürze, Tabak, Alkohol, hypertonische Zucker- und Salzlösungen.
Bakterielle Faktoren: Chronische Sinusitis und Tonsillitis, Salmonelleninfektion, Verbrennungen (Eiweißzerfallsprodukte).
Medikamente: Salicylate, Butazolidin, Digitalis, Laxantien, Tetracyclin etc..
Symptomatisch: Urämie, Diabetes, Lebererkrankungen, Pankreatitis, Perniciosa, Carcinom, Ulcus.

Symptome

Bei strenger Diät keine Beschwerden. Akute gastritische Schübe („empfindlicher Magen") bei Diätfehlern. Druck- und Völlegefühl nach dem Essen, Empfindlichkeit gegenüber bestimmten Speisen.

Therapie

Behandlungsbedürftigkeit nur bei Beschwerden. Ausschaltung möglicher Noxen. Diät, Antacida, Spasmolytica, evtl. Carbenoxolon. Gebißsanierung zur Erzielung normaler Kaufunktion!

Menetriersche Krankheit ▶

Ursachen

Die Ätiologie ist völlig ungeklärt.

Symptome

Gigantische Hypertrophie (und Metaplasie) der Schleimhautfalten des Fundus und des Korpus. Starke Proteinverluste in den Magen, die zur Hypoproteinämie mit hochgradigen allgemeinen Ödemen führen können. Diagnose: typisches Röntgenbild, cytologischer Ausschluß eines Tumors durch Biopsie.

Therapie

Proteinreiche Kost, bei schwerer Hypoproteinämie Magenresektion.

Ätiologie und Pathogenese der Ulcuskrankheit ▶

Aggression durch Salzsäure und Pepsin

Ohne peptischen Magensaft kein Ulcus! Bei Ulcus ventriculi häufig Subacidität, bei Ulcus duodeni meist saure Hypersekretion infolge Vermehrung und/oder gesteigerter Stimulation der Belegzellen. ***Belegzellenvermehrung*** konstitutionell oder durch langdauernde Stimulation bedingt. ***Stimulationssteigerung*** Vagus (emotionale und psychische Faktoren, zentrale Läsionen), erhöhte Gastrinproduktion (Stase im Antrum, z.B. bei Pylorusstenose, gastrinbildende Pankreasadenome beim Zollinger-Ellison-Syndrom), Nebennierenrindenhormone (steigern HCl- und Pepsinogenbildung und vermindern Schleimhautresistenz: Steroidulcus).

Störung der defensiven Mechanismen

Dem Schleimhautschutz dienen: Mucinbildung, Regenerationskraft des Epithels, normale Schleimhautzirkulation, Bicarbonatsekretion des Pankreas (Neutralisation der Magensäure). Hemmung der Mucinbildung der Brunnerschen Drüsen bei erhöhtem Sympathicustonus. Verminderte Bicarbonatsekretion bei chronischen Pankreasaffektionen.

Weitere schleimhautschädigende Faktoren: Rauchen (sehr wichtig!), Hypercalcämie (Ulcusneigung bei Hyperparathyreodismus), endogene Toxine (Lebercirrhose). Medikamente: Aspirin, Salicylsäure, Phenylbutazon u.a. (Drogenulcus). Ulcusbegünstigende Zirkulationsstörungen bei Rechtsinsuffizienz (dekomp. Cor pulmonale), Gastritis.

Ulcussymptome ▶

Ulcus duodeni

Spätschmerz 1–3 Std nach dem Essen, Hungerschmerz, Nachtschmerz. Linderung durch Nahrungsaufnahme und Alkalien (Schmerzauslösung durch freie Salzsäure des Magensaftes). Schmerzlokalisation: rechter oder mittlerer Oberbauch, auch Ausstrahlung nach links. Rückenschmerz bei Penetration, Brechreiz und Erbrechen bei Pylorusstenose. Appetit gut. Oft spastische Obstipation. Ulcusgesicht (tiefe Nasolabialfalten). *Periodizität:* Schübe von 3–5 Wochen Dauer, Tendenz zur Spontanheilung, Rezidive nach Monaten. Frühjahrs- und Herbstgipfel nicht generell. 10–20% der Duodenalulcera verlaufen symptomlos bzw. mit sehr geringen Beschwerden.

Ulcus ventriculi

Symptome können denen des Duodenalulcus gleichen. Etwa die Hälfte der Magenulcera ist wegen Subacidität symptomlos. Beschwerden oft vielgestaltiger als beim Duodenalulcus: diffuse Oberbauchschmerzen, Völlegefühl und Erbrechen (Symptome der Begleitgastritis). Manchmal Sofortschmerz nach dem Essen. Umschriebene Druckschmerzbezirke höher und weiter zur Mitte im Oberbauch gelegen als beim Duodenalulcus. Magengeschwüre sind meist chronisch. Die Periodizität der Ulcusschübe ist weniger ausgeprägt als beim Duodenalulcus.

Typische Ulcuslokalisation ▶

Magenulcera

Vier Fünftel an der kleinen Kurvatur, meist mehr zur Hinterwand gelegen. Ulcera an der großen Kurvatur selten (Carcinomverdacht!). Ulcera im Pylorusgebiet in 5%, an der Hinterwand in 10% der Fälle. Vorderwandulcera selten.

Duodenalulcera

Meist im Bulbus duodeni, nur ausnahmsweise in der Pars descendens duodeni.

Ulcusdiagnose ▶

Röntgenbefund

Nische, Faltenkonvergenz, Deformität.

Gastroskopie und Biopsie

Ulcuskomplikationen ▶

Allgemeines

Die Komplikationen können als erstes klinisches Ulcuszeichen vorkommen! Oft besteht eine längere Ulcusanamnese.

Retention von Mageninhalt

Pylorusstenose (zuerst schmerzhafte Stenoseperistaltik, dann Versagen der Antrumpumpe mit Übelkeit und Erbrechen), relative Obstruktion des Antrums durch entzündliches Ödem, Hemmung der Antrummotorik (Antrumpumpe) durch anticholinergische Medikamente.

Penetration und Perforation

Bei Penetration – meist Retroperitonealraum oder Pankreas – Dauerschmerz trotz Antacida, BKS-Anstieg, Leukocytose. Bei freier Perforation akutes Abdomen mit heftigstem Oberbauchschmerz, starker Abwehrspannung der Bauchdecken, Erbrechen, Schock. Meist Vorderwandulcera (oft akutes Streßulcus); Diagnose: subphrenische Luftsichel auf der Röntgen-Leeraufnahme des Abdomens!

Blutung

Bluterbrechen und/oder Teerstuhl. Differentialdiagnose: Oesophagusvaricenblutung, blutende Schleimhauterosionen, Mallory-Weiss-Syndrom (Einriß im Kardiagebiet, 1–3 cm distal der Oesophagus-Magen-Schleimhautgrenze, entstanden auf dem Boden einer oesophagogastrischen Hiatushernie), Magenulcus, Duodenalulcus, Magencarcinom, Magenpolyp, perforiertes Aortenaneurysma (sehr selten). Statt großer Blutungen kommen auch kleinere rezidivierende Sickerblutungen vor (sekundäre Eisenmangelanämie).

Lokalisation der Blutungsherde: Röntgenuntersuchung, Gastroskopie, etagenweise Absaugung mit der Sonde, Schnurtest, Angiographie der A.coeliaca, chirurgische Exploration. Klinisch kann die große obere gastroduodenale Blutung zum hämorrhagischen Schock führen.

Maligne Entartung

Entstehung eines Carcinoms auf dem Boden eines chronischen Magenulcus. Diagnose: Röntgenaufnahme, Gastroskopie mit Biopsie, Operation.

Internistische Ulcustherapie ▶

Ulcus duodeni

Die ausgeprägte Neigung zur Spontanheilung in einigen Wochen erschwert die Bewertung therapeutischer Empfehlungen.

Akute Phase mit Schmerzen: Antacida, Diät (Meidung von Saftlockern: Gebratenes, Alkohol, Kaffee, starker Tee), häufige kleine Mahlzeiten, proteinreich, keinen oder wenig Zucker, Medikamente mit analgetischer und spasmolytischer Wirkung (Buscopan, Novalgin etc. i.v.), evtl. kurze Zeit Bettruhe bis zur Schmerzfreiheit.

Psychotherapie. Neuerdings spezifische Behandlung mit Carbenoxolon-Natrium (= Biogastrone-Duodenal), das wahrscheinlich über eine Steigerung der Mucinbildung wirkt, aber zu Wasserretention, Hypertonie und Hypokaliämie führen kann.

Bei Entleerungsverzögerung: Magenspülungen, Dauerabsaugung, dabei parenterale Wasser- und Elektrolytsubstitution.

Chronische Phase: Diät, Antacida, Anticholinergica (Belladonna-Präparate), Sedativa, Psychotherapie. Erst nach wiederholten Schüben und bei Komplikationen operieren.

Magenulcus

Carbenoxolon (= Biogastrone), keine Antacida bei Subacidität, sonst wie oben. Vollwertige Ernährung trotz Diät!

Chirurgische Ulcustherapie ▶

Indikationen

Pylorusstenose, Perforation, Penetration, rezidivierende bzw. unstillbare Blutung, Versagen der internistischen Therapie. Beim Magenulcus im Falle von Carcinomverdacht.

Methoden:

Ulkus ventriculi: Resektion nach Billroth I oder II.

Ulkus duodeni: Standard-Operation: subtotale Gastrektomie mit gastrojejunaler Anastomose (Billroth II). Dabei werden erreicht: Ausschaltung des gastrinbildenden Antrums und Verminderung der säurebildenden und pepsinogensezernierenden Fundusregion. Mortalität unter 5%, Ulcusrezidive unter 10%. Neuere Verfahren: zielen auf Erhaltung des Fundus und alleinige Ausschaltung der die Säuresekretion aktivierenden Faktoren (Vagus, Antrum): Antrektomie + Vagotomie, Pyloroplastik + Vagotomie, Gastrojejunostomie + Vagotomie.

Postoperative Komplikationen ▶

Ulcus pepticum jejuni

Nur bei fortbestehender Acidität des Magensaftes vorkommend. Nachweis: Röntgenbild und Gastroskopie. Therapie: konservativ, Nachresektion, Vagotomie.

Syndrom der zuführenden Schlinge

Galliges Erbrechen, vorher Druckgefühl. Nachweis durch Röntgenuntersuchung.

Maldigestion

Enzymausfall, beschleunigte Darmpassage, Eisenmangel.
Selten B_{12}-Mangel (Gastrektomie).

Dumping-Syndrom

Sofortschmerz, Übelkeit, Hyperperistaltik, Schwäche, vasomot. Erscheinungen (Blässe, Schwindel).
Mechanismus: plötzliche Dehnung der Jejunumschlinge, Hyperosmolarität des Inhalts, Hypovolämie mit reflektorischer Sympathikuserregung (Adrenalinausschüttung). *Therapie:* kleine Mahlzeiten; evtl. Umwandlung $B_{II} \rightarrow B_I$-Magen + Vagotomie.

Spontanhypoglykämie

1–3 Std nach dem Essen (Zucker). Überschießende Insulinsekretion. Vermeidbar durch Fett-Eiweißdiät in kleinen Portionen.

Erworbene Milchintoleranz

Lactasemangel im Bürstensaum der geschädigten Dünndarmzotten. Allergie weniger wahrscheinlich.

Magencarcinom ▶

Vorkommen und disponierende Faktoren

In den letzten Jahrzehnten rückläufige Häufigkeit. In der Bundesrepublik Deutschland betrug die Gesamtzahl der Sterbefälle an bösartigen Neubildungen des Magens im Jahre 1969 24403 (13200 Männer, 11203 Frauen). Ein erhöhtes Carcinomrisiko besteht bei folgenden Krankheitszuständen:

Atrophische Gastritis mit Achlorhydrie
Magenpolypen (Entartung bei 6–27%)
Ulcus ventriculi (Entartung in 2%).

Manche als Ulcera erscheinenden Defekte stellen primäre Carcinome dar. Patienten mit Ulcus duodeni haben ein vermindertes Magencarcinomrisiko; es ist bei Normalpersonen zehnmal größer als bei ihnen.

Symptome

Frühstadium: Geringe oder keine Beschwerden. Uncharakteristische Oberbauchbeschwerden, Völlegefühl, Abneigung gegen Wurst und Fleisch. Appetitmangel, allmähliche Gewichtsreduktion.

Fortgeschrittenes Stadium: Inappetenz, Gewichtsverlust, Blässe, Anämie, hohe Blutsenkung, Leibschmerzen, bei Pylorusstenose Erbrechen. Resistenz im Oberbauch. Metastasen. Virchow-Drüse (links supraclaviculär).

Diagnose: Röntgenuntersuchung (Füllungsdefekte, Wandstarre, Ulcus mit flachem wulstigem Rand), Gastroskopie, Biopsie. Anacidität häufig, aber nicht obligatorisch! Okkultes Blut im Stuhl. 50% der Magencarcinome sind in der Pars pylorica, 20% im Bereich des Korpus lokalisiert, 10% entstehen in Kardianähe.

Therapie

Einzige Heilungschance: Totale operative Entfernung des Tumors! Etwa 50% der eingewiesenen Fälle sind nicht mehr radikal operabel. Von den operablen überleben 5–15% die Fünfjahresgrenze. Palliativ-Operation: Gastroenterostomose bei Pylorusstenose.

4. Dünndarm

Digestion ▶ **Endprodukte der intraluminalen Verdauung**

Proteine → Aminosäuren, Dipeptide, Oligopeptide.
Kohlenhydrate → Disaccharide (aus Stärke).
Neutralfette → Fettsäuren, Monoglyceride, Glycerin.
Die Spaltung der Dipeptide und Disaccharide findet an der Zottenoberfläche durch die dort lokalisierten Peptidasen und Disaccharidasen statt.

Verdauungssäfte

Pankreassekret: Tagesmenge ca. 1200 ml. Bestandteile:
Bicarbonat (bis 145 mval/l): Zur Magensaftneutralisation.
Proteolytische Enzyme: Trypsinogen, 2 Chymotrypsinogene, Procarboxypolypeptidase. Aktivierung der Proenzyme im Darmlumen (Trypsinogen durch Enterokinase zu Trypsin, die anderen Proenzyme durch Trypsin).

Amylase: Spaltet Stärke und Glykogen – nicht Cellulose – zu Disacchariden.

Lipase: Spaltet Triglyceride. *Lecithinase:* spaltet Phosphatide.

Nucleasen: Ribonuclease und Desoxyribonuclease.

Galle: Tagesmenge 250–1100 ml. Digestiv wirksamer Bestandteil sind lediglich die Salze der Gallensäuren (in der Leber aus Cholesterin gebildet). Gallensaure Salze emulgieren die Fette, aktivieren die Lipase und bringen Monoglyceride und Fettsäuren in die micellare Phase zur Resorption (s. unten). Rückresorption der Gallensäuren im unteren Ileum und erneute Sekretion in die Galle (enterohepatischer Kreislauf).

Dünndarmsekret:

Schleimsekret der Brunnerschen Drüsen: Lokalisiert im Anfangsteil des Duodenums. Schutz für die Schleimhaut vor dem sauren Magensaft. Sekretionsreiz: lokale Faktoren (Dehnung, Speisenkontakt), Vagusimpulse. Sekretionshemmung: Sympathicusimpulse (begünstigen Streß-Ulcus im Duodenum).

Wässeriges Sekret der Lieberkühnschen Krypten: Tagesmenge ca. 3000 ml. Aktive Rückresorption durch die Zotten. Zusammensetzung etwa wie extracelluläre Flüssigkeit. Lösungsmittel für die verdauten Nahrungsbestandteile, wesentlich für die Resorption. Sekretionsreiz durch lokalen Speisenkontakt.

Enzyme: Enterokinase zur Trypsinogenaktivierung. Weitere diverse Enzyme in unbedeutender Menge aus Zelldetritus.

Regulation der Pankreassekretion ▶

Nervale Regulation

In der neurogenen Phase der Magensaftsekretion und reflektorisch vom Dünndarm aus. Bewirkt hauptsächlich eine Enzymbereitstellung in den Acini des Pankreas.

Hormonale Regulation

Prosekretin-Sekretin-Mechanismus: Unter dem Reiz der Magensalzsäure entsteht in der Wand der oberen Dünndarmabschnitte aus Prosekretin der Wirkstoff Sekretin; er gelangt auf dem Blutweg zum Pankreas und stimuliert die *hydrelatische Sekretion des Pankreas*. Das hydrelatische Sekret (Hauptbestandteile: Bikarbonat und Wasser) stellt die alkalische Reaktion im Dünndarm her (wichtig für Enzymwirkungen).

Pankreozymin-Mechanismus: Peptide des Chymus bewirken Freisetzung des Wirkstoffes Pankreozymin in der Wand des oberen Dünndarms. Auf dem Blutweg stimuliert er die *ekbolische Sekretion* des Pankreas (Sekret mit hohem Gehalt an allen Pankreasfermenten).

Regulation der Gallensekretion und -exkretion ▶

Sekretion

Erfolgt kontinuierlich. Speicherung und Eindickung in der Gallenblase (5–10fach). Stimulation der Gallensekretion: Gallensäurenkonzentration im Blut, Secretin, N. Vagus. Primärgalle pro Tag ca. 600–700 ml.

Exkretion

Wird durch die Kontraktion der Gallenblase gesteuert:

Nerval: Tonussteigerung der Gallenblase durch Vagusreize und intestinale Reflexe.

Hormonal: durch *Cholecystokinin* (identisch mit Pankreozymin?), das durch Fettreiz im Duodenum freigesetzt wird und die Gallenblase zu rhythmischen Kontraktionen anregt. Der Sphincter Oddi wird periodisch durch Relaxation vor jeder Peristaltikwelle des Duodenums geöffnet. Auch Secretin wirkt cholecystokinetisch.

Resorption ▶ Zottenapparat

Die Dünndarmschleimhaut bildet zahlreiche (ca. 8 mm hohe) Ringfalten, die mit einem dichten Zottenrasen bedeckt sind. Das hochschichtige Zylinderepithel der Zotten trägt einen elektronenmikroskopisch darstellbaren Bürstensaum aus Mikrovilli, der die resorbierende Oberfläche erheblich vergrößert. Resorptionsfläche des gesamten Dünndarms etwa 550 m^2. An der Zottenoberfläche sind diverse Disaccharidasen und Peptidasen lokalisiert. In der Zottenachse verlaufen Blut- und Lymphgefäße.

Resorption der Proteine

Resorption freier Aminosäuren durch aktiven Transport; mindestens 3 Carrier-Systeme (neutrale AS, basische AS und Prolin, Oxyprolin). Di- und Oligopeptide werden erst im Bürstensaum der Epithelzellen durch spezifische Peptidasen hydrolisiert. Nur winzige Mengen niederer Peptide und Proteine werden ungespalten, durch Pinocytose aufgenommen.

Resorption der Kohlenhydrate

Aktiver Transport der Monosaccharide. Disaccharide werden an der Oberfläche der Mikrovilli gespalten. Dort befinden sich 7 Disaccharidasen mit Spezifität unterschiedlicher Breite für Maltose, Isomaltose, Saccharose, Lactose. Nur eine Disaccharidase (Lactase) vermag Lactose zu spalten.

Resorption der Fette

Fettsäuren und Monoglyceride bilden mit den Salzen konjugierter Gallensäuren Micellen und werden aus dieser micellaren Phase in den Bürstensaum der Zottenepithelien aufgenommen. Im endoplasmatischen Reticulum der Epithelzellen erfolgt die Resynthese zu Triglyceriden und Phosphatiden. Nur mittelkettige Fettsäuren (C 8–10) passieren das Epithel unverändert und gelangen via Pfortader zur Leber. Die resynthetisierten Triglyceride werden durch Koppelung mit Phosphatiden und Apolipoproteinen zu Chylomikronen; diese gelangen via Ductus thoracicus in den Blutkreislauf.

Resorption der Vitamine

Die Vitamine A, D, E, K sind fettlöslich und werden nur bei

Fettresorption aufgenommen. Vitamin B_{12} wird im unteren Ileum resorbiert.

Klinik des Malabsorptions-Syndroms ▶

Definition

Folgeerscheinungen einer gestörten Nahrungsassimilation aus dem Dünndarm.

Pathogenese

Primäre Maldigestion: Mangel an Wirkstoffen der Digestion bei exkretorischer Pankreasinsuffizienz, Störung der Gallensekretion, Acidität im Duodenum nach Magenresektion.
Sekundäre Maldigestion: Passagebeschleunigung, daher keine Zeit für ausreichende Digestion und Resorption (Zustand nach Magenresektion mit Sturzentleerung und beschleunigter Dünndarmpassage, Carcinoidsyndrom).
Primäre Malabsorption: Störungen der Resorption bei Dünndarmerkrankungen.

a) *Epithelstörungen* (Primäre Malabsorption)
   akut: Infektionen (Cholera, Salmonellosen,
   Hepatitis, Enteroviren)
   Drogen: Neomycin u. a.
   Röntgenstrahlen
   chronisch:
   Tropische Sprue (Infektion?)
   Gluten-induzierte Enteropathie (Peptidasendefekt, Intoleranz für Weizen, Roggen, Gerste, Hafer)
   Zöliakie (Peptidasendefekt bei Kindern)
   Nicht tropische Sprue (Erwachsene)
   A-β-Lipoproteinämie (gestörte Chylomikronenbildung)
   Disaccharidasemangel (angeborene oder erworbene Defekte).
b) *Entzündungen des Dünndarms*
   Tuberkulose
   Regionale Enteritis
c) *Tumoren des Dünndarms*
   Lymphosarkom
   Carcinoid
d) *Fisteln und multiple Divertikel*
e) *Zustand nach Resektion*
f) *Zirkulationsstörungen*
   Lymphe: Whipplesche Krankheit, Herzinsuffizienz
   Blut: Ischämie (Art. mesenter.), Kollagenosen (Sklerodermie), Amyloid
g) *Hormonale Störungen*
   Diabetes (Steatorrhoe, selten, Ursache unklar)
   Hypoparathyreoidismus.

Symptome

Gewichtsverlust, Kachexie, Psychose, Appetitmangel, allg. Schwäche, Meteorismus

Flatulenz, Erbrechen, Steatorrhoe
Osteomalazie, Hypocalcämie, Tetanie
(Vitamin D- + Calciummangel)
Nachtblindheit (Vitamin A-Mangel)
Blutungen (Vitamin K-Mangel)
Anämie (Eisen-, Folsäure-, B_{12}-Mangel)
Exsiccose
Hypokaliämie
Hyponatriämie
Hypothermie
Grundumsatzerniedrigung
Parästhesien, Reflexausfälle

Diagnostik der Malabsorption ► **Nachweis der Malassimilation (Probekost)**

Fett:
Stuhluntersuchung: Makroskopisch: Salbenstuhl, foetid; mikroskopisch: SudanIII-Färbung (Fett-Tropfen rot); quantitativ: bei 50–150 g Zufuhr Tagesausscheidung max. 5–7 g.
Resorptionsprüfung: J^{131}-Trioleintest: Blutaktivität: peak 7% d. Dosis; Stuhlaktivität: 2–7% (2–4 Tage). J^{131}-Oleinsäure-Test: Bei Pankreasinsuffizienz normal, bei intest. Malabs. pathol.

Eiweiß:
Stuhluntersuchung: Mikroskopisch: quergestreifte Muskelfasern (Pankreasinsuffizienz); quantitativ: N-Bestimmung (Kjeld.) bei 100–120 g Protein max. 2–2,5 g täglich, relativ hoch bei Maldigestion.
Resorptionsprüfung: J^{131}-Albumintest (wissenschaftl.).
Toleranz-Teste: Glutentoleranz, Aminosäuren-Toleranzen.
Proteindiarrhoe: Nachweis mit i. v. Gabe und Messung der Stuhlausscheidung von jodmarkiertem Albumin oder PVP.

Kohlenhydrate:
Stuhl: Mikroskopisch: Stärkekörner (Lugolsche Lösung).
Resorptions-Tests: Orale Glucosebelastung (flache Kurve bei intest. Resorptionsstörungen, verminderte Toleranz bei Pankreasinsuffizienz mit Inselbeteiligung).
D-Xylose-Toleranz-Test (bester biochemischer Test für intest. Malabs.): 25 g in 500 Wasser – in der ersten Fünfstundenharnportion 3,0–4,5 g; unter 3 g pathol. Werte!
Stärketoleranz-Test (selten), Disaccharid-Exposition.

Vitamine:
Schilling-Test (Vitamin B_{12})
Spezial-Teste für Vitamin A und Folsäure-Resorption.

Pankreasfunktionsprüfung

Secretin-Test: Gemessen werden: Volumen: 2 ml/kg/Std Minimum;
Bicarbonat: 60 mval/l Minimum;
Amylase: 6 E/kg Minimum.

Pankreozymin-Secretin-Test:
Zusätzliche Messung der Aktivitäten von Lipase, Trypsin und Amylase im Pankreassekret.

Serumuntersuchungen

Leberfunktionsprüfungen
Calcium
Phosphor
Lipide
Gesamteiweiß
Elektrophorese

Röntgenuntersuchung

Primäre Malabsorption (nicht tropische Sprue): Dilatation, Segmentation, Verbreiterung und Verdickung der Kerckringschen Falten! Bariumreste in Faltentälern (Schneeflocken), erhöhter Flüssigkeitsgehalt. Reliefverlust (Moulage).
***Pankreas**:* Duodenales C, Darstellung der Vaterschen Papille (Duodenographie). Cöliakographie, Retropneumoperitoneum.
***Gallenwege**:* Cholecysto- bzw. Choledochographie (evtl. mit Tomogramm).
Sekundäre Malabsorptionssyndrome: Enteritis regionalis, Fisteln, Tumoren etc.

Dünndarmbiopsie

Ergibt Veränderungen, die an postmortalem Material nicht zu erkennen sind!

***Sprue (tropisch) und Zustand nach akuten bakteriellen Infekten**:* Entzündliche Infiltrate der Lamina propria, Zotten verkürzt, verplumpt oder verschwunden.
***Gluten-induzierte Enteropathie**:* Jejunum stärker als Ileum verändert: Verplumpung und Schwund der Zotten, dazu ausgeprägte Veränderungen des Zottenepithels: Rarefizierung der Mikrovilli, die gleichfalls verplumpen, vergrößerte, vakuolisierte Mitochondrien, Mitosen, Histochemisch: Enzymdefekte.
Fettresorptionsstörung durch Epitheldefekt und Verkleinerung der resorbierenden Oberfläche.
Disaccharidasen-Defekte: Saccharose-Isomaltose-Malabsorption (Defekt der Maltasen 3, 4, 5). Lactose-Malabsorption: Lactasedefekt (erworben oder kongenital). Histochemischer Nachweis, sekundäre Zottenschäden.
***A-β-Lipoproteinämie**:* Fettüberladung der Epithelzellen wegen gestörter Chylomikronenbildung.
***Whipplesche Krankheit**:* Zottenverplumpung, Infiltration der Lamina propria und der region. Lymphknoten durch Makrophagen, intracelluläre bazillenartige Einschlußkörper, Erweiterung und Stauung der Lymphgefäße.

Kongenitale intestinale Lymphangiektasie: Dilatation der Lymphgefäße, enterale Proteinverluste.
Amyloidose (Nachweis auch durch Rectumschleimhautbiopsie).

Differentialdiagnose zwischen pankreatogener und intestinaler Steatorrhoe ▶ **Pankreasaffektion**

Pathologischer Secretin- und Pankreozymin-Test. Relativ hohe N-Ausscheidung im Stuhl.
Direkte Röntgensymptome.
Anamnestische Daten über Pankreaserkrankungen. Negative Dünndarmbiopsie.

Intestinale Steatorrhoe

Normaler Sekretin-Test
Normale Pankreasloge
Dilatation, Segmentation, Moulage etc.
Gestörter D-Xylose-Test
Schleimhautbiopsie pathologisch
Besserung unter glutenfreier Kost

Therapie der Malabsorption ▶ **Allgemeine Maßnahmen**

Flüssigkeits-, Mineral- und Vitaminsubstitution, lange Regenerationszeit des Epithels, Erfolge entsprechend spät.

Spezielle Maßnahmen

Pankreasinsuffizienz: Enzymsubstitution, kurzkettige Fette.
Tropische Sprue: Schlackenarme Diät, 4–6 Monate 5 mg Folsäure, Tetracyclin-Langzeitbehandlung (Infektion?).
Gluteninduzierte Enteropathie: Glutenfreie Kost, Prednison. Langzeit-Diät, Vitaminsubstitution, Calciumzufuhr.
A-β-Lipoproteinämie: Diät mit kurzkettigen Fettsäuren.
Whipplesche K.: Antibiotica, Prednison.
Disaccharid-Intoleranz: Meidung der betreffenden Disaccharide.

Proteinverlierende Enteropathie ▶ **Definition**

Abnormer Proteinverlust in den Darmtrakt, der durch gesteigerte Proteinsynthese nicht kompensiert wird. Bei Proteinausscheidung in den unteren Darmabschnitten werden die Proteine nicht verdaut und rückresorbiert, so daß erhebliche Eiweißverluste resultieren. Bei Proteinausscheidung in den oberen Darmtrakt kommt es zum Eiweißmangel, wenn die Neubildungsrate (vor allem in der Leber) hinter den Verlusten zurückbleibt.

Vorkommen

Kongenitale Lymphangiektasie: Lymphstau durch Ektasie in der Submucosa (entzündliche Reaktion + fettspeichernde Schaumzellen). 1/3 der Fälle vor dem 10. Lebensjahr, der Rest bis zum 30. Lebensjahr.
Symptomatisch: Enteritis regionalis, Whipplesche Krankheit, Colitis ulcerosa, M. Menetrier, Lymphosarkom.

Klinik

„Nephrose ohne Albuminurie". Ödeme (Beine, Ascites, Pleura), Hypoproteinämie (Albumin, auch Gammaglobulin), Diarrhoen (Steatorrhoe, Malassimilation), Abmagerung, Anämie.
Diagnose: Erhöhte enterale Ausscheidung von J^{131}-PVP. Jejunalbiopsie (bei intest. Lymphangiektasie: Zottenauftreibung durch erweiterte Lymphgänge, Lipo- und Makrophagen).
Therapie: Gemäß Grundleiden. Dazu Substitution, evtl. Teilresektion betroffener Darmabschnitte.

Whipplesche Krankheit ▶

Definition

Wahrscheinlich infektiöse Erkrankung des intestinalen Lymphsystems mit Malabsorption, Arthritis (seltener auch Pleuritis und Endokarditis) und Hautpigmentierungen. Seltenes Krankheitsbild. *Synonym:* Intestinale Lipodystrophie.

Klinik

Betroffen sind ganz überwiegend Männer. Gewichtsverlust bis zur Kachexie. Steatorrhoe. Fieber, Husten, Lymphknotenschwellungen, Arthritis, braune Hautpigmentation.
Diagnose durch Dünndarmbiopsie: PAS-positive Zellinfiltrate, sichelförmige Einschlußkörper in den Makrophagen der Lamina propria. Makroskopisch: Verdickung der Darmwand, Wandödem, starke Vergrößerung der intestinalen Lymphknoten.

Therapie

Tetracyclin + Prednison über längere Zeit führen zur Abheilung.

Enteritis regionalis (M. Crohn) ▶

Ätiologie und Pathogenese

Beides unklar. Kein Erregernachweis. Kein Anhalt für Tbc. oder Sarkoidose. Nicht Folgezustand der akuten Lymphadenitis mesenterialis. Allergische Reaktion vom verzögerten Typ wird diskutiert. Primär wohl Lymphstauung, dann diverse sekundäre Schädigungen der Schleimhaut.

Pathologie

Makroskopisch: Verdickung und Induration der Darmwand mit Einengung des Lumens bei ulcerierter, granulomatös, teils narbig umgewandelter Schleimhaut. Serosa mit Fettgewebe bedeckt, zeigt Mitreaktion. Dilatierte Stellen zwischen Strikturen. Neigung zu Perforation und Fistelbildung.
Mikroskopisch: Mucosa entzündet, ulceriert, atrophiert; Submucosa verdickt; Muscularis normal; im Serosabereich chronische Peritonitis.
Besonderheiten: Epitheloidzellknötchen in Submucosa und Serosa mit vielkernigen Riesenzellen! (auch in Lymphknoten). Am Grund der Geschwüre dichte lymphocytäre und plasmacelluläre Infiltrate. Obstruktives Lymphödem der Submucosa.
Lokalisation: Häufigster Sitz terminales Ileum (Ileitis terminalis). Nicht selten sind terminales Ileum plus Colon ascendens befallen

(Enterocolitis regionalis). Abgrenzung gegen Colitis ulcerosa mit Ileumbefall dann schwierig. Histologisch zeigt die C. ulcerosa gefäßreiches Granulationsgewebe und keine Epitheloidzellen. Ausnahmsweise kommt die Enteritis regionalis auch in den oberen Dünndarmabschnitten und im Duodenum vor.

Klinik

Befallen beide Geschlechter, 80% vor dem 35. Lebensjahr.

Initialstadium: Blähungen, allmählich zunehmende Schmerzen im rechten Unterbauch. In zahlreichen Fällen Diagnosestellung bei nicht indizierter Appendektomie wegen abdomineller Symptomatik!

Vollbild: Leibschmerzen, Diarrhoen (ohne Schleim und Blut), später auch Steatorrhoe (Gallensäurenverluste wegen mangelnder Rückresorption im unteren Ileum), Fieber, Arthritis, Iritis, Iridocyclitis, Erythema nodosum. Gewichtsverlust, Eisenmangelanämie.

Lokale Komplikationen: Ileus, Perforation, Fisteln, Blutungen.

Diagnose: Im Röntgenbild dicke verplumpte Falten, Irregularität der Kontur, Rigidität der Darmwand, Stenosen.

Therapie

Operation nur bei Stenosen, Perforation und Fisteln. Denn: mehr als 50% haben innerhalb 5 Jahren nach der Operation ein Rezidiv.

Konservativ: Schlackenarme Kost, Ausgleich nutritiver Störungen, Atropin (wenn noch keine Stenose), Azulfidine (Salicylsäure und Sulfapyridin), Corticosteroide, Breitbandantibiotica gegen Sekundärinfektion.

Röntgenbestrahlung (bei Rezidiv) antilymphatischer Effekt.

Ileocöcal-Tuberkulose ▶

Vorkommen

Als intestinale Primärinfektion bei oraler Ansteckung; früher nicht selten durch infizierte Milch (Typus bovinus). In der Mehrzahl der Fälle sekundärer Darmbefall bei offener Lungentuberkulose, hervorgerufen durch verschluckte Tuberkelbazillen. Befall der Ileocöcalregion durch Stase und Ansammlung lymphatischen Gewebes begünstigt.

Pathologie

Verdickung des Ileum mit Tuberkeln auf der Serosa. Schleimhautulcerationen und Hypertrophie der Schleimhaut; Stenosen, Fisteln, Perforation. Histologisch Verkäsung!

Klinik

Unterleibschmerzen nach dem Essen, Anorexie, Gewichtsverlust, Fieber, Durchfall, bei Stenosen Meteorismus und Stuhlverhaltung.

Diagnose: Röntgenbild mit Füllungsdefekten durch polypenartige Hypertrophie der Mucosa. Zeichen der Lungentuberkulose.

Nachweis von Tuberkelbazillen im Sputum, Magensaft oder Stuhl. Tuberkulinreaktion positiv. Verkalkte Mesenteriallymphknoten.

Therapie

Konservativ mit Tuberkulostaticis (s. Lungenkapitel S. 169). Operation nur bei lokalen Komplikationen.

Carcinoidsyndrom ▶ **Ätiologie**

Tumor mit Serotoninsekretion aus argentaffinen (gelben) Zellen des Darmes. Carcinoid genannt wegen relativer Gutartigkeit; wächst langsam, metastasiert spät. Primärsitz: 80–90% in der Ileocöcalregion einschließlich Appendix. Seltene Lokalisationen: übriger Darmtrakt zwischen Magen und Rectum, Gallenwege, Pankreas, Bronchien, Ovar, Testes.

Pathogenese

Serotoninproduktion aus Tryptophan → Oxytryptophan → 5-Hydroxytryptamid = Serotonin. *Serotoninwirkungen:* Kontraktion der glatten Muskulatur des Darmes (verstärkte Peristaltik), Kontraktion der Arterien und Venen, Dilatation der Capillaren, Kontraktion der Bronchien. Erst bei Ausbildung von Metastasen deutliche Zeichen der Serotoninausschüttung.

Klinik

Flush: Rot-violette Gesichtsfärbung mit periorbitalem Ödem, Tachykardie, Hypotonie (Beteiligung von Histamin und Noradrenalin und Bradykinin).
Teleangiektasien
Diarrhoe: 10–15 Entleerungen → Malabsorption.
Asthma bronchiale: Bronchospasmus.
Endokardfibrose → Pulmonalstenose (bei Lebermetastasen). Inaktivierung des Serotonins in der Lunge, daher nur re. Herz betroffen.
Pellagroide Hautveränderungen: Umleitung des Tryptophanabbaus von der Nicotinsäurebildung auf Serotoninbildung.
Weitere Symptome: Obstruktion des Darmes, Metastasen in verschiedenen Organen, Kachexie, Ascites, Hepato-Splenomegalie.
Diagnose: Erhöhte Ausscheidung des Abbauproduktes 5-Hydroxyindolessigsäure (normal: 2 bis 10 mg): 50–1000 mg täglich! Bananen und Ananas stören wegen hohen Gehaltes an Serotonin.

Therapie

Resektion des Tumors, auch bei Metastasen zur Verminderung der Serotoninausschüttung. Medikamentös: Deseril (Serotonin-Antagonist); Versuch mit Prednison. Catecholamine induzieren den Flush und müssen gemieden werden. Evtl. Kommissurotomie.

5. Dickdarm

Hauptfunktionen des Colon ▶ **Eindickung des Chymus**

Von 350 auf 150 g durch Rückresorption von Natrium (aktiv), Wasser und Chlorid (passiv) überwiegend in der proximalen Hälfte.

Kotspeicherung

In der distalen Hälfte, bes. im Sigma. Das Rectum ist leer, füllt sich als Wahrnehmungskammer erst vor der Defäkation.

Kotausscheidung

Defäkationsreflex (intramural über den Plexus myentericus und über das Sakralmark): Auslösung starker Peristaltikwellen und Erschaffung des inneren Sphinkters. Der willkürlich innervierte äußere Sphinkter gibt den Weg frei oder hemmt, wobei der autonom induzierte Peristaltikvorgang erlahmt (Obstipation!).

Schleimsekretion

Absonderung von mucoproteinhaltigem Schleim, der den Stuhl gleitfähig macht. Verstärkte Schleimsekretion und Zunahme der Viscosität des Schleimes bei Parasympathicusstimulation und lokaler Irritation. Bei Schleimhautreizung auch starke Wasser- und Elektrolytabsonderung (Durchfall).

Megacolon ▶ **Formen**

Kongenitales Megacolon (Hirschsprungsche Krankheit): Fehlen der parasympathischen Ganglienzellen im Auerbachschen und Meißnerschen Plexus. In dem 5–20 cm langen aganglionären Segment fehlende Peristaltik und erhöhter Tonus: funktionelle Stenose (Analogie zur Achalasie). Rectum leer!
Erworbenes Megacolon durch organische Stenose: Tumor, Lymphogranuloma venereum etc.
Funktionelles (idiopathisches) Megacolon: Dilatation des Rectum, das mit Stuhl gefüllt ist (Hypothyreose, Hirn- und Rückenmarkserkrankungen, B_1-Mangel) – meist ätiologisch nicht zu erklären (konstitutionell?).

Symptome

Obstipation bis zum Ileus. Auftreibung des Abdomens. Sekundäre Colitis.

Therapie

Beim kongenitalen Megacolon Resektion des aganglionären Segmentes. Bei Stenosen gleichfalls Operation. Idiopathisches Megacolon erfordert Klistierbehandlung und andere konservative Maßnahmen wie bei Obstipation.

Colitis ulcerosa ▶ **Ätiologie**

Die Krankheitsursache ist ungeklärt. Folgende kausale Möglichkeiten werden diskutiert:

Infektion (Bakterien, Viren, Pilze),
Destruktive Enzyme (Mucinasen und proteolytische Enzyme),
Allergie (Nahrungsstoffe oder Bakterien als Antigen),
Psychogene Faktoren (Auswirkung über Störungen der Motorik, der Durchblutung und der autonomen Innervation).

Pathologie

Initiale Kryptenabscesse und -geschwüre, Übergang in ausgedehnte, oft straßenförmige Ulcerationen, die nur bis zur Submucosa reichen; stark vascularisiertes Granulationsgewebe auf dem Geschwürsgrund. Unter dem Granulationsgewebe Fibrosierung; Pseudopolypen. Bei Muscularisbefall Megacolon. Auffällig ist die häufige segmentale Begrenzung des Entzündungsprozesses. In seltenen Fällen Ileumbeteiligung.

Klinik

Vorkommen: Betroffen sind vor allem jüngere Erwachsene, der zweite Häufigkeitsgipfel liegt jenseits des 50. Lebensjahres.
Symptome: Blutig-schleimige Durchfälle (bis zu 25mal täglich), Tenesmen, krampfartige Leibschmerzen. Fieber im akuten Schub, manchmal septisches Bild. Gewichtsabnahme (speziell Flüssigkeits-, Eiweiß- und Mineralverluste). Drei Typen:
Remittierender Typ: Schubdauer maximal 6 Monate, nach längerem Intervall Rückfall (70% der Fälle).
Chronisch kontinuierlicher Typ: Alle Schweregrade, keine vollständige Remission in 6 Monaten.
Akut fulminanter Typ: 5% der Fälle. Oft penetrierende Ulcera, Megacolon.
Komplikationen: Anämie, Kachexie, Sepsis (mit Endokarditis und Pankreatitis). Akute Blutung, Perforation, maligne Entartung, Striktur.
Diagnose: Inspektion des Stuhles! (Blut und Schleim). Rectoskopie, Röntgenuntersuchung. Ausschluß von Rectum- und Colon-Ca, bakterieller Ruhr und Amöbenruhr, Tuberkulose. Regionale Enteritis (Enterocolitis) meist im Colon ascendens, nur histol. sicher zu unterscheiden.

Therapie

Ernährung: Schlackenarme Kost.
In akuten Fällen parenteral (gastrocolischer Reflex!), Ausgleich von Mineral- und Flüssigkeitsverlusten und Acidose. Vitamine, Calcium.
Konservativ:
Allgemeine Ruhigstellung: Bettruhe, Sedierung, Psychotherapie.
Spasmolytica: Belladonna-Präparate.

Antidiarrhoische Medikamente: Tinkt. opii, Reasec.
Chemotherapie: Azulfidine 4–6 g/Tag (Diazoverbindung aus Salicylsäure und Sulfapyridin – nicht antibiotisch).
Prednison in schweren Fällen Mittel der Wahl.
Antibiotica: Resulfon, Humatin, Neomycin.
Bei Sepsis: Breitbandantibiotica, Penicillin.
Operativ:
Indikation: bei 20–30% der Kranken gegeben.
a) Schwerste toxische Formen.
b) Chronisch-kontinuierlicher Typ, zur Beseitigung der Invalidität.
c) Lokale Komplikationen: Perforation, fistelnde Abszesse, Strikturen, sekundäres Carcinom.
Eingriff:
Ileostomie und totale Colektomie.
Segmentresektion.
Ileosigmoidostomie.

Irritables Colon ▶ **Definition**

Funktionelle (oft psychisch induzierte) Störung der Colonmotorik und -sekretion mit schmerzhaften Spasmen und vermehrter Schleimabsonderung.

Symptome

Unangenehme Leibsensationen (Druck, Krampf, Stechen), Obstipation mit Meteorismus, dazwischen auch Durchfall mit Schleimfetzen (Colica mucosa). In vielen Fällen Carcinophobie. Diagnose: Colonspastik im Röntgenbild, schleimiger Stuhl (ohne Blut!). Organische Prozesse im Abdomen sorgfältig ausschließen.

Therapie

Spasmolytica, Enzympräparate, oft überraschende Besserung nach Colonkontrasteinlauf mit Wanddehnung.

Colon- und Rectumcarcinom ▶ **Vorkommen und disponierende Faktoren**

Im Jahre 1969 starben in der Bundesrepublik Deutschland 18745 Menschen an bösartigen Neubildungen von Dickdarm und Mastdarm (8420 Männer, 10325 Frauen); das waren 2,5% aller Sterbefälle.
Die Ursachen sind ungeklärt. Erhöhtes Risiko bei Polypen (speziell kongenitale multiple Polyposis) und chronisch entzündlichen Läsionen (Colitis ulcerosa).

Symptome

Carcinome des Cöcums und des Colon ascendens führen wegen größerer Ausdehnungsmöglichkeiten später zu lokalen Beschwerden und Stenose als Sigmacarcinome. Helles Blut im Stuhl, besonders beim Rectum-Ca., abdominelle Krämpfe, Obstipation, Anämie, Gewichtsverlust. Tastbare Resistenz.

Diagnose: Rectale Untersuchung, Rectoskopie mit Biopsie, Colonkontrasteinlauf mit zusätzlicher Luftfüllung (Doppelkontrastmethode) zur besseren Oberflächendarstellung.

Therapie

Rectum-Ca.: Radikaloperation mit Anus präter (Colostomie). Bei inoperablem Tumor als Palliativ-Eingriff nur Anus präter. Colon-Ca.: Radikaloperation unter Erhaltung des Sphincters.

Obstipation ▶ Lokalisation

Die Entleerungsstörung kann das Colon als ganzes betreffen oder lokalisiert sein.
Rechtsobstipation: Stuhlverhaltung im Cöcum und Colon ascendens; Eindickung des Kots durch Flüssigkeitsresorption.
Linksobstipation: Stuhlverhaltung im Sigma und Rectum (Dyschezie); der Entleerungsreflex ist abgeschwächt.

Mechanismen

Spastische Obstipation (funktionell bedingt),
Atonische Obstipation (reflektorisch, Hypokaliämie etc.),
Stenose (Stricturen, Tumoren etc.).
Die funktionelle Obstipation entsteht durch psychische Faktoren (Depression), schlackenarme Kost, gewohnheitsmäßiges Unterdrücken des Stuhldranges, Umstellungen der Lebensweise (Reisen etc.). Stets organische Ursache ausschließen!

Therapie

Schlackenreiche Kost (Obst, Schwarzbrot, Gemüse), evtl. unter Verabreichung von Enzympräparaten (Nutrizym, Pankreon, Enzym-Lefax u.a.), die vorübergehend zur Beeinflussung der Darmflora mit Oxychinolinderivaten kombiniert werden können (Mexase, Entero-Vioform u.a.). Mucilaginosa (Leinsamen) als erstes Mittel versuchen. Zurückhaltung mit Laxantien (Kaliumverluste). Keine isatinhaltigen Abführmittel geben (Gefahr der lupoiden Hepatitis). Glycerin- und Lecicarbonzäpfchen bei Dyschezie. Bei ausgeprägter Spastik spasmolytische Mittel (Buscopan etc.), bei Atonie Prostigmin.

Differentialdiagnose der Diarrhoen ▶ Akute Diarrhoen

Bakterielle u. Virus-Infektionen, Nahrungsmittelvergiftungen, Intoxikationen mit Schwermetallen, Allergien.

Chronische Diarrhoen

Chronische Infekte (Tbc, Parasiten), Colitis ulcerosa, Divericulitis, Enteritis regionalis, Proktitis.
Malabsorption.
Maldigestion.
Tumoren.
Endokrine Störungen (Hyperthyreose, M.Addison, Carcinoid).
Agammaglobulinämie.

Medikamente: Abführmittelabusus, Antibiotica, Digitalis, Rauwolfia.
Urämie.
Portale Hypertension.

Ileus ▶ Ursachen

1. Mechanischer Ileus:
a) Einengung des Lumens: Strikturen, Obturation, Kompression.
b) Adhäsionen und Briden, Strangulation.
c) Hernien (äußere und innere).
d) Volvulus.
e) Invagination.
f) Spasmen.

2. Paralytischer Ileus:
a) Bauchfellreizung (Traumen, Entzündungen, Perforation, Pankreatitis).
b) Mesenterialarterienembolie.
Mesenterialvenenthrombose.
Strangulation.
c) Extraperitoneal: Retroperitoneale Blutungen, Infektionen, Nierenaffektionen.
d) Extraabdominal: Infektionen, Intoxikationen, Kaliummangel.
e) Neurogen: Reflektorisch bei Steinkoliken. Rückenmarksleiden, Traumen.

Pathophysiologie

Hochsitzender Dünndarmverschluß: Wasser- und Elektrolytverlust durch Erbrechen (Magensaft, Pankreassekret und Galle), keine stärkere Distension.
Tiefsitzender Dünndarm- oder Dickdarmverschluß: Starke Dehnung der Darmwand (Gas, Flüssigkeit), wenig Flüssigkeitsverlust nach außen, finales Koterbrechen. Folgen der Distension: Wandschädigung bis zur Nekrose, Permeabilitätszunahme für toxische Produkte, Peritonitis, Ruptur.
Strangulation: führt zur hämorrhagischen Infarcierung. Zuerst Verlegung der Vene, dadurch Transsudation großer Plasmamengen in die Schlinge, dann Nekrose und Peritonitis.

Symptome

Abdominaler Schmerz: Wellenförmig mit Peristaltik, Dauerschmerz bei Peritonitis oder Strangulation.
Erbrechen: Je nach Lokalisation.
Obstipation: Stuhl- und Windverhaltung, anfangs noch Stuhlabgang.
Befund im Abdomen: Blähung je nach Lokalisation, Druckschmerz kann fehlen. Sichtbare Peristaltik bei chron. Stenosierung (Muskelhypertrophie). Verstärkte Peristaltikgeräusche bei Auskultation (Diff. Diag. gegen paralytischen Ileus). Abwehrspannung und Druckschmerz und schwere Schocksymptome sprechen

für Strangulation! (Ausnahme Invagination!). Evtl. Nachweis von hämorr. Ascites in kleinen Mengen.
Röntgendiagnostik: Abdomenleeraufnahme, allenfalls Kontrasteinlauf. Luftblähung im Dünndarm oder Dickdarm lokalisieren (zugleich Spiegelbildung). Bei paralytischem Ileus ist der Darmtrakt in toto gebläht. Luftsichel zum Nachweis der Perforation.

Therapie

Bei akutem Ileus verschlechtert sich die Prognose erheblich, wenn später als nach 12 Std operiert wird.

Mechanischer Ileus: Operation, bei einfacher Okklusion möglichst vorher Absaugen (Müller-Abott-Sonde!) zur Beseitigung der Distension. Colonverschlüsse gleich operieren (Anus präter).
Paralytischer (adynamer) Ileus: Orale Dauerabsaugung mit Abott-Sonde. Parenterale Flüssigkeitszufuhr.
Morphin bei starkem Schmerz (lindert Distension).
Zur Peristaltikanregung Physostigmin, Prostigmin, Pitressin, Bepanthen i. v.

6. Abdominale Schmerzattacken

Thorakale Ursachen ▶ **Schmerzausstrahlung ins Abdomen**

Kommt bei folgenden Erkrankungen im Brustraum vor:
Herzinfarkt (EKG, CPK)
Pericarditis (Auskulation, EKG)
Akute Rechtsinsuffizienz (Leberschwellung).
Basale Pneumonie (Röntgen)
Pleuritis diaphragmatica (Röntgen)

Abdominale Ursachen ▶ **1. Magen- und Duodenalperforation**

Anamnese: Vorausgehendes Ulcusleiden, bzw. Symptome desselben. Akutes Ereignis.
Lokalbefund: Bretthharter Leib (starke peritoneale Reizung durch niedrigen pH des Magensaftes!), evtl. Flankendämpfung durch ausgetretenen Mageninhalt, Kreislaufkollaps oder Schock mit starker Blässe und kaltem Schweiß.
Diagnostische Maßnahmen: Nachweis der subphrenischen Luftsichel (fehlt bei gedeckter Perforation!).

2. Dünndarm- und Dickdarmperforation

(seltener: Divertikel, Tumoren).

Anamnese: Vorausgegangene Darmerkrankungen, weniger akuter Beginn, nicht so dramatisch, weil Darminhalt neutral reagiert und nicht so stark reizt.
Lokalbefund: Abwehrspannung, lokale Schmerzen im Perforationsbereich, oft li. Unterbauch (Divertikulitis im Sigmabereich).
Diagnostische Maßnahmen: Röntgenaufnahme zum Nachweis der Luftsichel.

3. Akute Pankreatitis

Anamnese: Keine Ulcusanamnese, dramatischer Beginn.

Lokalbefund: Wie bei Ulcusperforation, brettharter Leib, Schmerzausstrahlung nach links, Kreislaufschock (alkalische Reizung des Bauchfells!), paralytischer Ileus.

Diagnostische Maßnahmen: Amylase in Serum und Harn. Röntgenbild: lufthaltige Dünndarmschlingen.

4. Gallensteinkolik

Anamnese: Zurückliegende Oberbauchbeschwerden, akuter Diätfehler (Eisbein, Gänsebraten), kolikartige Schmerzen mit Ausstrahlung in die re. Schulter.

Lokalbefund: Druckschmerz in der Gallenblasenregion, Hydrops tastbar.

Subikterus und Fieber bei Cholecystitis.

Diagnostische Maßnahmen: Bilirubin, alk. Phosphatase, Transaminasen, Gallenfarbstoffe im Harn, Amylase wegen Pankreasbeteiligung. Abdomenleeraufnahme: Steinnachweis, Ausschluß eines *Chilaiditi-Syndroms* (Interposition der Flexura hepatica coli zwischen Leber und Zwerchfell). Cholecystographie.

5. Milzinfarkt, Milzruptur

Anamnese: Hinweis auf Herzleiden (Endokarditis lenta), Hinweise auf Erkrankungen mit Splenomegalie (Leukämie) oder Traumen. Schmerzen im allg. weniger ausgeprägt.

Lokalbefund: Kollaps durch Blutverlust in die Bauchhöhle, Flankendämpfung, Abwehrspannung, Druckschmerz im Milzbereich.

Diagnostische Maßnahmen: Bauchpunktion zum Blutnachweis, perisplenitisches Reiben.

6. Nierensteinkolik

Anamnese: Häufig völlig leer. Beginn mit Rückenschmerzen, dann Ausstrahlung zur Blase und ins Genitale.

Lokalbefund: Druckschmerz im Nierenlager und Ureterverlauf, oft erheblicher Blähbauch und Erbrechen durch reflektorischen paralytischen Ileus.

Diagnostische Maßnahmen: Nachweis der Hämaturie bzw. Mikrohämaturie, Leeraufnahme, Urogramm.

7. Appendicitis

Anamnese: *Zuerst Schmerzen* in der Nabelgegend und im Epigastrium, *danach Anorexie, Übelkeit, Erbrechen* (Folge des lokalen Reizes). Bei Gastroenteritiden (Paratyphus u. a.) zuerst Erbrechen infolge Toxinresorption und dann erst Schmerzen. *Verlagerung des Schmerzes in den rechten Unterbauch* nach Übergreifen der Entzündung auf Peritoneum, Mesenterium und Netz. Dann Bildung des perityphlytischen Abszesses. Bei Perforation und Ascites-

bildung oft Nachlassen des Schmerzes. Durchfall durch Darmreizung.
***Lokalbefund**:* Druck- + Loslaßschmerz am McBurney-Punkt. Druckschmerz bei rectaler Untersuchung, Temperaturdifferenz axillar-rectal 1 Grad und darüber (Peritonitis). Fieber anfangs gering.
***Diagnostische Maßnahmen**:* Leukocytenzählung. Chron. Appendicitis: fehlende Darstellung im Röntgenbild. Urinuntersuchung zum Ausschluß einer Steinkolik, evtl. gynäkologische Untersuchung.

8. Lymphadenitis mesenterialis

Infektion mit Pasteurella pseudotuberculosis. Hauptsächlich bei Kindern. Klinisch von der Appendicitis schwer zu unterscheiden. Verlauf auch ohne Operation günstig.

9. Follikelruptur, tubarer Abort, Salpingitis, Stieldrehung bei Ovarialcyste

***Anamnese**:* Nach Menstruationstermin fragen. Weitere Abklärung durch Gynäkologen.

10. Mechanischer Ileus

Anamnese: Kolikartige Schmerzen, Erbrechen, Stuhl- und Windverhaltung.
***Lokalbefund**:* Blähung des Leibes, verstärkte Peristaltik (Auskultation) oberhalb der Stenose (Frühstadium). Druck- und Dauerschmerz sprechen für Strangulation, desgleichen Schockzeichen. Beachte Operationsnarben, Bruchpforten. Epigastrische Hernie: Druckschmerz auch bei angespannten Bauchdecken!
***Diagnostische Maßnahmen**:* Abdomenleeraufnahme: Lokalisation des Verschlusses.

11. Akuter arterieller Gefäßverschluß

(Embolie oder Thrombose).

***Anamnese**:* Auf Herzleiden achten, Rhythmusstörungen. Diffuse ziemlich rasch auftretende Leibschmerzen.
***Lokalbefund**:* Zunächst keine stärkere Abwehrspannung, wenig Druckschmerz. Dann paralytischer Ileus und Peritonitiszeichen.
***Diagnostische Maßnahmen**:* Leeraufnahme: erweiterte, wenig bewegliche Darmschlingen. Diagnose meist nur intraoperativ sicher zu stellen.

12. Aneurysma dissecans

***Anamnese**:* Akuter Schmerz, Kolik, Erbrechen.
Befund: Geringe Bauchdeckenspannung, Schmerzausstrahlung in die Beine. Durchblutungsstörungen der Beine durch Verlegung der Aortenlichtung.
***Diagnostische Maßnahmen**:* EKG zum Ausschluß eines Myokardinfarktes, Pulskontrolle. Viele Fehldiagnosen.

13. Akute Pfortader bzw. Mesenterialvenenthrombose

Anamnese: Weniger akut als art. Verschluß. Dauerschmerz.
Befund: Blutige Durchfälle, Meteorismus, Erbrechen, paralyt. Ileus, protrahierter Schock, Peritonitis, Ascites.
Diagnostische Maßnahmen: Meist eine Ausschlußdiagnose.

14. Tabes dorsalis (Tabische Krisen)

15. Akute Porphyrie (s. dort)

16. Praecoma diabeticum (s. dort)

17. Akute Salmonellenenteritis (s. dort)

Therapie abdominaler Koliken ▶ **Gallenkolik**

Spasmolytica + Analgetica:
Novalgin (Phenyl-dimethyl-methylamino-methansulfonsaures Natrium)
Baralgin (Novalgin + Piperidinderivate)
Buscopan (Hyoscin-N-butylbromid)
Buscopan comp. (mit Novalgin)
Dolantin (Pethidinum) 50–100 mg + Atrop. sulf. 0,5 mg
Keine Morphiate: Spasmus des Sphincter Oddi.

Nierenkolik: Wie oben. In schweren Fällen 20 mg Morphium oder 4 mg Dilaudid erlaubt (mit Atropin gegen Brechreiz).
Bei Gallen- und Nierenkoliken wegen der häufigen sekundären Infektionen zusätzlich Antibiotica geben.
Bei allen unklaren abdominalen Schmerzzuständen Vorsicht bei der Anwendung von Morphinderivaten wegen Verschleierung des klinischen Bildes.

B. Pankreas

1. Allgemeine Diagnostik

Pankreasfunktionsprüfungen ▶ **Enzymbestimmung in Serum und Harn**

Amylase: Serum: 0,4–3,0 IU/100 ml
Harn: 6,0–15,0 IU/100 ml.
(Die normale Serumamylase stammt hauptsächlich aus der Leber, wird nur über die Niere, nicht mit der Galle ausgeschieden.)
Lipase: Bestimmung dauert lange, Methoden unbefriedigend, wenig gebräuchlich.
Trypsin: Wegen methodischer Schwierigkeiten Bestimmung nicht praxisüblich.
LDH, SGOT: nicht spezifisch.
Serum-Enzym-Provokationstest: Amylaseanstieg nach Sekretin- oder Pankreozymininjektion bei entzündlichen oder obstruktiven Pankreasaffektionen.

Prüfung der exkretorischen Funktion

Secretin-Test: Erfassung der hydrelatischen Sekretion (s. oben).

Pankreozymin-Secretin-Test: Ekbolische und hydrelatische Sekretion (s. oben).

Stuhluntersuchung: Mikroskopisch: Stärkekörner, Fett, Muskelfasern. Chemisch: Fett- u. Stickstoffbilanz.

Trioleintest: Erfassung der Pankreaslipase.

D-Xylose-Toleranztest: Test auf Kohlenhydratresorption (bei isolierter Pankreasinsuffizienz normal).

Prüfung der inkretorischen Funktion

Nüchternblutzucker (Hyper- oder Hypoglykämie).

Oraler Glucosetoleranztest (100 g Glucose in 250 ml Tee, Blutzuckerbestimmung nach 30, 60, 120 min): Blutzuckeranstieg über 200 mg-% = diabetische Stoffwechsellage.

Tolbutamid-Test (Blutzuckerbestimmung nüchtern und 20 und 30 min nach Gabe von 1 g Tolbutamid i. v.): normal: Abfall > 16% des Ausgangswertes.

Radiologische Pankreasdiagnostik ▶

Leeraufnahme (bei akuter Pankreatitis die einzige zumutbare radiologische Methode): Verkalkungen, gasgefüllte Dünndarmschlingen.

Rö. Magen mit Duodenalschlinge; Duodenographie zur Darstellung des Duodenalreliefs mit Papilla Vateri.

Retropneumoperitoneum: Darstellung der Pankreasloge.

Cöliakographie: Gefäßdarstellung des Pankreas.

Szintigraphie: mit ^{75}Selen.

Cholecysto- und Cholangiographie: zur Darstellung der Gallenwege.

Intraoperative Pankreatographie.

2. Pankreaskrankheiten

Ätiologie und Pathogenese der akuten Pankreatitis ▶

Ätiologie

Gallenwegserkrankungen: Gallensteine (besonders Choledocholithiasis), Cholecystitis, Cholangitis. Mechanismus: Drucksteigerung im Pankreasgang, Reflux von qualitativ veränderter Galle (Bakterien etc.).

Alkoholabusus: Mechanismus ungeklärt. Hypothese: Stimulation der HCl-Sekretion des Magens und via Sekretinstimulation auch des Pankreas. Durch Behinderung des Pankreassekretabflusses (Duodenalspasmen, Schwellung der Vaterschen Papille?) jedoch erhebliche Drucksteigerung im Pankreasgangsystem mit Rupturen und Autodigestion. Alkoholische Hyperlipämie (s. unten).

Obstruktion des Pankreasganges: Steine (Calcinose), Tumoren, entzündliche Strikturen mit Sekretrückstau.

Duodenale Erkrankungen: penetrierendes Ulcus, Divertikulitis, Obstruktion mit Reflux. Syndrom der zuführenden Schlinge.

Hämatogene Infektionen: Mumps, Mononucleose, Sepsis.
Endokrine Störungen: Hyperparathyreoidismus, Prednisonüberdosierung (Kalkniederschläge in den Ausführungsgängen bzw. Sekreteindickung).
Metabolische Störungen: Primäre und sekundäre Hyperlipämien (Fettembolien in den kleinen Pankreasgefäßen?). Letztere beim Alkoholabusus häufig.
Traumatische Schädigung: Nicht selten bei großen abdominalen Operationen. Auch nach stumpfen Bauchtraumen.
Gefäßerkrankungen: Arterienverschluß durch Atherom, Embolus oder entzündlich (Arteriitis).
Opulente Mahlzeiten: Vielleicht durch Stimulation der Pankreassekretion bei gleichzeitiger Abflußbehinderung mit Sekretrückstau.

Pathogenese

Autodigestion durch intrapankreatische Aktivierung proteolytischer Enzyme, Lipasen und Phospholipasen. Zerstörung des Gewebes und der Gefäße. Je nach Schweregrad: ödematöse, hämorrhagische und nekrotisierende Pankreatitis. Pathogenetische Bedingungen:
1. Sekretstauung mit Drucksteigerung.
2. Schädigung der Acini (Toxine, Ischämie, Trauma, Entzündung).

Klinik der akuten Pankreatitis ▶

Beschwerden

Schmerz (sehr stark, mittlerer und linker Oberbauch), Übelkeit, Erbrechen, Stuhlverhaltung.

Befunde

Klinisch: Druckschmerz, Abwehrspannung, Blähbauch, paralytischer Ileus, Peritonitis, Ascites, Pleuritis mit Erguß links (Lymphverbindungen) – Kollaps, Schock (Plasmaverluste durch Exsudation in Pankreas und Bauchhöhle), Fieber, Sekundärinfektion, Tetanie.
Labor: Amylase im Serum erhöht, nach 6 Std für 1–2 Tage! (auch nach Morphin, bei perf. Ulcus, Tubarabort, Niereninsuffizienz), Amylase im Harn erhöht (24–48 Std), Hypokaliämie, Alkalose, Azotämie, Hypocalcämie (2. Tag, Kalkseifenbildung). Hyperglykämie, Leukocytose.

Komplikationen

Exitus im irreversiblen Schock, Pankreasabszeß mit Fistelung (Perforation ins Darmlumen oder nach außen), Pseudocysten.

Therapie

Schmerzbekämpfung: Dolantin, möglichst kein Morphium.
Schocktherapie: Rheo-Macrodex, Haemaccel, Plasma, Albumin, Blutkonserven.
Vorsicht bei Steroiden!

Inhibitorbehandlung: Nur in sehr frühem Stadium Trasylol 500000 E/Tag.
Substitution: Flüssigkeit, Elektrolyte, Calcium, Kalium, evtl. Insulin.
Ruhigstellung: Keine orale Nahrung für mehrere Tage. Infusionen (Glukose, Elektrolyte). In schweren Fällen Dauerabsaugung des Magensaftes zur Drosselung der Secretinbildung. (Auch Atropin und Diamox.) Prostigmin bei Ileus.
Infektionsprophylaxe: Tetracyclin.
Diätaufbau: Zuerst fettfrei, ohne Saftlocker, Schleimsuppen, Breie, Zwieback, Magermilch, Magerquark, Kartoffeln.
Operation: Laparotomie bei zweifelhafter Diagnose (Magenperforation) oder Abscedierung.
Spezialtherapie:
Hyperparathyreoidismus: Operation
Hyperlipämie: Heparin (Lipoproteinlipaseaktivierung).

Klinische Formen der chronischen Pankreatitis ▶

Rezidivierende akute Pankreatitis

Entspricht der akuten P.; Kriterium: nach Beseitigung der Ursache Ausheilung!

Chronische rezidivierende Pankreatitis

Ein progressiver Entzündungsprozeß mit klinischen Attacken, deren Intensität allmählich geringer wird. Keine Ausheilung. Fortschreitende exkretorische Insuffizienz (Steatorrhoe, Gewichtsverlust bei erhaltenem Appetit) und Diabetes sowie Calcifizierung (in den Gängen Carbonatsteine, im Parenchym Hydroxylapatit).

Nichtrezidivierende chronische (schmerzlose) Pankreatitis

Histologisch kein Unterschied zur vorhergehenden Krankheit: Parenchymuntergang, interstitielle Fibrose, Infiltrate, Erweiterung der Gänge, Calcifikation.
Aber: keine akuten Attacken; symptomloser Gewichtsverlust mit Steatorrhoe und Malabsorption sowie Diabetes mellitus.

Diagnose der chronischen Pankreatitis ▶

Anamnese

Rezidivierende, nicht durch andere gastrointestinale Befunde erklärte Oberbauchbeschwerden. Alkoholismus. Gallensteine oder Zustand nach Cholecystektomie.

Laborbefunde

Amylasebestimmung im Schub oder nach Provokation.
Später: Pathologischer Secretin- und Pankreozymin-Test sowie Fettnachweis im Stuhl. Hyperglykämie bzw. pathologische Glucosetoleranz (inkretorische Insuffizienz).

Röntgenuntersuchung

Verkalkungen (im Spätstadium bei 30–40%).

Therapie der chronischen Pankreatitis ▶ **Akute Schübe**

Wie bei akuter Pankreatitis (s. oben).

Chronisches Stadium

Diät: Fettarm, mittelkettige Fette, Alkoholverbot.
Medikamente: Enzymsubstitution gegen Steatorrhoe, evtl. Antacida. Intermittierend Antibiotica (Tetracyclin), Analgetica.
Operation: Bei Gallensteinen Cholecystektomie. Bei therapieresistenten Schmerzzuständen subtotale Pankreasresektion.

Mucoviscidose ▶ **Ätiologie**

Autosomal-recessiv erbliche Erkrankung der exokrinen Drüsen. Manifestationen: Lunge, Magen-Darm-Trakt, Pankreas, Speicheldrüsen, Leber.

Pathogenese

Sekretionsanomalie der Schleimdrüsen und seromucoiden Drüsen: Vermehrung der Proteine (Glykoprotein) und des Calciums im Sekret, dadurch Obstruktion mit sekundärem Parenchymschwund und Fibrose. *Erhöhte NaCl-Ausscheidung durch die Schweißdrüsen* (Hitzeempfindlichkeit).

Klinik

Vorkommen: Krankheit des Kindesalters.

Meconiumileus: Beim Neugeborenen (Fermentmangel).
Durchfälle: Analprolaps, Invagination, Steatorrhoe, Wachstumsverzögerung, zunehmende exkretorische Pankreasinsuffizienz, Lebercirrhose.
Obstruktives Emphysem mit Bronchitis, gelegentlichen Atelektasen, Cor pulmonale. Hitzeempfindlichkeit wegen abnormer Schweißzusammensetzung: Natriumkonzentration über 60–80 mval/l pathognomonisch.
Adulte Form: Sehr selten, allmählich exkretorische Pankreasinsuffizienz, Emphysembronchitis.
50% der Kinder sterben vor dem 10. Lebensjahr.
Therapie: Antibiotica, Diät (fettarm).

Zollinger-Ellison-Syndrom ▶ **Ätiologie und Pathogenese**

Gastrin sezernierendes Pankreasadenom. Dauerstimulation der Belegzellen des Magens führt zu einer starken Hypersekretion sauren Magensaftes mit therapierefraktärer Ulcusdiathese.
Durch den starken Magensäureüberschuß können intraduodenal die Pankreasenzyme gehemmt werden und Durchfälle entstehen.

Klinik

Rezidivierende Ulcera, auch nach Teilresektion des Magens. Durchfälle, Gewichtsreduktion, Malabsorption.

Diagnose: Stark erhöhte Basalsekretion von Magensäure (mehr als 60% der Maximalsekretion nach Betazol- oder Pentagastrinreiz); Konzentrationen über 80 mval/l sind suspekt. Adenomnachweis durch Angiographie, sonst intraoperativ (in 50% der Fälle Malignome, in 50% der Fälle multiple Tumoren des Pankreas).

Therapie

Resektion des Adenoms, evtl. totale Gastrektomie (Beseitigung des Erfolgsorgans).

Verner-Morrison-Syndrom ▶ **Ätiologie und Pathogenese**

Sehr seltene nicht Gastrin produzierende Pankreasadenome, daher nicht mit saurer Hypersekretion des Magensaftes und Ulcera einhergehend. Auf unklare Weise stimuliert der Tumor die Bildung von wäßrigen Durchfällen.

Klinik

WDHA-Syndrom = wäßrige Diarrhoe, Hypokaliämie, Achlorhydrie; Darmentleerungen von 10 Litern kommen vor. Adenome meist gutartig.

Therapie

Operation, symptomatisch Cortisonderivate.

Pankreascarcinom ▶ **Vorkommen**

Bei beiden Geschlechtern annähernd gleich häufig. In der Bundesrepublik Deutschland 3500–4000 Sterbefälle pro Jahr an bösartigen Neubildungen des Pankreas.

Klinik

Symptome: Abhängig von der Tumorlokalisation. Pankreaskopftumoren: schmerzloser Verschlußikterus als häufiges Initialsymptom, später oft starke epigastrische Schmerzen. Carcinome des Pankreaskörpers und -schwanzes verursachen fast immer Schmerzen, Ikterus erst im Spätstadium. In allen Fällen Anorexie, Gewichtsabnahme. Oft Fettstühle, selten sekundärer Diabetes.
Lokal: Meist keine Resistenz, Leber erst später vergrößert; bei Verschlußikterus entsprechende Laborwerte (s. unten) und tastbare, schmerzlose Gallenblase (Courvoisiersches Zeichen). Manchmal Pfortaderstauung mit Milztumor. Fernsymptom: tiefe Beinvenenthrombose.
Labordiagnostik: Amylase im Serum und Harn nur bei 10% erhöht. Secretin-Test pathologisch. Oft lassen die Laborbefunde im Stich.
Röntgenuntersuchung: Erweiterte C-Schlinge, Konturunregelmäßigkeit im Duodenum (Duodenographie) bzw. an der Flexura duodeno-jejunalis. Nachweismöglichkeit durch Cöliakographie und Szintigraphie, auch durch Retropneumoperitoneum. In Zweifelsfällen diagnostische Laparotomie.

Therapie

Totalexstirpation des Pankreas. Nur selten möglich, da meist schon Metastasen vorliegen, wenn die Diagnose gestellt wird. Palliativ-Eingriff: Choledocho-Duodenostomie bei Verschlußikterus.

C. Leber und Gallenwege

1. Allgemeine Diagnostik

Leberfunktionsdiagnostik ▶

Fermentuntersuchungen im Serum

GPT (Glutamat-Pyruvat-Transaminase): Normalwert bis 12 mU/ml.

GOT (Glutamat-Oxalacetat-Transaminase): Normalwert bis 12 mU/ml.

γ-GT (γ-Glutamyl-Transpeptidase): Normalwert bis 28 mU/ml.

LDH (Lactat-Dehydrogenase): Normalwert bis 144 mU/ml.

GLDH (Glutamat-Dehydrogenase): Normalwert bis 0,8 mU/ml.

Bedeutung: Intracelluläre Leberenzyme, die bei Zellnekrose und Permeabilitätsstörung ins Blut gelangen. Anstieg bei akuter Hepatitis und dystrophischen Schüben. Nur die γ-GT reagiert auch bei toxischen Leberschäden und Gallengangsverschluß. GLDH-Anstieg (mitochondrales Enzym) beweisend für Nekrose.

Alkalische Phosphatase: Normalwert bis 48 mU/ml.

Leucinaminopeptidase (LAP): Normalwert bis 21 mU/ml.

Bedeutung: Beide Enzyme werden in der Galle ausgeschieden und steigen daher bei intra- und extrahepatischer Gallenwegsobstruktion an. Bei primären Leberparenchymerkrankungen ist der Serumspiegel wenig oder gar nicht erhöht.

Bestimmung der Gallenfarbstoffe

Bilirubin im Serum:

Gesamtbilirubin: normal bis 1,2 mg/100 ml.

Indirektes Bilirubin: bis 1,0 mg/100 ml

Direktes Bilirubin: 0,1–0,2 mg/100 ml.

Synonyma: Indirektes Bilirubin = primäres, freies, nicht konjugiertes B. (es ist im Serum an Albumin gebunden); direktes Bilirubin = sekundäres, konjugiertes, verestertes B. (es ist mit Glucuronsäure verestert).

Gallenfarbstoffe im Harn:

Bilirubin (nur direktes B. ist harnfähig): Normal nicht vorhanden. Nachweis durch Rosinsche Probe.

Urobilinogen und Urobilin: Normale Harnbestandteile. Nachweis einer pathologischen Mehrausscheidung von Urobilinogen durch Ehrlichsche Probe, von Urobilin durch Schlesingersche Probe.

Gallenfarbstoffe im Stuhl: Urobilinogen und Urobilin sind normale Stuhlbestandteile. Das Fehlen ist pathologisch (Gallengangsverschluß). Bilirubin im Stuhl nur bei Dünndarmdurchfällen.

Bilirubin im Duodenalsaft: Fehlt bei totalem Gallenwegsverschluß.

Bromthalein-Test

Dosis 5 mg/kg i. v.; Abfall der Serumkonzentration nach 60 min: unter 0,2 mg/100 ml normal.
0,2–0,4 mg/100 ml mäßiger Leberschaden.
0,5–0,9 mg/100 ml mittelschwerer Leberschaden.
> 1,0 mg/100 ml schwerer Leberschaden.
Bromthalein, teils frei, teils an Albumin gebunden, wird in der Leber an Glutathion oder Cystein gebunden und mit der Galle ausgeschieden.
Verzögerte Elimination bei Parenchymschäden und Zirkulationsstörungen. Bei Ikterus (über 2 mg/100 ml Bilirubin) ist der Test nicht indiziert, da eine Exkretionsstörung ohnehin erwiesen ist.

Galaktoseprobe

Such-Test: 40 g Galaktose oral. Nach 3 Std dürfen nicht mehr als 3 g im Harn ausgeschieden sein. Bedeutung: Nachweis von Parenchymschäden. Nur in der Leber wird Galaktose in Glykogen umgewandelt (die normale Kapazität entspricht der Belastung mit 40 g).

Gerinnungsfaktoren

Prothrombin (= Faktor II), Faktor V und Faktor VII. Abfall im Serum bei verminderter Bildung in der Leber infolge diffuser Parenchymschädigung oder infolge von Vitamin K-Mangel (Fettresorptionsstörung bei Verschlußikterus). Vitamin K-abhängig ist die Prothrombin- und Faktor VII-Synthese. Normalisierung nach Vitamin K-Injektion nur, so lange das Leberparenchym intakt ist (Koller-Test).
Halbwertszeit im Blutplasma: Prothrombin 3 Tage, Faktor VII 4 Std, Faktor V 12 Std. Daher rasches Absinken der Werte bei schweren Synthesestörungen.

Elektrophorese

Bezüglich der Leberfunktion interessiert der Albuminspiegel, da Albumin nur in der Leber gebildet wird. Biologische Halbwertszeit im Plasma 26 Tage. Normalwert im Serum 4,0 ±4 g/100 ml. Absinken bei Bildungsstörung oder Übergang in Ascites.
Die Gammaglobulinfraktion (Normalwert bis 1,5 g/100 ml ist als Ausdruck mesenchymaler Vorgänge bei chronischer Entzündung und Cirrhose der Leber erhöht. Die Bildung erfolgt in den Plasmazellen.

Serum-Lipide

Nachweis von Lipoprotein X: Abnorm zusammengesetztes Lipoprotein mit hohem Cholesterin- und Phospholipidgehalt, das nur bei Cholostase vorkommt.

Cholesterin und *Phosphatide* sind beim Verschlußikterus erhöht. Die Cholesterinester sind bei schweren Parenchymschäden vermindert. Ursache: Die Veresterung des Cholesterins mit Fettsäuren, die im strömenden Blut erfolgt, ist durch den Mangel an der von der Leber sezernierten Lecithin-Cholesterin-Acyl-Transferase des Plasmas herabgesetzt.

Serumeisen

Normalwert 80–120 μg/100 ml. Erhöhte Werte bei Hepatitis und Hämolyse. Normale Werte bei Verschlußikterus. *Serumkupfer:* Normalwert 70–140 μg/100 ml. Erhöhte Werte bei gestörter Cu-Ausscheidung durch die Leber (Verschlußikterus, Lebercirrhose). Der *Eisen-Kupfer-Quotient* ist bei akuter Hepatitis erhöht, bei Verschlußikterus erniedrigt.

Ammoniak im Serum

Normal bis 100 μg/100 ml. Anstieg bei Störung der Harnstoffbildung in der Leber oder bei portocavalem Shunt und hohem enteralen NH_3-Anfall.

Leucin und Thyrosin im Harn

Nachweis in Kristallform oder durch Millon-Probe. Positiv im Lebercoma (Hepatitis oder Cirrhose), auch im diabetischen Coma, aber nicht im Alkoholdelir.

Kalium, Natrium, Chlor, Harnstoff, Alkalireserve

Im Rahmen der Gesamtuntersuchung zum Ausschluß sekundärer Elektrolytstoffwechselstörungen und Störungen der Nierenfunktion.

Radiologische Untersuchungen ▶

Darstellung der Gallenwege

Zum Ausschluß von Konkrementen. Bei Verschlußikterus evtl. transhepatische Cholangiographie.

Rö. Untersuchung des Ösophagus

Varicennachweis.

Rö. Untersuchung Magen und Dünndarm

Evtl. Duodenographie zum Ausschluß von Tumoren des Magen-Darmtraktes und des Pankreaskopfes

Splenoportographie

Mit Druckmessung im Pfortaderkreislauf. Abklärung eines portalen Hochdruckes.

Scintigraphie

Mit Jod-markiertem Bengalrot oder denaturiertem Jod-Albumin zum indirekten Nachweis von Lebermetastasen oder Abscessen.

Bioptische Methoden ▶ **Blindpunktion**

Laparoskopie mit gezielter Punktion

Diagnostische Laparotomie

Anmerkung: Punktionen sind bei Gerinnungsstörungen und Thrombopenie und bei Ikterus kontraindiziert. Keine Laparoskopie bei Hiatushernie.

2. Ikterus

Bilirubinstoffwechsel ▶ **Bilirubinbildung**

Aus folgenden Quellen:

Hämoglobin zerstörter Erythrocyten im RES (Hauptmenge). Bei intravasalem Blutzerfall Bildung von Haptglobin-Hämoglobin-Komplex, der ins RES gelangt.
Protoporphyrin und Zellhämine (normalerweise wahrscheinlich sehr wenig).
Erythroblasten (hämoglobinhaltig), die im Knochenmark untergehen: Shuntbilirubin. Nur in pathologischen Fällen.

Transport zur Leber

Erfolgt gebunden an Albumin, als indirekt reagierendes Bilirubin.

In der Leber

Entkoppelung vom Albumin.
Veresterung mit Glucuronsäure (Glucuronyltransferase-System).
Ausscheidung des konjugierten Bilirubins durch Mikrovilli in die Gallencapillaren, von dort durch die Gallenwege in den Darm.

Im Darm

Reduktion des Bilirubins zu Urobilinogenen (d-Urobilinogen, Mesobilirubinogen, Stercobilinogen); diese oxydieren zu Urobilinen (d-Urobilin, l-Urobilin, Stercobilin). Ausscheidung der Hauptmenge mit dem Stuhl. Teilweise Rückresorption der Urobilinogene über die Pfortader und Wiederausscheidung des größten Teils durch die Leber (enterohepatischer Kreislauf), eines kleinen Teils durch die Niere. Bei gestörter Urobilinogenexkretion der Leber vermehrte Ausscheidung im Harn, dort Oxydation zu Urobilin. Bei totalem Gallengangsverschluß kein Urobilinogen in Stuhl und Harn.

Pathogenese der Ikterusformen ▶ **Vorbemerkung**

Die alte lokalisierende Einteilung in:
Prähepatischen (hämolytischen) Ikterus
Intrahepatischen (Parenchym-) Ikterus
Posthepatischen (Verschluß-) Ikterus
gibt nur ein grobes Schema. Differenzierter ist die Einteilung nach pathophysiologischen Kriterien:

Gesteigerte Bilirubinproduktion

Hämolyse: intra- und extravasal.

Erhöhtes Shunt-Bilirubin: Erythroblastenabbau im Knochenmark.

Gestörte Bilirubinkonjugation in der Leber

Neugeborenenikterus: Relativer Mangel an Glucuronyltransferase.

Meulengracht (= Gilbert)-Syndrom: Verminderte Bilirubinaufnahme in die Leber in fast allen Fällen. Ursache unklar, gestörte Entkoppelung vom Albumin? Außerdem bei ca. 50% Verminderung der Glucuronyltransferase: konstitutionell, familiäre Belastung in 10–25% nachweisbar. Keine sichere Unterscheidungsmöglichkeit von posthepatitischer unkonjugierter Hyperbilirubinämie (alles gleichermaßen harmlos).

Crigler-Najjar-Syndrom: Hereditäre hochgradige Störung der Bilirubinkonjugation durch fast vollständigen Mangel der Glucuronyltransferase. Seltene Krankheit mit schwerem Ikterus.

Posthepatitische Hyperbilirubinämie: Verminderte Bilirubinaufnahme und Konjugationsstörung infolge verminderter Aktivität der Glucuronyltransferase.

Störung von Transport und Exkretion des konjugierten Bilirubins in der Leber

Dubin-Johnson-Syndrom: Bei normalem Konjugationsmechanismus gestörte Ausscheidung der Konjugate von Bilirubin, BSP und Röntgenkontrastmitteln u. a., dazu Pigmentablagerung in den Leberepithelien – aus Adrenalinmetaboliten? – längs der Gallencapillaren (genetisch bedingte Erkrankung).

Rotor-Syndrom: Ebenfalls Ausscheidungsstörung für konjugiertes Bilirubin, BSP u. a. Substanzen, aber nicht so ausgeprägt wie beim Dubin-Johnson-Syndrom und ohne Pigmentbildung. Genetisch bedingte Krankheit.

Erworbene hepatocelluläre Erkrankungen: Gallenreflux innerhalb des Leberparenchyms durch verschiedene Mechanismen (Ruptur der Gallencapillaren, Kompression der kleinsten Gallengefäße etc.): *Entzündliche Parenchymerkrankungen* (Hepatitis).

Leberstauung (bei Rechtsherzinsuffizienz oder Panzerherz).

Intrahepatische Cholostase:

a) Reine Cholostase: Störung der Gallensekretion durch Steroide (Methyltestosteron, Anabolica, Gestagene, Ovulationshemmer) und Schwangerschaft (Gestagen-Effekt), aber nur bei individueller Disposition. Erweiterung der von den Leberzellen begrenzten initialen Gallengänge (Canaliculi) mit Reduktion der Mikrovilli, Ausfällung von Gallenthromben (vermutlich durch verminderte Gallensäurenausscheidung) und Verminderung des Gallenflusses. Keine entzündlichen Gallengangsveränderungen.
b) Cholostase und Nekrose: Störung der Gallensekretion, kombiniert mit Zellnekrosen und periportalen Zellinfiltraten. Ursa-

che: allergische Reaktion auf Medikamente (Chlorpromazin und andere Tranquilizer, Sulfonamide, Antibiotika etc.). Voraussetzung ist auch hier eine individuelle Disposition.

c) Cholostase bei Alkoholhepatitis und Virushepatitis mit cholostatischem Einschlag: Es besteht eine Abflußbehinderung durch Einengung oder Verlegung intrahepatischer Gallengänge (Ductuli).

Obstruktion der extrahepatischen Gallenwege

Nach Tierexperimenten müssen 75% der die Leber drainierenden Gallenwege verschlossen sein, ehe es zum Ikterus kommt. Meist ist der Choledochus partiell oder total verlegt:

1. Steinverschluß,
2. Tumorverschluß (primär oder sekundär durch Kompression),
3. Papillenstenose.

Laborchemische Differentialdiagnose der Hyperbilirubinämien ▶

Nicht konjugierte Hyperbilirubinämien

Hämolytischer Ikterus:
Indirektes Bilirubin ↑
Keine Bilirubinurie, pleiochrome Galle
Urobilinogen im Harn ↑
Reticulocyten im Blut und Knochenmark ↑
Erythrozytenlebensdauer ↓
Eisen im Serum ↑
LDH im Serum ↑
Alle Leberfunktionsproben normal

Shunt-Hyperbilirubinämie (Israel-Syndrom):
Indirektes Bilirubin ↑
Keine Bilrirubinurie, pleiochrome Galle
Urobilinogen im Harn ↑
Serumeisen ↑
Reticulocyten ↑
Erythrocytenlebensdauer (Zellen des peripheren Blutes) normal

Gilbert (= Meulengracht)-Syndrom:
Indirektes Bilirubin → 3 mg/100 ml
Keine Hämolysezeichen, Fe normal
Keine Leberfunktionsstörungen
Normale Leberhistologie
(verminderte Glucuronyltransferaseaktivität im Punktionszylinder).

Crigler-Najjar-Syndrom (selten):
Indirektes Bilirubin über 10 mg/100 ml
(klinisch Kernikterus, Tod bis zur Adoleszenz)
Keine Hämolysezeichen, Fe normal
Keine Leberfunktionsstörungen
Normale Leberhistologie (Fehlen der Glucuronyltransferase im Lebergewebe)

Posthepatitische Hyperbilirubinämie:
Entspricht dem Gilbert-Syndrom.

Konjugierte Hyperbilirubinämien

Dubin-Johnson-Syndrom:

Direktes und indirektes Bilirubin erhöht! Bilirubinurie!
Ausscheidungsstörung für andere konjugierte Verbindungen:
Bromthaleintest: spät positiv (normaler Abfall nach 30 und 60, Wiederanstieg nach 90 und 120 min)
Negatives Cholecystogramm
Übrige Leber-Tests normal
Biopsie: braun-schwarzes Pigment

Rotor-Syndrom:

Direktes und indirektes Bilirubin ↑
Bilirubinurie
Bromthalein-Test: spät positiv
Cholecystogramm normal
Übrige Leber-Tests normal
Biopsie normal

Hepatocellulärer Ikterus (akute und chronische Hepatitis, dystrophische Schübe bei Cirrhose):

GPT, GOT ↑
LDH ↑
GLDH ↑
Alk. Phosphat. normal – leicht erhöht
Direktes und indirektes Bilirubin ↑
Bilirubinurie
Urobilinogenurie ↑
Bromthaleintest pathologisch
Galaktoseprobe pathologisch
Gerinnungsfaktoren: normal oder früh vermindert
Serumeisen erhöht
Lp X negativ
Cholesterin + Phosphatide normal
Albumin normal
Gammaglobulin nur bei chron. Entzündung und Cirrhose erhöht
BSG erhöht

Verschlußikterus (intrahepatische Cholostase, Obstruktion der Gallenwege)

direktes und indirektes Bilirubin ↑
Urobilinogen (Stuhl, Harn) negativ
Alk. Phosphatase ↑
Cholesterin + Phosphatide ↑
Lp X positiv
Transaminasen + LDH normal → leicht ↑
Serumeisen normal
Bromthalein-Test entfällt
Albumin normal, Gerinnungsfaktoren normal } spät pathologisch
Gammaglobulin, BKS } wegen sek. Entzündung oft erhöht

3. Leberkrankheiten

Akute Virushepatitis ▶

Ätiologie

Noch nicht eindeutig bestimmte Viren.

Infektiöse Hepatitis (H. epidemica): Virus IH oder A.
Serumhepatitis (homologer Serumikterus): Virus SH oder B.
Unterscheidungsmerkmale:

	IH	SH
Erreger:	im Stuhl, Urin, Blut	nur im Blut
Infektion:	oral + parenteral +	parenteral + oral selten
Inkubation:	15–60 Tage	60–180 Tage

Verlauf: IH oft weniger schwer als SH.

Morphologie

Disseminierte Degeneration und Nekrose von Parenchymzellen, Proliferation und Schwellung der Kupfferschen Sternzellen, zelluläre Infiltration der Sinusoide und Glissonschen Dreiecke.

Prodromalerscheinungen

Beginn 2–4 Wochen vor dem Ikterus. Schwäche, Appetitmangel, (Gewichtsverlust), Übelkeit, Erbrechen, Gelenkbeschwerden, Pruritus, Fieber. (Zigaretten schmecken nicht mehr.) Leichte Oberbauchschmerzen.

Befund

Meist nur mäßige Lebervergrößerung, geringer Milztumor (20%). Ikterus in 3–14 Tagen zum Maximum.
Labor: Transaminasen und Eisen erhöht, alkal. Phosphatase normal oder gering erhöht. Normale Senkung, kaum veränderte Elektrophorese. Australia-Antigen im Serum oft positiv.

Verlauf

Ikterische Phase 2–6 Wo. Darauf postikterische Phase 2–6 Wochen mit Restinfiltraten in der Leber und beeinträchtigtem Allgemeinbefinden. Rezidivgefahr bei vorzeitiger Überlastung. Transaminasen kontrollieren. 80–90% Spontanheilung.
Besondere Verlaufsformen:
1. Fulminante Hepatitis (nekrotisierende Hepatitis, akute Leberdystrophie): 0,2–0,4% der Fälle.
Zeichen: Absinken der Gerinnungsfaktoren, evtl. auch der erhöhten Transaminasen, Foetor hepaticus, Flattertremor (flapping), Somnolenz, Coma. Millon-Probe +!
2. Subakute Hepatitis (submassive Nekrose): Beginn als typische Hepatitis, dann progredient. Ausgang in tödl. Leberversagen (2–12 Wochen) oder postnekrotische Cirrhose.
3. Cholostatische Hepatitis (Hepatitis mit intrahepatischem Ver-

schlußsyndrom): Acholie im Stuhl, kein Urobilinogen im Harn. Sehr starker Ikterus, Juckreiz (Gallensäuren), Transaminasen hoch, dabei jedoch deutliche Erhöhung der alk. Phosphatase. Spätes Absinken der Gerinnungsfaktoren, Lp X positiv.
4. *Anikterische Hepatitis:* In Endemiegebieten 10mal häufiger als die ikterische Form. Klinische Erscheinungen bis auf den Ikterus ganz ähnlich. Transaminasen hoch. Manchmal tödliches Lebercoma ohne Ikterus.

Differentialdiagnose

Leptospirosen (M. Weil)
Mononucleose
Toxoplasmose
Syphilis (Generalisationsstadium)
Bakterielle Sepsis
Akuter Stauungsikterus
Alkoholische Hepatitis
Hämolytischer Ikterus
Verschlußikterus (+ Cholangitis)
Intoxikationen (CCl_4, Phosphor, Medikamente)

Prophylaxe

Passive Immunisierung mit Gammaglobulin: 0,02 ml/kg i.m. Infektiosität des Stuhls bei IH ca. 3 Wochen. Daher Isolierung. Vorsicht bei Punktionen (parenterale Infektion). Sterilisation von Nadeln, Spritzen und anderen Instrumenten. Bei SH: Prophylaxe mit Gammaglobulin 2–3mal 10 ml (16%ige Lösung) i.m. in Abständen von 3 Wochen.

Therapie

Bettruhe bis zum Abfall des Ikterus und der Transaminasen.
Diät: Isokalorische schmackhafte Kost, 70 g Protein, nur bei akuter Nekrose nicht, Fett nach Verträglichkeit (Kalorienspender!)
Infusionen: Laevulose mit Vit. B-Komplex.
Medikamente: Vorsicht! Prednison nicht im Normalfall. Bei akuter Nekrose und persistierenden Transaminasewerten indiziert, dazu Antacida.
Leibwickel: 3mal feucht-warm, nach den Mahlzeiten. Gibt Linderung.

Chronische Hepatitis ▶ **Ätiologie**

Posthepatitisch (langes oder kurzes Intervall), *primär chronisch* (unklar, nach anikterischer akuter Hepatitis), *postdystrophisch* (längeres Intervall), *alkoholisch* (+ nutritive Schäden).

Symptome

Subjektiv: Schwäche, Ermüdbarkeit, Fettunverträglichkeit, leichtere Oberbauchbeschwerden.

Objektiv: Lebervergrößerung, seltener auch Milzschwellung, Subikterus, Urobilinogenurie. Hautzeichen (Weißfleckung, Palmarerythem, Gefäßspinnen).
Labor: Australia-Antigen (Virusmaterial?) positiv, Transaminasen mäßig erhöht, schwankend, zunehmende Gammaglobulinvermehrung. Bromthaleintest pathol., Albumin und Gerinnungsfaktoren lange normal.
Diagnose: Nur *histologisch* mit Sicherheit möglich: dichte rundzellige Infiltrate in den Periportalfeldern, die verbreitert und unscharf begrenzt sind, mit Übergreifen auf die Läppchenperipherie.

Therapie und Verlauf

In 60% der Fälle kann durch intensive Therapie der Übergang in Cirrhose verhindert werden. Therapeutische Prinzipien: 1–3 Monate Bettruhe (so lange Aktivitätszeichen bestehen), Diät, Wärme, Alkoholabstinenz, Läruloseinfusionen mit Vit. B-Komplex, Prednison (+ Antacida), evtl. zusätzlich Imuran.

Fettleber ▶ **Ätiologie**

Der Häufigkeit nach:
1. Chron. Alkoholismus
2. Diabetes
3. Überernährung, Unterernährung
4. Intoxikationen
5. Infektionen (+ konsumierende Leiden)

Pathogenetische Mechanismen

Oxydationsstörung
Stimulation der Synthese
Verminderter Fett-Abstrom (Lipoproteinbildung)
Erhöhter Fett-Zustrom (Mobilisierung der Fettdepots)

Symptome

Subjektiv: Oft beschwerdefrei (Zufallsbefund), Druck- und Völlegefühl im rechten Oberbauch (beim Bücken) Appetitstörungen, Blähungen.
Objektiv: Lebervergrößerung (mitunter erheblich), stumpfer Rand.
Laboruntersuchungen meist negativ. Urobilinogenurie und pathol. Bromthalein-Test als Indikator am empfindlichsten.
Diagnose: Histologisch!

Verlauf und Behandlung

Ausschaltung exogener Noxen (Alkohol!) und falscher Ernährungsweise. Dann meist Rückbildung. Die diabetische Fettleber spricht auf Insulin- und Sulfonylharnstoffbehandlung an. Cholin und Methionin erübrigen sich. Ihr Nutzen ist geringer als der einer kausalen Therapie.

Organische Schäden bei Alkoholismus ▶ **Allgemeinzustand**

Frühstadium: Adipositas (7 Kal/g!, Anregung des Appetits).
Spätstadium: Abmagerung, Entkräftung, hohe Infektanfälligkeit (Appetitstörung aus zentraler und gastrointestinaler Ursache. Alkohol mit nur leeren Kalorien wird einziges Nahrungsmittel. Eiweiß- und Vitamin B-Mangel).

Leber

Verfettung (nutritiv).
Intrahepatisches Verschlußsyndrom: Bei Fettleber, verbunden mit Ikterus, Kolikschmerz, hoher alk. Phosphatase.
Zieve-Syndrom: Hyperlipämie (mit hämolytischer Anämie), cholostatischer Ikterus, Koliken. Heparinbehandlung.
Alkoholische Hepatitis: Klinisch der Virushepatitis ähnlich. Histologisch:
Nekrosen + Verfettung. Ausgang in akute Dystrophie der Leber möglich.
Portale (Laennecsche) Cirrhose: Hohe Gefährdung: ab 160 g Alkohol/Tag (25 Jahre).
Gefährdung: zwischen 80 und 160 g/Tag.
Unschädlich: bis 80 g/Tag (Voraussetzung: keine anderen Lebererkrankungen).

Übrige Verdauungsorgane

Gastritis, Ulcus duodeni, Pankreatitis.

Herz

Alkoholische Kardiomyopathie (tox. bedingt): Hypertrophie, Rhythmusstörungen (Extrasystolien, Vorhofflimmern), Rechts- und Linksinsuffizienz.

Nervensystem und Psyche

Sucht
Polyneuritis (Aneurinmangel)
Schlafstörungen, Tremor
Delirium tremens (auslösende Sekundärkrankheiten, Entzug)
Korsakow-Psychose
Wernicke-Enzephalopathie (Schlafsucht Ataxie, Augenmuskel-Paresen)

Behandlung

Abstinenz (Entziehungskur, AA). Valium, Distraneurin, Diät, Vitamine (besonders B-Komplex).

Lebercirrhosen **Ätiologie und Pathogenese**

Alkoholische oder portale Ci. (Laennec): Fibrosierung von den Periportalfeldern ausgehend, fast in jedem Läppchen, daher kleinknotig.

Postnekrotische Ci.:
Posthepatitisch
Nach Intoxikation (CCl_4, Phosphor): Breitere Bindegewebszüge aus größeren Nekrosebezirken entstehend. Knoten größer und ungleichmäßiger. Selten ohne Aktivitätszeichen.
Biliäre Ci.:
primär: idiopathisch
posthepatitisch
toxisch (Medikamente)
sekundär: Obstruktion der Gallenwege (+ Cholangitis)
Stauungscirrhose:
Kardial (Rechtsinsuffizienz, Perikarditis konstrictiva)
Okklusion der Lebervenen (Budd-Chiari-Syndrom)
Ci. bei Stoffwechselerkrankungen:
Diabetes (via Fettleber?)
Hämochromatose
Wilsonsche Krankheit
Mucoviscidose
Galaktosämie u.a.

Morphologische Charakteristika

Parenchymuntergang, Bindegewebsersatz, Zerstörung der Läppchenstruktur durch Bindegewebswucherung, Regeneratbildung.

Symptome

Subjektiv: Schwäche, Impotenz, Gewichtsabnahme, Zunahme des Leibumfanges, plötzliche Blutung, Ikterus.
Objektiv: Ikterus nicht obligat.
Gefäßspinnen
Palmarerythem
Weißnägel, Weißfleckung
Glatte rote Zunge
Sekundärbehaarung (männl.) fehlt
Gynäkomastie, Hodenatrophie – Oestrogenwirkung
Parotisschwellung, Dupuytrensche Kontraktur
Caput medusae, Venenzeichnung
Hautblutungen, Rumpel-Leede +
Leberschwellung oder -schrumpfung
Milztumor (nicht obligat, meist das Zeichen einer portalen Hypertension, oft verbunden mit splenogener Markhemmung: Leuko- u. Thrombopenie).
Oesophagusvaricen
Ascites, Beinödeme
Labor
Elektrophorese:
hoher breitbasiger Gammaglobulingipfel
Albuminverminderung

Bilirubin: meist leicht, im Schub stärker erhöht (direktes + indirektes B.)
Transaminasen leicht erhöht
Alkal. Phosphat. } bei biliär. Ci. ↑
Lipide }
Gerinnungsfaktoren erniedrigt (trotz Vit. K-Gabe)
Bromthalein-Test } stark pathologisch
Galaktoseprobe }
Ammoniak im Präcoma und Coma erhöht
Sekundäre Elektrolytstörungen (Hypokaliämie!)
Laparoskopie: Zur Sicherung der Diagnose (makroskopisch und histologisch).

Aktivitätszeichen der Cirrhose

Ikterus; Transaminasenerhöhung; hohe BKS; Fieber; Dekompensationszeichen (Ascites, Ödeme, Präcoma und Coma: oft Blutungsfolge).

Pathogenese des Ascites bei Cirrhose

Portale Hypertension
Verminderter osmotischer Druck durch Hypalbuminämie.
Natriumretention (gesteigerte Rückresorption im proximalen Tubulus):
a) Unbekannter Faktor aus der geschädigten Leber.
b) Verzögerter Aldosteronabbau in der Leber.

Portale Hypertension ▶ **Symptome**

Oesophagusvaricen, verstärkte Bauchvenenzeichnung (Caput medusae, nur 1%), Milzschwellung, Meteorismus, Ascites, Hämorrhoiden. Meßbare (Milzpunktion) Erhöhung des Pfortaderdruckes (normal 6–12 cm H_2O).

Cruveilhier-Baumgarten-Syndrom: Erweiterung der V. umbilicalis und der periumbilicalen Venen bei portaler Hypertension infolge Lebercirrhose.
Cruveilhier-Baumgarten-Krankheit: Persistierende offene Nabelvene mit direkter Mündung in die Pfortader bei angeborener Hypoplasie oder erworbener Thrombose der intrahepatischen Pfortaderverzweigungen mit allen Zeichen der portalen Hypertension ohne primäre Lebercirrhose.

Differentialdiagnose

Splenoportographie, retrograde Lebervenenfüllung.

Prähepatischer Block: Pfortaderthrombose, Kompression am Leberhilus.
Intrahepatischer Block:
Präsinusoidal: kongenitale Fibrose, portale granulomatöse Infiltrationen (Schistosomiasis, Boeck u.a. – selten).

Intrasinusoidal: Sichelzellanämie (führt zur Sinusthrombose).
Postsinusoidal: Lebercirrhose (Kompression der randständig werdenden Lebervene im Regeneratknoten, Narben- und Zerstörungseffekte).
Posthepatischer Block:
Thrombose der Lebervene (Budd-Chiari-Syndrom),
Konstriktive Perikarditis.

Pathogenese und Klinik des Lebercomas ▶ **Exogenes Lebercoma**

Portocavale Encephalopathie: cerebrale Intoxikation mit Ammoniak u.a. Substanzen (Amine? Phenolkörper?), welche durch Darmbakterien aus Eiweißabbauprodukten und Harnstoff gebildet werden und unter Umgehung der Leber in den großen Kreislauf gelangen und dadurch von der geschädigten Leber zu langsam ausgeschieden, bzw. entgiftet (Blutung, proteinreiche Kost) werden.
Shuntentstehung: Spontan bei stark entwickeltem Kollateralkreislauf oder durch operative portocavale Anastomosierung.
Symptome: Bewußtseinstrübung mit örtlicher und zeitlicher Desorientiertheit, Flattertremor („flapping"), pathol. Rechentest, Handschrift verzittert, EEG-Befunde (Frequenzabnahme der alpha- u. delta-Wellen). Ammoniak im Serum erhöht. Chron. Encephalopathie: allmählicher Persönlichkeitsverlust, Demenz.

Endogenes Lebercoma

Zusammenburch der Leberfunktion infolge akuter oder chronischer Parenchymzerstörung. Ausfall aller Leberfunktionen (oder fast aller), kein Shunteffekt. Pathophysiologie der Bewußtlosigkeit nicht geklärt. Ammoniak nicht erhöht. Millonprobe +, Harnstoff und Blutzucker oft niedrig. Hochgradige Verminderung der Gerinnungsfaktoren, evtl. Transaminasenabfall. Kreislaufkollaps, Schock, Nierenversagen. Klinische Symptomatik im präcomatösen Zustand wie beim exogenen Lebercoma. Foetor hepaticus (wie Mäusestall). Atemstillstand.

Therapie der Lebercirrhose und ihrer Komplikationen ▶ **Kausale Behandlungsmöglichkeiten**

Alkoholische Cirrhose: Abstinenz, Diät.
Postnekrotische Cirrhose: Steroide.
Biliäre Cirrhose: Gallenwegschirurgie.
Perikarditis constr.: Operation.
Hämochromatose (primär und sekundär): Aderlässe, Desferrioxamin.
Morbus Wilson: BAL, Penicillamin (früh).

Diät

Wie bei chron. Hepatitis, reichlich Vitamine. Eiweißbeschränkung nur bei großem Shunt oder beginnendem Leberversagen.

Ascitesbehandlung

Nicht punktieren, langsam entwässern. Cave Hypokaliämie! Aldactone, Lasix u.a. Saluretica. Salzarme Kost zur Ödemprophylaxe.

Oesophagusvaricenblutung

Prophylaxe: Durch Shunt-Operation (Albumin über 3 g/100 ml, keine Transaminasenerhöhung, kein Ikterus). Oesophagitis vermeiden (Saftlocker, Alkohol, Prednison).

Therapie: Blut- und Plasmaersatz (auch Fibrinogen), Senkung des Pfortaderdruckes (20 E Hypophysin in 150 ml 5% Laevulose in 10 min i.v.). Sengstakensonde zur Blutstillung. Prophylaxe der posthämorrhagischen Ammoniakintoxikation (Neomycin, Humatin).

Leberkoma

Exogen: Stop der Eiweißzufuhr, Hemmung der Darmflora (Neomycin, Humatin), Laevulose-Infusionen und Infusionen von L-Arginin und L-Äpfelsäure zur NH_3-Entgiftung.

Endogen: Stop der Eiweißzufuhr, Dauerabsaugung des Duodenalsaftes (Galle), Antibiotica (Infektschutz), Laevulose (Thioctsäure, Coenzym A, DPN)-Infusionen, Sauerstoff, Ausgleich von Elektrolytstörungen, künstliche Beatmung, Corticosteroide.

Lebercarcinome ▶

Vorkommen

Primäre Neoplasien der Leber sind selten. Zwei Drittel entfallen auf Patienten mit Lebercirrhose (postnekrotische oder portale Ci.). Weitere Risiken: entzündliche Prozesse, Leberegelbefall und vermutlich Toxine in der Nahrung.

Pathologie

Hepatome: Neoplasien aus Parenchymzellen.
Cholangiome: Neoplasien aus Gallengangszellen.

Klinik

Symptome: In vielen Fällen das Bild einer Lebercirrhose, die sich plötzlich verschlechtert: Gewichtsverlust, Fieber, hämorrhagischer Ascites, Darmblutungen. Oft große derbe Leber, umschriebene Geschwulstmasse. Manchmal keinerlei Symptome, Nachweis erst durch Autopsie (Exitus an Metastasen).

Diagnose: Bei Hepatomen in mehr als 50% der Fälle Nachweis von α-Foetoglobin im Serum. Oft erhöhte alkalische Phosphatase, mäßige Erhöhung der Transaminasen, Ikterus kann fehlen. Nachweis durch Laparoskopie mit Biopsie. Indirekter Nachweis durch Cöliakographie oder Szintigramm.

Therapie

Operative Behandlung nicht möglich. Versuch mit Cytostatica nicht aussichtsreich. Exitus innerhalb von 2 Jahren.

Metastasenleber ▶ Vorkommen

Sekundäre Tumoren in der Leber sind bei den verschiedensten Primärtumoren anzutreffen und insgesamt sehr häufig.

Symptome

Vergrößerung der Leber mit höckeriger Oberfläche; Tastbefund manchmal unauffällig. Oft ein Kontrast zwischen starker Größenzunahme der Leber und relativ wenig veränderten Laborbefunden. Ikterus fehlt oft, relativ häufig ist die alkalische Phosphatase erhöht. Diagnose durch Laparoskopie mit makroskopischem Nachweis oder Biopsie. Indirekter Hinweis aus dem Szintigramm.

Therapie

Je nach Primärtumor evtl. cytostatisch. Resektion von Tumoren des Verdauungstraktes kann auch bei Lebermetastasen indiziert sein.

4. Erkrankungen der Gallenwege

Dyskinesien ▶ Definition

Gallenwegsbeschwerden funktioneller Natur ohne Entzündung und ohne Steinbildung in den Gallenwegen. Normalerweise stimuliert der in das Duodenum gelangende Speisebrei die Freisetzung von Cholecystokinin, welches die Kontraktion der Gallenblase und die Erschlaffung des distalen Sphincters des Choledochus (Sphincter Oddi) bewirkt. Bei der Dyskinesie werden folgende motorische Störungen unterschieden:

Hypertonische Dyskinesie: Entleerungsstörung der Gallenblase infolge Kontraktion des Sphincter Oddi oder des Collum-Cysticusabschnittes.

Hyperkinetische Dyskinesie: Parasympathisch übererregbare Gallenwege mit schneller und ausgiebiger Entleerung der Gallenblase. Hier sind die Beschwerden meistens gering. Nachweis durch Röntgenuntersuchung.

Hypotonische Dyskinesie: Herabsetzung der Motilität mit verzögerter Kontraktion der Gallenblase nach Reizmahlzeit. Bei der Cholecystographie ist abnorm lange Restgalle in der Gallenblase zu erkennen.

Symptome

Koliken im rechten Oberbauch (hypertonische Form), Schwere- oder Völlegefühl, dyspeptische Störungen (hypotone Form). Dazu Zeichen der vegetativen Labilität (vasomotorische Kopfschmerzen, Migräne, spastische Obstipation) und Psycholabilität. Diagnose: Kontrastmitteldarstellung und Reizmahlzeit.

Therapie

Nach Ausschluß organischer Prozesse möglichst konservatives Vorgehen (Spasmolytica, Sedativa, Duodenalduschen, Diät); in besonderen Fällen Operation (Cholecystektomie, Sphincterotomie), wobei die manometrische Kontrolle der Gallenwege die Frage der Abflußbehinderung klären hilft.

Akute Cholecystitis ▶ **Ursachen**

In 90–95% der Fälle Komplikation der Cholelithiasis (s. unten). Primäre bakterielle Infektion bei Salmonellosen. In den anderen seltenen Fällen einer akuten Entzündung ohne Steinbefall ist die Ätiologie unklar.

Symptome

Heftige Dauerschmerzen im rechten Oberbauch mit Druckempfindlichkeit. Übelkeit, Erbrechen, Fieber. Auf Symptome der Mitbeteiligung von Leber und Pankreas muß geachtet werden. Abgrenzung eines Empyems oftmals möglich. Perforationsgefahr.

Therapie

Akute Phase mit antibiotischer Behandlung, Analgeticis (kein Morphium!), Diät, Infusionen und Bettruhe zum Abklingen bringen. Cholecystektomie bei Steinnachweis möglichst erst im Intervall. Bei Perforationsgefahr sofort operieren.

Cholelithiasis ▶ **Ursachen**

Wesentliche Kausalfaktoren: Infektion, Stase, metabolische Störungen mit veränderter Ausscheidung von Bilirubin, Salzen der Gallensäuren und Phosphatiden. Die Pathogenese der Steinbildung ist im einzelnen noch undurchsichtig. Zusammensetzung der Steine aus Cholesterin, Gallenpigment und Calciumsalzen, deren physikochemisches Gleichgewicht bei der Steinbildung gestört ist.

Klinik

Vorkommen sehr häufig, mit dem Lebensalter zunehmend. Bei Autopsien Erwachsener Steinnachweis in ca. 10% der Fälle. Keine eindeutige Bevorzugung korpulenter Personen. Disposition bei hämolytischem Ikterus. Häufige Manifestation in der Schwangerschaft.

Symptome: In vielen Fällen Beschwerdefreiheit (ruhende Gallensteine). Alle Grade von heftigsten Leibkoliken bis zu leichtem Druck im Oberbauch nach fettreichen Mahlzeiten. Komplikationen: akute und chronische Cholecystitis, Hydrops, Empyem, Perforation. Bei Cholangiolithiasis Zeichen des intermittierenden oder permanenten Verschlußikterus (s. S. 257) und sekundäre Cholangitis. Bei jeder Gallenkolik mit und ohne Ikterus Fahndung nach Pankreasbeteiligung (durch Untersuchung der Amylase in Blut und Harn) und Leberbeteiligung. Sekundärinfektionen führen zu Fieber, Leukocytose und stark erhöhter Blutsenkung.

Diagnose: Steinnachweis durch perorale oder intravenöse Cholecysto- und Cholangiographie. Füllungausfall spricht für Gallenblasenaffektion durch Steinleiden bzw. chronische Entzündung mit Schrumpfung, wenn schwere Leberfunktionsstörungen mit mangelhafter Kontrastmittelausscheidung auszuschließen sind. Bei Verschlußikterus kommt nach angemessener Wartezeit (2–3 Wochen) nur die präoperative transhepatische Cholangiographie in Frage.

Therapie

Bei Koliken mit und ohne Komplikationen ist die Operation angezeigt, möglichst im Intervall. Bei ruhenden Konkrementen ist im höheren Alter abzuwarten. Diät: fettarm, kein Eidotter, blähende Gemüse und individuell unverträgliche Speisen meiden. Behandlung der Gallenkolik mit Dolantin oder spasmolytischen Präparaten. Nicht schattengebende Cholesterinsteine lösen sich nach oraler Langzeitbehandlung mit Chenodesoxycholsäure auf.

Postcholecystektomiesyndrom

Hierunter fallen alle nach der Cholecystektomie fortbestehenden bzw. neu auftretenden abdominalen Beschwerden. Es bestehen folgende pathogenetische Möglichkeiten:

Chirurgische Komplikationen: Adhäsionen, Wundinfektionen, postoperative Pankreatitis, Gallenfistel etc., Striktur des Choledochus.

Choledocholithiasis: Unterlassene Steinentfernung oder Neubildung von Gallenwegskonkrementen (muß in jedem Fall von Koliken und Zeichen der Cholangitis durch Röntgenuntersuchung ausgeschlossen werden).

Gallengangsdyskinesien: Ausschlußdiagnose.

Cholangitis: Fieberschübe, Senkungsbeschleunigung, Subikterus, sekundäre Leberfunktionsstörungen.

Digestionsstörungen: Fettunverträglichkeit infolge mangelhafter Gallensekretion.

Krankheitszustände außerhalb der Gallenwege: Die schon vor der Operation bestanden haben und nicht erkannt wurden: Irritables Colon, chronische Appendicitis oder Adnexitis, Pankreas- und Lebererkrankungen, Ulcus duodeni etc.

Therapie: Je nach der Ursache. Bei Cholangitis intermittierende Antibiotica-Anwendung (Tetracycline).

Carcinom ▶

Vorkommen

Gallenblasencarcinome sind meistens mit Cholelithiasis assoziiert, ein Kausalzusammenhang ist aber umstritten. Carcinome bei etwa 1% der Cholecystektomien. Relativ selten sind primäre Carcinome des Choledochus und der Papilla Vateri.

Symptome

Bei Gallenblasencarcinomen uncharakteristisch, ähnlich wie Cholecystitis. Bei Choledochustumoren frühzeitig Verschlußikterus, bei Tumoren der Papilla Vateri klinisches Bild des Pankreaskopfcarcinoms. Sicherung der Diagnose nur operativ möglich.

Therapie

Operation. Zum Zeitpunkt der Diagnose meistens schon Metastasierung.

Kapitel 5.

Ernährungs- und Stoffwechselkrankheiten

A. Krankheiten durch Ernährungsstörungen

1. Die normale Ernährung

Calorienbedarf ▶ Grundumsatz

Calorienverbrauch in 24 Std unter absoluten Ruhebedingungen. Gemessen im wachen, nüchternen Zustand auf dem Ruhebett. Abhängig von Körperoberfläche (errechnet aus Größe und Gewicht), Alter und Geschlecht.

Normalwerte: Aus Tabellen ersichtlich. Faustregel: Energieverbrauch pro kg und Std annähernd 1 kcal. Der Mindestcalorienbedarf (Ruhelage) pro Tag beträgt demnach: Körpergewicht × 24. Bei einem 70 kg schweren Mann ergibt das 1680 kcal/Tag.

Calorienbedarf bei körperlicher Belastung

Leichte Arbeit im Sitzen und Stehen: ca. 2000–2700 kcal/Tag.
Mittelschwere Arbeit: ca. 3000–3600 kcal/Tag.
Schwere Arbeit: ca. 3900–4200 kcal/Tag.
Schwerste Arbeit ca. 4500–6000 kcal/Tag.

Weitere Einflüsse auf den Calorienbedarf

Steigerung: Durch Fieber, Schilddrüsenhormon, Sympathicusstimulation, Wachstumshormon, spezifisch dynamische Wirkung der Nahrung (besonders der Proteine), kaltes Klima.
Verminderung: Schlaf (–10–15%), tropisches Klima, langdauernde Unterernährung mit Kachexie, Schilddrüsenunterfunktion.

Caloriengehalt der Hauptnährstoffe

Eiweiß: 4,1 kcal/g.
Kohlenhydrate: 4,1 kcal/g.
Fett: 9,3 kcal/g.
Alkohol: 7,1 kcal/g.

Nährstoffbedarf ▶ Eiweiß

Essentieller Nahrungsbestandteil wegen der 10 essentiellen Aminosäuren, die nicht aus Ketosäuren gebildet werden können.
Minimalbedarf: 30 g/Tag (bei optimaler Aminosäurenzusammensetzung). Das Fehlen einer essentiellen Aminosäure kommt einem totalen Eiweißmangel gleich. Die afrikanische Eiweißmangelkrankheit Kwashiorkor („roter Junge“) beruht auf einem

Tryptophanmangel. Eiweißquelle ist in diesen Fällen das tryptophanarme Maismehl. Der Tryptophanmangel führt gleichzeitig zum Bild der Pellagra, da Tryptophan die Vorstufe der Nicotinsäure ist.

Kohlenhydrate

Sind in erster Linie eine wichtige Calorienquelle; helfen Protein- und Fettbestand des Körpers sparen. Hoher Kohlenhydratkonsum führt zum Anstieg der Triglyceride im Nüchternplasma und begünstigt bei disponierten Personen die Adipositas (s. unten). Starke Kohlenhydratbeschränkung führt zu Ketose, die von Gesunden jedoch toleriert wird.

Fette

Essentielle Nahrungsfette sind einige hochungesättigte Fettsäuren (Linol, Linolen-, Arachidonsäure). Fett ist ferner zur Resorption der fettlöslichen Vitamine (A, D, E, K) notwendig. Durch gesättigte Fette wird das Serumcholesterin erhöht, durch Polyensäuren erniedrigt.

Nährwertrelationen

Die Deutsche Gesellschaft für Ernährung empfiehlt zur vollwertigen Ernährung folgende Relation der Hauptnährstoffe (in Prozent der Gesamtcalorien):

***Eiweiß**:* 12,3% (1–1,2 g/kg Körpergewicht).
***Fett**:* 25–30% (liegt im Bevölkerungsdurchschnitt höher).
***Kohlenhydrate**:* 50–63%.
Anmerkung: Bei Diabetes und Fettsucht müssen die Kohlenhydrate eingeschränkt werden. Bei Gesunden ist ein höherer Anteil der Fettcalorien vertretbar, wenn zur Hälfte polyensäurehaltige Pflanzenfette konsumiert werden.

Vitamine ▶ Fettlösliche Vitamine

***Vitamin A**:*
Tagesbedarf: 1,5–2 mg. *Wirkung:* Bestandteil des Sehpurpurs und metabolischer Effekt auf Epithelzellen. *Mangelerscheinungen:* Nachtblindheit, Xerophthalmie mit Hornhautulcera. *Überdosierung:* Beim Erwachsenen Kopfschmerz, Doppeltsehen, Übelkeit, Erbrechen, Knochenschmerzen, Bänderverkalkungen.
***Vitamin D**:*
Tagesbedarf: 0,025 mg (Rachitisprophylaxe); beim Erwachsenen ist die Eigenproduktion (photochemisch aus 7-Dehydrocholesterin in der Haut durch UV-Licht) meist genügend. *Wirkung:* Stimuliert die enterale Calciumresorption und die Mineralisation des Osteoids. *Mangelerscheinungen:* Rachitis und Osteomalacie. Entstehung der Hypovitaminose bei Vitamin D-Mangel in der Nahrung und fehlendem Sonnenlicht oder bei mangelnder Resorption (idiopathische Steatorrhoe, Cöliakie). *Überdosierung:* Bei Tagesdosen von 1000–3000 IE über Monate: Hypercalcämie,

Knochenresorption (wie bei Hyperparathyreoidismus), Hypertonie, Polyurie, Kopfschmerz, Schwäche, Gliederschmerzen, evtl. Exitus durch Nierenversagen.

Vitamin E:

Tagesbedarf: 10–30 mg α-Tocopherol. *Wirkung:* Antioxydans (schützt ungesättigte Fettsäuren, Vitamin A und vermutlich auch Enzyme vor der Autooxydation), dazu Effekte auf Cholesterin- und Nucleinsäurestoffwechsel, die nicht vollständig geklärt sind. Antisterilitätsfaktor der Ratte. *Mangelerscheinungen:* Beim Menschen nicht sicher nachgewiesen.

Vitamin K:

Tagesbedarf: Nicht bekannt, wird durch Vitamin K in der Nahrung und durch bakterielle Vitamin K-Synthese im Darm gedeckt. Zur Resorption sind Gallensäuren erforderlich. *Wirkung:* Beeinflußt in der Leber die Synthese der Gerinnungsfaktoren II (Prothrombin), VII und IX. *Mangelerscheinungen:* Blutungsneigung. Vorkommen: Verschlußikterus, schwere Diarrhoe und Steatorrhoe, Dicumaroltherapie.

Wasserlösliche Vitamine

Vitamin B_1 (Thiamin, Aneurin):

Tagesbedarf: 0,5–1 mg. *Wirkung:* Coenzymfunktion beim Abbau der Kohlenhydrate; 24 Enzyme sind bekannt, die Thiaminpyrophosphat zum Coenzym haben. Wichtig für Erregungsbildung und Erholungsprozesse am peripheren Nervensystem. *Mangelerscheinungen:* Anorexie, Müdigkeit, Hypotonie des Magen-Darmtraktes, Polyneuritis, Encephalopathie (Beriberi), kardiovasculäre Störungen. Vorkommen: Schwere Alkoholiker, früher im fernen Osten verbreitet (geschälter Reis).

Vitamin B_2-Komplex:

a) Riboflavin: *Tagesbedarf:* 1 mg. *Wirkung:* In Form von Flavinnucleotid als Coenzym der Flavoproteine, die verschiedenartige Oxydasen darstellen. *Mangelerscheinungen:* Glossitis, Mundwinkelrhagaden, Pruritus, normocytäre Anämie.

***b) Nicotinsäureamid** (Vitamin PP):*

Tagesbedarf: 8–10 mg (für 1 mg etwa 60 mg Tryptophan als Äquivalent), wird teils durch orale Zufuhr, teils durch Eigensynthese gedeckt. *Wirkung:* In Nicotinamiddinucleotiden (NAD, NADP) Coenzym zahlreicher Dehydrogenasen. *Mangelerscheinungen:* Pellagra (Erythem, Atrophie und Pigmentierung der Haut, Stomatitis, Gastritis, Diarrhoen, Delirien, Halluzinationen). Vorkommen: Alkoholismus, INH-Therapie.

c) Folsäure:

Tagesbedarf: 1–2 mg. *Wirkung:* Aktive Form ist die Tetrahydrofolsäure, ein Cofaktor für den C_1-Stoffwechsel (Purin- und Nucleinsäuresynthese). *Mangelerscheinungen:* Megaloblastäre Anämie, Leukopenie, Thrombopenie, Glossitis, Osteolysen. Vorkommen: Antibioticatherapie, cytostatische Therapie mit Folsäureantagonisten, intestinale Resorptionsstörungen (Malabsorption, Jejunumresektion).

d) Pantothensäure:

Tagesbedarf: Unbekannt, 10 mg in der Durchschnittskost. *Wirkung:* Bestandteil des Coenzyms A (Acylübertragung), das am Citronensäurecyclus und an der Fettsäurensynthese beteiligt ist. *Mangelerscheinungen:* Beim Menschen nicht nachgewiesen; tierexperimentell Degeneration neuromuskulärer Strukturen und Nebennierenrindeninsuffizienz. Pantothensäureeffekt auf das „burning feet"-Syndrom umstritten.

Vitamin B_6:

Tagesbedarf: 2 mg. *Wirkung:* Als Coenzym an mehr als 40 enzymatischen Reaktionen beteiligt, besonders am Aminosäurenstoffwechsel. *Mangelerscheinungen:* Neuritiden, seborrhoisches Erythem um Mund und Nase, megaloblastäre Anämie. Alimentäre B_6-Hypovitaminose kommt beim Erwachsenen nicht vor. INH hat Antivitaminwirkungen.

Vitamin B_{12}:

Tagesbedarf: 1 µg. *Wirkung:* Wichtiges Coenzym im Stoffwechsel der Einkohlenstoffeinheiten. Notwendig für die Purin- und Nucleinsäuresynthese. *Mangelerscheinungen:* Perniziöse Anämie (makrocytäre Anämie, Megaloblastose des Knochenmarks, Leukopenie, Thrombopenie, Glossitis, funikuläre Spinalerkrankung). Vorkommen: Ungenügende orale Zufuhr (extreme Vegetarier), Fehlen des Intrinsic-Faktors, Malabsorption, Fischbandwurm, blinde Darmschlingen.

Vitamin C:

Tagesbedarf: 70 mg optimal. *Wirkung:* Ascorbinsäure und Dehydroascorbinsäure bilden ein Redoxsystem, das an enzymatischen Hydroxylierungen mitwirkt (Prolin → Hydroxyprolin); wichtig für Kollagensynthese. *Mangelerscheinungen:* Skorbut (follikuläre Keratosen, Blutungen in Haut, Schleimhäute und Muskeln, besonders Zahnfleischblutungen, Störungen im Knochenaufbau und in der Zahnbildung). Vorkommen: Schiffsbesatzungen, Altersheime, bei Fehlen frischer Gemüse und Vitamin C-Zerstörung durch zu langes Lagern (Kartoffeln) und Kochen.

Vitamin H (Biotin):

Tagesbedarf: Unbekannt; in großer Menge wird Biotin durch die Darmflora gebildet. *Wirkung:* Coenzym für Enzyme der Carboxylierungsreaktionen. *Mangelerscheinungen:* Nervöse Störungen, Anorexie, Muskelschwäche, Parästhesien, Alopecie, seborrhoische Dermatitis. Vorkommen: Anscheinend bei Lebercirrhose.

2. Störungen der Ernährung

Hunger und Unterernährung ▶

Vorkommen

Nach Angaben der WHO sind 50–75% der Weltbevölkerung unterernährt (quantitativ und/oder qualitativ).

Pathophysiologie

Totaler Hunger: Völliger Entzug von Flüssigkeit und Nahrung. Maximale Toleranz 12 Tage. Exitus infolge Dehydratation.

Totales Fasten: Völliger Calorienentzug bei Zufuhr von Wasser, Salz und Vitaminen. Rückgang der Insulinproduktion auf ein Minimum. Dadurch Mobilisierung des Depotfettes (Lipolyse). Fettsäuren werden zur Hauptenergiequelle, zum Teil nach Überführung in Ketonkörper. Letztere werden bei längerem Fasten auch vom Gehirn an Stelle von Glucose verwertet. Die Glykogenreserven sind nach 1–2 Tagen verbraucht. Der Blutzuckerspiegel wird auf erniedrigtem Niveau durch Gluconeogenese aus Körpereiweiß aufrechterhalten. Allmähliche Erschöpfung der Proteinreserven führt letztlich zum Exitus. Erhöhte Infektanfälligkeit. Toleranzgrenze der Gewichtsreduktion 40–50% des Durchschnittsgewichtes.

Chronische untercalorische Ernährung: Mit Calorien-, Protein- und Vitaminmangel verbunden: Schwund des Fettgewebes, Atrophie der Muskulatur, Zunahme des Körperwassers bis zur Ödembildung. Keine Hirnatrophie. Störung vieler Körperfunktionen (s. unten). Hypovitaminosen.

Klinik der Unterernährung

Absinken des Körpergewichtes unter den Normalwert. Körperschwäche, gesteigerte Erschöpfbarkeit, erhöhte Kälteempfindlichkeit. Schwund der Fettpolster, Hervortreten des Skelets, Hautfalten werden dünn. Hungerödeme. Abnahme der Speichelsekretion. Absinken des Grundumsatzes und der Basaltemperatur. Bradykardie, Hypotonie. Erhöhte Infektanfälligkeit.

Laborbefunde

Hypoglykämie, Hypoproteinämie (zuerst Albuminverminderung), Hyperurikämie, Anstieg der freien Fettsäuren und Ketonkörper, kompensierte metabolische Acidose. Ketonurie. Absinken der Plasmalipide.

Therapie

Bei schweren Abmagerungszuständen vorsichtige Auffütterung mit kleinen Mahlzeiten. Korrektur des Flüssigkeits- und Elektrolytdefizits, Protein- und Vitaminzufuhr in geeigneter Kombination mit Kohlenhydraten und Fett. Infektbekämpfung.

Anorexia nervosa (Magersucht) ▶ **Definition**

Zur Kachexie und nicht selten zum Tode führende Unterernährung infolge Nahrungsverweigerung bei Psychoneurosen und Psychosen (Schizophrenie).

Ätiologie

Betroffen sind zu 90% junge Frauen und Mädchen. Motive der Nahrungsverweigerung: Angst bzw. Vorwurf zu dick und dadurch unattraktiv zu werden, frühe Konflikte mit der Mutter, Angst vor der Erwachsenenrolle, negativistische Einstellung. Endogene Psychose mit Selbstvernichtungstendenz (auch Suicid).

Klinik

Untergewicht bis zu extremer Kachexie. Dabei auffallend aktiv und relativ kräftig. Kein Hungergefühl. Oft gastrointestinale Beschwerden nach dem Essen. Neigung zum Erbrechen (oft selbstinduziert). Abführmittelabusus mit sekundärer Hypokaliämie. Amenorrhoe. Keine Ödeme. Grundumsatz, Blutdruck und Pulsfrequenz herabgesetzt. Verminderte Gonadotropin- und Ketosteroidausscheidung im Harn. Proteingebundenes Jod im Serum normal.

Therapie

In Zusammenarbeit mit dem Psychiater vorsichtige Auffütterung mit kleinen Portionen. Evtl. Sondenfütterung oder parenterale Ernährung zu Beginn. Bei klinischer Behandlung häufig gute Gewichtszunahme, doch sind Rezidive im häuslichen Milieu in schweren Fällen die Regel.

Fettsucht ▶ Definition

Übergewicht durch Fettansatz. Nicht als Fettsucht zu bezeichnende Zustände mit Übergewicht: schwere Ödeme, starke Muskelentwicklung.

Bezugsgrößen: *Durchschnittsgewicht* (statistisch ermittelt in Abhängigkeit von Alter, Größe und Geschlecht) und *Idealgewicht* (Begriff aus der Versicherungsmedizin: Gewicht mit der größten mittleren Lebenserwartung). Das Idealgewicht liegt unter dem Durchschnittsgewicht. Letzteres läßt sich grob nach der Broca-Formel berechnen: Sollgewicht = Körpergröße in Zentimetern minus 100. Nach Abzug von ca. 7% bei Männern und 10% bei Frauen erhält man etwa die Idealgewichte. Genaue Werte in Tabellen. (Darin ist das Idealgewicht für leichten, mittelschweren und schweren Körperbau angegeben. Geigy-Tabellen.)

Physiologische Gewichtsregulation: Mechanismus unzureichend geklärt. Das *Hungerzentrum* (feeding center) im lateralen Hypothalamuskern stimuliert zur Nahrungsaufnahme. Es wird durch Impulse des *Sättigungszentrums* (satiety center) im ventromedialen Hypothalamuskern gehemmt. Beide werden beeinflußt durch übergeordnete Rindenregionen (Geruchsinn, Geschmacksinn, Sehrinde), durch Hemmimpulse auf das Hungerzentrum (über N. vagus) bei Magen und Darmdehnung, durch humorale Stoffe (Blutzuckersenkung stimuliert Appetit). Langzeitige Regulation unklar.

Pathogenese der Fettsucht

Calorienaufnahme höher als der gesamte Energiebedarf des Körpers (Futterverwertung und Wirkungsgrad der Muskulatur wie bei Normalgewichtigen). Das normale Gleichgewicht zwischen Hunger und Nahrungsbedarf ist gestört und stellt sich erst auf höherem Gewichtsniveau wieder ein. Der Nahrungsüberschuß wird als Triglycerid (im Fettgewebe) und zu geringem Anteil als Glykogen (Leber, Muskulatur) gespeichert. Der zentrale Wirkstoff für diese Depotbildung ist das Insulin. Im Fettgewebe nimmt die Größe (= Beladung), nicht die Zahl der Fettzellen zu. Je größer die Fettzelle, desto mehr Insulin wird gebraucht, um eine bestimmte Fettmenge zu speichern. Folge: Stärkere Inanspruchnahme und bei diabetischer Anlage vorzeitige Erschöpfung des Inselapparates. Konzentrierte Kohlenhydrate belasten die Inselzellen besonders und wirken auch besonders appetitanregend.

Ursachen der übermäßigen Ernährung

Organische Krankheiten (selten!): Hypothalamustumoren, Hydrocephalus, Insulinome, Encephalitis, Laurence-Moon-Bardet-Biedl-Syndrom. Das Cushing-Syndrom führt nur zu regionaler Fettansammlung.

***Nicht organische Ursachen**:* Falsche Ernährung (zu calorienreiche Speisen, zu viel Zucker und Fett), gewohnheitsmäßige Überernährung oft in Unkenntnis der Fettsuchtgefahren, Familiensitten, gesellschaftliche Verpflichtungen, berufliche Einflüsse (Gastwirte, Köche, Metzger), materielle Lebenseinstellung, Süßigkeitenabusus bei Raucherentwöhnung, psychische Traumen (Ersatzbefriedigung). Mangel an körperlicher Aktivität (Circulus vitiosus: Fettsucht schränkt die Beweglichkeit ein, wodurch das Übergewicht weiter zunimmt).

Gefahren der Fettsucht

Diabetes mellitus, pulmonale Hypertonie, Fettherz, Rechtsbelastung, Pickwickier-Syndrom, Varicosis, Thrombosetendenz, Emboliegefahr (besonders nach Operationen). Coronare Herzkrankheit und Herzinfarkt nur bei starkem Übergewicht bzw. bei gleichzeitiger Hyperlipämie und sonstigen Risikofaktoren (Rauchen, Hypertonie, Diabetes). Zwischen Körpergewicht und Plasmafettgehalt besteht keine Korrelation, doch sind viele Adipöse hyperlipämisch und verlieren die Hyperlipämie bei Gewichtsreduktion.

Therapie der Fettsucht

***Diät**:* In der ersten Phase calorienarme Kost zur Reduktion des Körpergewichtes, in der zweiten Phase qualitative Ernährungsumstellung zur Langzeitprophylaxe eines Fettsuchtrezidivs.

Totales Fasten (Nulldiät): Patient erhält nur Wasser, Mineralien und Vitamintabletten; keinerlei Calorienzufuhr. Anwendung bei schwer übergewichtigen Altersdiabetikern und hochgradig adipösen Personen. Klinische Durchführung notwendig, evtl. über mehrere Wochen möglich. Der Hunger verschwindet nach 1–2

Tagen; die Insulinsekretion wird minimal (Schonung des Inselapparates!), das Fettgewebe wird eingeschmolzen (Verkleinerung der Fettzellen reduziert Insulinbedarf!). Auf Hypotonie achten. Während der Fastenkur Bewegungstherapie. Kontraindikation: Infekte, Herzinsuffizienz.

Saftfastenkuren: Patienten erhalten frische Gemüse- und Obstsäfte, etwa 400 kcal/Tag. Ebenfalls klinische Durchführung notwendig. Totales Fasten und Saftfastenkuren haben hohe Rezidivquoten, wenn der anschließende Übergang zu untercalorischer Reduktionskost nicht unter Anleitung und Überwachung des Arztes erfolgt.

Reduktionsdiät: 1000–1400 kcal/Tag. Nicht FDH, sondern qualitative Umstellung: viel Ballaststoffe zur Erzeugung von Sättigungsgefühl (Gemüse, Salate, Vollkornbrot, Quark) bei Verbot von Zucker und weitestgehender Einschränkung der leicht aufschließbaren Kohlenhydrate (Süßigkeiten, Kuchen, Cerealien, auch Kartoffeln), da diese Hungergefühl und Insulinsekretion stimulieren. Kohlenhydratarme Kost ist ein natürlicher Appetitzügler! Fett muß wegen hohen Caloriengehaltes beschränkt werden, Alkohol wegen appetitanregender Wirkung. Viel Eiweiß geben: mageres Fleisch, Fisch, hart gekochtes Ei, Käse und Quark (mager). Regelmäßige Gewichtskontrolle. Nach Erreichen des Normalgewichtes muß die Beschränkung der Kohlenhydrate in zahlreichen Fällen aufrechterhalten werden, um einen Rückfall zu vermeiden.

Medikamente: In den meisten Fällen entbehrlich! Schilddrüsenhormon nur bei Schilddrüsenunterfunktion. Diuretica und Abführmittel sind nicht indiziert. Appetitzügler: Pondinil, Regenon u. a. nicht frei von Nebenwirkungen. Das Präparat Menocil wurde nach jahrelangem Gebrauch wegen der Auslösung pulmonaler Hypertonien (auch mit tödlichem Ausgang) aus dem Handel gezogen.

Weitere Maßnahmen: Körperliche Bewegung und Sport! Wirken aber auch appetitanregend. Belehrung über Risiken. Kochunterricht. Gruppentherapie. Bei endokrinen Fettsuchtformen spezifische ätiologische Therapie.

B. Krankheiten des Stoffwechsels

1. Kohlenhydratstoffwechsel

Diabetes mellitus ▶ **Definition**

Durch absoluten oder relativen Insulinmangel bedingte Störung des Kohlenhydratstoffwechsels, verbunden mit Störungen des Fett- und Eiweißstoffwechsels und einem vasculären Syndrom.

Ätiologie und Klassifikation

***Essentieller, familiärer Diabetes**:* Genetischer Defekt des Inselapparates mit ungeklärtem Vererbungsmodus; der Manifestationszeitpunkt wird durch exogene Faktoren mitbestimmt. Beweis: Bei monozygoten Zwillingen nähert sich die Konkordanz des Diabetes erst mit steigendem Lebensalter dem 100%-Wert. Je früher der Diabetes manifest wird, desto ausgeprägter ist in der Regel die Insuffizienz des Inselapparates. Man unterscheidet:

Bezeichnung	Manifestationsalter
Kindlicher (infantiler) Diabetes	0–14 Jahre
Jugendlicher Diabetes	15–24 Jahre
Erwachsener Diabetes	25–64 Jahre
Alters-Diabetes	65 Jahre und älter

***Sekundärer, nicht familiärer Diabetes**:* Kein genetischer Defekt, sondern sekundäre Zerstörung oder Erschöpfung des Inselapparates. Ursachen:

a) Pankreatopriver Diabetes: Totale oder subtotale Pankreatektomie, Tumoren, Entzündungen des Pankreas, Mucoviscidose, Hämochromatose.

b) Extrapankreatischer Diabetes: Überfunktion inkretorischer Drüsen mit vermehrter Belastung des Inselapparates (Akromegalie, Cushing-Syndrom, Hyperthyreose, Phäochromocytom).

Stadien des essentiellen Diabetes

***Prädiabetes**:* Potentieller Diabetes; mit gegenwärtigen Laboratoriumsmethoden keine Stoffwechselstörung nachweisbar. Vermutungsdiagnose bei:

a) Eineiigem Zwilling eines Diabetikers;
b) Zuckerkrankheit beider Eltern;
c) Diabetes bei einem, Diabetesbelastung beim anderen Elternteil;
d) Frauen mit Kindern von mehr als 4,5 kg Geburtsgewicht.

***Latenter Diabetes**:* Normaler oraler Glucose-Toleranz-Test, der aber früher unter Streßsituationen oder Übergewicht abnorm war. Cortison-Glucose-Toleranz-Test abnorm.

***Asymptomatischer (subklinischer) Diabetes**:* Oraler Glucose-Toleranz-Test abnorm; keine weiteren diabetischen Symptome.

***Klinischer (manifester) Diabetes**:* Hyperglykämie, oraler Glucose-Toleranz-Test abnorm und diabetische Symptome und Komplikationen.

Pathogenese des Diabetes

***Der genetische Defekt**:* Er ist ungeklärt. Zwei Hypothesen:

a) Primäre Störung der Inselzellfunktion mit progredienter Verminderung der Insulinproduktion;

b) Abnorme genetisch bedingte Insulinresistenz bei intaktem Inselorgan, das infolge des erhöhten Insulinbedarfs erschöpft wird und zugrunde geht.

Neuere Untersuchungen mit exakter Bestimmung des Plasmainsulins (Radioimmunassay) sprechen gegen die Theorie eines primären Resistenzfaktors. Das genetisch minderwertige Inselorgan kann aber durch erhöhte Inanspruchnahme vorzeitig dekompensieren (s. unten). Das Vorkommen von jugendlichem und Alters-Diabetes in der gleichen Familie spricht für einen einheitlichen Erbfaktor mit unterschiedlichen Manifestationsbedingungen.

***Exogene Faktoren**:* Fettsucht (durch Überernährung) ist der wichtigste Manifestationsfaktor des Diabetes. Infolge der Vergrößerung der Fettzellen ist der Insulinbedarf für die Speicherung von Fett erhöht, was zu chronischer Mehrbelastung des Inselorgans führt. Entscheidend ist die übercalorische Ernährung, wobei die Zusammensetzung der Nahrung eine untergeordnete Rolle spielt. Muskelarbeit wirkt der Diabetesmanifestation entgegen.

***Insulinantagonisten**:* Ohne kausale Bedeutung für den essentiellen Diabetes, bei sekundären Diabetesformen (s. oben) wirksam.

a) Hormonale Antagonisten: Steigerung der Glucoseproduktion in der Leber (durch Adrenalin, Glucagon, Thyroxin, Cortisol bzw. ACTH). Verminderung der Glucoseaufnahme der Peripherie (Wachstumshormon).

b) Nicht hormonale Antagonisten: Fettsäuren (nur am Muskelgewebe insulinantagonistisch), Insulinhemmstoffe im Plasma (Synalbumin, Transportproteine, beides umstritten).

***Diabetisches Spätsyndrom**: Die Arteriosklerose der großen Gefäße* ist eine nicht diabetesspezifische Gefäßläsion. Ob sie als Folge der diabetischen Stoffwechselstörung (Hyperlipämie) oder als Parallelerkrankung aufzufassen ist, weiß man nicht genau. *Die diabetische Mikroangiopathie* nimmt mit der Dauer des Diabetes zu und tritt bei guter Einstellung des Stoffwechsels später auf. Unklar ist, ob sie eine Folge der Stoffwechselanomalie oder eine selbständige Manifestation des Diabetes darstellt.

Regulation der Insulinsekretion

***Sekretionsrate**:* 30–40 Einheiten pro Tag.

***Plasma-Insulin**:* Nüchtern 15–20 Mikroeinheiten/ml (radioimmunologische Bestimmung).

***Regulation**:* Direkte Steuerung der B-Zellenfunktion durch die Glucosekonzentration im arteriellen Blut:

Hyperglykämie → Stimulation,

Hypoglykämie → Suppression.

Zusätzliche Stimulation der Insulinsekretion durch Enteroglucagon (evtl. auch Gastrin und Pankreozymin). Daher bei oraler

Glucosebelastung stärkerer Insulinanstieg als bei intravenöser Glucose-Zufuhr. Mäßige Stimulation der Insulinsekretion durch Aminosäuren (Leucin, Arginin). Halbwertszeit des Plasmainsulins 10 min; Elimination größtenteils durch die Leber (Insulinase).

Wirkungen des Insulins

Lokale Angriffspunkte:
a) Muskelgewebe: Steigerung der Glucoseaufnahme (Membraneffekt) und damit des Glucoseumsatzes bzw. der Glykogensynthese. Steigerung der Aminosäurenaufnahme (Membraneffekt) und der Proteinsynthese (anabole Wirkung).
b) Fettgewebe: Steigerung der Glucoseaufnahme in die Fettzellen und des intracellulären Glucosestoffwechsels: Bereitstellung von α-Glycerinphosphat für die Triglyceridsynthese (und Speicherung) aus den freien Fettsäuren des Plasmas. Zur intracellulären Fettsäuresynthese werden TPNH und DPNH geliefert. In Anwesenheit von Insulin ist ferner die Lipolyse in den Fettzellen und damit die Abgabe von Fettsäuren an das Plasma gehemmt. Lipogenetischer Gesamteffekt.
c) Leber: Erhöhung der Glucokinase-Aktivität in den Leberzellen. Dadurch vermehrte Glucosefixierung in der Zelle und Begünstigung der Glykogenbildung. Kein Membraneffekt. Glucose wird in den Körperzellen durch Phosphorylisierung irreversibel eingefangen. Nur in den Leberzellen erfolgt eine Dephosphorylisierung, und die Glucose kann die Zellen wieder verlassen:

$$\text{Glucose} \underset{\text{Glucokinase}}{\overset{\text{Glucose-6-Phosphatase}}{\rightleftarrows}} \text{Glucose-6-Phosphat}$$

Die Glucokinase wirkt antagonistisch zur Glucose-6-Phosphatase.
d) Insulinunabhängige Organe: ZNS, Darm, Nieren, Haut, Erythrocyten. Die Permeabilität dieser Organe bzw. Zellen für Glucose und Aminosäuren wird durch Insulin nicht beeinflußt.
Metabolische Gesamtfunktion des Inselapparates:
a) Bei Nahrungsaufnahme: Die resorbierten Hauptnährstoffe werden durch die Insulinwirkung in die Depotform übergeführt und damit gespeichert:

Glucose → Glykogen (Muskel, Leber) und
Neutralfett (Fettgewebe)
Aminosäuren → Protein (Muskel)
Neutralfett → Resynthese in den Fettzellen
(mit Glycerinphosphat aus Glucoseabbau).

Insulin ist damit der entscheidende Faktor für die Ansammlung von Energievorräten im Körper, die zur Überbrückung jeder längeren Nahrungskarenz lebensnotwendig sind.

b) Beim Fasten: Nahrungskarenz bewirkt Absinken des Blutzuckers und Verminderung der Insulinsekretion auf ein Minimum. Folgen: *Gluconeogenese* aus Muskelprotein (statt Aminosäurentransfer und Proteinsynthese jetzt Proteinhydrolyse und Freisetzung von Aminosäuren, die zur Leber transportiert und in Glucose umgewandelt werden).

Die Insulinverarmung der Gewebe bewirkt, daß die gebildete Glucose nicht vom Muskel- und Fettgewebe aufgenommen wird, sondern für das glucoseabhängige *Gehirn* zur Verfügung steht. Der Energiebedarf des übrigen Körpers wird durch Fettverbrennung gedeckt. *Die Fettmobilisation* ist eine direkte Folge des Insulinmangels. Der gedrosselte Glucoseabbau in den Fettzellen führt (wegen Mangel an Glycerinphosphat) zur Fetthydrolyse im Fettgewebe und zur Fettsäurefreisetzung. Ein großer Teil der Fettsäuren wird in der Leber zu *Ketonkörpern* abgebaut. (2 Acetyl-CoA ergeben Acetessigsäure, daraus können bei hohem Anfall β-Hydroxybuttersäure und Aceton entstehen.) Die Ketonkörper werden im Muskelgewebe u.a. Organen verbrannt (wozu ein geringer KH-Umsatz wegen Bereitstellung von Oxalessigsäure für den Tricarbonsäurecyclus erforderlich ist). Zum Teil werden sie als starke Säuren durch die Nieren ausgeschieden, unter Entzug von Na und K.

Die Gluconeogenese (und Fettmobilisation) werden gedrosselt, wenn der Glucosespiegel über das Bedarfsniveau ansteigt, weil dann automatisch die Insulinsekretion zunimmt.

Im Hungerzustand bewirkt der Insulinmangel: Mobilisierung der Energievorräte unter größtmöglicher Schonung des Eiweißbestandes.

Der limitierende Faktor beim Fasten ist die Intoleranz des Organismus gegenüber zu starkem Proteinverlust (Grenze 25%).

Pathophysiologie des Insulinmangels

Hyperglykämie:

a) gestörter Glucoseabstrom in Muskel- und Fettgewebe.

b) Keine Hemmung der Glucoseabgabe der Leber (Glucokinasemangel) → keine Glykogenbildung.

c) Gluconeogenese aus Proteinen (trotz Hyperglykämie) wegen kataboler Wirkung des Insulindefizits auf die Muskelzellen.

Glucosurie: Bei Blutzuckerwerten über 180 mg-% wird das tubuläre Glucose-Load nicht vollständig rückresorbiert. Tubuläres Transportmaximum für Glucose: 320 mg/min.

Osmotische Diurese: Die nicht rückresorbierte Glucose fixiert Wasser im Tubuluslumen. Das Harnvolumen steigt. Durch Beschleunigung des Harnflusses wird auch die Rückresorption von Na^+ und Cl^- behindert. Ergebnis: *Hyperosmolare Dehydratation, Polydypsie* (s. S. 189).

Hyperlipämie:

a) Lipolyse im Fettgewebe (direkte Folge des Insulinmangels und des gestörten Glucoseabbaus in den Fettzellen). Transporthyperlipämie.

b) Gesteigerte Triglyceridbildung in der Leber aus angestautem Acetyl-CoA. Zugleich: *Leberverfettung*, Begünstigung der *Arteriosklerose*.

***Ketoacidose**:* Die zur Energiebildung herangezogenen Fettsäuren werden (unvollständige Oxydation) zu Ketonkörpern abgebaut: Acetessigsäure, β-Oxybuttersäure, Aceton. Folgen der Ketonkörper:

a) Metabolische Acidose→kompensatorische Hyperventilation

b) Ketonkörper-Oxydation in der Muskulatur

c) Ketonurie mit Na- und K-Verlusten

d) Abatmung von Aceton (unbedeutend): Foetor!

Vasculäre Komplikationen des Diabetes mellitus

Mikroangiopathie: Diabetesspezifische Gefäßläsion mit Manifestation an Venolen, Arteriolen, Capillaren. Initiale Verdickung der Basalmembran, Permeabilitätsstörungen und Hyalinose als Folgen. Pathogenese der Basalmembranverdickung: gesteigerter Glucoseeinbau (nicht insulinabhängig!) infolge der durch den Insulinmangel bedingten Hyperglykämie? Diese Hypothese würde die Zunahme der Mikroangiopathie mit der Dauer und Schwere des Diabetes erklären. Lokalisationen:

a) Retinopathie: Benignes Stadium mit Dilatation der Venen und Mikroaneurysmen (punktförmige Hämorrhagien), Blutungen und weißen Degenerationsherden. *Malignes Stadium* (proliferierende Retinopathie) mit präretinalen und Glaskörperblutungen, Gefäß- und Bindegewebsproliferation oft in den Glaskörper hinein; Zugwirkung auf die Retina führt zur Netzhautablösung. Endresultat Erblindung, auch durch sekundäres Glaukom.

b) Nephropathie (Glomerulosklerose Kimmelstiel-Wilson): Ablagerung von PAS-positivem Material im Mesangium, Verdickung der Basalmembran der Glomerulumschlingen, Arteriolosklerose. Manifestationen: Proteinurie, Ödem, Hypertonie. Sekundärinfektion mit Übergang in chronische Pyelonephritis. Finale Niereninsuffizienz kommt vor.

***Makroangiopathie*:** Identisch mit einer unspezifischen, jedoch accelerierten Arteriosklerose der mittleren und großen Arterien. Häufigste Manifestation: Coronare Herzkrankheit mit Infarkt. Außerdem: Cerebrale Gefäßsklerose, arterielle Verschlußkrankheit der unteren Extremitäten.

***Diabetische Gangrän an den Füßen**:* Durch Mikroangiopathie in der Haut der Zehen (Fußpulse tastbar) oder durch arterielle Insuffizienz (fehlende Fußpulse) oder durch beides bedingt. Hinzu kommt die verminderte Infektabwehr des stoffwechselgestörten Gewebes (Mykose). Auslösender Faktor häufig ein lokales

Trauma (Verletzung beim Nägelschneiden infolge Sehstörung) mit Sekundärinfektion. Oft Schmerzlosigkeit der Gangrän wegen gleichzeitiger Neuropathie.

Diabetische Neuropathie

Allgemeines: Ursache nicht völlig geklärt. Teils direkte metabolische Effekte, teils Durchblutungsstörungen der Vasa nervorum.
Manifestationen:
a) Polyneuritis: Sensible Reizerscheinungen (Parästhesien, burning feet, lanzinierende Schmerzen, bes. untere Extremitäten), Abschwächung des Vibrationsempfindens und Lagegefühls (Zehen, Füße), Abschwächung oder Fehlen von ASR und PSR. (Pseudotabes selten.)
b) Radiculäre und spinale Nervenläsionen: Ischias, Peronaeus- und Ulnarislähmung (Mononeuropathie: motorische und sensible Ausfälle im Bereich eines peripheren Nerven).
c) Störungen des autonomen Nervensystems: Orthostatische Hypotonie, Magenatonie, nächtliche Diarrhoe, Harnverhaltung, Impotenz, regionale Störungen der Schweißsekretion.

Klinik des Diabetes

Häufigkeit: Diabetesmorbidität in Westdeutschland annähernd 2%. Deutliche Zunahme seit dem letzten Weltkrieg. Wahrscheinlich höhere Manifestationsrate durch Überernährung und Fettsucht. Hinzu kommen Zunahme des Lebensalters und intensivere Diagnostik.
Klinische Charakteristika des jugendlichen Diabetes: Plötzlicher Beginn (oft nach Infekten) mit Kräfteverfall, Gewichtsverlust, Polydypsie, Polyurie, Polyphagie (die drei „Poly's"). Rascher Übergang ins Coma diabeticum relativ häufig. In der Regel absoluter Insulinmangel, daher Insulinbedürftigkeit. Oft starke Schwankungen der Stoffwechsellage, Einstellung mit Insulin und Diät in vielen Fällen sehr schwierig.
Klinische Charakteristika des Erwachsenen- und Alters-Diabetes: Meistens langsame Entwicklung der Symptome, entsprechend einer relativen Insulininsuffizienz. Diagnosestellung oft anläßlich schwerer Fettsucht, arterieller Verschlußkrankheit oder Herzinfarkt. Frühsymptome: Pruritus, Furunkulose, Ischias, Parästhesien, Sehstörungen. Wenn es zur Glucosurie kommt, resultieren Gewichtsverlust, Polyurie, Polydypsie, Polyphagie und Schwäche, bei alten Menschen oft Schwindelgefühl. Insulinbedürftigkeit ist relativ selten. Diät, Gewichtsreduktion und orale Antidiabetica stehen therapeutisch im Vordergrund. Mit zunehmendem Alter sinkt die Häufigkeit des Coma diabeticum bei gleichzeitigem Anstieg der Coma-Letalität.
Schweregrade des Diabetes:

Schwerer Diabetes:	Trotz Diät und Insulin nicht dauernd acetonfrei.

Mittelschwerer Diabetes: Insulinbedürftiger Diabetes, mit Diät und Insulin acetonfrei.

Leichter Diabetes: Mit Diät allein oder oralen Antidiabetica gut einstellbar.

Anmerkung: Zuckerkranke aller Schweregrade können bei Diätfehlern, Infektionen, außergewöhnlichen Belastungen und beim Fortlassen von Medikamenten oder Insulin eine akute Verschlechterung des Diabetes erleiden. *Entgleisung:* Anstieg der Blutzuckerwerte im Tagesprofil, Zunahme der Glucosurie, Acetonurie ohne Acidose im Blut (pH und Standardbicarbonat normal); *Dekompensation:* Wie oben, jedoch mit leichter bis mittlerer Acidose. *Praecoma diabeticum:* Schwere Ketoacidose, Standard-Bicarbonat stark erniedrigt (bis 15 mval/l). *Coma diabeticum:* S. unten.

Diagnose des Diabetes

Harnzucker: 1. diagnostischer Schritt; indiziert bei jeder gründlichen ärztlichen Untersuchung und bei geringstem Verdacht auf Diabetes (Anamnese, Beschwerden, Symptome). Positiver Ausfall bei allen mittelschweren und schweren Diabetesfällen. Negatives Ergebnis der Harnzuckeruntersuchung schließt einen Diabetes nicht aus. *Methoden:* Qualitativ und semiquantitativ mit Teststreifen (Glucoseoxydasereaktion), z. B. Glukotest, Clinistix; quantitativ mit dem Polarimeter. Abgrenzung von nicht diabetischen Melliturien und renaler Glucosurie durch Blutzuckerbestimmung bzw. spezifische Nachweismethoden der in Frage kommenden Hexosen und Pentosen.

Nüchternblutzucker: 2. diagnostischer Schritt; indiziert bei jeder Vorsorgeuntersuchung nach dem 40. Lebensjahr, bei Diabetes-Risiko (familiäre Belastung, Fettsucht, Arteriosklerosemanifestationen, Hyperlipämie, Gicht, Schwangerschaftskomplikationen) und diabetesverdächtigen Symptomen; Sicherung der Diabetesdiagnose bei Glucosurie. Die Höhe des Nüchternblutzuckers ist ein brauchbarer Gradmesser für die Schwere des Diabetes. Methode: Somogyi-Nelson (erfaßt die wahre Glucose).

	Nüchternblutzucker mg/100 ml Vollblut
Normal (und Prädiabetes)	60–100
Leichter Diabetes	60–105
Mittelschwerer Diabetes	106–200
Schwerer Diabetes	über 200

Ein normaler Nüchternblutzuckerwert schließt einen leichten Diabetes mellitus nicht aus!

Oraler Glucose-Toleranz-Test: 3. diagnostischer Schritt; indiziert zur Erfassung des subklinischen und leichten Diabetes bzw. zum Ausschluß eines Diabetes. *Durchführung:* Nach dreitägiger kohlenhydratreicher Normalkost 12-stündige Nüchternperiode über Nacht; dann 100 g Glucose in 400 ml Tee oder Wasser in 5 min trinken. Blutzuckerbestimmung nüchtern, vom ersten Schluck an gerechnet nach 30, 60, 90 und 120 min. Bewertung (Capillarblut):

		Blutzucker mg/100 ml	
Diagnose	Nüchtern	60 min	120 min
Normal	bis 100	<160	<110
Diabetes		160 oder mehr	120 oder mehr
Grenzwert		160 oder mehr	110–119

Nichtdiabetische Ursachen eines abnormen oralen Glucose-Toleranz-Tests (GTT):
Bei normalem Nüchternblutzucker: Längeres Fasten, Kachexie, kohlenhydratarme Ernährung, chronische Krankheiten und höheres Alter mit körperlicher Inaktivität, Hypokaliämie, akuter Streß (Fieber, Trauma, große Operationen), Leberkrankheiten.
Bei erhöhtem Nüchternblutzucker: Aktive Akromegalie (in 25% der Fälle), Phäochromocytom, Thyreotoxikose (nur bei Prädiabetes), Cushing-Syndrom (nur bei Prädiabetes), primäre Hyperlipämie (Typ III und IV). Die Schwangerschaft erniedrigt den Nüchternblutzucker und den Gipfel der oralen Belastungskurve, verzögert jedoch deren Abfall, so daß der 120 Minuten-Wert erhöht ist. Abweichungen gegenüber dieser Norm bedeuten ein späteres Erkrankungsrisiko an manifestem Diabetes von über 50%.
Cortison-Glucose-Toleranz-Test: Indiziert zur Erfassung des latenten Diabetes. Nach der Durchführung eines normalen oralen GTT wird der Test wiederholt, nachdem genau $8^1/_2$ und 2 Stunden vor der Glucosegabe je 50 mg Cortisonacetat oral verabreicht wurden. Normalerweise darf sich an dem Testergebnis nichts ändern (s. oben).
Weitere Funktionsprüfungen des Inselapparates: Intravenöser Tolbutamid-Test und intravenöser Glucose-Toleranz-Test. Beide Methoden bringen für die Diagnostik keine zusätzlichen Informationen.
Nachweis von Ketonkörpern und Acidose: Bei jeder stärkeren Glucosurie muß auf Ketonkörper im Harn und Blutacidose geachtet werden, um den aktuellen Schweregrad der diabetischen Störung zu erfassen. Ketonkörpernachweis im Harn: Acettest-Tabletten (auch ohne Acidose positiv). Acidoseerfassung: Bestimmung von Blut-pH (normal 7,36–7,40), pCO_2 (normal 40 mm Hg) und Standard-Bicarbonat (normal 25 mval/l).

Diätetische Therapie des Diabetes

Allgemeines: Grundlage jeder Diabetestherapie, nicht durch Medikamente zu ersetzen. Bei Fettsucht und leichtem Diabetes soll man versuchen, mit diätetischer Behandlung auszukommen. Orale Antidiabetica können durch zu starke endogene Insulinfreisetzung Hungergefühl erzeugen und die Gewichtsreduktion erschweren!

Calorienbedarf:

Ruhe (Bettcalorien):	24 kcal/kg, *Gewicht* × *24*
Leichte Arbeit:	35 kcal/kg, *Gewicht* × *35*
Schwere Arbeit:	50 kcal/kg, *Gewicht* × *50*

Korrektur von Über- und (stärkerem) Untergewicht: Calorienbemessung nach dem Idealgewicht: Größe in cm minus 100 (Broca-Formel) minus ca. 5–10%. Bei erheblicher Fettleibigkeit Abzug von weiteren 20%. Aufbaukost langsam steigern.

Calorienverteilung: KH-Minimum: 2 g/kg (Ketose).

Kohlenhydrate 150–250 (max. 300) g;	g × 4 = kcal
Eiweiß: 1–1,5 g	g × 4 = kcal
Fett (cave verborgenes Fett): Rest	g × 9 = kcal

Aufteilung der Kohlenhydrate:

Verboten: Zucker, Süßwaren, Kuchen, Gebäck, Trockenfrüchte (Bananen), Likör, Bier!

KH-Gruppen:	Nährmittel KH-Gehalt	55–70%
	Brot	50%
	Kartoffeln	20%
	Gemüse	5–10%
	Obst	5–15%
	Milch	5%

Verteilung: 70% Brot und Kartoffeln; 30% Gemüse, Obst, Milch; teilweiser Austausch gegen Nährmittel.

Unbeschränkte Zulage: Folgende Gemüse, die über der Erde wachsen: Salate, Spinat, Gurken, Sauerkraut, dazu Spargel.

Berechnungsbeispiel: Größe 170 cm, Gewicht 65 kg

Calorienbedarf: (leichte Arbeit) 65 × 35 = 2275 kcal

Calorienaufteilung:

250 g KH	=	1000 kcal
100 g E	=	400 kcal
95 g F	=	855 kcal
		2255 kcal

Aufteilung der Kohlenhydrate:

1. F.: 40 KH Brot, 10 KH Obst oder Marmelade;
2. F.: 30 KH Brot, 10 KH Milch;

M.: 30 KH Kartoffeln, 10 KH Gemüse, 20 Extra-KH;
N.: 30 KH Brot, 10 KH Marmelade;
A.: 40 KH Brot, 20 KH Gemüse oder Obst.

Austauschtabelle mit 10 KH-Äquivalenten.
Broteinheiten 12 g KH! Gewichtskontrolle.

Therapie mit oralen Antidiabetika

Sulfonylharnstoff-Derivate:

Wirkungsprinzip: Stimulation der B-Zellen zur Insulinausschüttung. Partielle Funktionstüchtigkeit der Inselzellen ist dabei Voraussetzung.

Präparate:
Tolbutamid (Rastinon, Artosin): HWZ 3 Std, Tagesdosis 0,5–1,5 g; Hauptdosis morgens (bis 1,0 g).
Glykodiazin (Redul): HWZ 8 Std, Tagesdosis 0,5–1,5 g (morgens).
Carbutamid (Nadisan, Invenol): HWZ 30–60 Std, Tagesdosis 0,5–1,0 g morgens.
Chlorpropamid (Diabetoral): HWZ 36 Std, Tagesdosis 0,25–0,5 g morgens.
Glibenclamid (Euglucon 5): HWZ 5 Std; 1000fach stärker wirksam als Tolbutamid. Tagesdosis: 2,5–15 mg.
Nebenwirkungen:
Gastrointestinale Störungen (Anorexie, Übelkeit, Erbrechen) und allergische Exantheme selten. Hypoglykämie-Zeichen leichteren Grades. Hypoglykämischer Schock bei Alkoholikern (kein Leberglykogen). Sonst Schockgefahr nur bei Euglucon!
Biguanide:
Keine Stimulationswirkung auf die B-Zellen! Steigern Glucoseaufnahme und -verwertung in der Muskulatur, nicht im Fettgewebe. *Indikation:* Übergewichtige Altersdiabetiker; in Kombination mit Insulin und Sulfonylharnstoff zur Verbesserung der Einstellung, besonders bei stark schwankender Stoffwechsellage. *Nebenwirkungen:* Übelkeit, Erbrechen, Durchfall, selten normoglykämische Lactatacidose.
Präparate:
Buformin (Silubin retard): Dosis morgens und abends je 100 mg.
Phenformin (Dipar, DB-comb): Dosis 3 mal tgl. 25–50 mg.

Insulinbehandlung des Diabetes

Altinsulin:
Schnell wirkend ($^1/_2$–1 Std), Dauer 8 Std, $^1/_2$ Std vor dem Essen! Abfüllung 40 E/ml.
Präparate: Altinsulin „Höchst" (Rind); Actrapid (Schwein).
Depot-Insulin:
Mittellange Wirkung. Max. nach 2–6 Std, Dauer 10–18 Std. Bei Umstellung von Alt-Insulin 20% der Dosis weniger.
Präparate: Depot-Insulin „Höchst" (Rind); Semilente „Novo" (Schwein).
Long-Insulin:
Langwirkendes Insulin. Max. nach 3–8 Std (Plateau). Dauer 18–26 Std. Für Patienten, die mit einer Injektion auskommen.
Präparate: Long-Insulin „Höchst"; Lente-Insulin „Novo"; Ultra-Lente „Novo" (bis 32 Std).
Mischinsuline: Schnell und langsam wirkende Komponente. Für schwer einstellbare Diabetiker.
Präparate: Komb-Insulin „Höchst": Alt: Depot 1 : 2 (Rind).
Rapitard: Alt: Depot 1 : 3 (amorphes gelöstes Schweine- und großkristallines Rinderinsulin ohne Zink).
Insulinapplikation: Subcutan, selten i.m..

Komplikationen der Insulinbehandlung:
Hypoglykämie: Überdosierung oder KH nicht gegessen! Zeichen: *Plötzlich:* Unruhe, Herzklopfen, Pulsbeschleunigung, Schweißausbruch, Hunger. *Schleichend:* Kopfschmerz, Sehstörungen, Nervosität, Gähnen, Koordinationsstörungen, Ohnmacht. Aggressivität. Halbseitenlähmungen (Bild des cerebralen Insultes).
Lokale Reizerscheinungen: Lipodystrophie (Hyper- oder Atrophie im Injektionsbereich).
Insulinresistenz: Antikörperbildung. Oft Toleranzverschlechterung durch Infekte u.a. Komplikationen.

Praxis der Ersteinstellung (bzw. Neueinstellung)

Ziel: Blutzucker zwischen 100 und 180 mg/100 ml, Glucosurie unter 20 g/Tag, Ketonurie beheben, Gewichtskorrektur (allmählich), Behandlung der Komplikationen, Erzielung körperlicher und geistiger Leistung und Arbeitsfähigkeit.
Rein diätetischer Behandlungsbeginn: Blutzucker unter 300 mg/100 ml, keine Ketonurie und Acidose (Erwachsenen- bzw. Altersdiabetes).
Standardkost: 150 KH, 70 E., 80 F., 5 Mahlzeiten. Zuckerausscheidung im Harn in 3 Tagesportionen 6–12, 12–18, 18–6 Uhr überprüfen. Blutzucker morgens, mittags, abends (kurz vor den Mahlzeiten). Bei gutem Verlauf (Normalisierung in 3 Tagen) Dauerkost nach Bedarf aufbauen. Dann erneut Bedürftigkeit der medikamentösen Therapie überprüfen. Falls Blutzucker über 200 mg/100 ml oder Harnzucker über 20 g/tgl. Versuch mit *Sulfonylharnstoffen*. Falls damit keine befriedigende Einstellung erzielt wird, Gabe von Insulin. Morgens Depotdosis, abends notfalls 2. niedrigere Depot- oder Altinsulindosis.
Behandlungsbeginn mit Diät und Insulin: Bei Blutzuckerwerten über 300 mg/100 ml + Ketonurie und schwerer Glucosurie (über 50 g/tgl.).
1–2 Hafertage (150–180 g KH als Hafergrütze oder Brei mit wenig Gemüse oder Früchten).
KH-Menge auf 5–6 gleichgroße Einzelportionen verteilen und mit 5 kleinen Alt-Insulindosen abdecken. Harnzucker und Blutzucker 3mal täglich kontrollieren. Wenn zuckerfrei und acetonfrei Übergang auf Standarddiät, Insulin auf 3 Altdosen zusammenfassen, dann Übergang auf Depot- oder Mischinsulin. Morgens bis 40 E. Depot, abends wenn nötig 12–16 E. Aufbau der Dauerkost. Nach Toleranzbesserung evtl. Umstellung auf orale Antidiabetica.

Coma diabeticum

Häufigkeit: Auf 1000 Diabetiker etwa 3 Comafälle jährlich (Erfurt 1969–1971). Hohes Coma-Risiko der jugendlichen und/oder der insulinpflichtigen Diabetiker. In der Erfurter Studie war das Coma in einem Drittel der Fälle die erste Diabetesmanifestation (Manifestationscoma). Gesamtletalität 32,3%.

Ketoacidotisches Coma.

Pathophysiologie: Die Acidose entsteht durch unvollständige Fettverbrennung (Fettsäuren → Acetyl-CoA-Überschuß → Ketosäuren) und wird durch Hyperventilation partiell kompensiert. Ein Teil der Ketosäuren wird als Natrium- bzw. Kaliumsalz ausgeschieden, wodurch Natrium- und Kaliumverluste entstehen. Durch die Hyperglykämie kommt es zur osmotischen Diurese mit renalem Flüssigkeitsverlust (Wasser > Salz), der die (durch die Hyperglykämie bereits erhöhte) Osmolalität des Plasmas weiter steigert. Folge: Wassertransport aus dem intracellulären in den extracellulären Raum und intracelluläre Dehydratation. Zum Schluß wird das extracelluläre Flüssigkeitsvolumen stark reduziert (Exsiccose) bei mäßiger Hyperosmolalität (absolutes Natrium- und Wasserdefizit). Der absolute Kaliummangel ist durch die Acidose maskiert (infolge Kaliumverschiebung aus dem intra- in den extracellulären Raum). Zusätzliche Wasser- und Salzverluste entstehen durch das häufige Erbrechen im präcomatösen Zustand. Der bewußtlose Zustand ist durch Acidose plus intracelluläre Dehydratation der Hirnzellen bedingt.

Symptome: Erbrechen (80%), Abdominalschmerz von großer Intensität (40%), Kußmaulsche Atmung, Exsiccose (stehende Hautfalten, weiche Augenbulbi, Blutdruckabfall, Tachykardie), Fieber, Acetongeruch der Atemluft. Bewußtlosigkeit nur in der Hälfte der Fälle vorhanden, oft nur Somnolenz bzw. verminderte Ansprechbarkeit. Entscheidendes diagnostisches Kriterium ist die Acidose!

Laborwerte: Blutzucker 600–1200 mg/100 ml, Ketonurie, oft auch Albuminurie. Standard-Bicarbonat unter 12 mval/l, pH 7,0–7,2. Harnstofferhöhung (Exsiccose-Effekt), mäßige Hyponatriämie und Hypochlorämie, Kalium anfangs normal oder leicht erhöht, unter Insulinbehandlung absinkend! Freie Fettsäuren und Plasmalipide erhöht. Osmolalität des Plasmas bis 360 mosmol/kg H_2O (Normalwert 300)

Therapie

Insulin: 200–300 E in den ersten drei Stunden als Dauertropfinfusion oder i.v. + i.m. zu je 50 E pro Einzelgabe. Von der 4.–12. Stunde weitere 300–600 E oder mehr, je nach Verhalten des Blutzuckers, der stündlich zu kontrollieren ist. Während der Acidose besteht eine abnorme Insulinresistenz.

Infusionen: Zur Auffüllung des extracellulären Volumendefizits (4–8 Liter) und zur Beseitigung von Acidose und Hyperosmolalität. *Infusionslösung:* $^1/_3$ 0,9% NaCl, $^1/_3$ isotone Na-Bicarbonatlösung (14 g/l), $^1/_3$ H_2O. Diese Lösung ist alkalisch und hypoosmolar. Kaliumzufuhr ab 4–6. Stunde (20–40 mval/Std). Beim Absinken des Blutzuckers unter 250 mg/100 ml Umsetzung der Infu-

sion auf 5%ige Glucoselösung, um Hypoglykämie zu verhüten. Insulin in kleinen Dosen (i. m. oder subcutan) weitergeben.
Antibiotica: Zur Pneumonieprophylaxe.
Kreislauftherapie: Strophantin, Arterenol, Sauerstoff.
Hyperosmolares Coma:
Pathophysiologie: Es handelt sich meistens um ältere Patienten (über 60 Jahre) mit frisch aufgetretenem oder leichterem Diabetes. Spontan oder durch Zweiterkrankungen (Infekte, Herzinfarkt etc.) kommt es zu starker Hyperglykämie mit entsprechender osmotischer Diurese, die nicht durch genügende orale Wasserzufuhr kompensiert wird. Eine Ketoacidose besteht nicht. Hier liegt nur das Bild des extracellulären Flüssigkeitsverlustes mit Hyperosmolalität vor.
Symptome: Bewußtlosigkeit, Aphasie, auch Hemiparese oder Verwirrtheitszustände. Zeichen der Exsiccose wie beim ketoacidotischen Koma. Es fehlen: Acetongeruch und Kußmaulsche Atmung.
Laborwerte: Hyperglykämie (Blutzucker über 600 mg/100 ml). Plasmaosmolalität bis 450 mosmol/kg H_2O! Blut-pH und Standardbicarbonat normal. Keine oder nur geringe Ketonurie. Hypernatriämie.
Therapie: Insulinbehandlung und Infusion mit hypoosmolarer, nicht alkalisierender Lösung (2,5%ige Lävulose, später 0,45%ige NaCl-Lösung). Nach Normalisierung der Osmolalität isotonische NaCl-Lösung zur Auffüllung des extracellulären Volumendefizits.

Therapie der diabetischen Gangrän

Klärung der Ursache: Fußpuls als Kriterium.
a) Arterielle Insuffizienz,
b) Trauma + Infektion, Mikroangiopathie.
Optimale Einstellung des Stoffwechsels: Nötigenfalls mit Insulin, relativ viel Kohlenhydrate (250–300 KH).
Gefäßbehandlung: Intraarterielle Infusionen mit Laevadosin (ATP), gefäßchirurgische Maßnahmen, Übungsbehandlung.
Antibiotica: (Bes. auch bei Pilzinfekt).
Lokalbehandlung: Wunde trocken lassen, Sekret muß abfließen.
Amputation: (Große Ausdehnung, Knochenbefall, Sepsis).
Prophylaxe: Keine heißen, sondern warme Reinigungsbäder täglich. Vorsicht beim Nägelschneiden. Passendes Schuhwerk, nicht barfuß gehen! Keine Eigenbehandlung bei Hühneraugen.

Hypoglykämien ▶ Ursachen

Organische Hypoglykämie:
1. Inselzelltumoren (20% Ca., 80% Adenom, selten multipel).
2. Nicht pankreatische Tumoren (Fibrome, Sarkome, meist im Thorax oder Retroperitoneum, primäres Leber-Ca. am häufigsten): Teils durch Bildung von Polypeptiden mit insulinartiger Wirkung (ohne immunolog. Verwandtschaft mit Insulin), teils durch massiven Glucoseverbrauch?

3. Hypophysenvorderlappeninsuffizienz (ACTH- und Wachstumshormonausfall): Störung der Gluconeogenese.
4. Nebennieren-Rindeninsuffizienz.
5. Diffuse Leberkrankheiten: Akute Leberdystrophie (fulminante Hepatitis, Pilz- oder Phosphorvergiftung), Cirrhose. Ungenügende Glucoseproduktion.

Hypoglykämie bei spezifischen hepatischen Enzymdefekten:
1. Glykogenosen: Störung der Glykogenolyse (s. u).
2. Galaktosämie (Anstau von Galaktose-1-Phosphat hemmt Glucose-6-Phosphatase).
3. Hereditäre Fructose-Intoleranz: Störung des Abbaus von Fructose-1-Phosphat in der Leber (bedingt Störung der Glucosefreisetzung).
Funktionelle Hypoglykämie:
1. Reaktive funktionelle H. (passagere Störung bei emotionellen Belastungen und veget. Labilität (nicht mit Coma).
2. Alimentäre Hypoglykämie: Nach Gastro-Enterostomie, subtotaler Magenresektion. Reaktion auf starke alimentäre Hyperglykämie (pathol. orale Glucosebelastung, normale intravenöse Belastungs-Test-Resultate) Dumping-Spätsyndrom.
3. Alkoholhypoglykämie: Störung der Gluconeogenese. Auch Hunger-Hypoglykämie.
4. Idiopathische Hypoglykämie des Kindesalters: Spontane Remission nach dem 10. Lebensjahr.
Iatrogene Hypoglykämie: Insulin; orale Antidiabetica.

Symptome

Auftreten nachts, morgens, 2–5 Std postprandial.
a) Adrenalinausschüttung (über Stimulation des autonomen Nervensystems): Schweißausbruch, Zittern, Tachykardie, Angst, Unruhe, Hunger, Übelkeit, Erbrechen.
b) Störungen des Gehirnstoffwechsels (durch Glucosemangel): Kopfschmerzen, Müdigkeit, Gähnen, Schwierigkeiten beim Sprechen und Denken, Agitiertheit, Aggressivität, Somnolenz bis Coma. Epilepsie, Halbseitenlähmung. Endzustand nach wiederholten Schocks: Intelligenzverlust, Persönlichkeitsabbau, psychotisches Verhalten.

Diagnostik

a) Nachweis der Hypoglykämie im Anfall.
b) Provokation:
24stündiges Fasten (nur Tee), dann körperlich belasten (Treppensteigen): Kein Blutzuckerabfall spricht gegen Spontanhypoglykämie. Abfall nach der Belastung spricht für organischen, Anstieg für funktionellen Hyperinsulinismus.
Tolbutamid-Test: 1 g i.v., Blutzuckerbestimmung alle 15 min in der ersten Std, dann alle 30 min bis Ende der 3. Std. Normaler

Befund und funktioneller Hyperinsulinismus: Nach 3 Std 70% des Ausgangswertes (erlaubt Ausschluß eines Insulinoms). Insulinom: Nach 3 Std noch Hypoglykämie unter 70% des Ausgangswertes (Vorsicht).

Plasma-Insulinbestimmung: Nüchternwert nur bei $^2/_3$ der Insulinome erhöht!

Therapie

Symptomatische Sofortbehandlung: Glucose i.v., Prednison (Stimulierung der Gluconeogenese), Glucagon.

Kausale Therapie bei den organischen Formen: Operation des Inselzelltumors oder (wenn inoperabel) Diazoxid 300 mg/Tag.

Op. extrapankreatischer Tumoren.

Substitution bei Hypophysen- und NNR-Insuffizienz.

Kausale Therapie bei funktionellem Hyperinsulinismus: Eiweiß-Fett-Diät, nur schwer aufschließbare Kohlenhydrate. Sedativa, Tranquilizer.

Galaktosämie ▶

Definition und Pathophysiologie

Hereditäre Stoffwechselstörung der Galaktose, bei der im Organismus die Umwandlung von Galaktose in Glucose gestört ist. Es fehlt das Enzym Galaktose-1-Phosphat-Uridyl-Transferase. Durch den Anstau von Galaktose-1-Phosphat wird die Umwandlung von Glykogen in Glucose gehemmt. Galaktose-1-Phosphat wird in der Leber, in der Linse und in den Erythrocyten gespeichert.

Klinik

Manifestation kurz nach der Geburt bei Ernährung mit Muttermilch oder Kuhmilch. Aus dem Milchzucker entstehen im Darm Galaktose und Glucose.

Symptome: Erbrechen, Durchfall mit sekundären Ernährungsstörungen; Ikterus, Leberschwellung, hepatitisähnliches Bild. Katarakt-Entstehung in wenigen Wochen. Nach einigen Monaten geistige Retardierung (irreversibel). Häufigkeit: 1 Fall auf 70000 Geburten.

Diagnose: Reduzierender Zucker im Harn; aber nicht mit Glucose-Oxydase-Methode nachweisbar. Nachweis des Enzymmangels in den Erythrocyten.

Therapie: Meidung jeglicher Galaktose, speziell des Milchzuckers. Bis auf die cerebralen Schäden bei frühzeitiger Diagnose weitgehende Abheilung. Todesfälle an interkurrenten Infekten.

Glykogenspeicherkrankheiten ▶

Definition

Synonym: Glykogenosen. Krankhafte Zustände durch hereditäre Enzymdefekte des Glykogenabbaus und der Glykogensynthese, mit Glykogenablagerung in verschiedenen Organen, zum Teil mit Hypoglykämie und Acidose.

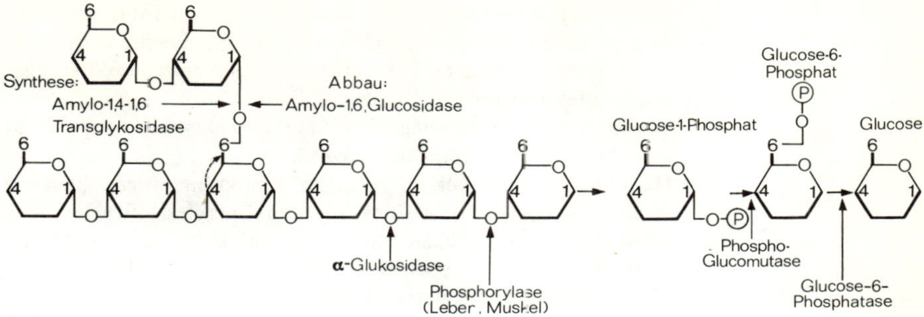

Abb. 56. Synthese und Abbau des Glykogens

Pathophysiologie

Allgemeines: Glykogen ist die hochmolekulare (MG 5 Mill.) intracelluläre Depotform der Glucose. Das Leberglykogen wird zur Konstanthaltung des Blutzuckers dem Bedarf entsprechend abgebaut. Stimulierend auf die Glykogenolyse wirken Glucagon und Adrenalin. Das Glykogenmolekül besteht aus 1 → 4 glykosidisch zu Hauptketten verknüpften Glucoseeinheiten und gleichartigen Seitenketten, die durch $C_1 \rightarrow C_6$-Brücken mit den Hauptketten verbunden sind. Der Abbauweg und die für das Verständnis der Glykogenosen wichtigen Enzyme sind in Abb. 56 skizziert:

Defekt der Glucose-6-Phosphatase (Typ I): Der letzte Schritt der Glykogenolyse ist gehemmt. Da Glucose-6-Phosphat die Leberzelle nicht verlassen kann, erfolgt eine erhöhte glykolytische Umwandlung in Lactat (Lactatacidose); die gestörte Glucoseabgabe der Leber führt zur Hypoglykämie mit kompensatorischer Stimulation der Lipolyse und des Fettsäureumsatzes. Dadurch kommt es zu Ketose und Hyperlipämie. Glykogenspeicherung in Leber und Nieren.

Defekt der α-Glucosidase (Typ II): Das Enzym spaltet Glykogen in Di- und Oligosaccharide (wie eine Maltase); es ist in allen Körperzellen vorhanden und wahrscheinlich lysosomal gebunden. Die Glucoseabgabe durch die Leber ist nicht gestört, keine Acidose und Hyperlipämie. Gehemmt scheint der Glykogenabbau für den Eigenbedarf der Zellen zu sein. Generalisierte Speicherung von cytoplasmatischen Glykogenaggregaten.

Defekt der Amylo-1,6-Glucosidase (Typ III): Die C_1-C_6-Bindungen werden nicht gespalten; die Hydrolyse bleibt an der Abzweigungsstelle der Seitenkette stehen, nur 30% des Gesamtmoleküls werden hydrolysiert. Speicherung kurzkettiger „Grenzdextrine" in Leber, Herz, Muskeln und Leukocyten. Hypoglykämie nach Fasten, keine Acidose.

Defekt der Amylo-1,4 → 1,6-Transglucosidase (Typ IV): Bewirkt Störung im Anbau der Seitenketten und damit die Entstehung eines abnormen Glykogenmoleküls, dessen Speicherung in der

Leber zu periportaler Bindegewebsproliferation führt. Speicherung in Leber, Milz und Lymphknoten (RES). Leichte Hypoglykämie, keine Acidose und Hyperlipämie. Lebercirrhose, herabgesetzte Infektresistenz.

Defekt der Muskelphosphorylase (Typ V): Das Enzym spaltet in den Muskelzellen phosphorolytisch die C_1-C_4-Bindungen der Haupt- und Seitenketten. Schnelle Ermüdung wegen ungenügender Glucose-Bereitstellung für den Energiestoffwechsel der Muskelzellen. Blutzucker, Blutfett normal, keine Acidose. Denn: Glykogenolyse der Leberzellen normal. Isolierte Glykogenspeispeicherung in der Skeletmuskulatur.

Defekt der Leberphosphorylase (Typ VI): Das Enzym spaltet phosphorolytisch die C_1-C_4-Bindungen des Glykogens in den Leberzellen. Leichte Hypoglykämie, Hyperlipämie, Leberparenchymschaden. Isolierte Glykogenspeicherung in der Leber.

Klinik

Typ I:

v. Gierke-Krankheit. Kleinwuchs, Hepatomegalie, Hypoglykämie mit sekundären cerebralen Schäden, Xanthome durch Hyperlipämie, Acidose, Erbrechen, gestörtes Knochenwachstum (intracelluläre Acidose). Erhöhte Infektanfälligkeit. Die Mehrzahl stirbt im Kleinkindesalter; nach der Pubertät Besserung der Symptome aus ungeklärten Gründen. *Therapie:* Kleine KH-reiche Mahlzeiten, wenig Fett, Acidosebehandlung.

Typ II:

Pompe-Krankheit. a) Kardiomegale Form: Exitus nach wenigen Lebensmonaten an Linksherzversagen;

b) Neuromuskuläre Form: Bild einer der spinalen Muskeldystrophie ähnlichen Störung. Exitus innerhalb von 4 Jahren.

Typ III:

Forbes-Krankheit. Zurückbleiben im Wachstum, rasche Ermüdbarkeit. Relativ gute Prognose, Remission nach der Pubertät möglich.

Typ IV:

Andersen-Krankheit. Starke Leber- und Milzschwellung. Exitus an Lebercirrhose oder Pneumonie bis zum 20. Lebensjahr.

Typ V:

McArdle-Krankheit. Unfähigkeit zu stärkeren Anstrengungen, da die Glykogenolyse in der Muskulatur beeinträchtigt ist. Sonst gute Prognose.

Typ VI:

Hers-Krankheit. Leberschwellung, Subikterus, Neigung zu Erbrechen. Besserung nach der Pubertät.

2. Fettstoffwechsel

Zusammensetzung der Plasmalipide ▶ **Freie Fettsäuren** (unverestert)

Normalwerte 0,3–0,7 mval/l = 8–20 mg/100 ml. Die freien Fettsäuren sind im Plasma an das Albumin gebunden. Daraus werden sie am Ort ihrer Utilisation freigesetzt

Cholesterin

30% in unveresterter (freier) Form, 70% als Estercholesterin (mit ungesättigten Fettsäuren verestert). Normalwerte für Gesamtcholesterin stark altersabhängig: 120–300 mg/100 ml.

Phospholipide (Phosphatide)

Normalwerte 150–300 mg/100 ml.

Triglyceride (Neutralfette)

Normalwerte 20–200 mg/100 ml.

Lipoproteine

Mit Ausnahme der freien Fettsäuren und kleiner Mengen von Lysolecithin (das an Albumin gebunden ist) ist alles Plasmafett Bestandteil definierter hochmolekularer Fett-Eiweißkomplexe, die als Lipoproteine bezeichnet werden. Jedes Lipoproteinmolekül hat fünf Komponenten: Cholesterin, Cholesterinester, Phosphatide, Triglyceride und Protein (Apoprotein genannt). Das Mengenverhältnis dieser Komponenten ist aber bei den verschiedenen Lipoproteinklassen sehr unterschiedlich. Je höher der Proteinanteil, desto größer ist das spezifische Gewicht und je höher der Triglyceridanteil, desto kleiner ist das spezifische Gewicht (Dichte) des Lipoproteinmoleküls, das Partikelgröße erreichen kann. Die Plasma-Lipoproteine werden in 4 Hauptklassen unterteilt, die durch ihre Dichte, elektrophoretische Mobilität und Zusammensetzung charakterisiert sind. Die Trennung nach der

Lipoproteinklasse	Dichte	elektrophoret. Mobilität	Apoprotein	Chemische Zusammensetzung in Prozenten				
				Ch.	ChE.	Pl.	Tg.	Prot.
Chylomikronen	< 0,95	null	B > A, C	3,1	6,0	7,1	81,3	2,5
Very low density (VLDL)	< 0,95–1,006	prä-β	B > A, C	6,0	16,2	17,9	51,8	7,1
Low density (LDL)	1,006–1,063	β	B	7,5	39,4	23,1	9,3	20,7
High density (HDL)	1,063–1,210	α	A	2,0	17,4	26,1	8,1	46,4

Dichte erfolgt in der Ultrazentrifuge, die Trennung nach der elektrophoretischen Mobilität mittels Elektrophorese auf Papier oder im Agarosegel. Neuerdings gewinnt die Charakterisierung nach dem Proteinanteil Bedeutung, der aus den spezifischen Apoproteinen A, B oder C oder aus Kombinationen derselben besteht.

Bildungsort und Funktion der Lipoproteine ▶

Chylomikronen

Werden im Darmepithel gebildet und gelangen auf dem Lymphweg (Ductus thoracicus) ins Blut. Die Chylomikronen transportieren das von der Darmwand resorbierte und resynthetisierte *exogene Fett* der Nahrung und enthalten wie dieses hauptsächlich Triglyceride. Wegen einer Teilchengröße von über 0,1 μ trüben sie das Plasma. Die Elimination der Chylomikronen aus dem Blut erfolgt überwiegend im Fettgewebe, wobei sie in den Capillaren oder beim Eintritt in die Fettzellen durch die *Lipoproteinlipase* (ein im Gewebe oberflächlich fixiertes, nach Heparininjektion ins zirkulierende Blut übertretendes Enzymsystem, auch Klärfaktor oder PHLA = post heparin lypolytic activity genannt) hydrolysiert werden. Nach 10–12stündiger Nahrungskarenz ist das Plasma des Gesunden chylomikronenfrei! Bei der Lipidelektrophorese bleiben die Chylomikronen wegen ihrer Größe und Adsorptionsneigung an der Auftragungsstelle liegen.

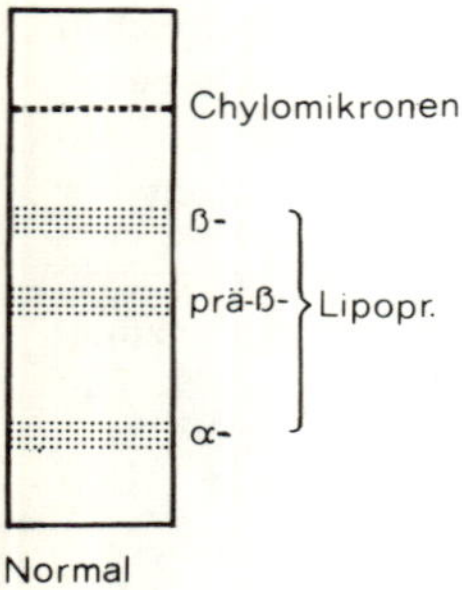

Prä-β-Lipoproteine (very low density lipoproteins = VLDL)

Ihre Bildung erfolgt in der Leber; sie dienen dem Transport der in der Leber synthetisierten *endogenen Triglyceride*. Die erhebliche Partikelgröße führt gleichfalls zur Plasmatrübung. Lipidelektrophoretisch wandert die Fraktion im Gegensatz zu den Chylomikronen zwischen den α- und β-Lipoproteinen. Im Nüchternplasma des Gesunden ist die Konzentration der Prä-β-Lipoproteine sehr gering (daher keine Trübung). Postprandial nimmt sie zu, da der Leber ein Fettsäureüberschuß angeboten wird und da in der Leber eine Triglyceridsynthese aus zugeführter Glucose erfolgt. Durch sehr kohlenhydratreiche Ernährung kann die Konzentration der endogenen Triglyceride und damit der Prä-β-Lipoproteine auch im Nüchternplasma erhöht werden. Die Elimination der Prä-β-Lipoproteine aus dem Blut erfolgt langsamer als die der Chrylomikronen.

β-Lipoproteine (low density lipoproteins = LDL)

Sie transportieren endogenes Cholesterin und endogene Phospholipide. Die Bildung erfolgt in der Leber und in der Darmwand. Über die Funktion bestehen noch viele Unklarheiten. Der Proteinanteil, das Apoprotein B, ist essentieller Bestandteil auch der Prä-β-Lipoproteine und Chylomikronen.

α-**Lipoproteine:**

Sie werden in der Leber gebildet und enthalten Cholesterin und Phosphatide endogenen Ursprungs. Die biologische Funktion ist weitgehend unklar.

Hyperlipoproteinämie Typ I ▶ **Lipidstatus und Pathogenese**

***Lipidstatus**:* Chylomikronen im Plasma, 14 Std nach einer normalen Mahlzeit (mit Fett). Kremiges Aussehen des Plasmas. Elektrophorese: Chylomikronenbande! Sonst unauffällig. Triglyceride maximal erhöht, bis 10 g/100 ml. Cholesterin und Phospholipide mäßig erhöht.

Pathogenese: Mangel an Lipoproteinlipase (PHLA). Infolgedessen werden die resorbierten, als Chylomikronen zirkulierenden Fette nicht abgebaut. Die Hyperchylomikronämie tritt nur bei fetthaltiger Kost in Erscheinung, daher: exogene Hyperlipämie!

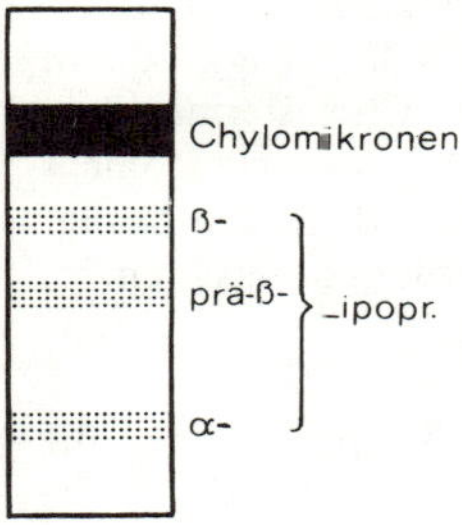

TypI

Ätiologie:

a) Angeborener Enzymmangel (häufigste Form);
b) Sekundärer Enzymmangel: Diabetes, Hypothyreose (selten);
c) Enzyminhibitoren: Lupus erythematodes, Alkoholismus + Pankreatitis (selten).

Klinik

Primäre (angeborene) Form: Manifestation vor dem 10. Lebensjahr: Leibkoliken, Xanthome an den Streckseiten, Hepato-Splenomegalie, Lipämia retinalis, Pankreatitis. Bei den über 30jährigen Patienten bisher keine arteriosklerotischen Manifestationen!

Therapie

Starke Reduktion des Fettes (bis zur Toleranzgrenze) bzw. Gabe mittelkettiger Glyceride (MCT-Öl, Portagen-Pulver für gut schmeckendes Getränk mit 20% MCT). Keine der bekannten antilipämischen Drogen wirksam. Bei symptomatischen Formen Heparin(oide) indiziert, da Mangel an PHLA meist nicht so ausgeprägt.

Hyperlipoproteinämie Typ II ▶ **Lipidstatus und Pathogenese**

***Lipidstatus**:* Isolierte, starke Vermehrung der (normal zusammengesetzten) β-Lipoproteine mit Erhöhung des Cholesterins, weniger stark auch der Phosphatide, nicht der Triglyceride: Serum klar!

***Pathogenese**:*

a) Erbliche Form (dominant-autosomal): relativ häufig. Pathogenese ungeklärt. Wahrscheinlich keine Überproduktion, sondern gestörter Katabolismus.
b) Sekundäre Form: entsprechendes Lipoproteinmuster bei Myxödem, Nephrose, Leberkrankheiten, Myelom, M. Waldenström. Auch hier Pathogenese nicht eindeutig geklärt.

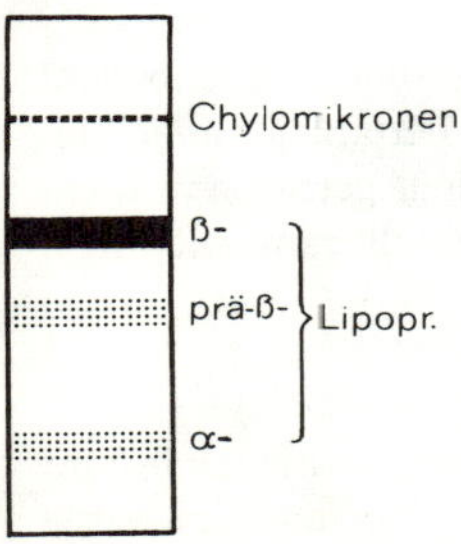

Typ II

Klinik

Manifestation: Schon im ersten Lebensjahr erhöhtes Cholesterin!

Frühzeitige coronare Arteriosklerose (3. und 4. Dekade). Haupttodesursache Herzinfarkt, bei den meisten bis zum 50. Lebensjahr. Parallel zu den coronaren Affektionen treten Xanthome in den Sehnen (Achilles!), an Ellenbogen, Knien, Handrücken und Fersen auf. Bei Homozygoten Herzinfarkt und Xanthome schon im Kindesalter. Diagnose: Nachweis der hereditären Belastung durch Familienuntersuchungen.

Therapie

Gewichtsreduktion und körperliches Training sind ohne Einfluß auf den Cholesterinspiegel. Diät: Cholesterinarm (Verbot von Eiern und Milchprodukten) = < 300 mg/Tag, mehrfach ungesättigte Fette (Pflanzenöl und Pflanzenfett) reduzieren das Plasmacholesterin um 20–25%. Cholestyramin (16 – 32 g/Tag) – durch Gallensäurebindung und Verhinderung der Cholesterinresorption – wirkt noch am besten. Außerdem: Regelan und Ronicol retard. Therapie im ganzen noch unbefriedigend. In den beiden ersten Dekaden noch relativ günstige Behandlungsaussichten.

Hyperlipoproteinämie Typ III ▶ **Lipidstatus und Pathogenese**

Lipidstatus: Es besteht eine Vermehrung von β-Lipoproteinen, die einen abnorm hohen Gehalt an Triglyceriden und dadurch die gleiche geringe Dichte haben wie die Prä-β-Lipoproteine. Die elektrophoretische Mobilität ist aber die von β-Lipoprotein. Es zeigt sich eine breite β-Bande. Prä-β-Lipoprotein, das in geringer Menge vorhanden sein kann, geht darin unter. Diagnose: Zentrifugieren in der UZ bei d : 1006; im Überstand hat die Hauptfraktion Beta-Mobilität (flotierendes β-Lipoprotein). Erhöhung von Cholesterin und Triglyceriden! Plasma je nach Grad der Veränderung klar, trübe oder milchig. Cholesterin 400–700, TG 400–800 mg/100 ml.

Pathogenese: Nur als familiäre, primäre Form bekannt, nicht als Begleitsymptom anderer Krankheiten beobachtet. Pathogenese unklar. Glucosetoleranz oft abnorm. Fett-Toleranz leicht abnorm. PHLA normal.

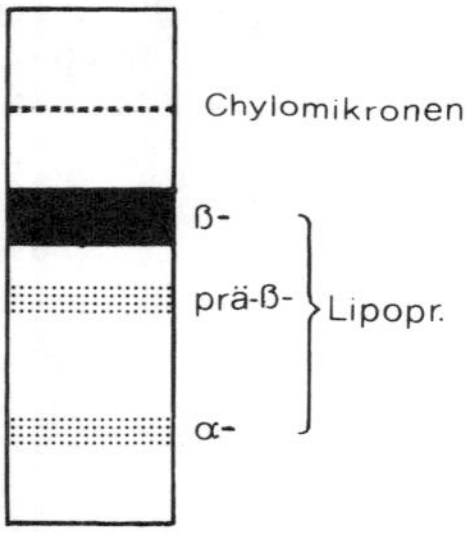

Typ III

Klinik

Symptome bei Frauen 10–15 Jahre später als bei Männern. Bei diesen Ende des 3.–4. Lebensjahrzehnts Xanthome an Ellenbogen, Knien und Gesäß; typisch: gelblich-weiße Fettablagerungen an der Handinnenfläche, besonders dort, wo Ringe getragen werden. Herzinfarkt und periphere arterielle Verschlußkrankheit im 4. und 5. Jahrzehnt.

Therapie

Reduktion auf normales Gewicht. Cholesterinarme Diät und Clofibrat (Reglan, Skleromexe u.a.) normalisieren Lipidwerte und beseitigen Ablagerungen der Haut.

Hyperlipoproteinämie Typ IV

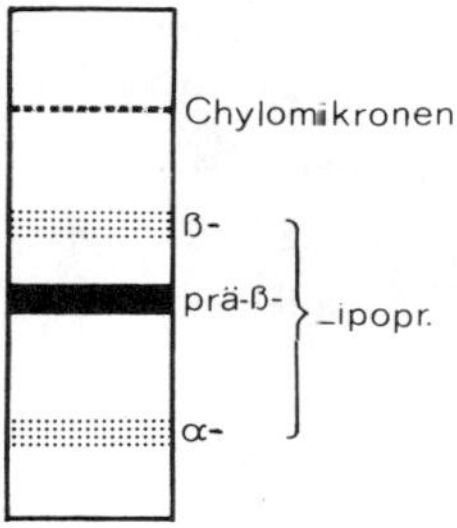

Typ IV

Lipidstatus und Pathogenese

Lipidstatus: Vermehrung der Prä-β-Lipoproteine (VLDL) mit Erhöhung der Triglyceride und geringer Erhöhung des Cholesterins. Plasma klar, milchig oder kremig, je nach Höhe der Hyperlipoproteinämie.

Pathogenese: Es werden mehr endogene Triglyceride von der Leber gebildet und als Prä-β-Lp. sezerniert als eliminiert (geklärt); entweder durch Überproduktion oder gestörte Klärung.

a) Familiäre, genetisch bedingte Form (primär).

b) Sekundäre Formen bei Diabetes, nephrotischem Syndrom, Myxödem, Pankreatitis.

Klinik

Vorkommen relativ häufig, bei 50% familiäre Belastung nachweisbar. Selten schon bei Kindern (5% vor dem 20. Lebensjahr). Bei Triglyceridkonzentrationen über 1000 mg/100 ml meist Xanthome (eruptiv), Lipämia retinalis, seltener Hepato-Splenomegalie. Glukosetoleranz meist herabgesetzt, Harnsäure oft erhöht. Vaskuläre und coronare Komplikationen, wenn auch etwas seltener als bei Typ III. Plasmacholesterin kann normal sein. Daher bei Verdacht Triglyceride mitbestimmen! PHLA normal.

Therapie

Fettreiche Diät erhöht die Lipide kaum, dagegen können kohlenhydratreiche Diäten die Hyperlipoproteinämie Typ IV verstärken (kohlenhydrat-induzierte Form). Auch Fettsucht begünstigt das Auftreten. Maßnahmen: Gewichtsreduktion! Reduktion des KH-Überschusses in der Nahrung, ungesättigte Fette. Medikamentös Clofibrat (nur teilweise befriedigend wirksam).

Hyperlipoproteinämie Typ V

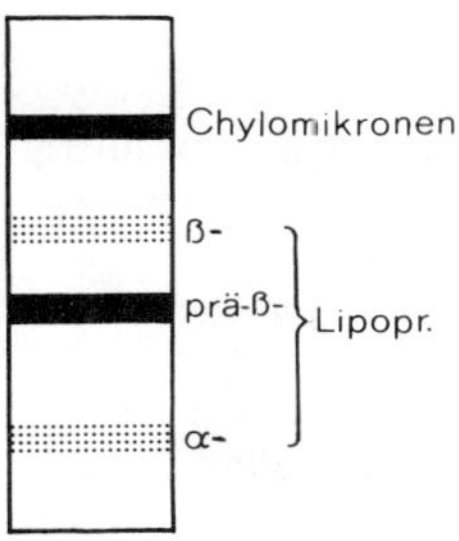

Typ V

Lipidstatus und Pathogenese

Lipidstatus: Während beim Typ I eine Retention exogener Triglyceride und beim Typ IV eine Retention endogener Triglyceride im Blut vorliegt, zeigt dieser Typ eine Retention exogener und endogener Triglyceride, also: Vermehrung von Prä-β-Lp + Chylomikronen im Nüchternserum. Triglyceride auf 1500–5000 mg/100 ml, Cholesterin deutlich erhöht. PHLA niedrig oder normal. Glucosetoleranz pathologisch.

Pathogenese:

a) Familiäre Form (selten).

b) Sekundäre Formen bei Nephrose, Myxödem, diabetischer Acidose, Alkoholismus etc.

Klinik

Die angeborene Form manifestiert sich mit Plasmaveränderungen – wie Typ IV – selten bei Kindern, meist in der 2. und 3. Dekade. 50% der Verwandten haben IV oder V-Muster.

Klinisch: Anfälle von Leibkoliken, oft wiederholte ergebnislose Laparotomien. Xanthome, Lipämia retinalis, Hepatosplenomegalie kommen vor. Im Gegensatz zum Typ I sind die PHLA normal, die Glucosetoleranz pathologisch und die Harnsäure oft erhöht. Nach fettfreier Diät werden die Triglyceride nicht normal.

Therapie

Wie bei Typ IV günstige Maßnahmen: Gewichtsreduktion, proteinreiche, fett- und KH-arme Kost. Medikamentös Clofibrat.

Hypolipoproteinämien ▶

A-Betalipoproteinämie (Bassen-Kornzweig-Syndrom)

Definition und Pathophysiologie: Hereditärer Defekt in der Synthese des Apoproteins B der Lipoproteine. Alle Lipoproteine, die dieses Apoprotein als essentiellen Bestandteil enthalten, fehlen: β-Lipoproteine, Prä-β-Lipoproteine, Chylomikronen. Das Plasma enthält nur α-Lipoproteine; Gesamtcholesterin unter 100 mg/100 ml. Die enterale Fettresorption kommt zum Erliegen, da die resorbierten und resynthetisierten Triglyceride aus den Zottenepithelien nicht abtransportiert werden können (gestörte Chylomikronenbildung); die Epithelien zeigen maximale Fettspeicherung.

Klinik: Im 1. Lebensjahr beginnende Mangelernährung mit Steatorrhoe, Wachstumsverzögerung, Ataxie, Nystagmus und anderen neurologischen Symptomen. Stechapfelform der Erythrocyten, Pigmentdegeneration der Netzhaut. Exitus häufig in jüngeren Jahren. Behandlung mit Linolsäure und fettlöslichen Vitaminen bei sonst fettfreier Kost.

An-Alphalipoproteinämie (Tangier-Krankheit)

Definition und Pathophysiologie: Hereditärer Defekt in der Synthese von Apo-Lipoprotein A mit extremer Verminderung der α-Lipoproteine. Obwohl auch Chylomikronen und Prä-β-Lipoproteine Apo-Protein A enthalten, ist deren Bildung nicht beeinträchtigt. Gesamtcholesterin und Phosphatide im Plasma erniedrigt, α-Lipoproteine nur in Spuren vorhanden. Eigenartige Speicherung von Cholesterinestern im RES.

Klinik: Stark vergrößerte, durch Cholesterinspeicherung orangefarbene Tonsillen. Leber und Milz vergrößert. Bei Erwachsenen Hornhautinfiltrationen, periphere Neuropathie und vorzeitige coronare Herzkrankheit.

Lipoidspeicherkrankheiten ▶

Allgemeines

Krankheitszustände durch Speicherung von Lipoiden (vor allem im RES und ZNS), die infolge hereditärer (meist autosomal recessiv erblicher) Enzymdefekte nicht abgebaut werden.

Sphingolipoidosen

Biochemische Übersicht: Speicherung sphingosinhaltiger Lipoide. Sphingosin ist ein langkettiger (C_{18}) Amino-Dialkohol, der (analog dem Glycerin) mit Fettsäuren und anderen Substituenten die Klasse der Sphingolipoide bildet:

Sphingosin: 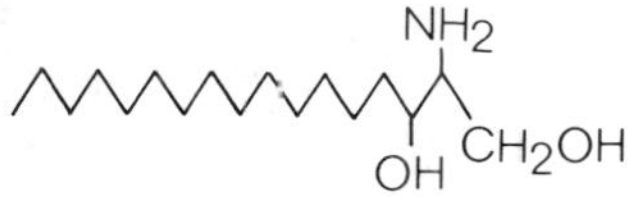

Ceramid: Fettsäure
|
Sphingosin

Fettsäure
|
Sphingomyeline: Phosphorylcholin—Sphingosin

Fettsäure
|
Cerebroside: Hexose(n)—Sphingosin

Fettsäure
|
Ganglioside: Neuraminsäure-haltige Oligosaccharide }—Sphingosin

***Niemann-Pick-Krankheit**:* Speicherung von Sphingomyelin und Cholesterin in Leber, Milz und häufig im ZNS. Minderwuchs, Idiotie. Tod überwiegend im Kleinkindesalter.
***Gaucher-Krankheit**:* Speicherung von Glucocerebrosid im RES. Erhebliche Milzschwellung und Lebervergrößerung. Bei Kindern progrediente neurologische Störungen, die zum Exitus führen. Bei der Erwachsenenform Leber- und Milzschwellung mit hämatologischen Komplikationen (Anämie, Leukopenie, Thrombopenie), verstärkte Hautpigmentierung, Knochenläsionen, keine neurologischen Ausfallserscheinungen.
***Fabry-Krankheit**:* Nur bei Männern auftretend (geschlechtsgebunden recessiv erblich); Speicherung von Ceramidtrihexosid in fast allen Organen mit Schaumzellen. Mediaverdickung der Arterien. Hyperkeratotische Hautpapeln, Hornhauttrübungen, Varikose der Konjunktivalgefäße. Tod an Herz- und Nierenkomplikationen des Gefäßleidens. Lebenserwartung bis 60 Jahre.
***Gangliosidosen**:* Gangliosidspeicherung in der grauen Substanz des Gehirns, die zu Erblindung und Idiotie führt. Formen: *Pseudo-Hurlersche-Krankheit* (mit generalisierter Gangliosidspeicherung) und *Tay-Sachs-Krankheit* (amaurotische familiäre Idiotie). Beide enden bis zum 3. Lebensjahr tödlich.

Refsum-Krankheit

Hereditäre Störung des Phytansäure-Abbaus, einer verzweigten C_{20}-Fettsäure, die aus dem Phytol der Nahrung (in Pflanzen an Chlorophyll gebundener Alkohol) stammt. In Triglyceriden, Phosphatiden und Cholesterinestern des Plasmas steigt der Anteil der Phytansäure auf 10–30%. Phytansäureablagerung in fast allen Organen; vorwiegend Nervenschädigungen. Polyneuritis, Anosmie, Retinitis pigmentosa, Hauttrockenheit, Skeletdeformitäten. Prophylaxe und Therapie: phytansäure- und phytolhaltige Nahrung meiden.

3. Purinstoffwechsel

Stoffwechsel der Harnsäure ▶

Harnsäurequellen

a) Nucleinsäuren der Nahrung.
b) Endogene Nucleinsäuren.
c) Shunt-Nucleotide (Nucleotidüberschuß, der nicht in DNS und RNS eingebaut, sondern direkt zu Harnsäure metabolisiert wird).

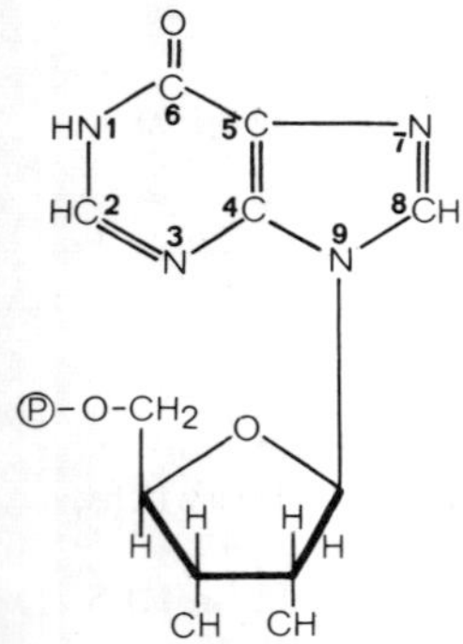

Inosinsäure

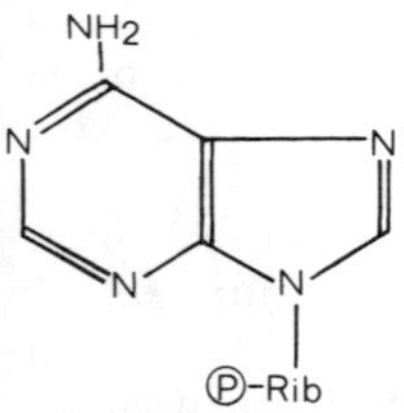

Adenylsäure

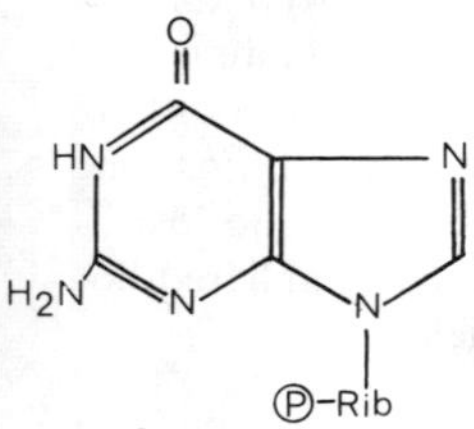

Guanylsäure

Biosynthese und Umwandlungen der Purine

Die Purinbausteine stammen aus Aminosäuren; daher Verknüpfung von Aminosäuren- und Purinstoffwechsel! Herkunft der einzelnen Atome:

(1) N : Asparaginsäure
(2) C : Formiat (aus Serin)
(3) N : Glutamin
(4) C
(5) C : Glycin (= Glykokoll)
(6) C : CO_2 z.T. aus decarboxylierten Aminosäuren.
(7) N : Glycin
(8) C : Formiat (aus Serin)
(9) N : Glutamin

Der erste Schritt ist die Bildung von 5-Phosphoribosylamin aus 5-Phospho-ribosylpyrophosphat (PRPP) + Glutamin (die Pyrophosphatgruppe am C_1 der Ribose wird durch NH_2 aus Glutamin ersetzt). Der Zuckerphosphatteil des Moleküls wird zuerst aufgebaut, davon ausgehend der Purinring des Hypoxanthinus, so daß als erstes ein Nucleotid, die Inosinsäure, entsteht:
Aus Inosinsäure werden Guanylsäure oder Adenylsäure gebildet. Alle drei Nucleotide hemmen im Sinne der feedback-Regelung die Inosinsäuresynthese. Durch Resynthese zu ihren Nucleotiden mittels Phosphoribosyltransferase werden auch Guanin und Hypoxanthin zu Hemmstoffen der Inosinsäuresynthese. Das gleiche Enzym wandelt auch 6-Mercaptopurin in sein Ribonucleotid um, das als Pseudo-Feedback-Inhibitor der Inosinsäuresynthese wirkt.

Abbau: Die nicht zur Nucleinsäuresynthese benötigten oder beim Nucleinsäureabbau anfallenden Purinnucleotide (Guanylsäure, Inosinsäure, Adenylsäure) werden durch Phosphatabspaltung in ihre Nucleoside (Guanosin, Inosin, Adenosin) übergeführt. Adenosin wird zu Inosin desaminiert. Nach Abspaltung der Ribose

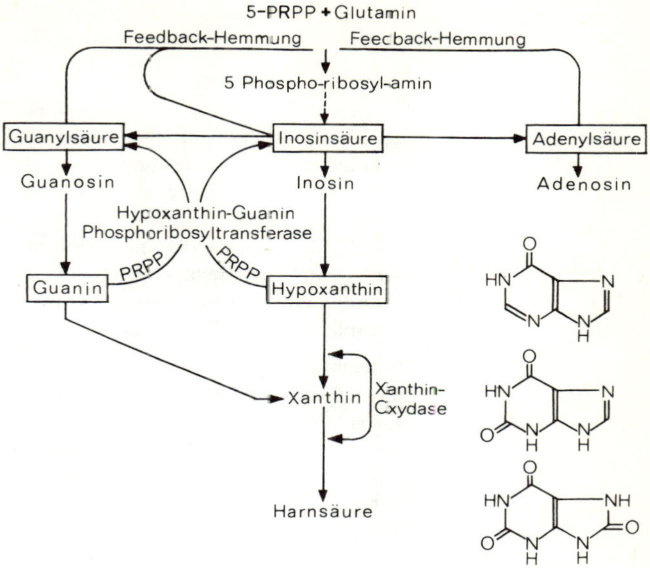

gehen Guanosin in Xanthin und Inosin in Hypoxanthin über. Hypoxanthin (über Xanthin) und Xanthin werden durch die Xanthinoxydase zu Harnsäure oxydiert (s. Formelschema).

Blutspiegel, Pool und Ausscheidung der Harnsäure:

Serumwerte: 2–6,5 mg/100 ml Männer; 2–5,5 mg/100 ml Frauen.
Harnausscheidung: Purin- u. eiweißarme, fettreduzierte Kost: 2/3–3/4 der Gesamtmenge 300–500 mg/24 Std, über 600 mg/Tag pathologisch!
Extrarenaler Katabolismus (1/3–1/4 der Gesamtmenge): Ausscheidung in den Darm, dort Urikolyse.
Pool des austauschbaren Urats: Normal 1 g, Turnover täglich etwa 750 mg.
Renale Exkretion: Die glomerulär filtrierte Harnsäure wird zunächst vollständig tubulär rückresorbiert und gelangt danach erst durch tubuläre Sekretion (0,5 mg/min) in den Endharn.

Primäre Gicht (Arthritis urica) ▶ **Definition**

Angeborene Störung des Harnsäurestoffwechsels mit Vergrößerung des Harnsäurepools, Hyperurikämie und Uratablagerungen in den Geweben.

Akute Gicht: Recidivierende akute Arthritis.
Chron. Gicht: Chronische Gichtarthritis, Tophusbildung, Gicht-

niere. Kombination mit Hyperlipämie, kardiovasculäre Komplikationen.

Ätiologie

***Genetische Faktoren**:* Dominantes Gen mit variabler Expressivität, auch polygene Vererbung wird diskutiert. Bevorzugung des männlichen Geschlechtes betrifft nur die klinisch manifeste Gicht, nicht die Hyperurikämie. Nachweis familiären Vorkommens der manifesten Gicht bei 10–20% der Kranken, zusätzlich bei 15–25% familiärer Fälle mit symptomloser Hyperurikämie.
Umwelteinflüsse: Begünstigend wirken Alter (mittlere Lebensjahre), Überernährung (purinreich, eiweißreich), Fettsucht. Alkohol (anfallauslösend), Saluretica.

Pathophysiologie

Vergrößerung des Harnsäurepools (bestimmt mittels markierter Harnsäure und Einbau markierten Glycins) = austauschbare Harnsäure:
normal: 1 g (0,9–1,6),
leichte Gicht: 4–5 g,
schwere Gicht: 18 g.
a) *Gesteigerte Harnsäuresynthese:* Die geschwindigkeitsbestimmende erste Reaktion zum Phosphoribosylamin ist gesteigert, vielleicht durch ein vermehrtes Glutaminangebot infolge Glutaminasemangels in den Tubuluszellen der Nieren, der auch zu verminderter NH_3-Bereitstellung und damit zu erhöhter Harnacidität führt. Vielleicht auch durch verminderte Aktivität der HGRPTase mit konsekutiver Störung der Rückkoppelungshemmung. Diese Fälle sprechen nicht auf Allopurinol an (s. unten). Diskutiert werden auch Überaktivität der Amidotransferase oder vermehrter Anfall von 5-PRPP.
b) *Störung der renalen Exkretion* (bei normaler Harnsäureproduktion): Nur 25% der Fälle scheiden vermehrt Harnsäure aus. Bei den übrigen und jenen, die trotz normaler Harnsäuresynthese einen vergrößerten Harnsäurepool aufweisen, muß eine Exkretionsstörung angenommen werden. Allerdings findet auch bei Gicht eine vollständige Rückresorption der primär filtrierten Harnsäure statt; die Störung muß die tubuläre Sekretion betreffen. Normalerweise beträgt die Uratclearance 5–10% der Inulin-Clearance, bei Gicht ist der Prozentsatz noch niedriger. Mechanismus ungeklärt.
c) *Kombination von gesteigerter Synthese und verminderter renaler Exkretion* (s. oben).
***Pathogenese des akuten Gichtanfalls**:* Überschreiten des Löslichkeitsproduktes von Mononatriumurat → Ausfällung von Mikrokristallen in der Synovialflüssigkeit → Phagocytose der Kristalle durch Granulocyten → schnelle Degranulation der Leukocyten (Zerfall der Lysosomen) → gesteigerte Milchsäureproduktion und Proteolyse → entzündliche lokale Reaktion und Begünstigung

weiterer Uratkristallbildung. Günstige Wirkung von Colchicin, das eine Stabilisierung der Lysosomenmembran der Granulocyten herbeiführt. Bevorzugte Lokalisation im Großzehengrundgelenk ungeklärt. Anfälle kommen auch bei normalem Harnsäurespiegel vor (selten).

Uratablagerung als Tophi: Folge der Harnsäureretention, zuvor jahrelange Hyperurikämie, bevorzugt bei zunehmender Nierenfunktionsstörung auftretend.

Langsam progrediente Uratablagerung in Knorpel, Synovialmembran, Subcutis (über Gelenken), Bursae, Sehnen und Nieren (Interstitium). Folge: chronisch-entzündliche Fremdkörperreaktion mit Bindegewebsproliferation und Knorpelzerstörung. Sekundärschäden.

Gichtniere: Sekundäre Nierenschäden durch:

a) Interstitielle Monouratkristallablagerung (Tophi) mit Rundzelleninfiltration, Fibrose und Tubulusschädigung.

b) Renovasculäre Schäden im Rahmen einer Hypertonie mit kardio-vasculären Komplikationen.

c) Urolithiasis: Harnsäuresteine wegen des sauren pH und der vermehrten Harnsäureausscheidung. Häufigkeit 20%. Von den Steinträgern haben 70% vorausgehende Gelenkattacken.

d) Pyelonephritis.

Klinik

Akute Gicht: Betroffen sind meist die Großzehengrundgelenke (Podagra = 60%), seltener Ferse, Spann, Knöchel und Knie – mit Rötung, Schwellung, starkem Schmerz. Manchmal polyartikuläre Ausbreitung. Dazu: Fieber, schlechtes Allgemeinbefinden, Kopfschmerz, Leukocytose und Senkungsbeschleunigung.

Typisch: Auftreten in der Nacht, aus dem Schlaf heraus. *Auslösende Faktoren:* Leichte Gelenktraumen, Operationen, Infektionen, Alkohol, Kälteexposition, Adrenalin, Ergotamin, Leberextrakte (i.m.). *Dauer:* Stunden, Tage, unbehandelt bis zu 2 Wochen. Zunächst völlige Rückbildung. Später durch Tophi bleibende Deformierung. *Diagnose:* Typisches klinisches Bild und Hyperurikämie. Ansprechen auf Colchicin! Harnsäure-phagocytierende Leukocyten in der Gelenkflüssigkeit.

Intervall-Gicht: Asymptomatische Periode zwischen typischen akuten Anfällen. Pause meist nicht länger als 1 Jahr, im Verlauf kürzer werdend. Später zunehmende Dauerveränderungen: chronische Gichtarthritis, Tophi, Nierenveränderungen. *Hyperurikämie!*

Chronische Gicht: Irreversible Gelenkschäden. Röntgenveränderungen: Initial rundliche Aufhellungen (Tophi) in Meta- und Epiphysen. Knorpeldestruktion, dann Knochendestruktion, sek. Arthrosis deformans, Beteiligung des periartikulären Gewebes. Versteifung. Differentialdiagnostische Abgrenzung gegen rheumatoide Arthritis durch Hyperurikämie. *Gichtniere* (s. oben.)

Frühsymptom Albuminurie, dann Konzentrationseinschränkung, schließlich Urämie (nicht reversibel!). *Komplikationen: Hochdruck, Arteriosklerose, Herzinfarkt.*

Therapie der Gicht

Spezifische Gichtmittel:

Colchicin (Colchicum dispert): Wirkungsmechanismus: Stabilisierung der Lysosomenmembran gegenüber phagocytierten Monouratmikrokristallen in Granulocyten, Phagocytosehemmung, „verdirbt den Granulocyten den Uratappetit". Damit Verhinderung der akuten Entzündungsreaktion im Gelenk.

Probenecid (Benemid): Urikosurische Wirkung durch Hemmung der tubulären Harnsäurerückresorption; durch Acetylsalicylsäure inhibiert.

Sulfinpyrazon (Anturan): Uricosuricum mit stärkerer Wirkung als Probenecid bei gleichem Wirkungsmechanismus.

Benzbromaron (Uricovac): Hochwirksames neues Urikosuricum, das nicht durch Acetylsalicylsäure gehemmt wird. Kontraindiziert bei glomerulärer Filtrationsrate unter 20 ml/min.

Allopurinol (Zyloric): Hemmt kompetitiv die Xanthinoxydase. Die Harnsäureproduktion nimmt ab, während die Vorstufen Hypoxanthin und Xanthin zunehmen; letztere führen bei guter Ausscheidung nicht zur Steinbildung. Angestautes Hypoxanthin wird durch die HG-PRTase in Inosinsäure zurückverwandelt, die eine Hemmwirkung auf die de novo Synthese von Inosinsäure hat.

Diät: Meidung purinreicher Nahrungsmittel (Kalbsbries, Sardellen, Ölsardinen, Kalbs- und Rinderleber, Rindsniere, Hirn und Fleischextrakt). Die meisten Fleischsorten sind ebenfalls ziemlich purinreich. Alkohol hemmt die renale Harnsäureausscheidung. Unter medikamentöser Behandlung können die strengen Diätvorschriften von früher wesentlich gelockert werden. Begleitende Fettsucht und Hyperlipämie sollten sorgfältig korrigiert werden.

Therapie des akuten Gichtanfalls:

Colchicin: 0,5–1,0 mg alle 2 Std bis zur Schmerzlinderung oder bis zum Auftreten von Durchfällen und Übelkeit.

Prednison: 40–100 mg i.v. oder i.m., wirkt antiphlogistisch und uricosurisch.

Butazolidin: 0,4 g 2 × täglich, ab 2. Tag 2 × 0,2 g bis zur Schmerzlinderung.

Therapie der chronischen Gicht: Soll Gichtanfällen vorbeugen und Harnwegskomplikationen verhüten.

Uricovac: Täglich eine Tablette (100 mg), initiale Harnalkalisierung und größere Trinkmenge. Kontrolle der Harnsäurewerte im Serum.

Zyloric: 1–3 mal täglich 100 mg.

Uralyt-U: Zur Alkalisierung des Harns und zur Auflösung von Harnsäurekonkrementen durch Langzeitgabe; pH-Kontrolle zur Bestimmung der individuellen Dosis.

Lesch-Nyhan-Syndrom ▶ **Definition**

Geschlechtsgebunden-recessives Erbleiden (nur bei Knaben) mit folgenden Kardinalsymptomen:
Geistige Retardierung, Spastizität, Choreoathetose und periodische zwangshafte Selbstverstümmelung (Abkauen von Fingern und Lippen). Steigerung der Harnsäureausscheidung um das 3–6-fache der Norm, Synthesesteigerung ein Vielfaches der Norm. Hyperuricämie, Tod an Gichtnephropathie bis zur Pubertät.

Pathogenese

Defekt der Phosphoribosyltransferase, daher Wegfall des Rückkoppelungshemmeffektes auf die Inosinsäuresynthese. Hier dementsprechend auch kein Effekt von Allopurinol auf die Gesamtpurinausscheidung.
Erstes Beispiel eines Enzymdefektes, der durch Ausfall der Rückkoppelungshemmung zur exzessiven Zunahme eines metabolischen Endproduktes führt.

Sekundäre Gicht ▶ **Erhöhter Harnsäureanfall**

Polycythämie und Myelofibrose: Vergrößerung des Nucleinsäuren-Pools und -Turnovers. Symptome und Therapie wie bei echter Gicht.
Cytostatische Therapie maligner Hämoblastosen und Lymphome: Gesteigerter Nucleinsäurenabbau. Prophylaxe von Gichtanfällen durch Zyloric oder Uricovac.

Verminderte Harnsäureausscheidung

Bleivergiftung: Intoxikation mit bleihaltigem Whisky führte in Birmingham/Alabama zu zahlreichen Fällen von Gichtarthritis. Tubuläre Schädigung beeinträchtigt Harnsäureexkretion.
Chlorothiazid: Langzeitige Gabe kann den Harnsäurewert des Serums erhöhen (renale Retention).
Chronische Niereninsuffizienz: Hyperurikämie im Rahmen der Retention harnpflichtiger Substanzen. Harnstoff und Creatinin entsprechend erhöht, Clearance eingeschränkt.

4. Porphyrinstoffwechsel

Biosynthese der Porphyrine ▶

Glycin + Bernsteinsäure
↓
δ-Aminolävulinsäure
2 Moleküle
↓
Porphobilinogen (Monopyrrol)

Uroporphyrin I ← Uroporphyrinogen I | Uroporphyrinogen III → Uroporphyrin III
↓ | ↓
Koproporphyrin I ← Koproporphyrinogen I | Koproporphyrinogen III → Koproporphyrin III
↓
Protoporphyrin III + Fe^{++} → Häm

Normale Ausscheidung:
Nur Koproporphyrin
in meßbaren Mengen:
Stuhl: 400–1000 µg/Tag
Harn: 50– 250 µg/Tag

Erythropoetische Porphyrien ▶ **Erythropoetische Uroporphyrie** (Congenitale Porphyrie, M. Günther).

Pathogenese und Laborbefunde: Aus Porphobilinogen entstehen die Tetrapyrrole der Isomerenreihe I (s. Schema) – statt der Isomeren der Reihe III. Uroporphyrin- und Koproporphyrinablagerung in allen Organen und in den Erythroblasten. Ausscheidung: Uroporphyrin I und Koproporphyrin I im Harn stark erhöht, Porphobilinogen und δ-ALS normal.
Klinik: Seltene hereditäre Krankheit. Manifestation im 1. Lebensjahr. Symptome: *Photodermatose*, *hämolytische Anämie*, *Infektanfälligkeit*, *Erythrodontie*.
Therapie: Lichtschutz, Milzexstirpation.

Erythropoetische Protoporphyrie (congenital)

Recessives Erbleiden.

Pathogenese und Laborbefunde: Vermehrung des Erythrocytenporphyrins auf das 50–100fache ohne Störung des Eisenstoffwechsels und ohne Anämie. Pathogenese ungeklärt. Protoporphyrin ist nicht so stark lichtsensibilisierend wie Uroporphyrin. Daher relativ geringe klinische Erscheinungen. Keine pathologische Porphyrinausscheidung in Stuhl und Harn.
Klinik: Seltene Krankheit, hereditär, Beginn im Kindesalter. Symptome: nach kurzer UV-Bestrahlung Schwellung, Erythem und Urticaria.
Therapie: Lichtschutz.

Hepatische Porphyrien ▶ **Porphyria hepatica**

Akute intermittierende Porphyrie: erblich (dominant).

Pathogenese und Laborbefunde: Sitz des Stoffwechseldefektes bisher nicht bekannt. Ausscheidung großer Mengen von δ-ALS und Porphobilinogen im Harn, dazu im Anfall häufig Uroporphyrin III. Pathognomonisch: *Porphobilinogen-Nachweis* (umgekehrte Ehrlichsche Probe: rotes Kondensationsprodukt von P. mit Ehrl. Reag., wasserlöslich, Kondensationsprodukt mit Urobilinogen chloroformlöslich). Die lebenslang bestehende Stoffwechselanomalie (= Porphyrismus) – latente Phase genannt – ist von den akuten Exazerbationen (= akute Porphyrie) zu unterscheiden. Der „toxische Effekt" ist ungeklärt, er kommt nicht der ALS und dem Porphobilinogen zu.
Klinik: Befall beider Geschlechter (meist 15.–40. Lebensjahr).
Abdominale Symptome: Kolikschmerzen, Erbrechen, Obstipation (Spasmen!).

Neurologische Symptome: Unruhe, Verwirrtheit, Halluzinationen (psychotisches Bild), Parästhesien, Paresen der Spinal- und Hirnnerven, Atemlähmung, Exitus.
Keine Hauterscheinungen. Blutdrucksteigerung im Anfall. Auslösung durch Barbiturate, Phenacetin u.a.
Therapie: Megaphen, Reserpin, Prednison, ACTH und Opiate im Anfall.

Porphyria cutanea tarda hereditaria

(Porphyria variegata): dominant erblich. Beginn 10.–30. Lebensjahr. Vorkommen: hauptsächlich in der weißen Bevölkerung Südafrikas.
Pathogenese und Laborbefunde: Mangel an Uroporphyrinogen III-Decarboxylase, die Uroporphyrin III in Koproporphyrin III umsetzt.
Klinik
Latente Phase: Einziges Symptom erhöhte Kopro- und Protoporphyrinausscheidung im Stuhl.
Cutane Phase: Photodermatose leichteren Grades infolge gestörter Exkretion des vermehrt anfallenden Protoporphyrins durch die Leber. Der Prophyringehalt im Stuhl geht etwas zurück, dafür treten Porphyrinämie und Porphyrinurie auf.
Akute Phase: Koliken, Erbrechen, Obstipation, Paresen und erhöhte Ausscheidung δ-ALS und Prophobilinogen.

Porphyria cutanea tarda symptomatica

Erworbene Störung + Anlage.

Pathogenese und Laborbefunde: Stoffwechseldefekt der Leberzellen. Im Harn Kopro- und Uroporphyrin stark vermehrt, kein Porphobilinogen. Im Stuhl Koproporphyrin vermehrt. Hauterscheinungen durch UV-Sensibilisierung.
Klinik: Aktinisch-traumatische bullöse Dermatose, Hyperpigmentation, Lebercirrhose, meist mit starker Hämosiderinablagerung. Keine eurologischen Störungen. Häufig Alkoholismus und chronischer Medikamentenabusus (Schlafmittel). Nicht selten Diabetes infolge Pankreashämosiderose.
Therapie: Behandlung des Leberleidens.

5. Eisen- und Kupferstoffwechsel

Hämochromatose ▶ Definition

Abnorme Eisenablagerung im Gewebe mit sekundärer Organschädigung, die sich in Hautpigmentation, Lebercirrhose, Diabetes und kardialen Störungen manifestiert. Hämosiderose nennt man Eisenablagerungen ohne sekundäre Gewebsschäden.

Ätiologie und Pathogenese

Es handelt sich um ein Syndrom, das durch abnorm gesteigerte

Eisenresorption zustande kommt. Die Eisenablagerung erfolgt als Hämosiderin in den Zellen der RES und in den Parenchymzellen. Zu Störungen und Schäden führt nur die parenchymale Eisenüberladung. Ursachen:

Idiopathische Hämochromatose: Hereditäre Regulationsstörung der intestinalen Eisenresorption mit erheblich gesteigerter Eisenaufnahme; bleibt meistens latent. Manifestation unter Ernährungseinflüssen, vor allem bei stärkerem Alkoholkonsum. Bei der Hälfte der nächsten Blutsverwandten ist gleichfalls eine gesteigerte Eisenresorption nachweisbar. Erhöhtes Serumeisen und erhöhter Sättigungsgrad des Serum-Transferrins ohne Eisenübersättigung des RES, jedoch Hämosiderinablagerung in den Parenchymzellen (Leber, Pankreas, Herzmuskel). Die Eisenspeicherung im Parenchym erfolgt sonst erst nach Auffüllung der RES-Speicher. Eisendepots von 15–50 g gegenüber einem Normalbestand von 3–4 g.
Erythropoetische Hämochromatose: Gesteigerte Eisenresorption bei Zuständen von ineffektiver Erythropoese mit hyperplastischem Knochenmark (hereditäre Sideroblastenanämie, Thalassämia major). Eisenspeicherung im RES und im Parenchym; Serumeisen erhöht.
Leberkrankheiten: Gehen mit Störungen der Eisenresorptions-Regulation einher, wobei reichlicher Genuß eisenhaltiger Alkoholika eine zusätzliche Noxe darstellt. Eisenablagerung im Leberparenchym und RES nicht so exzessiv wie bei der idiopathischen Hämosiderose.
Übermäßige orale Eisenzufuhr über lange Zeit: Hämochromatose der Bantu-Neger (eisenhaltiges Bier) und iatrogene Überdosierung (1 g Eisen täglich über Jahre).

Klinik

Die idiopathische Hämochromatose manifestiert sich nach dem 20. Lebensjahr; Männer überwiegen (5 : 1). In jüngeren Jahren Beginn mit Libidoverlust, Hautpigmentation und Herzbeschwerden; Symptome der Lebercirrhose und des Diabetes hauptsächlich nach dem 50. Lebensjahr. Leberfunktionsprüfungen trotz histologischer Cirrhose relativ wenig verändert, manchmal normal. *Diagnose:* Serumeisen 250–325 µg/100 ml, Transferrinsättigung 80–100%. Desferrioxamin-Test: Eisenausscheidung im 24 Stunden-Harn nach i. m.-Gabe von 10 mg/kg über 10 mg (normal 2 mg). Histologischer Eisennachweis im Leberpunktat.

Therapie

Wiederholte Aderlässe (wöchentlich, über 2–3 Jahre); Desferrioxamin. Diabeteseinstellung, Alkoholkarenz, Testoviron gegen Libidoverlust (durch Hodenatrophie). *Prognose:* Bei konsequenter Aderlaßbehandlung Fünfjahres-Überlebensrate (nach Stellung der Diagnose) etwa 90%.

Wilson-Krankheit ▶ Definition

Synonym: Hepatolenticuläre Degeneration. Hereditäre Erkrankung des Kupferstoffwechsels mit der Trias: Degeneration der basalen Ganglien, Lebercirrhose und Kayser-Fleischer-Ring der Cornea.

Pathophysiologie

Gesteigerte enterale Kupferresorption und Kupferablagerung in den Geweben; Kupfergehalt von Leber und Hirn auf das Zehnfache erhöht. Der Kayser-Fleischer-Ring enthält Kupfer. Erhöht ist die „direkt reagierende" Kupferfraktion des Serums (Bindung an Albumin und unspezifische Proteine), die das resorbierte Kupfer transportiert. Vermindert ist das spezifische Cu-bindende Protein Coeruloplasmin. Gesamtkupfergehalt des Serums deutlich erniedrigt; Kupferausscheidung im 24-Stundenharn gesteigert. Pathogenese der Kupferspeicherung nicht befriedigend geklärt. Neben der Kupferspeicherung besteht eine Störung der tubulären Rückresorption (Tubulusschädigung durch Kupfereinlagerung?) mit Aminoacidurie, Proteinurie, Glucosurie, Uricosurie und Phosphaturie.

Klinik

Krankheitsmanifestation in der 2.–4. Dekade. Häufigster Beginn mit Tremor, Ataxie, Dysarthrie, Persönlichkeitsveränderungen. Auch Lebermanifestationen kommen als Initialsymptom vor (Gelbsucht, Ascites, Milzschwellung). Der pathognomonische Cornealring (Spaltlampe erlaubt Früherkennung) ist nur bei aktiven neurologischen Manifestationen vorhanden. Diagnose durch die klassische Trias und die Laborbefunde (s. oben).

Therapie

Verhinderung der weiteren Kupferresorption durch Einnahme von Kaliumsulfid. Elimination des gespeicherten Kupfers durch Penicillamin. Gute Remissionen möglich.

Kapitel 6.

Krankheiten des Endokrinen Systems

A. Krankheiten der Hypophyse

1. Adenohypophyse (Hypophysenvorderlappen)

Hormone der Adenohypophyse ▶

Wachstumshormon, Somatotropes Hormon (STH)

Bildungsort acidophile Zellen. Artspezifisches Peptidhormon (MG 21.500). Beschleunigt das Körperwachstum durch direkte Wirkung auf die Körperzellen. Wirkt nicht über eine nachgeordnete endokrine Drüse.

Thyreotropes Hormon (TSH)

Bildungsort basophile Zellen. Glykoproteid (MG etwa 26000). Stimuliert Sekretion und Wachstum der Schilddrüse.

Adrenocorticotropes Hormon (ACTH)

Bildungsort basophile Zellen. Polypeptid (MG 4500) aus 39 Aminosäuren; die ersten 13 Aminosäuren haben die gleiche Sequenz wie das MSH (s. unten). Angriffspunkte: Nebennierenrinde (Stimulation der Sekretion der Glucocorticocoide und Androgene bei begrenztem Einfluß auf die Aldosteronsekretion), Fettgewebe (Stimulation der Lipolyse), Melanocyten (Steigerung der Pigmentbildung, dabei nur etwa 3% der MSH-Aktivität).

Melanocytenstimulierendes Hormon (MSH)

Bildungsort ist der rudimentäre Zwischenlappen. Es gibt zwei wirksame Polypeptide: α-MSH (13 Aminosäuren wie im ACTH, nicht speziesspezifisch), β-MSH (22 Aminosäuren, speziesspezifisch). Beide Peptide steigern die Hautpigmentierung.

Gonadotropine

FSH: *Follikelstimulierendes Hormon.* Glykoproteid (MG 41000).
LH(ICSH): *Luteinisierungshormon (intestitial cell stimulating hormone).* Glykoproteid (MG 30000).
LTH: *Luteotropes Hormon (Prolactin).* Einfaches Protein (MG 32000).

Wirkungen beim weiblichen Geschlecht: FSH stimuliert das Wachstum der Sekundär- und Tertiärfollikel und zusammen mit LH die Oestrogensekretion der Follikel. LH bewirkt die abschließende Follikelreifung, den Follikelsprung und die Umwandlung des geplatzten Follikels in das Corpus luteum (incl. dessen Progesteron- und Oestrogensekretion). Die Bedeutung des LTH ist beim Menschen umstritten. Bei Nagern stimuliert es die Hormonsekretion des Corpus luteum und die Lactation. Kommt beim männlichen Geschlecht nicht vor.

Wirkungen beim männlichen Geschlecht: FSH hält die gametogene Funktion des Hodens aufrecht (Umwandlung primärer in sekundäre Spermatocyten), zur vollen Samenausreifung ist zusätzlich Testosteron erforderlich. LH stimuliert die Testosteronsekretion der Leydigschen Zwischenzellen.

Hypothalamische Kontrolle der Adenohypophyse ▶

Hypothalamische Zentren

Von verschiedenen Kerngebieten aus werden die einzelnen Funktionen der Adenohypophyse gesteuert (Abb. 57):

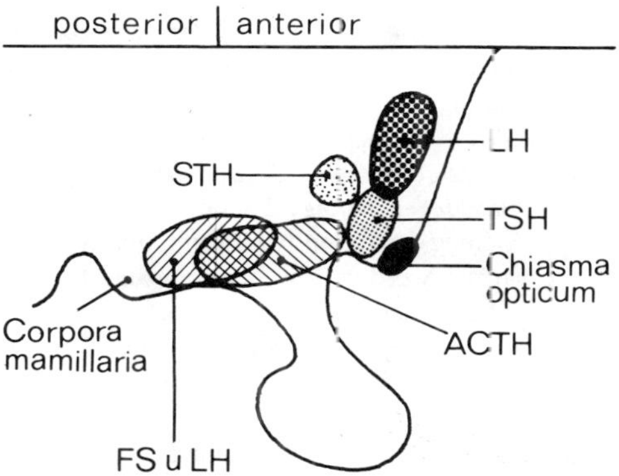

Abb. 57. Hypothalamische Zentren der Releasingfaktorbildung für die Hormone der Adenohypophyse.

Releasing-Faktoren

Es handelt sich um kleine Peptide, die als spezifische Neurohormone in den hypothalamischen Zentren gebildet werden und auf dem Blutweg (über ein kleines Pfortadersystem zwischen Hypothalamus und Hypophysenvorderlappen) zur Adenohypophyse gelangen.

SRF: Somatotropin-Releasingfaktor (stimuliert die Sekretion von Wachstumshormon).

TRF: Thyreotropin-Releasingfaktor (stimuliert die Sekretion von TSH).

CRF: Corticotropin-Releasingfaktor (stimuliert die Sekretion von ACTH).

FRF: FSH-Releasingfaktor (stimuliert die Sekretion von FSH).

LRF: LH-Releasingfaktor (stimuliert die Sekretion von LH).

PIF: Prolactininhibitorfaktor (hemmt die Sekretion von Prolactin-LTH, die in Abwesenheit von PIF spontan erfolgt).

Überfunktion der Adenohypophyse ▶

Primäre Überfunktion

Wachstumshormon: Gigantismus, Akromegalie.
Thyreotropes Hormon: Keine primären Überfunktionszustände.
ACTH: Morbus Cushing (kein autonomes ACTH-produzierendes Adenom, sondern Hyperplasie durch hypothalamische Stimulation).
FSH und LH: Keine primären Überfunktionszustände bekannt.

Reaktive Überfunktion

Reaktive Hypophysenadenome kommen bei Hypothyreose und beim Cushingsyndrom nach bilateraler Adrenalektomie vor.

Physiologie des Wachstumshormons ▶

Metabolische Wirkungen

1. ***Steigerung der Proteinsynthese in allen Körperzellen:*** Dieser anabole Effekt kommt durch Beschleunigung des Aminosäurentransportes in die Zellen und durch Aktivierung der RNS-Synthese zustande.
2. ***Herabsetzung der Glucoseutilisation im Körper:*** Der Glucoseverbrauch für die Energiegewinnung wird gedrosselt; nach Auffüllung der Glykogenspeicher (in den Muskelzellen) nimmt der Glucosetransport ins Muskel- und Fettgewebe stark ab.
3. ***Steigerung der Fettmobilisation und der Fettverbrennung zur Energiegewinnung:*** Es kommt zur Lipolyse im Fettgewebe mit Anstieg der freien Fettsäuren und des Glycerins im Blut. Die Fettsäuren werden zur Deckung des Energiebedarfs verbrannt und haben einen ketogenen Effekt.
4. ***Diabetogene Wirkung abnorm hoher STH-Mengen:*** Durch den Glucoseanstieg im Blut (infolge verminderter Glucoseaufnahme in die Zellen) und die STH-induzierte Ketose wird der Insulinbedarf gesteigert; das kann zur Erschöpfung der B-Zellen führen.

Biologische Wirkungen

1. ***Stimulation des Körperwachstums:*** Direkte Einwirkung auf alle zum Wachstum befähigten Körperzellen (Zunahme der Zellgröße und Teilungsrate); in erster Linie eine Folge des anabolen Effektes, doch ist für das Wachstum die synergistische Wirkung von Insulin erforderlich. Das Längenwachstum geschieht durch Proliferation des Säulenknorpels in den Epiphysenfugen, auch die Osteoblasten werden durch Wachstumshormon aktiviert. Nach der Wachstumsperiode geht die STH-Sekretion auf $^2/_3$ zurück.
2. ***Stoffwechseladaptation an Hunger und Streß:*** Wachstumshormon vermehrt das Körperprotein, konserviert die Kohlenhydrate und mobilisiert die Fettspeicher zur Energiegewinnung. Auf diese Weise paßt es den Organismus an Hunger und besondere Belastungen an. Stimulierend auf die STH-Sekretion wirken: Hypoglykämie, Fasten, starke Muskelarbeit, Streß und Catecholamine.

Gigantismus und Akromegalie ▶

Gigantismus (hypophysärer Riesenwuchs)

Ursache: STH-sezernierendes Hypophysenadenom vor der Pubertät (acidophiler oder gemischtzelliger Tumor).

Klinik: Beginn der Wachstumsbeschleunigung meist kurz vor der Pubertät. Riesenwuchs mit akromegalen Zügen und Splanchnomegalie. Lokal: Sellaausweitung, Kopfschmerz, Sehstörungen. Im Verlauf Hypophysenvorderlappeninsuffizienz durch lokale Gewebsschädigung. Sekundärer Ausfall der Gonadotropine führt zu eunuchoiden Proportionen. Herabgesetzte Glucosetoleranz, selten manifester Diabetes. Grundumsatz erhöht. STH-Konzentration im Plasma (radioimmunologische Bestimmung) 100fach gesteigert. Anorganischer Phosphor erhöht.

Akromegalie

Ursache: STH-sezernierendes Hypophysenadenom nach Abschluß des Körperwachstums. Kein Anhalt für primäre Hypothalamusaffektion.

Klinik: Langsam zunehmende Vergrößerung der Acren (Unterkiefer, Nase, Ohren, supraorbitale Wülste, Hände und Füße) mit grobschlächtigem Aussehen. Lokale Symptome des Hypophysentumors wie bei Gigantismus (s. oben). Organisches Psychosyndrom mit depressiv-ängstlicher Verstimmung. Hypertonie und Kardiomegalie häufig. Begleitende Hyperthyreose in wenigen Fällen, bei 20% manifester Diabetes. Hyperostosen (Schädeldach, Unterkiefer, Endphalangen, Wirbelkörper) und enchondrale Knochenbildung an den Rippen und den knorpeligen Randleisten der Wirbelkörper (akromegaler Rosenkranz, Bandscheibenverknöcherung, Kyphose) sind häufig; daneben lokale Osteoporosen, auch Cysten infolge gesteigerten Knochenumsatzes. Gradmesser für die Aktivität des Prozesses: anorg. Phosphor im Serum. Im Verlauf kann es zu allmählicher Vorderlappeninsuffizienz kommen: Libidoverlust, Amenorrhoe, Hypothyreose, Nebennierenrindeninsuffizienz. Häufige Todesursache ist ein Herzversagen (Kardiomegalie durch überwiegende Kollagenvermehrung beeinträchtigt die Funktion).

Therapie STH-produzierender Hypophysenadenome

Bestrahlung: Von außen oder durch Implantation von Yttrium; als initiale Therapie bei kleinen Tumoren ohne Lokalsymptome und ohne Hirndrucksteigerung indiziert.

Operation: Indiziert bei neurologischen Symptomen und bei ungenügender Wirkung der Bestrahlung auf den Krankheitsprozeß; 80% der Patienten bedürfen postoperativer Hormonsubstitution wegen Entfernung oder Schädigung des Vorderlappens.

Medikamentöse Therapie: Neuerdings mit Medroxyprogesteron-Acetat; die hochdosierte Oestrogenbehandlung befriedigt nicht. Substitutionsbehandlung bei sekundärer Unterfunktion von Schilddrüse, Gonaden und Nebennierenrinde.

Hypophysen-vorderlappen-Insuffizienz ▶ **Definition**

Hypopituitarismus: Endokrines Syndrom infolge partieller Insuffizienz des Vorderlappens mit Verminderung eines oder mehrerer seiner Hormone.

Panhypopituitarismus: Totaler Hypophysenausfall; im medizinischen Sprachgebrauch wird darunter jedoch nur der Ausfall der Adenohypophyse verstanden. Nach Hypophysektomie geht die Vasopressin-Sekretion im Hypothalamus weiter, so daß nur ein leichter Diabetes insipidus entsteht.

Ursachen

Idiopathische Form: Entstehung ungeklärt oder familiäres Vorkommen.

Sekundäre Formen:

Tumoren: Hypophysenadenom, Craniopharyngeom, Cysten, Metastasen.

Gefäßerkrankungen: Postpartale Nekrose infolge Gefäßthrombose in der Hypophyse (bei starken Blutverlusten und Schock) = Sheehan-Syndrom. Selten Vorderlappenzerstörung durch Aneurysmen und Blutungen.

Infektionen und Granulome: Meningitis, Sarkoidose, Leukämie.

Traumen: Schwere Schädelverletzungen, Hypophysektomie.

Klinik

Hypophyseninsuffizienz vor der Pubertät:

Hypophysärer Zwergwuchs. Der Ausfall des Wachstumshormons bewirkt eine starke Verminderung des Längenwachstums bei normalen Proportionen; Knochenentwicklung verzögert, Intelligenz normal. Isolierter STH-Ausfall kommt sporadisch und hereditär vor. Bei zusätzlichem Ausfall der Gonadotropine entstehen eunuchoide Proportionen und sekundärer Hypogonadismus; bei TSH-Ausfall Epiphysendysgenesie und Zeichen der Schilddrüsenunterfunktion; bei ACTH-Ausfall Nebennierenrindeninsuffizienz mit Adynamie ohne Pigmentation und ohne Ausfall der Mineralocorticoide.

Hypophyseninsuffizienz nach der Pubertät: Beschwerden, Symptome und Laborbefunde richten sich nach dem Ausfall der adenotropen Hormone. Der Wegfall des STH macht beim Erwachsenen keine Symptome. Beim Panhypopituitarismus treten die Symptome des Gonadotropinausfalls zuerst auf, dann folgen Hypothyreose und Nebennierenrindeninsuffizienz:

Apathie, Schwäche, Vitalitätseinbuße (Allgemeinsymptome);
Hautblässe („erröten nie") durch MSH-Mangel;
Amenorrhoe, Libidoverlust, Verlust der Axillar- und Schambehaarung durch FSH- und LH-Mangel;
müder Gesichtsausdruck, Bradykardie, Verlangsamung, Kälteempfindlichkeit, trockene Haut (selten myxödematöse Hautveränderungen) durch TSH-Mangel;
Adynamie, Hypotonie, Hypoglykämie durch ACTH-Mangel.

Das Körpergewicht ist in 75% der Fälle normal, daher erscheint die Bezeichnung Simmondsche Kachexie für den Panhypopituitarismus unzutreffend.

Diagnostik

Testung der STH-Sekretion: Radioimmunologische STH-Bestimmung im Serum nach Insulingabe (0,1 E/kg) oder Arginininfusion. Bei Insuffizienz der STH-bildenden Zellen bleibt der Hormonanstieg nach dieser Stimulation aus.
Testung der Gonadotropinsekretion: Mit spezifischen Methoden läßt sich bei hypophysärer Insuffizienz ein Fehlen oder eine Verminderung der Gonadotropine im Harn und im Serum (FSH, LH) feststellen. Entsprechend ist bei der Frau die Oestrogenausscheidung im Harn, beim Mann die 17-Ketosteroidausscheidung herabgesetzt. Die 17-Ketosteroide im Harn stammen beim Mann zu $^{1}/_{3}$ aus dem Hoden, zu $^{2}/_{3}$ aus der Nebennierenrinde, bei der Frau zu 100% aus der Nebennierenrinde.
Testung der TSH-Sekretion: Bei Hypopituitarismus mit den Zeichen einer sekundären Hypothyreose ist radioimmunologisch kein TSH im Serum nachzuweisen, bei primärer Hypothyreose ist das Serum-TSH regelmäßig erhöht. Auch bei Gesunden liegt das Serum-TSH in 10–20% der Fälle unter der immunologischen Nachweisgrenze, so daß dieser Befund nur bei klinischen Symptomen der Schilddrüsenunterfunktion zu verwerten ist. Mit synthetischem Thyreotropin-Releasingfaktor kann die Sekretionsfähigkeit der Hypophyse für TSH getestet werden. Bleibt nach i.v. Injektion von TRF ein Anstieg des Serum-TSH aus, liegt eine hypophysäre Störung vor.
Testung der ACTH-Sekretion: Bisher keine sichere ACTH-Bestimmung im Serum. Bei sekundärer Nebennierenrindeninsuffizienz steigen nach ACTH-Injektion Plasma-Cortisol und 17-Hydroxycorticoide im Harn an, bei primärer Nebennierenrindeninsuffizienz nicht. Der Metopiron-Test (s. S. 347) ist beim Hypopituitarismus negativ.
Röntgendiagnostik: Aufnahmen der Sella zum Nachweis lokaler Prozesse. Zusätzlich Bestimmung des Gesichtsfeldes.

Therapie

Bei Hypophysentumoren lokale Therapie mit Operation oder Bestrahlung. Beim hypophysären Zwergwuchs Substitutionsbehandlung mit menschlichem Wachstumshormon erfolgversprechend. Die adenotropen Hormone werden durch die Hormone der Erfolgsorgane substituiert: Thyroxin, Oestrogene, Androgene, Cortisol.

Dystrophia adiposogenitalis ▶

Ursache

Hypothalamische Störung *(Fröhlich-Syndrom)*, der im Fall des Erstbeschreibers ein Tumor des Hypothalamus zugrunde lag.

Klinik

Endokrinopathie mit Adipositas und Infantilismus. Die Gonaden sind unterentwickelt, die sekundären Geschlechtsmerkmale bleiben aus. Zurückbleiben der geistigen Entwicklung, Sehstörungen, Diabetes insipidus und Kleinwuchs können hinzukommen. Die Krankheit ist äußerst selten und nicht mit der gutartigen Pubertätsfettsucht zu verwechseln. Bei dieser handelt es sich um Mastfettsucht mit leicht verzögerter Pubertät; endokrine Ausfallserscheinungen bestehen nicht, das Wachstum ist normal oder beschleunigt.

Laurence-Moon-Biedl-Syndrom ▶

Ursache

Hereditäre (recessiv erbliche) Erkrankung mit hypothalamischer Dysfunktion von der annähernd 100 Fälle beschrieben wurden.

Klinik

Die Symptome sind: Adipositas, Kleinwuchs, Retinitis pigmentosa mit schweren Sehstörungen bzw. Blindheit, Debilität, Schädeldeformität, Polydaktylie, Syndaktylie.

2. Neurohypophyse (hypothalamo-neurohypophysäres System)

Hormone der Neurohypophyse ▶

Vasopressin = antidiuretisches Hormon (ADH)

Chemie: Oktapeptid von bekannter Struktur, MG 1084. Fünf der Aminosäuren bilden einen Ring, drei eine mit diesem verbundene Seitenkette. Synthetische Darstellung gelungen.

Bildungsort: Die beiden supraoptischen Kerne des Hypothalamus. Das in den Ganglienzellen der Kerne synthetisierte Hormon wird in langen Neuriten, die den Tractus supraoptico-hypophyseus bilden, zum Hypophysenhinterlappen transportiert, an den Nervenenenden gespeichert und durch Nervenimpulse der gleichen Neurone freigesetzt. Nach Übertritt in die Blutcapillaren des Hinterlappens gelangt das Vasopressin in den Kreislauf.

Angriffspunkte und Wirkungen: Distaler Tubulus und Sammelrohr werden durch Vasopressin für Wasser permeabel; auf diese Weise steuert Vasopressin die renale Wasserrückresorption. Hohe Dosen führen durch Vasoconstriction zum Blutdruckanstieg; für die physiologische Blutdruckregulation scheint Vasopressin aber keine wesentliche Rolle zu spielen. Vasopressin stimuliert ähnlich dem CRF (Corticotropin-Releasingfaktor) die ACTH-Sekretion. Bei primärer oder sekundärer Nebennierenrindeninsuffizienz ist die Vasopressinsekretion gesteigert.

Regulation der ADH-Sekretion: Die Sekretion von ADH dient zur Aufrechterhaltung der normalen Osmolalität der Körperflüssigkeiten und des normalen extracellulären Flüssigkeitsvolumens.

Osmoregulation: Hyperosmolalität des Plasma steigert, Hypoosmolalität senkt die ADH-Sekretion (s. S. 188).

Volumenregulation: Eine Verminderung des effektiven Blutvolumens durch Blutverluste, venöse Stauung, Stillstehen etc. steigert die ADH-Sekretion. Die damit verbundene Wasserretention begünstigt eine Auffüllung des Kreislaufsystems. Bei Hypervolämie geschieht das Gegenteil.

Neurale Regulation: Die ADH-Sekretion wird durch emotionalen und physischen Streß und durch Änderungen der Temperatur gesteigert.

Sonstige Einflüsse: Cortisol hemmt die ADH-Sekretion (verschlimmert dadurch partiellen Diabetes insipidus). Eine Steigerung der ADH-Sekretion bewirken Nicotin, Acetylcholin, Narkotica, eine Hemmung kleine Adrenalindosen und Alkohol.

Oxytocin

Chemie: Oktapeptid von bekannter Struktur, das sich nur durch zwei Aminosäuren vom Vasopressin unterscheidet, MG 1007.

Bildungsort: Die paraventriculären Kerne des Hypothalamus. Der Transport zum Hypophysenhinterlappen erfolgt analog wie beim Vasopressin im Tractus hypothalamo-neurohypophyseus.

Angriffspunkte und Wirkungen: Constrictorische Wirkung auf die Uterusmuskulatur, die durch Oestrogene gesteigert, durch Progesteron gehemmt wird. Synthetisches Oxytocin wurde zur Geburtseinleitung verwendet. Stimuliert werden der Milchfluß aus der lactierenden Brust und wahrscheinlich die Prolactinsekretion. Im Tierversuch Steigerung der renalen Wasser- und Salzausscheidung und blutdrucksenkender Effekt (Antagonismus zum ADH).

Diabetes insipidus ▶

Ursachen

Hypothalamischer Diabetes insipidus: Funktionsausfall der ADH-produzierenden Neurone mit ADH-Mangel:
idiopathisch (Ursache unklar, diskrete Hypothalamusläsionen);
hereditär (dominant erblich, auch geschlechtsgebunden recessiver Erbgang kommt vor; keine deutlichen anatomischen Veränderungen);
sekundär (Tumoren, Entzündungen, Traumen, Isotopenimplantation, Hypophysektomie unter Mitnahme des Stieles, Gefäßprozesse).

In etwa der Hälfte der Fälle liegt ein idiopathischer Diabetes insipidus vor, in 15% der Fälle ein Hirntumor.

Renaler Diabetes insipidus: Geschlechtsgebunden recessiv erbliches Leiden mit ADH-Resistenz der Nierentubuli bei normaler ADH-Sekretion. Häufigkeit 5–15% der Fälle von Diabetes insipidus.

Klinik

Der Mangel an ADH bzw. die ADH-Resistenz der Nierentubuli hebt die Wasserrückresorption im distalen Nephron auf.

Symptome: Polyurie und Polydipsie mit Harnmengen bis zu 29 Litern täglich. Solange entsprechende Wassermengen getrunken werden, haben die Patienten keine Beschwerden und sind leistungsfähig.

Bei Flüssigkeitsentzug kommt es zu Exsiccose, Hyperosmolalität des Plasmas und evtl. zum Exitus.

Diagnose: Bei großen Trink- und Harnmengen Plasmaosmolalität höher als 300 mosmol/kg Wasser (Natrium im Plasma > 145 mval/l, oft Harnstoff und Hämoglobin infolge Bluteindickung ebenfalls leicht erhöht). Harnosmolalität jedoch unter 300 mosmol/kg Wasser, was einem spezifischen Gewicht unter 1010 entspricht. Nach Pitressin (ADH-Präparat) Rückgang der Harnmenge, Anstieg des spezifischen Gewichts. In jedem Fall ist nach Hirnbasisprozessen zu fahnden.

Differentialdiagnose: Abzugrenzen sind folgende Krankheitszustände mit Polyurie:

Diabetes mellitus: Zuckerausscheidung im Harn.

Hypercalcämie: Calciumbestimmung im Serum; Polyurie nur bis 5 l.

Hypokaliämische Tubulusschädigung: Kaliumbestimmung im Serum.

Niereninsuffizienz: Urin- und Clearanceuntersuchungen, Azotämie.

Primäre Polydipsie (meistens neurotisch, selten durch lokale Reizung des hypothalamischen Durstzentrums bedingt): Bei großen Trink- und Harnmengen (bis 20 Liter täglich) leicht erniedrigte Plasmaosmolalität. Nach kontrolliertem Durstversuch Anstieg der Harnosmolalität auf Werte über 600 mosmol/kg Wasser. Bei Diabetes insipidus auch nach Flüssigkeitsentzug Harnosmolalität unter 300 mosmol/kg Wasser! *Hickey-Hare-Test:* Infusion hyperosmolarer NaCl-Lösung (2,5%ig): bei Diabetes insipidus kein Rückgang der Harnmenge, bei Polydipsie Abnahme des Harnzeitvolumens.

Renaler Diabetes insipidus: Kein Ansprechen auf Pitressin; Beginn im früheren Kindesalter.

Therapie

Substitution von ADH mit Schnupfpulver oder Spray (Pituigan). Der renale Diabetes insipidus spricht darauf nicht an. Bei hypothalamischen Diabetes insipidus ist auch Chlorpropamid (500 mg/Tag) wirksam. Thiazide reduzieren die Harnmenge auf die Hälfte (vermutlich durch Verminderung der extracellulären Flüssigkeit). Beim renalen Diabetes insipidus kommen therapeutisch nur ausreichende Wasserzufuhr und Thiazide in Betracht. Bei primärer Polydipsie führt die ADH-Gabe zu Beschwerden, weil die Patienten trotz zurückgehender Harnausscheidung weitertrinken und dadurch in einen Zustand der Hypoosmolalität geraten.

B. Krankheiten der Schilddrüse

1. Funktion und Regulation der Schilddrüse

Hormone der Schilddrüse ▶ **Chemie**

Thyroxin = T_4: 3,5,3′,5′-Tetrajod-L-Thyronin

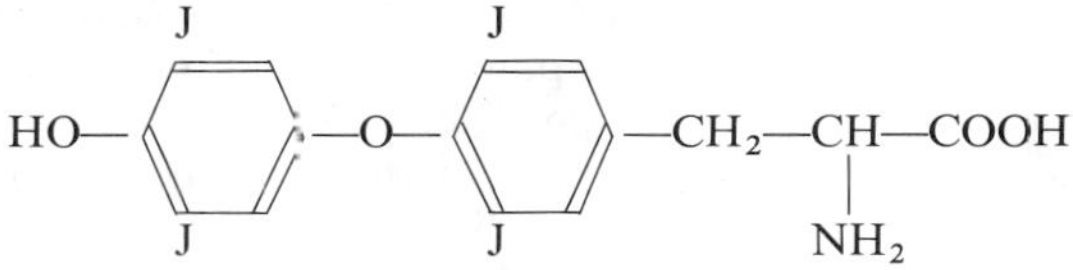

Trijodthyronin = T_3: 3,5,3′-Trijod-L-Thyronin

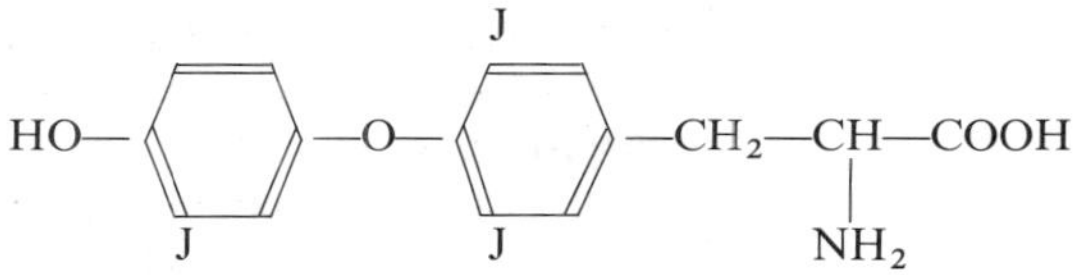

Hormonsynthese in der Schilddrüse

1. ***Jodidaufnahme:*** Aus dem Blutplasma wird Jodid (J^-) durch aktiven Transport in die Epithelzellen der Follikel aufgenommen und etwa 25fach angereichert.

2. ***Thyreoglobulinsynthese:*** Die Epithelzellen bilden dieses zunächst unjodierte Glykoprotein (MG 660000), das pro Molekül 125 Tyrosinreste enthält. Es wird in Form kleiner Bläschen an der dem Follikelinneren zugewandten Oberfläche angereichert, die mit kleinen Zotten (Mikrovilli) besetzt ist.

3. ***Jodidoxydation:*** Nahe der inneren Oberfläche der Zellen wird das Jodanion mittels einer Peroxydase zu nicht ionisiertem Jod oxydiert, das sofort weiterreagiert (s. unten).

4. ***Jodination des Thyreoglobulins:*** Das elementare Jod wird in organische Bindung übergeführt; es reagiert mit den Tyrosinresten innerhalb des Thyreoglobulinmoleküls zu Monojodtyrosin (MIT) und Dijodtyrosin (DIT), die im Proteinmolekül gebunden bleiben. Die Reaktion läuft an der inneren Zellmembran ab.

5. ***Jodthyroninbildung durch Kopplungsreaktion:*** Innerhalb des Thyreoglobulinmoleküls werden je zwei jodinierte Tyrosinreste oxydativ (vermutlich durch ein Peroxydase-System) zu einem Jodthyroninrest gekoppelt: DIT + DIT → T_4; MIT + DIT → T_3. Das nunmehr reife Thyreoglobulinmolekül wird in das Lumen des Follikels sezerniert und hier gespeichert; es enthält die Schilddrüsenhormone T_3 und T_4 in Peptidbindung. Vom Gesamtjodgehalt der Schilddrüse entfällt weniger als 1% auf Jodid; 99% liegen als organisch gebundenes Jod vor.

Hormonsekretion der Schilddrüse

1. Resorption von Thyreoglobulin: Durch Pinocytose der Mikrovilli wird Thyreoglobulin aus der Kolloidsubstanz in die Epithelzellen aufgenommen.

2. Proteolyse des Thyreoglobulins: Eine intracelluläre Protease hydrolysiert das resorbierte Thyreoglobulin; dabei werden MIT, DIT, T_3 und T_4 freigesetzt.

3. Sekretion der Schilddrüsenhormone: T_3 und T_4 verlassen die Epithelzellen der Follikel und gelangen ins Blut. Sekretionsrate pro Tag: T_4 80 µg, T_3 50 µg.

Die jodierten Tyrosine MIT und DIT werden in den Epithelzellen dejodiert; dabei fällt Jodid an, das nach Oxydation zu Jod wieder zur Jodierung von Thyreoglobulin zur Verfügung steht.

Transport der Schilddrüsenhormone

Proteinbindung: Der größte Teil beider Schilddrüsenhormone ist an Proteine gebunden, vom T_4 99,97%, vom T_3 99,6%. Als Transportproteine dienen:

TBG = Thyroxin-bindendes Globulin
TBPA = Thyroxin-bindendes Präalbumin
Albumin.

T_4-Bindung: 75% TBG, 15% TBPA, 10% Albumin.
T_3-Bindung: 70% TBG, 30% Albumin (nicht an TBPA!).
Die Affinität des TBG zum T_4 ist größer als zum T_3.

Konzentrationen:

	gesamtes Hormon	*freies Hormon* Prozentanteil	Konzentration
T_4	7,6 ± 3 µg/100 ml	0,03	2 ng/100 ml
T_3	0,14 ± 0,2 µg/100 ml	0,3	0,6 ng/100 ml

Im Serum ist die Gesamtkonzentration von T_4 40–50mal größer als die von T_3; dafür ist der prozentuale Anteil des freien Hormons beim T_3 etwa 10mal höher als beim T_4, so daß sich in der Konzentration der freien Hormone nur ein etwa vierfach höherer Wert des T_4 ergibt. Biologisch wirksam sind nur die freien Hormone! Da T_3 etwa 4mal stärker wirkt als T_4, scheinen beide Substanzen im Endeffekt annähernd zu gleichem Anteil an der Schilddrüsenhormonwirkung im Organismus beteiligt zu sein. Unklar ist noch, wieviel T_3 in der Körperperipherie aus T_4 entsteht.

Funktion der Schilddrüsenhormone

Energiestoffwechsel: T_3 und T_4 steigern die Verbrennungsvorgänge und damit den O_2-Verbrauch in allen Organen mit Ausnahme von Gehirn, Lunge, Milz und Gonaden. Mechanismus: Vermehrung und Vergrößerung der Mitochondrien, Enzyminduktion.

Wachstum und Entwicklung: T_3 und T_4 sind für Wachstum und Entwicklung notwendig; sie ergänzen die Wirkung des Wachstumshormons. Mechanismus: Begünstigung der ribosomalen

Proteinsynthese. Der Hormonmangel führt zu Kretinismus bzw hypothyreotem Zwergwuchs; Amphibien brauchen die Schilddrüsenhormone zur Metamorphose.

Latenz und Dauer der Hormonwirkung: Beim Menschen beginnt eine größere Einzeldosis von Thyroxin erst nach 24 Std den Grundumsatz zu steigern; Wirkungsmaximum nach 12 Tagen, Wirkungsdauer bis zu 8 Wochen. Trijodthyronin beginnt nach 6–12 Std zu wirken. Die lange Latenzzeit wird auf den Zeitbedarf für die Vermehrung der Mitochondrien und die Steigerung der Enzymsynthese zurückgeführt.

Regulation der Schilddrüse ▶

Feedback-Regulation der Hormonsekretion

Allgemeines: Ziel der Regulation ist die Aufrechterhaltung der normalen Konzentration von freiem T_4 und T_3 im Plasma, denn nur die freien (nicht an Transportproteine gebundenen) Schilddrüsenhormone sind biologisch wirksam. Das Regulationssystem besteht aus den Hauptkomponenten: Adenohypophyse, Schilddrüse und Hypothalamus.

Bedeutung der Adenohypophyse: Spezifische basophile Zellen des Hypophysenvorderlappens sezernieren spontan TSH (thyreotropes Hormon). Es hat auf die Schilddrüse folgende Wirkungen:

1. Steigerung der Hormonsekretion (Sofortwirkung): durch Stimulation der Rückresorption und Proteolyse von Thyreoglobulin.

2. Steigerung der Jodidaufnahme in die Schilddrüse. Die Jodid-Pumpe arbeitet intensiver, bis zur 350fachen Jodidanreicherung gegenüber dem Plasma.

3. Steigerung der Hormonsynthese durch stimulierende Wirkung auf den Intermediärstoffwechsel in den Epithelzellen.

4. Hypertrophie und Hyperplasie der Schilddrüse: Anpassung an verminderte Sekretionsleistung der Follikel.

Bedeutung der Schilddrüsenhormone: Die freien Hormone T_4 und T_3 drosseln die Synthese und Sekretion von TSH in der Adenohypophyse. Die Intensität der Hemmwirkung ist konzentrationsabhängig. Bei Abnahme der freien Hormonkonzentration im Plasma geht der Hemmeffekt zurück; daraufhin steigt die TSH-Sekretion so lange, bis die Schilddrüse die Verminderung von T_4 und T_3 im Plasma ausgeglichen hat. Abnorm erhöhte Hormonspiegel im Plasma steigern die Hemmwirkung auf die TSH-bildenden Zellen und setzen über eine Verminderung der TSH-Ausschüttung die Sekretionsleistung der Schilddrüse herab.

Bedeutung des Hypothalamus: Im vorderen Hypothalamus wird der Thyreotropin-Releasingfaktor (TRF) gebildet. Über das Pfortadersystem zwischen Hypothalamus und Hypophyse erreicht er die TSH-produzierenden Vorderlappenzellen. Die basale TSH-Sekretion des Hypophysenvorderlappens ist vom TRF unabhängig! TRF steigert jedoch die Synthese und Sekretion von TSH. Das geschieht durch eine Unterdrückung des hemmenden Einflusses der freien Schilddrüsenhormone auf die TSH-bildenden

Zellen der Hypophyse. Das TRF-bildende hypothalamische Zentrum wird durch äußere Einflüsse (Kälte, Streß) und Faktoren aus der Körperperipherie stimuliert. Ob eine Hemmung durch die freien Hormone T_4 und T_3 erfolgt, ist noch fraglich.
Im Mittelpunkt der physiologischen Schilddrüsenregulation steht demnach die Adenohypophyse, deren TSH-Sekretion durch die periphere Hormonkonzentration und (via TRF) durch neurale Faktoren moduliert wird.

Autoregulation der Jodidaufnahme

Unabhängig von der TSH-Wirkung wird die Jodidaufnahme autonom durch den Hormongehalt (als Thyreoglobulin) der Schilddrüse gesteuert. Abnahme des Hormongehaltes bewirkt Steigerung, Zunahme des Hormongehaltes Verminderung der Jodidaufnahme.
Bei reichlicher Jodidzufuhr mit der Nahrung oder durch Medikamente wird die Jodidaufnahme gedrosselt, bei Jodmangel ist sie erhöht.

2. Funktionsdiagnostik der Schilddrüse

Bestimmung der zirkulierenden Hormone ▶

Proteingebundenes Jod (PBI)

Das nicht radioaktive, an Proteine gebundene Jod 127 des Serums ist zu 80–90% T_4-Jod und daher ein Maß für den Thyroxingehalt des Serums.
Normalwerte: 4–8 µg/100 ml Serum.
Fehlerquellen: Erniedrigte Werte beweisen einen herabgesetzten Thyroxingehalt. Erhöhte Werte ohne vermehrten Thyroxingehalt kommen vor:
a) bei exogener Jodzufuhr (vor allem jodhaltiger Medikamente und Kontrastmittel). Das exogene Jodid wird bei der Fällung an das Protein adsorbiert, oder es bewirkt im Plasma eine Jodierung von Proteinen.
b) bei Anhäufung endogener nicht hormonal aktiver Jodproteine (Hashimoto-Thyreoiditis, manche Kropfformen, Carcinome der Schilddrüse).
Durch Butanolextraktion wird die Spezifität des Tests nicht viel besser. In der Praxis sind deshalb die direkten T_4-Bestimmungen vorzuziehen.

Gesamtthyroxin (T_4-Test)

Das im Serum enthaltene T_4 wird in Substanz (nicht als T_4-Jod) bestimmt.
Prinzip: Zur Abtrennung des T_4 von den Trägerproteinen zunächst Extraktion des Serums mit Alkohol. Der Extrakt wird einer Lösung von Jod-125-T_4, das an thyroxinbindendes Globulin (TBG) gebunden ist, zugesetzt. Je größer die Menge des nicht markierten T_4 im Extrakt ist, desto mehr markiertes T_4 wird aus

seiner reversiblen Bindung an TBG verdrängt. Nach Eichung des Systems mit bekannten T_4-Lösungen kann aus der Verdrängung die absolute T_4-Konzentration berechnet werden.
Normalwerte: 3,3–10,6 µg/100 ml Serum.
Fehlerquellen: Keine Beeinflussung durch anorganisches Jod und die meisten organischen Jodverbindungen. Erniedrigte Werte unter Behandlung mit Diphenylhydantoin und Phenylbutazon, da diese Pharmaka mit T_4 um die Bindungsplätze am TBG konkurrieren.

Freies Thyroxin

Der nicht an Proteine gebundene Anteil des Gesamtthyroxins kann durch Spezialmethoden (Gleichgewichtsdialyse, Ultrafiltration) direkt bestimmt werden. Wegen großen Aufwandes keine Routineuntersuchung, aber prinzipiell interessant, da das freie T_4 das allein wirksame ist.
Normalwerte: 1,3–3,5 ng/100 ml.
Fehlerquellen: Entsprechen denen der Gesamtthyroxinbestimmung, die zusätzlich erforderlich ist.

T_3-Bindungskapazität (T_3-Test)

Mit diesem Test wird nicht die T_3-Konzentration, sondern die Bindungskapazität der T_4- und T_3-bindenden Proteine (TBP) des Serums für zugesetztes T_3 bestimmt. Die freie Bindungskapazität ist ein Maß für die ungesättigten TBP und verhält sich zur Konzentration der endogenen Schilddrüsenhormone des Serums umgekehrt proportional.
Prinzip: Eine Serumprobe wird mit radioaktivem Trijodthyronin (T_3-J 125) vermischt; das markierte T_3 besetzt die vom endogenen Schilddrüsenhormon freigelassenen Proteinbindungsstellen. Nach Entfernung des markierten T_3-Überschusses durch Adsorbentien wird die Restaktivität im Ansatz gemessen; sie ist der freien Bindungskapazität des Serums für Schilddrüsenhormone proportional und daher um so größer, je niedriger die T_4-Konzentration des Serums ist. Angegeben werden die T_3-Aufnahmewerte (sog. T_3-Werte) in Prozenten der T_3-Aufnahme eines normalen Standardserums.
Normalwerte: 92–122.
Pathologische Werte: Hyperthyreose: 60–91; Hypothyreose: 123 bis 150.
Fehlerquellen: Bei erhöhtem TBP (Oestrogenbehandlung, Kontraceptiva, Gravidität) werden abnorm hohe T_3-Werte gefunden, weil mehr Hormonreceptoren vorhanden sind. Bei vermindertem TBP (Androgen- und Anabolicabehandlung) und Behandlung mit Medikamenten, die mit den Schilddrüsenhormonen um die Proteinbindungsstellen konkurrieren, sind die T_3-Werte herabgesetzt. Die Schilddrüsenfunktion ist in beiden Fällen normal.

Freier T_4-Index

Es handelt sich um einen Zahlenwert, der ein indirektes Maß für das freie Thyroxin im Serum darstellt. Die Berechnung erfolgt aus dem Gesamtthyroxin (T_4-Konzentration) und der freien T_3-Bindungskapazität (T_3-Wert) des Serums nach der Formel:

$$\text{FTI} = T_4\text{-Konzentration} \times \frac{100}{T_3\text{-Wert}}.$$

Normalwerte: 2,7–12,5; erhöht bei Hyper-, erniedrigt bei Hypothyreose.

Fehlerquellen: Dieser Index ist zuverlässiger als die T_4-Gesamtkonzentration bzw. der T_3-Wert allein. Er ist ein Ersatz für die methodisch zu aufwendige Direktbestimmung des freien Thyroxins im Serum, dessen Konzentration der entscheidende Parameter zur Beurteilung der Schilddrüsenfunktion ist.

Bei Zunahme des thyroxinbindenden Proteins nimmt auch der Gesamtthyroxingehalt des Serums zu (durch die Regulationsmechanismen, s. oben), weil sonst die Konzentration des freien Thyroxins absinken würde. Die Gesamtthyroxinbestimmung ergibt in diesem Fall einen höheren Wert als es einer normalen Schilddrüsenfunktion entspricht, obwohl das freie T_4 normal ist. Zugleich ist die freie Bindungskapazität für T_3 (T_3-Test) höher als normal, was bei alleiniger Anwendung des T_3-Testes eine Hypothyreose vortäuschen würde. Der FTI, in den beide Meßgrößen (T_4-Gesamtkonzentration und T_3-Wert) eingehen, bleibt dagegen im Normbereich. Analoge Überlegungen gelten für Zustände mit vermindertem TBP bei normaler Schilddrüsenfunktion.

Radiojod-Untersuchung der Schilddrüse ▶

Radiojodspeicherung und -abgabe der Schilddrüse

Methode: Orale Gabe von durchschnittlich 25 μCi ^{131}J; nach 2, 24 und 48 Std Messung der gespeicherten Radioaktivität über der Schilddrüse. Nach 48 Std Bestimmung des proteingebundenen Radiojods ($PB^{131}J$) im Serum. Es ist ein Maß für die Umwandlung der Testdosis in sezerniertes Hormonjod.

Ergebnisse:

	Radiojodaufnahme in Prozent der Dosis		
	normal	*Hyperthyreose*	*Hypothyreose*
n. 2 Std	10–30%	erhöht	herabgesetzt
n. 24 Std	15–50%	erhöht	herabgesetzt
n. 48 Std	15–50%	variabel	herabgesetzt

Bei Hyperthyreose kann der 48-Stundenwert noch erhöht sein oder infolge starker Hormonsekretion normal bzw. herabgesetzt. Das Maximum der Speicherung liegt jedenfalls bei 24 Std.

$PB^{131}J$ nach 48 Std (Prozent der Dosis/Liter Serum)		
normal	*Hyperthyreose*	*Hypothyreose*
0,05–0,4%	erhöht	herabgesetzt

Fehlerquellen: Sind zahlreich und erfordern die zusätzliche Bestimmung des Gesamtthyroxins im Serum (am besten T_4- und T_3-Test) zur Funktionsbeurteilung.

Die wichtigsten Täuschungsmöglichkeiten bestehen bei:

Jodmangel: Vorkommen: Jodarme Ernährung, Gravidität, Zustand nach thyreostatischer Behandlung. Befund: Radiojodaufnahme gesteigert, $PB^{131}J$ nach 48 Std erhöht oder normal, aber stets normale T_4-Konzentration und Euthyreose. Erklärung: Wegen des kleinen extra- und intrathyreoidalen Jodpools ist die spezifische Aktivität des markierten Jods erhöht. Die absolute Jodaufnahme und Hormonjodabgabe ist nicht gesteigert.

Jodzufuhr: Vorkommen: Jodreiche Ernährung (Fisch, Brotsorten), exogene Jodzufuhr durch Medikamente und Kontrastmittel. Befund: Radiojodaufnahme und $PB^{131}J$ n. 48 Std herabgesetzt, aber normale T_4-Konzentration im Serum und Euthyreose. Erklärung: Verdünnung der radioaktiven Joddosis im vergrößerten Jodpool und spezifische Hemmung der Jodaufnahme durch erhöhtes Plasmajodid (s. unter Autoregulation der Jodaufnahme).

Gesteigerter Jodumsatz ohne erhöhte Hormonproduktion: Vorkommen: Nach Strumektomie mit kompensatorischer Funktionssteigerung des Schilddrüsenrestes, Euthyreose mit Jodfehlverwertung, Hypothyreose mit Jodfehlverwertung. Befund: Radiojodaufnahme und Abgabe von $PB^{131}J$ gesteigert, normale bzw. herabgesetzte T_4-Konzentration im Serum; Euthyreose bzw. Hypothyreose.

Thyreostatische Therapie: Je nach Dosis ist die Radiojodaufnahme normal oder herabgesetzt, so lange die Drogen gegeben werden.

Behandlung mit Schilddrüsenhormonen: Jodaufnahme und $PB^{131}J$ herabgesetzt, da die TSH-Sekretion gedrosselt wird. T_4-Konzentration im Serum bei Euthyreose normal, bei Überdosierung mit Thyroxin erhöht (Hyperthyreosis factitia).

Szintigraphie

Methode: 24 Std nach Verabreichung der oralen Testdosis von 25 $\mu Ci^{131}J$ wird das radioaktive Verteilungsmuster in der Schilddrüse mit einem Scanner (bewegtes Abbildungssystem) oder einer Gammakamera (stationäres System) abgebildet. Das geschieht routinemäßig im Rahmen des im vorigen Abschnitt beschriebenen Zweiphasenstudiums mit Radiojod.

Diagnostische Bedeutung:

Differenzierung von Strumen: in diffuse, multinoduläre und uninoduläre (wobei der Tastbefund zur Deutung der Szintigramme wichtig ist). Nach dem Speicherungsverhalten von Schilddrüsenknoten unterscheidet man:

Kalte Knoten: Keine Speicherung (Tumor, Cyste), funktionslos.

Warme Knoten: Umschriebene Speicherung von gleicher Intensität wie im umgebenden Gewebe; in der Regel keine Überfunktion.

Heiße Knoten: Umschriebene Speicherung von größerer Intensität als im umgebenden Gewebe; Überfunktion häufig, aber nicht obligatorisch.

Differentialdiagnose unklarer Tumoren: Im substernalen Bereich und im oberen Mediastinum bei Jodspeicherung Identifizierung als Struma. Nachweismöglichkeit der Zungengrundstruma.

Differenzierung der Hypothyreose: Bei primärer und sekundärer Hypothyreose ist die Speicherung herabgesetzt bzw. aufgehoben. TSH-Stimulation (3–4 Tage 5–10 Einheiten) führt bei sekundärer Hypothyreose zu verstärkter Speicherung, bei primärer nicht.

Nachweis autonomen Schilddrüsengewebes: Autonomes Schilddrüsengewebe unterliegt in der Hormonproduktion nicht der Steuerung durch TSH. Hemmung der TSH-Sekretion durch Gabe von Trijodthyronin (8 Tage 2mal täglich 25 μg oral) führt im normalen Schilddrüsengewebe zum Verschwinden der Radiojodspeicherung, in autonom funktionierenden Gewebsbezirken nicht (Suppressionstest).

Klassifizierung der autonomen Adenome:

Kompensiertes autonomes Adenom: Heißer Knoten in einer noch speichernden Schilddrüse; nach Suppression des normalen Schilddrüsengewebes mit Trijodthyronin (s. oben) speichert nur noch das Adenom.

Dekompensiertes autonomes Adenom: Heißer Knoten bei fehlender Speicherung des übrigen Schilddrüsengewebes. Erklärung: Das Adenom produziert den gesamten Schilddrüsenhormonbedarf oder mehr, daher regulatorische Drosselung der THS-Sekretion mit Hemmung des normalen Schilddrüsengewebes. TSH-Test: Nach TSH-Injektion zeigt die Schilddrüse wieder diffuse Speicherung.

Anmerkung: Von toxischem Adenom spricht man, wenn bei einem autonomen Adenom eine Hyperthyreose besteht. Die Bezeichnung kompensiert und dekompensiert bezieht sich nicht auf die Schilddrüsengesamtfunktion.

Metabolische Parameter ▶

Grundumsatzbestimmung

Messung des Calorienverbrauchs (O_2-Verbrauch und CO_2-Abgabe) unter Ruhebedingungen nach dem Nachtschlaf. Umrechnung auf den 24-Stundenwert. Normbereich: -3 bis $+25\%$ des Sollwertes (bezogen auf Alter, Geschlecht und Körperoberfläche). Fehlerquellen: Psychische Erregung, Fieber, Herzinsuffizienz ergeben falsch hohe Werte, Nebenniereninsuffizienz und Anorexia nervosa erniedrigte Werte. In der Praxis wird die Grundumsatzbestimmung in der Schilddrüsenfunktionsdiagnostik nur noch selten angewandt.

Serumcholesterin

Hyperthyreose: Serumcholesterin erniedrigt trotz gesteigerter Cholesterinsynthese, da der Cholesterinkatabolismus in noch stärkerem Maße stimuliert wird.

Hypothyreose: Serumcholesterin erhöht. Der Katabolismus ist stärker gedrosselt als die Synthese. Bei sekundärer Hypothyreose kann das Cholesterin im Serum normal sein.
Diagnostische Bedeutung: relativ gering. Gründe: breiter Normalbereich, zahlreiche konkurrierende andere Ursachen für Veränderungen des Serumcholesterins. Brauchbar sind die Cholesterinwerte vor allem bei der Verlaufskontrolle unter Therapie.

Abnormes hyperthyreosespezifisches β-Lipoprotein

Bei Hyperthyreose wurde kürzlich ein β-Lipoprotein nachgewiesen (Seidel, 1971), das einen doppelt so hohen Proteingehalt aufweist wie normales β-Lipoprotein. Elektrophoretisch wandert es wie normales β-Lipoprotein in der β-Position. In der Ultrazentrifuge verhält es sich jedoch wie ein High-Density-Lipoprotein (analog dem α-Lipoprotein). Bei einer Dichte von 1063 geht es in der Ultrazentrifuge mit dem α-Lipoprotein in den Unterstand, während das normale β-Lipoprotein bei dieser Dichte aufrahmt. Neben dem abnormen β-HDL enthält das Serum bei Hyperthyreose auch normales β-Lipoprotein.
Diagnostische Bedeutung: Es scheint sich um ein spezifisches Kennzeichen der Hyperthyreose zu handeln; nach erfolgreicher Behandlung ist es im Serum nicht mehr nachzuweisen. Der Nachweis erfordert eine Ultrazentrifuge.

3. Klinik der Schilddrüsenkrankheiten

Blande Strumen ▶

Definition

Schilddrüsenvergrößerung mit normaler Schilddrüsenfunktion (euthyreote Strumen). Keine entzündliche Affektion, keine maligne Geschwulst.

Pathogenese

Bei der euthyreoten Struma handelt es sich um eine kompensatorische Hyperplasie der Schilddrüse zum Ausgleich einer verminderten Hormonproduktion. Die Hyperplasie kommt durch vermehrte TSH-Sekretion zustande, welche die Folge des peripheren Hormondefizits ist. Im kompensierten Zustand ist die TSH-Sekretion wieder normal. Phasen der Struma-Entwicklung:
1. Diffuse Hyperplasie: Gleichmäßige Vergrößerung und Radiojodspeicherung, verstärkte Vascularisierung.
2. Kolloidstruma: Diffuse Verstärkung der Kolloidspeicherung, dazwischen Bezirke mit normalen Follikeln. Noch keine makroskopischen Knoten.
3. Knotenstruma: Excessive Kolloidansammlung (Hyperinvolution) einzelner Follikel, die schließlich platzen und durch Narben ersetzt werden. Sekundäre Gefäßverschlüsse innerhalb der Struma mit Nekrosen, Blutungen und lokalen Verkalkungen. Durch

periodisches Alternieren von Hyperplasie und Involution bzw. Degeneration entstehen multinoduläre Strumen von teilweise erheblicher Größe (bis 2000 g).

Ätiologie

Endemische blande Struma: Hauptursache *exogener Jodmangel* in den Endemiegebieten (mindestens 10% der Bevölkerung betroffen). Normaler Jodbedarf etwa 70 µg/Tag. Der Jodmangel ist an herabgesetzter Jodid-Konzentration im Serum und an verminderter Jodausscheidung im Harn erkennbar. Bei Jodmangel ist die Strumaentstehung durch bakterielle Trinkwasserverunreinigung begünstigt (strumigene Substanz aus E. coli). *Strumigene Substanzen* als alleinige Ursache des endemischen Kropfes umstritten. *Excessive Jodzufuhr* wurde in Japan als Ursache der endemischen Struma in einem Küstengebiet gefunden.
Sporadische blande Struma: Sporadischer Jodmangel; Pubertät und Gravidität besonders beim weiblichen Geschlecht (Zunahme des thyroxinbindenden Globulins durch Oestrogene als Teilfaktor); inborn errors des Jodstoffwechsels (Jodfehlverwertung, Störungen der Hormonsynthese infolge genetischer Enzymdefekte); strumigene Stoffe und Medikamente.

Klinische Symptome

Die Schilddrüsenfunktion ist nicht gestört. Komplikationen sind: Kompression der Trachea (bis zur Malacie), der kosmetische Effekt und der Übergang in Hypothyreose, Hyperthyreose und Carcinom. Szintigraphisch kommen auch bei euthyreoter Struma heiße Knoten mit autonomer Funktion vor, die wieder verschwinden können.
Diagnose: T_4-Konzentration im Serum, T_3-Test und freier T_4-Index normal. Radiojodaufnahme erhöht.

Therapie

Jodbehandlung: Wesentlich zur Prophylaxe der endemischen Struma (Jodzusatz zum Kochsalz). Bei manifester Struma von unsicherer Wirkung.
Behandlung mit Schilddrüsenhormonen: 0,1–0,2 g Thyreoidea sicca oder Kombinationspräparat aus T_4 und T_3 (z.B. Novothyral). Guter Erfolg nur im frischen Stadium. Regressive Veränderungen verhindern wesentliche Verkleinerung der Struma.
Operation: Indiziert bei großem Kropf mit Trachealkompression und Recurrensschädigung, bei Tumorverdacht (kalte Knoten). Langfristige medikamentöse Nachbehandlung mit Schilddrüsenhormon zur Rezidivprophylaxe erforderlich.

Hypothyreosen ▶

Definition

Krankheitszustände durch Mangel an Schilddrüsenhormon in der Peripherie.

Klassifikation

Angeborene Hypothyreose: Schilddrüsenunterfunktion, die sich intrauterin oder kurz nach der Geburt manifestiert:

a) Endemischer Kretinismus: In Endemiegebieten durch Jodmangel.

b) Sporadischer Kretinismus: Aplasie oder Dysplasie der Schilddrüse (Ursache unbekannt) und genetische Defekte der Hormonsynthese bzw. Jodverwertung in der Schilddrüse (6 verschiedene biochemische bzw. Enzymdefekte sind bekannt).

Erworbene Hypothyreose: Entstehung im Jugend-, häufiger im Erwachsenenalter; schwerster Grad ist das Myxödem.

a) Primäre Hypothyreose: Idiopathisch (Ursache unklar), entzündlich (schwere Thyreoiditis), postoperativ oder nach Radiojodtherapie, durch Thyreostatica, extremen Jodmangel (im Endemiegebiet), neoplastisch.

b) Sekundäre Hypothyreose: TSH-Mangel bei partieller oder totaler Insuffizienz der Adenohypophyse.

Pathogenese und klinische Symptome

Endemischer Kretinismus: Schädigung in der Frühembryonalphase durch Mangel an Jod und Schilddrüsenhormon. Jodmangelstruma der Mutter. Infolge pränataler Schädigung schon bei Geburt irreversible Defekte: Oligophrenie, Schwerhörigkeit, Entwicklungsstörung des Skelets, die zum Kleinwuchs führt. *Weitere Symptome:* Kropf (kann fehlen), Clowngesicht mit vielen Runzeln, tiefliegende Stirn-Haargrenze, eingezogene Nasenwurzel, trokkene schuppende Haut, Hypotonie der Muskulatur. *Schilddrüsenfunktion:* Hypothyreose häufig, aber nicht obligatorisch. Pränatal und in der postnatalen Periode besteht Unterfunktion, die sich später durch Hyperplasie der Schilddrüse und exogene Jodzufuhr normalisieren kann, so daß viele erwachsene Kretins euthyreot sind.

Sporadischer Kretinismus:

Aplasie, Dysplasie, ektopische Dysplasie der Schilddrüse: Zum Zeitpunkt der Geburt noch keine Zeichen der Hypothyreose; nur leichter Rückstand der Knochenentwicklung und das Ausbleiben einer völlig normalen Intelligenz (selbst bei sofortiger Substitutionsbehandlung) weisen auf Hormonmangel beim Fetus hin (trotz normaler Schilddrüsenfunktion der Mutter). Die Symptome entwickeln sich in den ersten Lebensmonaten. Zurückbleiben der geistigen und körperlichen Entwicklung. Klinisches Bild ähnlich dem des endemischen Kretinismus. Stets deutliche Hypothyreose: T_4 im Serum vermindert, T_3-Wert erhöht, keine Radiojodspeicherung. Keine Kropfbildung. Wichtig ist die Frühdiagnose, um durch rechtzeitige Therapie schwere Schäden zu verhüten. 70% des postnatalen Gehirnwachstums vollziehen sich in den beiden ersten Lebensjahren!

Genetisch bedingte Störungen der Schilddrüsenhormonsynthese: In der Regel mit allmählich zunehmender Kropfbildung; nur selten besteht eine Struma schon bei der Geburt. Hypothyreose häufig, aber nicht obligatorisch. Funktionsstörung leichter als bei Athyreose. Formen:

a) Jodinationsstörung: Versagen der Jodidpumpe. Minimale Radiojodaufnahme (wie bei Perchloratbehandlung), hohes radioaktives Plasmajod, das aber als anorganisches Jodid vorliegt. Seltenes Vorkommen.

b) Jodid-Oxydationsstörung: Wegen Peroxydasemangels ist die Jodid-Oxydation zu elementarem Jod im Epithel der Schilddrüsenfollikel gestört. Nachweis: aufgenommenes Radio-Jodid diffundiert nach Hemmung der Jodidpumpe durch Perchloratgabe schnell aus der Schilddrüse heraus, weil es nicht organisch gebunden wird (Perchlorattest). Klinik: Kropfiger Kretinismus mit Hypothyreose; zusätzlich kann Taubstummheit vorkommen (Pendred-Syndrom). Häufigste Form der genetischen Jodfehlverwertung.

c) Kopplungsdefekt der Jodtyrosine: Keine Entspeicherung der Schilddrüse mit Perchlorat. Reichlich Mono- und Dijodtyrosin im Thyreoglobulin vorhanden. T_3- und T_4-Synthese gestört.

d) Dehalogenase-Insuffizienz: Mangel an Dejodase, die das bei der Proteolyse des Thyreoglobulins anfallende Mono- und Dijodtyrosin dejodiert. Die jodierten Tyrosine werden durch die Niere ausgeschieden, dadurch entstehen Jodverluste. Auch die Dejodase der Leber fehlt. Nachweis: Markiertes Mono- und Dijodtyrosin werden nach i.v. Gabe zu 30% unverändert im Harn ausgeschieden; der Gesunde scheidet nur radioaktives Jodid aus. Homozygote zeigen das Vollbild des Kretinismus, Heterozygote Kropfbildung ohne psychische und physische Reifungshemmung.

e) Bildung abnormer Jodproteine: Sie kreisen im Blut, während T_4 und T_3 vermindert sind. Möglicherweise liegt ein abnormes Thyreoglobulin vor.

f) Proteinase-Mangel: Gestört ist die Hydrolyse des Thyreoglobulins. Bisher nur 1 Fall beschrieben, der Taubstummheit aufwies.

Erworbene primäre Hypothyreose:

Allgemeinsymptome: Apathie, Müdigkeit, langer Schlaf mit lautem Schnarchen. Antriebsverlust, Interessenlosigkeit, Wesensveränderung, Kälteintoleranz.

Haut: Trockenheit mit Schuppung (Atrophie und Hyperkeratose der Epidermis), pastöse Beschaffenheit (Mucopolysaccharidablagerung), Lidschwellungen, Blässe, aber rote Bäckchen (Clown), Vergröberung der Gesichtszüge, trockenes, struppiges Haar.

Stimme: Sehr charakteristischer blecherner Stimmklang infolge Schwellung der Stimmbänder (Diagnose am Telefon).

Kardiovasculäre Symptome: Kardiomegalie, Perikarderguß mit hohem Proteingehalt (erhöhte Capillarpermeabilität), Niedervoltage im EKG (nicht vom Perikarderguß abhängig), T-Abflachung; Bradykardie (Folge des reduzierten Grundumsatzes),

normaler oder erniedrigter Blutdruck, manchmal Hypertonie. Trotz Herzvergrößerung in der Regel normale Druckwerte, keine manifeste Insuffizienz. Sekundäre coronare Herzkrankheit durch Hypercholesterinämie. Erhöhte Digitalisempfindlichkeit.
Gastrointestinale Symptome: Oft Anacidität und Hypomotilität. Obstipation bis zum paralytischen Ileus.
Blut: Normochrome Anämie, erhöhte Blutsenkung.
Skeletsystem: Ist nur beim wachsenden Organismus betroffen. Gestört sind die enchondrale Ossifikation und die Ossifikation der Epiphysen, die verzögert in Form zahlreicher kleiner Ossifikationsherde erfolgt (epiphysäre Dysgenesie). Das Längenwachstum bleibt zurück.
Nervensystem: Schwerhörigkeit (Schleimhautatrophie der Cochlea, Flüssigkeitsveränderungen im Labyrinth); periphere Polyneuropathie, Carpaltunnelsyndrom, cerebellare Ataxie (beim Erwachsenen); bei Kretinismus pyramidale und extrapyramidale motorische Störungen.
Muskulatur: Hypotone, pseudohypertrophische Muskeln mit herabgesetzter grober Kraft. Verlangsamter Ablauf der Sehnenreflexe. Aktivierte CPK erhöht (bis 500 mU).
Erworbene sekundäre Hypothyreose: Das klinische Bild ist meistens weniger ausgeprägt als bei der primären Hypothyreose; nur in 10% der Fälle myxödematöse Hautveränderungen. Zusätzlich weitere endokrine Insuffizienzen durch Ausfall der Gonadotropine und das ACTH, wenn die ganze Adenohypophyse betroffen ist.
Myxödem-Coma: Selten vorkommendes Finalstadium bei unbehandelter primärer oder sekundärer Hypothyreose; begünstigt durch interkurrente Infekte und atemdepressorische Medikamente.
Symptome: Vom Tiefschlaf Übergang in komatösen Zustand mit Untertemperatur (bis 32°), Hypoventilation und respiratorischer Acidose. Hyponatriämie und Hypochlorämie (vermutlich infolge verminderter tubulärer Rückresorption). Arterielle Hypovolämie bei Vermehrung der extracellulären Flüssigkeit. Gefahr der Wasserintoxikation. Sekundäre Nebenniereninsuffizienz wechselnden Grades, auch bei primärer Hypothyreose.
Therapie: Intubation oder Tracheotomie, künstliche Beatmung, langsames Aufwärmen, Infusionen mit Kochsalzlösung und Cortisol, Substitutionsbehandlung mit T_3 (2mal täglich 12,5 mg intravenös oder durch Magensonde); Digitalis, Antibiotica. Letalität 40%.

Laboratoriumsbefunde

Proteingebundenes Jod ($PB^{127}J$): unter 3 µg/100 ml Serum. Ausnahme: einige genetische Defekte der Schilddrüsenhormonsynthese mit Jodfehlverwertung (s. oben).
Gesamtthyroxin im Serum (T_4-Test): unter 3,3 µg/100 ml. Das selten bestimmte freie T_4 liegt unter 1,3 ng/100 ml.

Freie Bindungskapazität für T_3 (T_3-Test): T_3-Wert über 122.
Freier T_4-Index: unter 2,7.
Radiojod-Test: Herabgesetzte oder fehlende Radiojodspeicherung nach 24 und 48 Std. $PB^{131}J$ nach 48 Std unter 0,05% der Dosis/Liter Serum.
Szintigramm: Herabgesetzte oder fehlende Speicherung.
TSH-Test: Nach TSH-Gabe zeigt das Szintigramm bei sekundärer (hypophysär bedingter) Hypothyreose eine Zunahme der Speicherung, bei primärer Hypothyreose nicht.
TSH-Bestimmung im Serum: mit radioimmunologischer Methode. Normale TSH-Konzentration bei klinischer Hypothyreose beweist das Vorliegen einer sekundären Hypothyreose. Bei primärer Hypothyreose ist TSH im Serum stets erhöht. TSH-Bestimmung nach Injektion von Thyreotropin-Releasingfaktor: Fehlender TSH-Anstieg beweist hypophysäre Störung.
Grundumsatz: unter −3%.
Cholesterin: Erhöhte Serumwerte, Vermehrung normaler β-Lipoproteine.

Therapie

Substitution mit Schilddrüsenhormon. Vorsichtig einleiten wegen Infarktgefährdung. Dosissteigerung frühestens nach 2 Wochen, da die Wirkung erst nach 3–5 Tagen beginnt und nach 12 Tagen das Maximum erreicht.
Thyreoidea sicca: Präparat: Thyreoidin Merck. Dragees mit 0,01 g Trockensubstanz und Dragees mit 0,1 g Trockensubstanz. *Erhaltungsdosis:* 0,1–0,2 g täglich; *Initialdosis:* etwa 0,05 g. Thyreoidea sicca enthält T_4 und T_3 im Verhältnis 4:1, außerdem Mono- und Dijodtyrosin (unwirksam, aber Jodquelle).
T_3-T_4-Mischpräparate: Novothyral (Merck) und Thyroxin T_3 (Henning). *Zusammensetzung:* 1 Tabl. = 0,1 mg T_4 (L-Thyroxin-Natrium) plus 0,02 mg T_3 (L-Trijodthyroninhydrochlorid), etwa dem natürlichen T_4/T_3-Verhältnis in der Schilddrüse entsprechend. *Erhaltungsdosis:* ½–1½ Tabl. täglich. *Initialdosis:* ½ Tabl. täglich. Neuerdings die dominierende Behandlungsmethode.
L-Thyroxin-Natrium: Präparate: L-Thyroxin (Hennig), Levothyroxin-Natrium (Glaxo). Erhaltungsdosis: 0,2–0,6 mg/Tag (1 Tabl. = 0,1 mg). *Initialdosis:* 0,05 mg/Tag.
L-Trijodthyronin: Präparat: Thybon, Thybon forte (Merck). Tabl. zu 0,02 und 0,1 mg. Anwendung nur für diagnostische Zwecke und beim Myxödem-Koma (wegen rascher Wirkung).
Prednison bzw. Cortisol: ergänzend zur Schilddrüsenhormonbehandlung bei sekundärer Hypothyreose, da sonst eine akute Nebenniereninsuffizienz auftreten kann.

Hyperthyreosen ▶

Definition

Krankheitszustände durch Überschuß an Schilddrüsenhormon in der Peripherie. Die Begleitsymptome Ophthalmopathie, prätibiales Myxödem und Akropachie sind nicht durch Schilddrüsenhormon, sondern wahrscheinlich durch den LATS bedingt (s. unten).

Klassifikation

Hyperthyreose mit und ohne Ophthalmopathie mit positivem LATS: identisch mit Morbus Basedow (bzw. GravesDisease):

a) ohne Struma
b) mit diffuser Struma (häufigste Form)
c) mit Struma nodosa (Speicherung im Parenchym zwischen den Knoten verstärkt).

Hyperthyreose ohne Ophthalmopathie, ohne LATS:

a) autonomes toxisches Adenom (solitär, multilokulär)
b) Adenocarcinom mit Hyperthyreose (selten)
c) Thyreoiditis mit Hyperthyreose (selten)
d) paraneoplastische Hyperthyreose (Chorionepitheliom)

Hyperthyreose durch Überdosierung von Schilddrüsenhormon: Hyperthyreosis factitia.

Ätiologie und Pathogenese

Beim Morbus Basedow wird in der Mehrzahl der Fälle ein Immunglobulin von Typ γG gefunden, das ähnlich wie TSH (nur mit längerer Wirkungsdauer) die Schilddrüsenfunktion stimuliert: LATS = long acting thyroid stimulator. Man nimmt an, daß es sich um einen Autoantikörper gegen ein noch nicht identifiziertes Schilddrüsenantigen handelt. Für die Immunpathogenese des M. Basedow spricht die lymphocytäre Infiltration der Schilddrüse. Wie der dem Krankheitsausbruch häufig vorausgehende psychische Streß pathogenetisch wirken könnte, ist unklar. Nur beim Morbus Basedow kommen endokrine Ophthalmopathie, prätibiales Myxödem und Akropachie vor; die Ophthalmopathie kann auch isoliert und vor der Hyperthyreose auftreten. Wahrscheinlich handelt es sich um Immunglobulin-Effekte, die eine besondere Disposition voraussetzen, da sie nicht in allen Fällen von Morbus Basedow auftreten. Selten kann ein Morbus Basebei vorbestehender euthyreoter Struma durch Jodgaben induziert werden (Jodbasedow). Die Schilddrüse arbeitet TSH-unabhängig. Beim toxischen Adenom liegt eine autonome Überfunktion eines Schilddrüsenknotens vor (Ursache der autonomen Funktion ungeklärt). Das Adenom ist nicht TSH-abhängig. Die TSH-Sekretion wird sowohl beim Morbus Basedow wie beim toxischen Adenom durch den erhöhten Hormonspiegel im Blut gehemmt. Es gibt keine Hyperthyreose durch gesteigerte TSH-Sekretion der Hypophyse!

Vorkommen

Bei allen Rassen, in der Stadt häufiger als auf dem Lande. Bevorzugung des weiblichen Geschlechtes 5 : 1. Häufigkeitsgipfel 3. und

4. Dekade. Der Morbus Basedow mit diffuser Struma überwiegt bei jüngeren und mittleren Jahrgängen; die Hyperthyreose mit Struma nodosa entwickelt sich oft nach vorbestehender euthyreoter Struma. Das toxische Adenom ist bei älteren Menschen häufiger.

Klinische Symptome

Schilddrüsenüberfunktion: Psychische Erregung, feinschlägiger Fingertremor, Hitzeintoleranz, Temperatursteigerung, vermehrte Schweißabsonderung, heiße Haut. Gewichtsabnahme trotz Appetits, Durchfälle. Herzbeschwerden, Tachykardie, Extrasystolen (supraventrikulär), Vorhofflimmern, Pulsus celer et altus, systolische Hypertonie mit vergrößerter Blutdruckamplitude (Verminderung des peripheren Strömungswiderstandes). Schwirrende Struma (nicht obligatorisch). Muskelschwäche. Haarausfall. Augensymptome (durch Sympathicotonie, nicht mit Ophthalmopathie zu verwechseln): Glanzaugen, Konvergenzschwäche (Möbius), seltener Lidschlag (Stellwag), Zurückbleiben des Oberlides beim Blick nach unten (Graefe).

Endokrine Ophthalmopathie: Protrusio bulbi (sekundäre Schäden an Cornea und N. opticus bis zur Erblindung), Lidödeme, Augenmuskelparesen. *Mechanismus:* Retroorbitale Mucopolysaccharidablagerung und Flüssigkeitsretention.

Akropachie: Mantelförmige subperiostale ossifizierende Periostitis der Phalangen und distalen Enden der Unterarme und Unterschenkel (Osteoarthropathia hypertrophicans) mit dem Bild der Trommelschlegelfinger. Seltenes Vorkommen, meistens mit Exophthalmus und prätibialem Myxödem kombiniert.

Prätibiales Myxödem: Unregelmäßige, handtellergroße indurierte Schwellungen an den vorderen und seitlichen Partien der Unterschenkel. Mucopolysaccharidablagerungen im Corium. LATS stets vorhanden.

Besonderheiten beim toxischen Adenom: Oft schleichender Beginn; Nervosität, Übererregbarkeit, Herzklopfen und Extrasystolen stehen im Vordergrund. Gewichtsverlust, Durchfälle, Haarausfall und tastbare Struma können fehlen.

Thyreotoxische Krise: Stärkster Erregungszustand mit Übergang in Delirium und Coma. Temperatursteigerung auf 41°. Tachykardie, meist Vorhofflimmern mit hohem Pulsdefizit. Erbrechen, Durchfälle, Exsiccose, extreme Muskelschwäche. Hohe Letalität.

Laboratoriumsbefunde

Proteingebundenes Jod ($PB^{127}J$): Über 8 μg/100 ml Serum.

Gesamtthyroxin im Serum (T_4-Test): Über 10 μg/100 ml.

Freie Bindungskapazität für T_3 (T_3-Test): Vermindert; T_3-Wert unter 92.

Freier T_4-Index: Erhöht, über 12,5.

Freies Thyroxin im Serum: Erhöht, über 3,5 ng/100 ml (methodisch schwierig, keine Routineuntersuchung).

Radiojodtest: Speicherung nach 24 Std über 50% der Dosis; $PB^{131}J$ im Serum nach 48 Std wegen gesteigerter Hormonsekretion erhöht: über 0,4% der Dosis pro Liter Serum.
Szintigramm: Verstärkte Speicherung diffus (bei Morbus Basedow), nodulär bei autonomen Adenom (s. S. 328). TSH-Test und Suppressionstest mit T_3 zur Charakterisierung der Adenome (s. oben).
TSH-Bestimmung im Serum: Keine radioimmunologisch meßbaren Konzentrationen wegen Hemmung der Adenohypophyse.
Grundumsatz: Über 25% des Sollwertes.
Serumlipide: Nachweis eines spezifischen β-HDL (s. oben). Herabgesetzte Cholesterinwerte.

Therapie

Allgemeine Maßnahmen: Ruhigstellung, in schweren Fällen Bettruhe. Bis zur Euthyreose besteht Arbeitsunfähigkeit. Sedierung mit Barbituraten oder Tranquilizern. Calorienreiche Kost mit viel Proteinen und Vitaminen.
Spezifische Maßnahmen:
Antithyreoidale Medikamente

a) *Hemmstoffe der Jodoxydation:* Propylthiouracil (Präparat Propycil), Methimazol (Präparat Favistan), Carbimazol (Präparat neo-morphazole).
b) *Hemmstoffe der Jodidaufnahme:* Perchlorat (Präparat Irenat).
c) *Jod in hohen Dosen:* wirkt kompetitiv zum TSH, hemmt alle Stufen der Hormonsynthese, zuerst die Hydrolyse von Thyreoglobulin und damit die Hormonsekretion.
d) β-*Receptoren-Blocker:* Propranolol (Präparat Dociton) u.a. Hemmen die durch die Hyperthyreose induzierte Tachykardie.

Anmerkung: Zur Vermeidung einer strumigenen TSH-Ausschüttung müssen die thyreostatischen Medikamente mit kleinen Dosen Schilddrüsenhormon kombiniert werden.
Radiojod-Therapie: mit 4–12 mCi ^{131}J, das nach der Speicherung durch Beta- und Gammastrahlung Schilddrüsengewebe zerstört. Die Dosis wird nach dem Ergebnis des Radiojod-Testes berechnet.
Strumektomie: Subtotale Resektion oder Enucleation umschriebener Adenome. Vorher thyreostatische Therapie bis zur Euthyreose (Thyreostatica plus Jodid = Plummern).
Behandlung des Morbus Basedow: Die Erkrankung ist durch cyclische Phasen von Exacerbation und Remission gekennzeichnet. *Medikamentöse Therapie:* Dauererfolge nur in ca. 50% der Fälle; Vorteile sind die geringste Häufigkeit des malignen Exophthalmus unter der Behandlung, die sichere Vermeidung einer definitiven Hypothyreose als Behandlungskomplikation. Nachteile sind die lange Behandlungsdauer (bis zu 2 Jahren) mit häufigen Kontrollen und exakter Tabletteneinnahme, ferner die seltenen Komplikationen (Allergie, Agranulocytose). Dosierungen pro Tag:

	Initialdosis	*Erhaltungsdosis*
Propycil	300– 600 mg	50–300 mg
Favistan	30– 60 mg	5– 20 mg
neo-morphazole	30– 50 mg	5– 20 mg
Irenat	1000–1500 mg	200–600 mg (wenig gebräuchlich)

Zur Initialbehandlung sind die Thyreostatica stets einzusetzen (in Verbindung mit β-Receptorenblockern und Sedativa). Kombination mit Schilddrüsenhormonen in kleiner Dosis zur Strumaprophylaxe.

Subtotale Strumektomie: Indiziert bei sehr großen Strumen mit Kompressionssymptomen; bei Kindern und in der Schwangerschaft, wenn die medikamentöse Behandlung fehlschlägt. Mortalität bei guter Vorbehandlung sehr niedrig. Rezidivquote ca. 10%. Gefahr der postoperativen endokrinen Exophthalmopathie. Postoperatives Myxödem selten. Weitere Komplikationen: Recurrensparese, postoperative Tetanie (bei Mitnahme der Nebenschilddrüsen). Nachbehandlung mit kleinen Dosen Schilddrüsenhormon zur Exophthalmusprophylaxe und Strumaprophylaxe.

Radiojod-Therapie: Vorteile: Schonende Methode mit sicherer Zerstörung des hyperaktiven Gewebes. Nachteile: Wirkungseintritt erst nach 4 Wochen, Euthyreose nach 2–3 Monaten; hohe Rate an sekundärer Hypothyreose (30–70% in den ersten 10 Jahren nach der Radiojodapplikation), die Dauersubstitution erfordert. Exophthalmusrate niedriger als nach der Strumektomie, höher als bei thyreostatischer Behandlung. Kontraindikation: Sehr große Strumen, die eine zu hohe Strahlenbelastung erfordern würden. Indikation: Bei Versagen der medikamentösen Behandlung und erhöhtem Operationsrisiko (Alter, Herzschäden etc.). Nachbehandlung mit kleinen Schilddrüsenhormondosen.

Behandlung der endokrinen Ophthalmopathie: Behandlung der Hyperthyreose mit Thyreostatica oder fraktionierter Radiojod-Therapie, nicht operativ! Prednison in hohen Dosen: antiphlogistischer und immunosuppressiver Effekt (gegen LATS), evtl. in Kombination mit Azathioprin (Imurek). Retrobulbäre Röntgenbestrahlung. Lokal: Uhrglasverband, Antibiotica, notfalls operative orbitale Dekompression.

Behandlung des prätibialen Myxödems und der Akropachie: Keine spezifischen therapeutischen Möglichkeiten. Versuch mit Prednison.

Behandlung des toxischen Adenoms: Die medikamentöse Behandlung führt hier wegen permanenter Aktivität des Adenoms nur so lange zur Befundbesserung, wie die Medikamente gegeben werden. Methode der Wahl: Enucleation des Adenoms. Bei Unzumutbarkeit des Eingriffs Radiojodbehandlung nach Gabe von Trijodthyronin, um eine Radiojodspeicherung im normalen Schilddrüsengewebe zu verhindern; radiologisch wird dann nur das speichernde Adenom zerstört. Keine Gefahr des sekundären Exophthalmus und der sekundären Hypothyreose. Nachbehandlung mit Schilddrüsenhormonen nicht erforderlich.

Behandlung der thyreotoxischen Krise: Schnelle Senkung des Stoffwechsels durch Unterkühlung. Sofortige Blockade der Schilddrüse durch i.v. Gabe von Jod (4–6 ml Endojodin). Dazu Favistan und Dociton i.v.! Gaben von Prednison wegen relativer Nebenniereninsuffizienz. Beseitigung von Exsiccose und Elektrolytstörungen. Zur Ruhigstellung und zur Entspeicherung der Catecholamindepots hohe Dosen Reserpin (2,5 mg alle 6 Std). Nach Beherrschung der Krise möglichst bald Strumektomie.

Thyreoiditis ▶

Akute Thyreoiditis

Ursachen: Banale bakterielle Infektion (Staphylokokken, Pneumokokken, Salmonellen u. a.), meist hämatogen im Rahmen einer Allgemeininfektion entstehend, selten aus der Umgebung fortgeleitet.

Klinik: Akutes schmerzhaftes Anschwellen der Schilddrüse (bei vorbestehender Struma spricht man von Strumitis), Fieber, Leukocytose, hohe Blutsenkung. In der Regel keine Störung der Schilddrüsenfunktion. Antibioticatherapie.

Subakute Thyreoiditis

Ursachen: Ungeklärt. Histologischer Nachweis von Riesenzellen und Granulomen (Typ de Quervain). Häufig bei vorbestehendem endemischem Kropf. Einige Fälle vermutlich durch Mumpsvirus.

Klinik: Schilddrüse auf das Zwei- bis Dreifache vergrößert, nicht druckschmerzhaft, mäßig derb. Kompressionsbeschwerden nur selten. Hohe Blutsenkung, aber meistens kein Fieber. Funktion: Bei vermehrter Hormonausschüttung kommt es infolge Hypophysenbremsung zu verminderter Radiojodaufnahme, die sich durch TSH normalisieren läßt. Suspekte Konstellation: Euthyreose oder leichte Hyperthyreose bei verminderter Radiojodspeicherung. Sicherung der Diagnose durch Probeexcision. Verlauf: Remission nach Wochen bis Monaten. Behandlung mit Prednison.

Chronische lymphocytäre Thyreoiditis (Typ Hashimoto)

Ursachen: Autoimmunkrankheit ungeklärter Ursache; humorale und celluläre Immunreaktion gegen die Schilddrüse. Hohe Titer von Thyreoglobulinantikörpern im Serum; histologisch ausgedehnte lymphocytäre Infiltrate mit Lymphfollikeln, progrediente Zerstörung von Schilddrüsengewebe. Familiäres Auftreten.

Klinik: Indolente Schwellung der Schilddrüse, die sich über Jahre hinweg entwickeln, aber auch innerhalb einiger Wochen auftreten kann. Nach längerem Verlauf Übergang in Hypothyreose bis zum schweren Myxödem (Parenchymverlust und Störung der Jodaufnahme, Perchlorat-Test positiv). Erhöhte Blutsenkung, kein Fieber, Allgemeinzustand reduziert. Sicherung der Diagnose durch Biopsie. *Therapie:* Thyroxin (0,15–0,3 mg täglich), intermittierend auch Prednison.

Riedelsche Thyreoiditis (eisenharte Struma)

Ursachen: Ungeklärt, primäre Arteriitis? Fibrosierender chronischer Entzündungsprozeß, der obligatorisch auf die angrenzende Halsmuskulatur übergreift (differentialdiagnostisch wichtiges Kennzeichen); das Granulationsgewebe ist kollagenreich und enthält neben Lymphocyten auch Granulocyten und Eosinophile. ***Klinik:*** Knorpelharte Konsistenz der vergrößerten Schilddrüse, die mit der Umgebung fest verbacken ist. Tastbefund erinnert an Malignom. Fast immer Kompression der Trachea, in $^1/_4$ der Fälle Hypothyreose. Blutsenkung und Blutbild normal. Diagnose: histologisch. Therapie: In der Regel operativ, schon um ein Carcinom sicher auszuschließen.

Schilddrüsen-carcinome ▶

Klassifizierung

Differenzierte Carcinome (follikulär, papillär und Mischformen): Das follikuläre Carcinom hat verschiedene Malignitätsgrade, eine organoide metastasierende Variante ist relativ gutartig. Das häufige papilläre Adenocarcinom zeichnet sich durch kleine Primärtumoren und frühen Befall der regionalen Lymphknoten aus. ***Medulläre Carcinome*** (trabeculär, parafollikulär): Abstammung von den calcitoninbildenden C-Zellen der Schilddrüse. Relativ langsam wachsend, trotz hohen Calcitoningehaltes keine Veränderungen des Calciumstoffwechsels. Das trabeculäre Carcinom mit Amyloidablagerung kommt familiär vor, kombiniert mit Phäochromocytom.
Anaplastische Carcinome: Entdifferenzierte rasch wachsende Tumoren. Varianten: kleinzellig, spindelzellig, riesenzellig.
Weitere Malignome: Malignes Lymphom, Sarkom, Hämangioendotheliom, malignes Teratom, Metastasen schilddrüsenfremder Tumoren.

Klinik

Vorkommen: Selten, etwa 2,5 Fälle auf 100000 Einwohner im Jahr, im Gegensatz zu der großen Häufigkeit der Strumen. ***Symptome:*** Rasches Wachsen der Schilddrüse, harte Konsistenz, Heiserkeit. Im Szintigramm kalter Knoten! Warme Knoten sind fast niemals maligne. Regionaler Lymphknotenbefall, Metastasen (Skelet, Lunge u.a.). Diagnose durch Biopsie.

Therapie

Basisbehandlung mit Schilddrüsenhormon, um die TSH-Sekretion zu drosseln, da viele der Tumoren und ihre Metastasen TSH-abhängig wachsen. Bei umschriebenen operablen Geschwülsten Strumektomie mit Nachbestrahlung, sonst nur Bestrahlung. Jodspeichernde Tumoren und Metastasen werden mit hoher Radiojoddosis behandelt. In jedem Einzelfall Zusammenarbeit von Internist, Chirurg und Radiologe.

C. Krankheiten der Nebennierenrinde

1. Funktion und Regulation der Nebennierenrinde

Hormone der Nebennierenrinde ▶ **Glucocorticoide**

Cortisol (Hydrocortison): Stärkstes der genuinen Glucocorticoide; zu 95% an der physiologischen Glucocorticoidwirkung beteiligt.
Sekretionsrate: 5–25 mg/24 Std.
Plasmakonzentration: 5–25 µg/100 ml. Tagesrhythmik: Höchstwert 6–9 Uhr, kontinuierliches Absinken bis zum Tiefstwert um 24 Uhr; Konzentrationsanstieg in der zweiten Nachthälfte. Aufhebung der ZNS-gesteuerten Tagesrhythmik der Cortisolkonzentration (und -sekretion) bei M. Cushing, Hirnkrankheiten, Psychosen, Herzkrankheiten und renovasculärer Hypertonie.
Transport im Plasma: 90% des Cortisols sind an Transcortin, ein spezifisches Globulin (CBG) gebunden, bei erhöhter Cortisolkonzentration zusätzliche Bindung an Albumin. Nur freies Cortisol ist biologisch wirksam.
Corticosteron: Schwächer wirksam als Cortisol; an der physiologischen Glucocorticoidwirkung zu 5% beteiligt.
Sekretionsrate: 1–4 mg/24 Std.
Plasmakonzentration: 0,4–2,0 µg/100 ml. Tagesrhythmik wie beim Cortisol.
Transport im Plasma: Bindung an Transcortin und Albumin.

Mineralocorticoide

Aldosteron: Das stärkste natürliche Mineralocorticoid; zu 95% an der physiologischen Mineralocorticoidwirkung beteiligt.
Sekretionsrate: 0,1–0,25 mg/24 Std.
Plasmakonzentration: 2–15 ng/100 ml, unbedeutende Proteinbindung, keine Tagesrhythmik der Sekretion.
Desoxycorticosteron: Hat nur den vierzigsten Teil der Aldosteronwirkung (bezogen auf Substanzgewicht) und trägt zu 5% zur physiologischen Mineralocorticoidwirkung bei.
Sekretionsrate: unter 0,1 mg/24 Std.

Androgene

Dehydroepiandrosteron (DHEA): Das quantitativ dominierende, jedoch qualitativ schwächste Androgen der Nebennierenrinde (NNR).
Sekretionsrate: 15–30 mg/24 Std. Tagesrhythmik ähnlich der des Cortisols.

Androstendion: 5mal stärker als DHEA, 5mal schwächer als Testosteron. Sekretion nur in kleinen Mengen. Bei der Frau entsteht daraus in der Leber Testosteron.
11-Hydroxyandrostendion: Entsteht aus Androstendion; schwaches, nur in geringer Menge gebildetes Androgen.
Testosteron: Wirksamstes natürliches Androgen. Sekretionsrate (im Vergleich zu der des Hodens) gering. Entsteht aus Androstendion.

Topographie und Schema der Biosynthese der NNR-Hormone

Die Nebennierenrinde ist in zwei Schichten von unterschiedlicher Funktion und Regulation gegliedert:

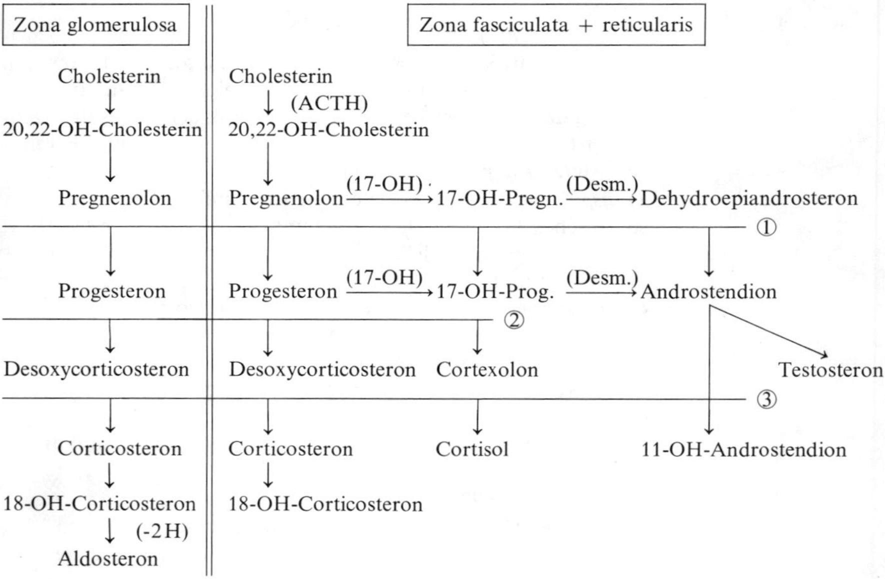

① 3β-Dehydrogenase
② 21-Hydroxylase (2 Isoenzyme für Progesteron bzw. 17-OH-Prog.)
③ 11β-Hydroxylase

Äußere Schicht (Zona glomerulosa): Ort der Aldosteronsynthese; unterliegt nicht der Steuerung durch ACTH. Hier fehlt das 17-Hydroxylase-System, so daß weder Cortisol noch Androgene gebildet werden können.

Innere Schicht (Zona fasciculata und Z. reticularis): Bildungsort für Corticosteron, Cortisol und Androgene. Alle 3 Synthesewege unterliegen der zentralen Steuerung durch ACTH.
Erster Weg: Hauptprodukt Corticosteron; 18-OH-Corticosteron wird nur sehr wenig gebildet. Der Syntheseweg gleicht dem des

Aldosterons, doch fehlt das 18-Dehydrogenase-System für den letzten Syntheseschritt zum Aldosteron.
Zweiter Weg: Hauptprodukt Cortisol. Zweigt vom Syntheseweg des Corticosterons nach C 17-Hydroxylierung von Pregenolon und Progesteron ab.
Dritter Weg: Hauptsekretionsprodukt Dehydroepiandrosteron. Die Abzweigung vom Syntheseweg des Cortisols erfolgt nach Abspaltung der C_{20}-C_{21}-Seitenkette von 17-OH-Pregnenolon und 17-OH-Progesteron durch das Enzym Desmolase.
Anmerkung: Im obigen Schema sind durch Querstriche die Angriffspunkte von drei Enzymen der Steroidsynthese markiert, deren Mangel zum adrenogenitalen Syndrom führt (s. unten).

Wirkung der Glucocorticoide ▶ **Stoffwechsel**

Stimulation der Gluconeogenese aus Eiweiß: Bewirkt Blutzuckeranstieg und Steigerung des Glucoseumsatzes unter erhöhtem Insulinbedarf und Eiweißkatabolismus. Verminderung des Proteinbestandes vor allem in der Muskulatur, auch in der Haut und im Knochen (Osteoporose).
Steigerung der Enzym- und Proteinbildung in der Leber: Die Leber wird von Eiweißverlusten verschont.
Mobilisierung freier Fettsäuren aus dem Fettgewebe: Wird durch erhöhte Insulinsekretion kompensiert. Fettansatz am Stamm und im Nacken, nur mäßige allgemeine Adipositas bei Überfunktion.

Kreislauf

Stabilisierung des Blutdrucks: Permissive Wirkung für Noradrenalin, das nur in Gegenwart von Cortisol genügend vasoconstrictorisch und damit blutdrucksteigernd wirkt.
Begünstigung der Arteriosklerose: bei Überproduktion bzw. Überdosierung.

Wasser- und Elektrolytstoffwechsel und Nierenfunktion

Mineralocorticoidwirkung: 1/1000 der Aldosteronwirkung (s. unten); nur bei Überdosis bzw. Überproduktion bedeutsam (Natriumretention, Kaliumexkretion).
Steigerung der renalen Wasserausscheidung: Erhöhung der glomerulären Filtrationsrate und Abdichtung des distalen Tubulus und Sammelrohrs, die auch in Abwesenheit von ADH ohne Cortisol nicht ganz wasserundurchlässig sind.

Blut und Gewebe

Eosinopenie: Die Zahl der eosinophilen Leukocyten des Blutes ist der Cortisolkonzentration des Plasmas umgekehrt proportional.
Hemmung des lymphatischen Gewebes: Zerstörung (bei hoher Konzentration) und Proliferationshemmung der Lymphocyten. Lymphopenie, Hemmung der Antikörperbildung und Infektabwehr (Immunosuppression).
Unspezifische antiphlogistische Wirkung: Capillarabdichtung,

Hemmung der Granulocyteninfiltration und Fibroblastenfunktion (Verminderung der Kollagenbildung). Exsudative und proliferative Entzündungsprozesse werden inhibiert.

Magen-Darmtrakt

Steigerung der Pepsinogen- und HCl-Sekretion des Magens: Durch Erhöhung der Ansprechbarkeit der Magenschleimhaut auf Histaminreiz und Vermehrung der Belegzellen. Beide Effekte nur bei Überdosis. Bei Cortisolmangel Anacidität.

Zentralnervensystem

Steigerung des Appetits: Appetitmangel bei NNR-Unterfunktion. *Allgemeine Erregbarkeitssteigerung:* Bei Überproduktion von Cortisol Stimmungsschwankungen, Antriebshaftigkeit, organisches Psychosyndrom, Suicidgefahr. Bei Cortisolmangel verlangsamtes EEG.

Physiologische Gesamtfunktion der Glucocorticoide

Notwendig zur normalen körperlichen Leistungsfähigkeit und zur Anpassung an Belastungen aller Art (spezifische und unspezifische Resistenz).

Wirkung der Mineralocorticoide ▶ **Renale Wirkungen**

Steigerung der Na^+ -Rückresorption des distalen Tubulus im Austausch gegen H^+ und K^+. Die Natriumrückresorption bewirkt über eine Erhöhung der Osmolalität eine ADH-Ausschüttung mit entsprechender Zunahme der Wasserrückresorption in den Sammelrohren. Im Endeffekt nimmt das extracelluläre Flüssigkeitsvolumen zu. Bei Überproduktion drohen Hypertonie, Hypokaliämie und Alkalose.

Extrarenale Wirkungen

Aldosteron hemmt die Na^+ -Ausscheidung der Schweiß-, Speichel- und Darmdrüsen durch gesteigerte Na^+ -Rückresorption (analog der Wirkung auf die Nieren).

Physiologische Gesamtfunktion der Mineralocorticoide

Notwendig für die Erhaltung des Natriumbestandes und damit des extracellulären Flüssigkeitsvolumens. Wichtig für den normalen Kaliumhaushalt und den Säure-Basenstoffwechsel. Ohne Mineralocorticoide ist der Mensch nicht lebensfähig.

Wirkung der Androgene ▶ **Anabole Wirkung**

Androgene steigern den Eiweißanbau (positive Stickstoffbilanz). Ob den Nebennierenandrogenen verglichen mit den Keimdrüsenhormonen eine signifikante physiologische anabole Wirkung zukommt, ist umstritten. Bei der Frau sind sie zur Entwicklung und Erhaltung der Scham- und Achselbehaarung und zur Stimulation der Talgdrüsen erforderlich. Bei Überproduktion entstehen Virilisierung bzw. Hirsutismus. Beim Mann unterstützen die Androgene der NNR die Wirkung des Testosterons auf die Entwicklung der sekundären Geschlechtsmerkmale.

Regulation der Nebennierenrinde ▶ **Steuerung der Cortisolsekretion**

Sie erfolgt in einem geschlossenen Reglerkreis mit negativer Rückkoppelung. Stimulation durch CRF (Corticotropin-Releasingfaktor) und ACTH nach Maßgabe der Cortisolkonzentration im Plasma.

Hypothalamus: Hier wird der Sollwert der Cortisolkonzentration des Plasmas nach den Bedürfnissen des Organismus eingestellt (Niveauregler). Absinken unter den Sollwert stimuliert, Anstieg über den Sollwert hemmt die Freisetzung von CRF.

Adenohypophyse: CRF stimuliert die ACTH-Sekretion des Hypophysenvorderlappens. Ein direkter Steuerungseffekt des Plasmacortisols auf die Hypophyse ist fraglich.

Innere Schicht der Nebennierenrinde *(Zona fasciculata und reticularis):* ACTH stimuliert die Cortisolsekretion, ferner die Sekretion von Corticosteron und Androgenen. Mechanismus: Vermehrung des cyclischen AMP in den hormonbildenden Zellen.

Suppression der NNR durch Glucocorticoide: Gaben von Cortisol oder synthetischen Glucocorticoiden führen zur Hemmung der CRF- und damit auch der ACTH-Sekretion. Auf diese Weise wird die Glucocorticoidsekretion gedrosselt bzw. vollständig unterdrückt. Die Zona fasciculata kann atrophieren, erholt sich jedoch nach mehrmaliger ACTH-Sekretion meistens schnell.

Steuerung der Aldosteron-Sekretion

Renin-Angiotensin-System: Renin wird von den juxtaglomerulären Zellen des Vas afferens sezerniert. Im Plasma spaltet es vom Angiotensinogen das Peptid Angiotensin I ab, das intravasal zu Angiotensin II umgewandelt wird. Angiotensin II ist das wichtigste Stimulans der Aldosteronsekretion der Zona glomerulosa.

Stimulation der Reninfreisetzung: Arterielle Hypovolämie (vermindertes Herzzeitvolumen, Blutungen, Hypoproteinämie etc.), Hyponatriämie, Stimulation des Sympathicus (bei orthostatischer Regulation).

Hemmung der Reninfreisetzung: Hypervolämie, Hypernatriämie, autonome Aldosteronsekretion (Conn-Syndrom), horizontale Körperlage, Betareceptorenblocker (Propanolol).

Direkte Stimulation: Hyperkaliämie, Hyponatriämie, ACTH (nur vorübergehend und bei hoher Dosierung). Nach Hemmung der ACTH-Sekretion durch Dexamethason bleibt die Aldosteronsekretion normal.

2. Funktionsdiagnostik der Nebennierenrinde

Bestimmung der Steroidhormone ▶ **Allgemeines**

Es werden Hormonspiegel im Plasma und Hormonausscheidungen incl. Metaboliten im 24-Stundenharn bestimmt. Letztere geben Annäherungswerte für die Sekretionsraten. Exakte Einzelanalysen der verschiedenen Hormone und Bestimmungen der Sekretionsraten sind nur mit großem methodischem Aufwand (Isotopenverdünnungsmethoden) möglich. In der Routinediagnostik verwendet man einfachere Gruppenbestimmungen.

Glucocorticoide

Fluorimetrische Bestimmung der Plasmacorticosteroide: Erfaßt werden Cortisol und Corticosteron. Die Methode ist einfach und sehr empfindlich.
Normalwerte: 10–30 μg/100 ml.
Plasma-17-Hydroxycorticoide *(Porter-Silber-Chromogene):* Erfaßt werden Cortisol und Cortexolon, nicht Corticosteron. Weniger empfindlich als die fluorimetrische Methode.
Normalwerte: 6–25 μg/100 ml. (Die unteren Normalwerte liegen an der Empfindlichkeitsgrenze der Methode.)
Urin-17-Hydroxycorticoide: Im 24-Stundenharn werden Cortisol und die als Glucuronide ausgeschiedenen Cortisolmetaboliten erfaßt. Sie entsprechen 30–40% des in 24 Std sezernierten Cortisols.
Normalwerte: 3–13 mg/24 Std.
Freies Urincortisol und freie Urincorticosteroide: a) *Freies Urincortisol:* Erfaßt wird das glomerulär filtrierte (nicht an Plasmaeiweiß gebundene) Cortisol; es gibt den Funktionszustand der Nebennierenrinde am besten wieder. Normalwerte: unter 200 μg im 24-Stundenharn (aufwendige Methode). b) *Freie Urincorticoide:* Fluorimetrische Bestimmung von Cortisol und Corticosteron (ohne Metaboliten) im 24-Stundenharn. Normalwerte: 78 bis 380 μg/24 Std.

Androgene

17-Ketosteroide im Urin: Erfaßt werden die Androgene (auch die des Hodens) und ihre veresterten Metaboliten. Beim Mann stammen etwa 60%, bei der Frau fast alle 17-Ketosteroide aus der Nebennierenrinde.
Normalwerte: Männer 10–25 mg/24 Std.
Frauen 5–15 mg/24 Std.

Aldosteron

Plasma-Aldosteron: Aufwendige Isotopenmethode. *Normalwerte:* 2–15 ng/100 ml.
Aldosteron im Urin: liegt als Glucuronid vor, aufwendige Bestimmung. Normalwerte: 5–20 μg/24 Std.
Reninaktivität im Plasma: Erhöhte Reninaktivität bedeutet gesteigerte Aldosteronsekretion; herabgesetzte Reninaktivität bedeutet verminderte Aldosteronsekretion oder gesteigerte Aldosteronfreisetzung aus einem autonomen Adenom.
Methode: Durch Adsorbentien wird Renin aus dem Plasma gewonnen und mit standardisiertem Substrat (Angiotensinogen)

versetzt. Als Maß für die Reninaktivität dient die Menge des *in vitro* gebildeten Angiotensins, das im Tierversuch (blutdrucksteigernde Wirkung) bestimmt wird.

Stimulationstests ▶ **ACTH-Test**

Prinzip: Vor und nach ACTH-Stimulation der NNR werden die Steroide im Blut und/oder im 24-Stundenharn bestimmt.

Methode: 25 I.E. ACTH in 8stündiger Dauertropfinfusion (in 500 ml phys. Kochsalzlösung) zuführen; nach Beendigung der Infusion werden Plasmacorticoide und 17-Hydroxycorticoide (evtl. auch freie Urincorticoide und 17-Ketosteroide) im 24-Stundenharn bestimmt. Vorher Leerwertbestimmungen. Bei zweifelhaftem Ausfall wird der Test an 2–3 aufeinander folgenden Tagen wiederholt. Eosinophilenzählung als Zusatzuntersuchung vor und nach der ACTH-Infusion.

Ergebnisse:

Normalbefund: Anstieg der Plasmacorticosteroide (n. 8 Std) auf das Zwei- bis Vierfache, Anstieg der 17-Hydroxycorticoide im 24-Stundenharn des Versuchstages auf das Zwei- bis Dreifache des Leerwertes. Abfall der Eosinophilen (n. 8 Std) um mehr als 80% schließt NNR-Insuffizienz aus; fehlender Abfall nicht zuverlässig deutbar!

Nebennierenrindeninsuffizienz: Kein signifikanter Anstieg der Steroidwerte. Bei M. Addison kann ACTH zur Krise führen; daher ACTH-Test unter Dexamethasonschutz (5 mg) durchführen.

Nebennierenrindenüberfunktion: a) *ACTH-induzierte Überfunktionszustände* (M. Cushing mit doppelseitiger NNR-Hyperplasie): Übermäßiger Anstieg der Steroidwerte, da die unter ACTH-Dauerstimulation stehenden NNR-Zellen verstärkt ansprechen. b) *Überfunktionszustände ohne ACTH-Beteiligung:* Anstieg der Steroidwerte vermindert oder ausbleibend (autonome Adenome und Carcinome der NNR).

Metopiron-Test

Prinzip: Metopiron (Methopyrapon) senkt den Plasmacortisolspiegel durch Hemmung der 11 β-Hydroxylase in der NNR. Statt Cortisol wird dessen Vorstufe Cortexolon sezerniert, das nur eine sehr schwache Hemmung des CRF-Zentrums bewirkt. Folglich kommt es zu gesteigerter CRF- und ACTH-Sekretion und zur vermehrten Steroidausscheidung (Cortexolon) im Harn. Es handelt sich gewissermaßen um einen endogenen ACTH-Test.

Methode: Pat. erhält 4 Tage alle 4 Std 750 mg Methopyrapon per os. Bestimmung der 17-Hydroxycorticoide im 24-Stundenharn vor dem Versuch sowie am 1., 3. und 4. Tag.

Ergebnisse:

Normalbefund: Am 3. oder 4. Tag Anstieg der 17-Hydroxycorticoidausscheidung auf das Doppelte des Leerwertes.

Eingeschränkte oder aufgehobene ACTH-Sekretion: Ungenügender oder fehlender Anstieg. Vorkommen: Hypophysen- und Zwischenhirnprozesse, langdauernde Steroidmedikation. Erhöhter Leerwert und fehlender Anstieg bei autonomen Adenomen und Tumoren der NNR (wegen Suppression des Hypophysen-Zwischenhirnsystems).

Gesteigerte ACTH-Sekretion: Übermäßige Zunahme der Steroidausscheidung bei erhöhtem Leerwert. Vorkommen: M. Cushing mit bilateraler NNR-Hyperplasie (analoges Verhalten wie beim ACTH-Test).

Suppressions-Test ▶ **Dexamethason-Test**

Prinzip: Dexamethason ist ein künstliches Glucocorticoid mit 25-fach stärkerer Wirkung als Cortisol. Es hemmt in niedriger Dosis (die sich auf die Steroidausscheidung im Harn nicht auswirkt) das CRF-Zentrum im Hypothalamus und damit auch die ACTH-Sekretion. Folge: Absinken der Glucocorticoide im Blut und Harn, sofern die ACTH-Regulation der NNR intakt ist.

Methode: a) 2 mg-Test: Pat. erhält 3 Tage alle 6 Std 0,5 mg Dexamethason; b) 8 mg-Test: Die 6stündliche Dosis beträgt 2 mg. Bestimmung der 17-Hydroxycorticoide (evtl. auch der 17-Ketosteroide) vor dem Versuch und am 2. und 3. Testtag.

Ergebnisse:

Normalbefund: schon bei 2 mg Absinken der Steroidausscheidung unter 50% der Leerwerte, bzw. unter 4 mg/24 Std.

Cushing-Syndrom: Bei ACTH-induziertem Cushing-Syndrom kein Absinken nach 2 mg, deutliches Absinken nach 8 mg Dexamethason. Bei autonomem Adenom oder Carcinom der NNR auch nach 8 mg kein Absinken der Steroidausscheidung, da die Steroidsekretion ACTH-unabhängig erfolgt.

3. Krankheiten durch Unterfunktion der Nebennierenrinde

Primäre NNR-Insuffizienz ▶ **Ursachen**

Chronische primäre NNR-Insuffizienz (Morbus Addison):

Idiopathische Atrophie: Wahrscheinlich autoimmunologischer Zerstörungsprozeß. Heute die häufigste Form. Keine Verkalkungen!

Nebennierentuberkulose: Früher die häufigste Form. Verkalkungen der Nebennieren im Röntgenbild.

Seltene Ursachen: Metastasen, Amyloid, Sarcoidose, Operation wegen M. Cushing.

Adrenogenitales Syndrom: Kongenitale Störung der Cortisolsynthese (s. unten).

Akute primäre NNR-Insuffizienz:

Addison-Krise: Akute Dekompensation der NNR (Infektionen, Operationen, Streß) bei vorbestehender chronischer Unterfunktion und ungenügender Substitutionsbehandlung.

Waterhouse-Friderichsen-Syndrom: Hämorrhagische Infarcierung der Nebennieren nach intravasculärer Blutgerinnung bei Meningokokkensepsis und Sepsis mit gramnegativen Keimen (Sanarelli-Shwartzman-Phänomen).
Nebennierenhämorrhagie: Als Komplikation der Antikoagulantienbehandlung nach 1–2 Wochen, besonders durch Heparin; insgesamt selten.

Pathophysiologie

Insuffizienz der gesamten NN-Rinde ($^{9}/_{10}$ müssen zerstört sein). Sekundäre Steigerung der ACTH-Sekretion, wahrscheinlich damit gekoppelt auch der MSH-Sekretion der Hypophyse, die zur Hyperpigmentation der Haut führt. Funktionsstörungen resultieren aus dem kombinierten Mangel an Gluco- und Mineralocorticoiden, bei Frauen auch aus dem Androgenmangel. Bei der sekundären (hypophysär bedingten) NNR-Insuffizienz fehlen nur die Glucocorticoide und Androgene. Das klinische Bild ist weniger schwer und wird oft durch Zeichen der Hypothyreose und des Gonadenausfalls modifiziert. Keine Hyperpigmentation, da ACTH fehlt.

Klinik

Symptome der chronischen NNR-Insuffizienz:
Adynamie: Müdigkeit mit organischer Muskelschwäche, die von gesteigerter Erschöpfbarkeit bis zur Bettlägerigkeit fortschreitet (Dynamometer-Test). Ursache: Störung des KH-Stoffwechsels und Elektrolytstörung.
Hypotonie: Systolischer Blutdruck unter 100 mm Hg (verkleinertes Herzzeitvolumen, verminderter Vasomotorentonus), orthostatische Regulationsstörung (Glucocorticoidmangel-Effekt).
Appetitmangel, Gewichtsabnahme, Übelkeit, periodische Durchfälle: Verminderte HCl-Sekretion, aber Natriumverluste in den Darm wegen Störung der intestinalen Natriumrückresorption.
Hypoglykämie: nach Nahrungskarenz und KH-reichen Mahlzeiten (postprandiale Hypoglykämie). Ursache ist die gestörte Gluconeogenese.
Hyperpigmentation der Haut: Prädilektionsstellen: Handlinien, Fingergelenke, Mundschleimhaut und die der Sonne ausgesetzten Körperpartien. Manchmal Ohrmuschelverkalkung.
Pubes und Achselbehaarung: Bei weiblichen Patienten fehlend, bei männlichen vermindert (Androgenmangel).
Psychische Veränderungen: Apathie, Konzentrationsschwäche, amnestisches Syndrom, Depression.
Symptome der akuten NNR-Insuffizienz: Schweres Krankheitsbild, lebensbedrohend: hochgradige Körperschwäche, Benommenheit, Fieber, Erbrechen, Durchfälle, abdominale Schmerzattacken, Exsiccose (Harnstofferhöhung), Hypotonie, Hyperkaliämie, Hyponatriämie; finales Kreislaufversagen. Bei Patienten,

die mit Mineralocorticoiden substituiert sind, fehlen die Exsiccosezeichen, es können Ödeme bestehen; sonst gleiches Bild.

Laboratoriumsbefunde

Elektrolyte: Hyperkaliämie, Hyponatriämie (nur bei schwerer Exsiccose), Hypochlorämie, Acidose.
Hormone: 17-Hydroxycorticoide und 17-Ketosteroide im 24-Stundenharn erniedrigt. Plasmacorticoide vermindert. ACTH-Test negativ (keine Zunahme der Steroidausscheidung).
Sonstiges: Anacidität, Hypoglykämie, Azotämie.

Therapie

Dauerbehandlung der chronischen NNR-Insuffizienz: Substitution mit Glucocorticoiden plus Mineralocorticoiden nach individuellem Bedarf. Tagesdosis: 25–37,5 mg Cortisonacetat (Glucocorticoid) in zwei Tagesdosen; 0,05–0,2 mg Fludrocortison (Mineralocorticoid). Als Mineralocorticoid auch einmal wöchentlich 25 mg Trimethylcortexon i. m. Androgensubstitution in der Regel nicht notwendig. Bei Frauen evtl. 2,5–5 mg Fluoxymesteron täglich.
Behandlung der akuten NNR-Insuffizienz: Keine Zeit für Hormonanalysen! Sofortmaßnahmen: 100 mg Cortisolhemisuccinat in 500 ml phys. Kochsalzlösung i.v. als Dauertropf in 3 Std, danach 10 mg stündlich bis zur klinischen Besserung. Zusatz von Noradrenalin und Hypertensin (Angiotensin). Fludrocortison 0,1 mg täglich. Übergang auf Erhaltungsdosis. Wichtig ist die Auffüllung des extracellulären Volumens.

Sekundäre NNR-Insuffizienz ▶

Ursachen

Panhypopituitarismus (s. Hypophysenkapitel), langdauernde hochdosierte Steroidtherapie.

Klinik

Auffallende Hautblässe, Adynamie, Hypotonie, Anorexie, Gewichtsverlust, Übelkeit. Keine Exsiccose!
Je nach Umfang der Hypophyseninsuffizienz Symptome der Schilddrüsenunterfunktion und Hypogonadismus.

Laboratoriumsbefunde

Elektrolyte normal. ACTH-Test evtl. erst nach Wiederholung normal. Metopiron-Test pathologisch.

Therapie

Substitutionsbehandlung wie bei primärer NNR-Insuffizienz. Bei Zustand nach Langzeitbehandlung mit Glucocorticoiden wiederholte ACTH-Gaben (meist erfolgreich), evtl. Substitution auf Dauer.

4. Krankheiten durch Überfunktion der Nebennierenrinde

Cushing-Syndrom ▶ **Ursachen**

Doppelseitige NNR-Hyperplasie: 70% aller Fälle.
a) Hypothalamische Dysfunktion: Erhöhte ACTH-Sekretion infolge gesteigerter CRF-Ausschüttung. Möglicherweise ist die Suppressionsschwelle des CRF-Zentrums heraufgesetzt.
b) ACTH-bildende Tumoren: Hypophysenadenome und nichtendokrine Tumoren (Bronchial-, Thymus-, Pankreas-Carcinom u.a.), die eine ACTH-ähnliche Substanz mit gleichartiger stimulierender Wirkung auf die NNR absondern (seltenes Vorkommnis). Bei jedem Cushing-Syndrom ist eine allgemeine Tumorsuche ratsam, sofern eine doppelseitige Hyperplasie vorliegt.
Nebennierenadenome (unilateral): 15% aller Fälle.
Diese Adenome können komplett autonom oder inkomplett autonom (noch etwas ACTH-abhängig) sein.
Nebennierenrindencarcinome: 10% der Fälle.
Iatrogenes Cushing-Syndrom: Bei Langzeitbehandlung mit relativ hohen Glucocorticoiddosen.

Pathophysiologie

Überproduktion von Glucocorticoiden, die in der erhöhten Konzentration auch eine signifikante mineralocorticoide Wirkung haben. Die Aldosteronsekretion ist normal, manchmal erniedrigt (cortisolinduzierte Hypervolämie). Androgene werden verstärkt sezerniert, besonders von manchen Carcinomen der NNR.

Klinische Symptome

ZNS:	Psychosen, Depressionen, Suicidgefahr.
Proteinkatabolismus:	Schwäche (Muskulatur), Osteoporose (Skeletsystem), Striae (Ruptur kollagener Fasern).
Fettstoffwechsel:	Stammfettsucht, Vollmondgesicht, Büffelnacken.
Gluconeogenese:	Diabetes oder Prädiabetes.
Mineralocorticoideffekte:	Hypertonie, Hypokaliämie, Alkalose.
Androgenvermehrung:	Hirsutismus, Acne, Klitorishypertrophie, Amenorrhoe.

Laboratoriumsbefunde

Blutbild: Eosinophile unter 100/mm^3.
Dextrosebelastung: Verminderte Glucosetoleranz (wichtiges Frühzeichen!).

Hormonanalysen:

a) Erhöhte 17-Hydroxycorticoide und 17-Ketosteroide im 24-Stundenharn. Freies Urincortisol erhöht.
b) Erhöhte Plasmacorticosteroide und 17-Hydroxycorticosteroide. Aufhebung des Tagesrhythmus, der sich umkehren kann.
c) Dexamethason-Test: Mit 2 mg kein Rückgang der Steroidausscheidung im Harn; mit 8 mg Rückgang der Harnsteroide, wenn eine doppelseitige Hyperplasie vorliegt; kein Rückgang mit 8 mg bei Adenom oder Carcinom der NNR.
d) ACTH-Test: Überschießende Steroidausscheidung bei ACTH-induzierten Überfunktionszuständen (auch bei ektopischer ACTH-Bildung von Tumoren). Kein Anstieg der Steroidausscheidung bei autonomen Adenomen und Carcinomen der NNR.

Röntgenuntersuchungen

Urogramm mit Tomographie der Nebennierenloge (evtl. zusätzliche retroperitoneale Luftfüllung).
Arteriographische Darstellung mittels Aortographie: zur Klärung der Frage, ob einseitige oder doppelseitige Hypertrophie besteht.
Seitliche Schädelaufnahme zur Beurteilung der Sella: Ausschluß eines Hypophysentumors (zusätzlich Fundus- und Gesichtsfelduntersuchung).
Skeletaufnahmen: besonders der Wirbelsäule und des Beckens zum Osteoporosenachweis.

Therapie

Doppelseitige Hyperplasie bei hypothalamischer Dysfunktion:
Schwere Fälle:
Totale doppelseitige Adrenalektomie.
Substitution wie bei M. Addison.
Kontrolle der Sella; $^1/_6$ der Fälle bekommt Hypophysenadenome (CRF-Effekt). Bei Sellavergrößerung Rö-Bestrahlung (bis 3000 r).
Leichte Fälle:
Hypophysenbestrahlung.
Hypophysenbestrahlung + einseitige Adrenalektomie.
Adrenalektomie auch auf der anderen Seite (wie oben).
Falsch: Subtotale Adrenalektomie bds., da Hypertrophie des Restes erfolgt mit partieller NNR-Insuffizienz. Bei zusätzlicher Steroidmedikation oft sek. Cushing-Syndrom wegen Dosierungsschwierigkeiten.
Hypophysentumoren: Hypophysektomie. (Nach dem 40. Lebensjahr Behandlung der Wahl.) Bei jüngeren Patienten Bestrahlungsversuch. Hypophysektomierte brauchen Schilddrüsen- und NNR-Substitution!
Unilaterales Adenom: Exploration bds., dabei einseitige Adrenalektomie. Substitution, dann ACTH-Behandlung zur Stimulierung der gesunden NNR.

Carcinom: Adrenalektomie, Nachbehandlung wie beim Adenom. Bei inoperablen Fällen und Tumormetastasen: Chemotherapie mit DDD (Isomer des Insekticids DDT).
Nichtendokrine Tumoren: Operation des Tumors, evtl. Adrenalektomie.

Primärer Aldosteronismus (Conn-Syndrom) ▶

Ursachen

80% unilaterales NNR-Adenom.
15% bilaterale Hyperplasie der NNR.
5% Carcinom der NNR.

Pathogenese

Meist autonome Überproduktion von Aldosteron. Gesteigerte Na^+-Rückresorption im distalen Tubulus und Sammelrohr, entsprechende Sekretion von K^+ und H^+.

Klinik

Hypertonie und folgende Zeichen des Kaliummangels: Kopfschmerz, Muskelschmerzen, Muskelschwäche bis zu Lähmungen und Tetanie. Typische Hypokaliämiezeichen im EKG (s. S. 58). Durch Kaliummangel induzierte Nephropathie mit ADH-resistenter nächtlicher Polyurie, Hyposthenurie und leichter Albuminurie, auch sekundäre Harnwegsinfekte. Keine Ödeme.

Laboratoriumsbefunde

Beweisende Konstellation: Erhöhte Aldosteronsekretion und Exkretion (unter Standardbedingungen bezüglich Natrium- und Kaliumzufuhr) bei herabgesetzter oder normaler Plasma-Reninaktivität.
Screening-Test: Nach 5–8tägiger Kochsalzbelastung (12 g tgl.) Entstehung einer Hypokaliämie. Viel Na^+ gelangt in den distalen Tubulus, wo es durch die hohe Aldosteronkonzentration zwangsweise im Austausch gegen K^+ und H^+ rückresorbiert wird. Aldosteronismusverdächtig ist auch die rasche Entwicklung einer Hypokaliämie bei Hochdruckbehandlung mit kleiner Saluretica-dosis.
Weitere Befunde: Hypokaliämie (inkonstant), Alkalose (inkonstant), Natrium meistens normal, Hypochlorämie (inkonstant). 17-Hydroxycorticoide und 17-Ketosteroide im Harn normal.

Röntgendiagnostik

NNR-Tumoren wegen geringer Größe oft nicht nachweisbar. Versuch der Darstellung mittels Urographie, Luftfüllung des Retroperitonealraumes oder Arteriographie.

Therapie

Exstirpation der erkrankten Nebenniere. Bei doppelseitiger Hyperplasie totale oder subtotale Adrenalektomie.

Sekundärer Aldosteronismus ▶ **Ursachen**

Nierenarterienstenose mit Hypertonie (s. Hypertoniekapitel).
Ödembildende Krankheiten: Lebercirrhose,
Nephrotisches Syndrom,
Herzinsuffizienz.

Stimuliert wird die Aldosteronsekretion bei diesen Krankheitszuständen durch die arterielle Hypovolämie.

Laboratoriumsbefunde

Beweisende Konstellation: Erhöhte Aldosteronsekretion und -ausscheidung bei erhöhter Plasma-Renin-Aktivität.
Sonstige Befunde: Bei den Grundkrankheiten nachzulesen.

Therapie

Aldosteronantagonisten : Spirolactone (Präparat: Aldactone 50). Kontraindikation bei Nierenfunktionsstörungen mit Hyperkaliämie.

Androgenüberproduktion der NNR ▶ **Ursachen**

1. *Kongenitales adrenogenitales Syndrom* (s. unten).
2. *Gutartige androgene NNR-Hyperplasie.*
3. *Virilisierende NNR-Adenome.*
4. *Virilisierende NNR-Carcinome.*
5. *M. Cushing.*

Klinik

Virilisierung: Multiple Androgeneffekte auf die sekundären Geschlechtsmerkmale; bei der kongenitalen Form auch auf das äußere Genitale. Die Virilisierung ist in der Regel nur beim weiblichen Geschlecht eindrucksvoll. Beim kongenitalen adrenogenitalen Syndrom zeigt auch das männliche Geschlecht deutliche Abnormitäten (s. unten).
Virilisierungssymptome bei der erwachsenen Frau: Hirsutismus, Acne, gesteigerte Talgdrüsensekretion, tiefe Stimme, vergrößerte Muskelmasse, Verkleinerung der Mammae, Uterusatrophie, Amenorrhoe, Klitorishypertrophie, männlicher Körperbau, gesteigerter (heterosexueller) Geschlechtstrieb.
Virilisierungssymptome beim erwachsenen Mann: Keine qualitativen Besonderheiten, daher schwierig zu erkennen.
Hirsutismus: Androgeneffekt auf den Haarwuchs der Frau ohne sonstige Symptome der Virilisierung: Männliche Behaarung mit Bartwuchs und männlichem Typ der Sexual- und Körperbehaarung. Isolierter Hirsutismus kommt bei Androgenüberproduktion der NNR kaum vor. In der Regel findet man eine Virilisierung.
Differentialdiagnose des weiblichen Hirsutismus:
a) idiopathisch,
b) familiär,
c) ovariell (polycystische Ovarien, verschiedene Ovarialtumoren),
d) adrenal (s. unten).

Laboratoriumsbefunde

Adrenogenitales Syndrom: s. unten.

Androgene NNR-Hyperplasie: Mäßig erhöhte 17-Ketosteroidausscheidung im Harn, die nach ACTH stark zunimmt, während die 17-Hydroxycorticoide wenig ansteigen.

NNR-Adenome und -Carcinome: Stark erhöhte 17-Ketosteroidausscheidung im Harn, nach ACTH selten zunehmend, durch Dexamethason nicht zu supprimieren.

Therapie

Exstirpation von NNR- und Ovarialtumoren.
Evtl. Gaben von Antiandrogenen (Cyproteron).
Kongenitales adrenogenitales Syndrom s. unten.

Kongenitales adrenogenitales Syndrom ▶

Ursachen

Genetisch bedingte (autosomal recessiv vererbte) Enzymdefekte der Steroidhormonsynthese in der NNR.

Pathogenese

Verminderte Synthese von Cortisol, manchmal kombiniert mit verminderter Aldosteronsynthese. Cortisolmangel im Plasma stimuliert die ACTH-Sekretion. ACTH bewirkt kompensatorische Hyperplasie der NNR, bis die Cortisolsekretion ausreicht; zugleich wird durch die ACTH-Überproduktion die Androgenbildung gesteigert. Zur Steigerung der Androgenbildung tragen außerdem die aufgestauten Vorstufen des Cortisols bei. Durch die Androgenüberproduktion wird die Gonadotropinsekretion gehemmt (hypogonadotroper Hypogonadismus).

Die wichtigsten Enzymdefekte (s. S. 342):

21-Hydroxylasemangel: Wenn nur das Isoenzym für die Umwandlung von 17-OH-Progesteron fehlt, entsteht isolierter Cortisolmangel mit ACTH-induzierter kompensatorischer NNR-Hypertrophie und Androgenüberproduktion ohne Salzmangelsyndrom. Fehlen beide Isoenzyme, ist auch die Mineralocorticoidbildung gehemmt. Folge: adrenogenitales Syndrom mit Salzmangelsyndrom. Vermehrte Ausscheidung von 17-Hydroxycorticoiden und 17-Ketosteroiden, die durch Dexamethason normal wird.

11-Hydroxylasemangel: Gehemmt ist der letzte Schritt der Cortisol- und Corticosteron-Synthese. Anhäufung des Mineralocorticoids Desoxycorticosteron und ACTH-induzierte Steigerung der Androgenproduktion (wie oben). Hypertonie-Syndrom (durch Mineralocorticoidüberschuß). 17-Hydroxy- und 17-Ketosteroide in 24 Stundenharn vermehrt.

3β-Dehydrogenasemangel: Blockierung der Cortisol- und Aldosteronsynthese. Als Androgen wird nur das schwache Dehydroepiandrosteron gebildet. Geringe Virilisierung. Schweres Salzmangelsyndrom und Addison-ähnliche Krisen (Glucocorticoidmangel). Im Harn nur erhöhte 17-Ketosteroidausscheidung. Testosteronsynthese im Hoden gestört.

Klinik

Entwicklungsstörung des Genitale:
Weibliche Neugeborene: Inneres Genitale und chromosomales Geschlecht weiblich; äußeres Genitale durch Androgenwirkung im 3.–4. Fetalmonat vermännlicht: penisartige Vergrößerung der Klitoris mit Urogenitalöffnung an der Unterseite, skrotumähnliche Fusion der großen Labien (Grade der Virilisierung unterschiedlich, stets irreversibel). Es liegt ein *Pseudohermaphroditismus femininus* vor.
Männliche Neugeborene: Penisvergrößerung bei sonst unauffälligem Genitalbefund. Bei 3β-Dehydrogenasemangel intersexuelles äußeres Genitale (s. S. 364).

Pseudopubertas praecox:
Mädchen: Heterosexuelle Form; männliche Pubesbehaarung zwischen dem 2. und 5. Lebensjahr, Axillar- und zunehmende Körperbehaarung bis zum 7. Jahr. Stimmbruch mit 10 Jahren, später Stirnglatze. Dabei Unterentwicklung der Brüste und primäre Amenorrhoe als Zeichen des Gonadotropinausfalls (hypogonadotroper Hypogonadismus). Bei echter Pubertas praecox stets vorzeitige Gonadotropinbildung und volle Geschlechtsreife.
Knaben: Isosexuelle Form; starke Größenzunahme des Penis im 1. Lebensjahr, Ausbildung des männlichen Behaarungstypes und Stimmbruch wie bei den Mädchen. Die Hoden bleiben klein, nur ausnahmsweise normale Spermatogenese (hypogonadotroper Hypogonadismus).

Körperwachstum: Ab 2. Jahr beschleunigtes Längenwachstum unter Androgeneinfluß, der im 10. Lebensjahr zum vorzeitigen Epiphysenschluß führt. Die normale Körpergröße wird nicht erreicht (nur 135–155 cm), die Unterlänge ist relativ zu kurz. Kräftige Muskelentwicklung und männlicher Körperbau auch beim weibl. Geschlecht.

Salzmangelsyndrom: In Fällen mit gestörter Mineralocorticoidsynthese; Manifestation in den ersten Lebenswochen: mangelhaftes Gedeihen, Erbrechen, Durchfall, bedrohliche Exsiccose.

Glucocorticoidmangel: Durch NNR-Hypertrophie ist der Cortisolbedarf meistens gedeckt, bei besonderen Belastungen kann es aber zu Addison-ähnlichen Krisen kommen.

Spätmanifestation: In seltenen Fällen manifestiert sich das kongenitale adrenogenitale Syndrom erst im Jugend- oder Erwachsenenalter. Deutliche klinische Zeichen des Virilismus dann vor allem bei Frauen erkennbar. Wahrscheinlich haben diese Fälle nur einen partiellen Enzymdefekt.

Therapie

Lebenslange Substitution mit Glucocorticoiden (Prednison, Dexamethason). Effekt: Drosselung der gesteigerten ACTH-Sekretion,

Rückbildung der NNR-Hyperplasie, Beseitigung der Androgenüberproduktion, Aufhebung des Hemmeffektes auf die Gonadotropinsekretion der Hypophyse. Im Bedarfsfall zusätzliche Mineralocorticoidsubstitution mit Fludrocortison. Frühdiagnose für den Behandlungserfolg wichtig. Normale Entwicklung und Reifung incl. Fertilität möglich. Chirurgische Korrektur der genitalen Mißbildung.

Anhang: Pharmakotherapie mit Glucocorticoiden

▶ **Therapeutische Effekte**

Kreislaufstabilisierung: Steigert Ansprechbarkeit auf physiologische Pressorsubstanzen (Noradrenalin).
Antiphlogistische Wirkung: Abdichtung der Capillaren, Exsudationshemmung, Hemmung der Leukocytenemigration und Bindegewebsbildung.
Immunosuppression: Hemmung der cellulären Immunreaktionen und der Antikörperbildung.

Indikationen

Akut:
Kollaps, Schock,
Status asthmaticus,
Allergische Reaktionen (Arzneimittel).

Chronisch:
Lupus erythematodes,
Dermatomyositis,
Panarteriitis nodosa,
Rheumatoide Arthritis, rheumat. Fieber,
Asthma bronchiale,
Colitis ulcerosa,
Leberdystrophie (Hepatitis, Cirrhose),
Leukämie,
Immunhämolyt. Anämie, Thrombopenie,
Hautkrankheiten (Psoriasis etc.),
Transplantation.

Komplikationen

Aus ihnen ergeben sich zugleich die Kontraindikationen.
Ulcus, Gastritis, Oesophagitis,
Osteoporose, aseptische Knochennekrosen,
Diabetes mellitus,
Herabsetzung der Infektresistenz (Tuberkulose, Pyelonephritis),
Depressionen, Schizophrenie-Schübe (bei indiv. Disposition),
Artefizielles Cushing-Syndrom,
Sekundäre NNR-Insuffizienz (durch Suppression des Hypothalamus).

Praktische Durchführung

Strenge Indikationsstellung! Stets auf die minimale Erhaltungsdosis zurückgehen! In der Langzeitbehandlung nur jeden zweiten

Tag eine Morgendosis geben (geringere Rückwirkung auf die ACTH-Sekretion). Beim Absetzen langsam die Dosis reduzieren, um einer NNR-Insuffizienz vorzubeugen! ACTH-Therapie hat wenig Sinn, da die ACTH-Reserve der Adenohypophyse vermindert wird. Nützlich wäre der ACTH-Releasingfaktor, der noch nicht zur Verfügung steht.

Äquivalenzdosen *(antiphlogistischer Effekt):*

Cortison	25 mg,
Cortisol	20 mg,
Prednison	5 mg,
Prednisolon	5 mg,
Methyl-Prednisolon	4 mg,
Triamcinolon	4 mg,
Paramethason	2 mg,
Dexamethason	0,75 mg,
Betamethason	0,75 mg.

Nur Cortison, Cortisol und Prednison haben zugleich eine mineralocorticoide Wirkung. Weitere qualitative Wirkungsunterschiede bestehen nicht.

D. Krankheiten der männlichen Keimdrüsen

1. Funktion und Regulation der Testes

Inkretorische Hodenfunktion ▶ **Androgene**

Testosteron: Überwiegendes Sekretionsprodukt des Hodens und dominierendes Androgen im männlichen Organismus. Sekretionsrate: 6–10 mg/24 Std.

Androstendion: Vom Hoden nur in kleinen Mengen gebildet. Kann in der Peripherie aus Testosteron entstehen. Wirkt erheblich schwächer.

Dehydroepiandrosteron: Vom Hoden in geringer Menge gebildet, schwach wirksam.

Bildungsort der Androgene: Leydig-Zellen im Interstitium des Hodens.

Oestrogene

Der gesunde Mann scheidet in 24 Std 10 µg Oestrogene im Harn aus. Vom zirkulierenden Oestradiol werden 5% vom Hoden sezerniert, über 80% entstehen durch periphere Umwandlung von Testosteron. Vom zirkulierenden Oestron werden ca. 80% vom Hoden sezerniert. Bildungsort der Oestrogene scheinen ebenfalls die Leydigschen Zwischenzellen zu sein.

Sekretorische Hodenfunktion ▶ **Spermatogenese**

Ort: Hodenkanälchen (Tubuli contorti).
Entwicklungsreihe: Proliferation ins Lumen:
Spermatogonien (diploid),
Spermiocyten 1. Ordnung (groß, diploid),
Spermiocyten 2. Ordnung (diploid),
Spermatiden (klein, haploid),
Spermien (aus Spermatiden durch Ausreifung).
Sertolizellen: Ernährungszellen für Spermatiden und Spermien.

Regulation der männlichen Keimdrüsen ▶ **Steuerung der Testosteronsekretion durch LH**

Die Leydig-Zellen werden durch das luteotrope Hormon der Adenohypophyse (LH, ICSH) zur Sekretion von Testosteron stimuliert. Leydig-Zellen sind schon beim Embryo vorhanden; sie werden durch das dem LH entsprechende Choriongonadotropin der Placenta stimuliert und bilden das für die Entwicklung des männlichen Genitale notwendige Testosteron. Vor der Geburt verschwinden die Leydig-Zellen und treten erst in der Pubertät wieder auf.

Steuerung der Spermatogenese durch FSH

Das follikelstimulierende Hormon der Adenohypophyse ist das Stimulans der Spermaproduktion. Es bewirkt die Umwandlung von Spermiocyten 1. Ordnung in solche 2. Ordnung und regt damit die Proliferation an. Zur vollen Ausreifung und Befruchtungsfähigkeit der Spermien ist Testosteron erforderlich. Insofern sind beide Gonadotropine an der Spermatogenese beteiligt.

Hypothalamische Steuerung der Gonadotropinsekretion

Hypothalamische Zentren bilden Releasingfaktoren für FSH und LH, die auf dem Weg über das Pfortadersystem der Hypophyse zum Hypophysenvorderlappen gelangen und die Sekretion der Gonadotropine stimulieren (s. S. 313). Für das LH ist eine negative Rückkoppelung mit dem Plasma-Testosteron nachgewiesen. Erniedrigte Testosteronspiegel steigern die Bildung von LH-Releasingfaktor im Hypothalamus und damit LH-Sekretion und Testosteronbildung des Hodens. Bei überhöhtem Testosteronspiegel wird die LH-Releasingfaktorfreisetzung und damit die LH- und Testosteronsekretion gehemmt. Die Freisetzung von FSH-Releasingfaktor wird durch verminderte Spermatogenese gesteigert, durch gesteigerte Spermatogenese gehemmt. Die Signalübermittlung von den Hodentubuli zum Hypothalamus ist aber noch ungeklärt.

2. Männlicher Hypogonadismus

Definition und Einteilung ▶ **Definition**

Insuffizienz der sekretorischen (= tubulären oder gametogenen) und der inkretorischen Funktion der Testes. Beide Funktionen können zusammen oder einzeln gestört sein.

Hauptgruppen

Primärer Hypogonadismus: Primäre Hodenerkrankung mit sekundärer Stimulation der Gonadotropinsekretion. Daher die Bezeichnung *hypergonadotroper Hypogonadismus.*
Sekundärer Hypogonadismus: Ausfall der Gonadotropinsekretion bei primär intaktem Hoden. Daher die Bezeichnung *hypogonadotroper Hypogonadismus.*

Ursachen des primären Hypogonadismus

► **Tubuläre und interstitielle Insuffizienz**

Ausfall bzw. Verminderung von Spermatogenese und Testosteronsekretion:
Kastration,
Kongenitale Anorchie,
Totale Hodenfibrose (nach Orchitis, Trauma, idiopathisch).

Tubuläre Insuffizienz

Isolierter Ausfall der Samenbildung:
Schädigung des Hodens (durch Entzündung, Trauma, Strahlen, Wärme).
Germinal-Aplasie (Del Castillo-Syndrom): Keimzellen fehlen, Sertolizellen füllen die Tubuli aus. Infertilität, aber normale Entwicklung; keine Chromosomenanomalie. Ursache unbekannt.
Sklerosierende Tubulusdegeneration (Klinefelter-Syndrom): s. Intersexualität.

Interstitielle Insuffizienz

Insuffizienz der Leydig-Zellen durch Involution: isolierter Androgenmangel im Alter (Climacterium virile).

Ursachen des sekundären Hypogonadismus

► **Tubuläre und interstitielle Insuffizienz**

Hereditärer Eunuchoidismus durch Gonadotropinausfall: mit Anosmie oder Hyposmie (Kallman-Syndrom).
Idiopathischer hypogonadotroper Eunuchoidismus: Ursache ungeklärt.
Hypophysenvorderlappeninsuffizienz: Tumoren, Cysten, granulomatöse Prozesse.
Pubertas tarda: Verzögerung der Pubertät aus unklarer Ursache.
Adrenogenitales Syndrom: Hypergenitalismus, aber Hypogonadismus wegen Hemmung der Gonadotropinsekretion durch die NNR-Androgene.

Tubuläre Insuffizienz

Oestrogentherapie: Atrophie der Tubuli, Gynäkomastie, Libido- und Potenzverlust.
Lebercirrhose: Verminderter Abbau endogen gebildeter Oestrogene. Libido- und Potenzverlust.

Interstitielle Insuffizienz

Isolierter Ausfall von LH (ICSH): Fertile Eunuchen, Fruchtbarkeit jedoch reduziert.

Postpuberaler ICSH-Mangel: Dadurch Leydig-Zellinsuffizienz nach der Pubertät. Impotentia coeundi nicht obligat, meist nur Kinderlosigkeit. Spermienzahl normal, jedoch unzulängliche Spermienausreifung. Fructose im Samenplasma vermindert.

Folgen des Androgenmangels ▶ **Androgenausfall vor der Pubertät (Eunuchoidismus)**

Unterentwicklung des Genitale.

Fehlen der sekundären männlichen Geschlechtsmerkmale: Behaarung, Stimme, Körperbau, Psyche. Libido und Potenz bleiben aus.

Eunuchoider Hochwuchs: Lange Extremitäten (Offenbleiben der Epiphysenfugen), schmale Schultern, breites Becken mit Fettansatz an den Hüften. Stehriese, Sitzzwerg! Gynäkomastie.

Osteoporose: Wirbelsäulenverkrümmung, Plattfüße, X-Beine, dünne faltige Haut (Bindegewebsschwäche).

Unterentwicklung der Muskulatur.

Psyche: Antriebsschwäche, Verstimmungen, gesteigerte Ermüdbarkeit, Infantilismus. Intelligenz normal.

Androgenausfall während der Pubertät

Abhängig vom Entwicklungsstand entsteht ein abgeschwächter Eunuchoidismus.

Androgenausfall nach der Pubertät

Rückgang der Axillar- und Schambehaarung. Die Haut wird glatter und dünner, der Bartwuchs spärlich. Prostata-Atrophie. Libido und Potenz lassen nach, können aber erhalten bleiben. Gynäkomastie kommt vor.

Differentialdiagnose des Hypogonadismus ▶ **Synopsis** (n. Labhart)

	Gonadotropinausscheidung	Spermatozoen	Sekundäre Geschlechtsmerkmale 17-Ketosteroide	Reaktion auf Choriongonadotropin
Primäre Insuffizienz				
Tubulär und interstitiell	+ +	0	–	0
Tubulär	+ + oder n	0	n	n oder 0
Interstitiell	+ +	n oder –	n oder –	0
Sekundäre Insuffizienz				
Tubulär und interstitiell	– oder 0	0	–	n
Tubulär	n	–	n	n
interstitiell	n oder –	n oder –	–	n

n = normal, + = vermehrt, 0 = fehlend, – = vermindert.

Therapie des Hypogonadismus ▶ **Primäre Testes-Insuffizienz**

Substitutionsbehandlung mit Testosteronpräparaten: *Methyltestosteron:* 3mal tägl. 5–10 mg sublingual; *Testosteron-Propionat* und *Testosteron-Önanthat* (Präparat Testoviron-Depot): 50–100 mg/Woche, 1–2mal 100 mg/Monat. Im Pubertätsalter vorsichtig dosieren, da zu hohe Dosen die Hodentubuli schädigen und zur Hypo- oder Azoospermie führen können. Kontraindikation: Verdacht auf Prostatacarcinom oder nachgewiesenes Prostatacarcinom.

Sekundäre Testes-Insuffizienz

Behandlung mit menschlichem Choriongonadotropin (HCG): 1–2mal 5000 E. wöchentlich über 3 Monate. Im Bedarfsfall 2–3 Kuren. Zur Erreichung von Fertilität muß eine Kur mit menschlichem Gonadotropin (HMG, menschl. Gonadotropin aus dem Harn von Frauen in der Menopause) angeschlossen werden. Die Gonadotropinkuren sind teuer und nicht immer erfolgreich. Bei Versagern Substitutionsbehandlung mit Testosteron. *Präparate:* Primogonyl (HCG), Pergonal (HMG).

3. Männlicher Hypergonadismus

Endokrine Hodentumoren ▶ **Seminome**

Häufigste maligne Hodengeschwülste (40%), in retinierten Hoden häufiger als in descendierten. Nur ausnahmsweise hormonal aktiv. Sekundäre Zunahme der Gonadotropinwerte im Urin infolge Ausfalls von normalem Hodengewebe. Späte Metastasierung, große Strahlenempfindlichkeit.

Maligne Teratome

Etwas weniger häufig als Seminome (32%), auch in Kombination mit Seminomen auftretend (14%). Oft hormonal aktiv: Produktion von Choriongonadotropin (positive Schwangerschaftsreaktion im Harn des Mannes!), Progesteron und Oestrogenen. Gynäkomastie und feminine Wesensveränderung.

Leydig-Zelltumoren

Seltene, in der Regel gutartige Tumoren mit z.T. sehr starker Hormonproduktion (Testosteron u.a. Androgene, auch Oestradiol). 17-Ketosteroide im Harn stark vermehrt. Beim erwachsenen Mann keine endokrinen Symptome, im Kindesalter Pseudopubertas praecox.

Ektopische Gonadotropinbildung ▶ **Bronchialcarcinome und Hepatome**

In seltenen Fällen bilden diese Tumoren FSH und LH (immunologisch nachweisbar) mit Androgen- und Oestrogenüberproduktion des Hodens. Klinische Symptome: Gynäkomastie, im Kindesalter Pubertas praecox.

4. Pubertas praecox

Echte Pubertas praecox ▶ **Ursachen**

Vorzeitige Geschlechtsentwicklung infolge verfrühter hypothalamischer Sekretion der Gonadotropin-Releasingfaktoren.
Idiopathische Pubertas praecox: Häufigste Form (bei Mädchen 4–7mal häufiger als bei Knaben). Familiäre und sporadische Fälle.
Pubertas praecox bei organischen Hirnstörungen: Hirnmißbildungen, Hydrocephalus des 3. Ventrikels, Hamartome des Tuber cinereum.

Klinik

Vorzeitige Entwicklung der sekundären Geschlechtsmerkmale mit entsprechender Gonadenentwicklung. Allgemeiner somatischer Entwicklungsvorsprung, aber vorzeitiger Epiphysenschluß. Die Betroffenen sind als Kinder zu groß, als Erwachsene zu klein. Psychische, psycho-sexuelle und intellektuelle Entwicklung in der Regel altersgemäß. Hormonbefunde: Gonadotropinausscheidung und 17-Ketosteroide im Harn erhöht. Vorzeitige Fertilität.

Pseudopubertas praecox ▶ **Ursachen**

Gonadotropinbildende Tumoren: Chorionepitheliom, Teratome.
Sexualhormonbildende Tumoren: Adrenogenitales Syndrom (s. S. 356), Hodentumoren, Ovarialtumoren.

Klinik

Isosexuelle Pseudopubertas praecox: Geschlecht und vorzeitig gebildetes Keimdrüsenhormon entsprechen einander (Knaben mit adrenogenitalem Syndrom und Leydig-Zelltumoren).
Heterosexuelle Pseudopubertas praecox: Verfrühte Bildung des gegengeschlechtlichen Hormons (adrenogenitales Syndrom der Mädchen).

E. Intersexualität

1. Normale Geschlechtsdifferenzierung

Embryonaler Ablauf ▶ **Gonadendifferenzierung**

Sie erfolgt in den ersten Embryonalmonaten und wird durch die Geschlechtschromosomen bestimmt. Der Geschlechtschromosomensatz der Frau (XX) induziert die Bildung von Ovarien, der des Mannes (XY) die Bildung von Hoden.

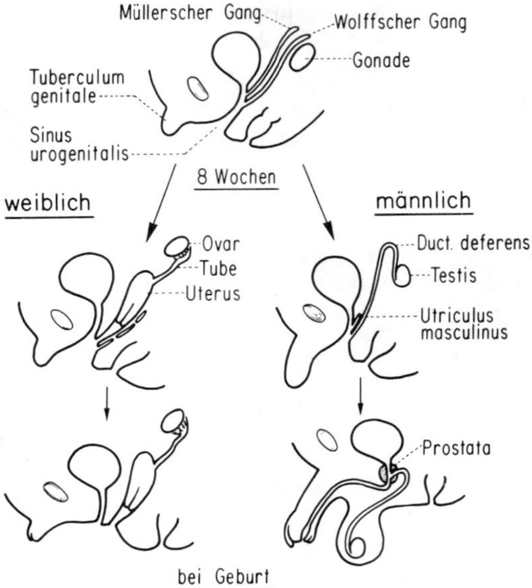

Abb. 58. Gonaden- und Genitaldifferenzierung (aus Labhart: Klinik d. Inneren Sekretion)

Genitaldifferenzierung

Weibliches Genitale: Seine Entwicklung ist ein autonomer passiver Prozeß, der auch beim Fehlen jeglicher Gonaden abläuft. Daher kann den Oestrogenen keine prägende Rolle zuerkannt werden.

Männliches Genitale: Die männliche Genitalentwicklung und psychosexuelle Prägung ist ein aktiver, vom fetalen Hoden gesteuerter Prozeß, der im 3. Fetalmonat beginnt. Abb. 58 zeigt weibliche und männliche Genitaldifferenzierung nebeneinander. Die neutrale Ausgangsstufe umfaßt: Müllerschen Gang, Wolffschen Gang, Gonade (männlich oder weiblich), Genitalhöcker (Tuberculum genitale) und Sinus urogenitalis. Bei fehlender Induktionswirkung des Hodens geht die Entwicklung in weiblicher Richtung: das innere weibliche Genitale entsteht aus dem Müllerschen Gang. Die Induktionswirkung des Hodens hat 3 Angriffspunkte: Das äußere Genitale wird durch niedrige Androgenkonzentrationen männlich gestaltet; die Umwandlung des Wolffschen Ganges erfordert hohe Androgenkonzentrationen (Nähe des Hodens). Die Unterdrückung des Müllerschen Ganges bewirkt ein gesonderter Faktor (kein Androgen).

2. Gestörte Geschlechtsdifferenzierung

Untersuchungsmethoden ▶

Körperliche Untersuchung

Äußeres Genitale: Die Übergänge vom rein weiblichen zum rein männlichen Genitale wurden in 5 Typen eingeteilt (Prader):

Typ I: Klitorisvergrößerung ohne andere Veränderungen.
Typ II: Klitorisvergrößerung und trichterförmiger Urogenitalsinus, in dessen Tiefe Vaginal- und Urethraöffnung sichtbar sind.
Typ III: Urogenitalsinus enger, Phallus größer.
Typ IV: Kleine Urogenitalöffnung an der Basis des Phallus, scrotumähnliche Entwicklung der großen Labien (noch getrennt).
Typ V: Urogenitalöffnung an der Spitze des Phallus, Fusion der großen Labien zum Scrotum, das keine Hoden enthält.
Inneres Genitale: Uretheroskopie, Urethro-Vaginogramm zur Klärung, ob in den Sinus urogenitalis eine Vagina mündet. In unklaren Fällen Laparoskopie.

Hormonanalysen

Bestimmung der 17-Ketosteroide im Harn, des Testosterons im Blut und der Gonadotropine im Harn und radioimmunologisch im Serum.

Chromosomenuntersuchung

Sexchromatin: Aus Mundabstrich oder Haarwurzel. Sexchromatinkörper sind genetisch inaktive X-Chromosomen und als randständige runde Chromatinverdichtungen im Zellkern nachweisbar. Da nur ein X-Chromosom aktiv ist, erscheint jedes überzählige als Sexchromatin: bei XX ein Sexchromatin, bei XY kein Sexchromatin, bei XO kein Sexchromatin, bei XXY (Klinefelter-Syndrom) ein Sexchromatin.
Chromosomenanalyse (Leukocytenkulturen mit Colchicin): Direkte Zählung und Klassifizierung der Chromosomen. Die genaue Anzahl der X- und Y-Chromosomen sowie Abnormitäten an beiden Geschlechtschromosomen lassen sich damit feststellen (aufwendige Methode).

Direkte Bestimmung des Gonadengeschlechtes

Gonadenbiopsie oder Nachweis von Spermatozoen im Ejaculat.

Definition der Intersexualität ▶

Intersexualität im engeren Sinne

Vorliegen eines intersexuellen äußeren Genitales (weder eindeutig männlich, noch eindeutig weiblich).

Intersexualität im weiteren Sinne

Alle pränatalen Störungen der Geschlechtsdifferenzierung:
1. Abnorme Gonadenentwicklung: Meistens durch abnormen Geschlechtschromosomensatz bedingt.
2. Abnorme Genitalentwicklung bei normalen Testes: Chromosomensatz meistens männlich (Pseudohermaphroditismus masculinus).
3. Abnorme Genitalentwicklung bei normalen Ovarien: Chromosomensatz immer weiblich (Pseudohermaphroditismus femininus).

Abnorme Gonadenentwicklung

▶ **Gonadendysgenesie (Turner-Syndrom)**

Chromosomales Geschlecht: XO (chromatinnegativ), Mosaikformen XX/XO.

Gonaden: Anstelle von Ovarien strangförmige Gebilde ohne Keimzellen und Follikel.
Hypergonadotroper Hypogonadismus.
Oestrogenmangel. Infertilität.

Genitale: Infantil-weiblich. Primäre Amenorrhoe.
Geringe Schambehaarung.

Körperbau: Kleinwuchs, weiblicher Phänotyp,
Schildform des Thorax,
Osteoporose.
Mißbildungen: Pterygium,
Greisengesicht,
Isthmusstenose,
Nierenmißbildungen u.a.

Therapie: Substitution mit Oestrogen zur Erzielung sekundärer Geschlechtsmerkmale. Auch ein Cyclus kann induziert werden.

Echter Hermaphroditismus: Zwitter

Gonaden: Eierstöcke + Hoden.

Chromosomen:
$^2/_3$ XX, $^1/_3$ XY.

Genitale: Alle Übergänge zwischen weiblichem und männl. Urogenitalsystem.

Körperbau: Abhängig vom Überwiegen der Hormonproduktion.

Therapie: Nach der Pubertät Ganz- oder Teilkastration. Plastische Korrektur.
Standesamtliche Führung nach Wunsch.

Chromatin-positives Klinefelter-Syndrom

Chromosomen: XXY (zusätzliches X-Chromosom). Ursache: Diploide Eizelle (XX) plus Y-Sperma, oder haploide Eizelle (X) plus XY-Sperma („non disjunction").
Chromatinkörperchen nachweisbar.

Gonaden: Bohnengroße Hoden: sklerosierende Tubulusdegeneration, die unter Keimzellenschwund kurz vor der Pubertät beginnt. Leydig-Zellen minderwertig, degenerieren bis zum 40. Lebensjahr. Infertilität.

Genitale: Männlich, sekundäre Geschlechtsmerkmale spärlich. Es kommen alle Zwischenstufen vom schweren Eunuchismus bis zu völlig normalem virilem Aussehen vor. Geschlechtsverkehr im frühen Erwachsenenalter meistens noch normal.

Körperbau: Meistens mäßiger Großwuchs mit überwiegender Unterlänge, Cubitus valgus. Später Osteoporose, Gynäkomastie.

Psyche:	Meistens leichte Oligophrenie; Infantilität mit Triebabweichungen (Exhibitionismus, Transvestitismus, Homosexualität).
Differentialdiagnose:	Chromatinnegatives Klinefelter Syndrom: Hypogonadismus mit tubulärer Fibrose (ähnliches klinisches Bild, aber chromatinnegativ (XY). Bei schwerer Oligophrenie kommen stärkere Störungen des Geschlechtschromosomensatzes vor (XXXY, XXXXY).
Therapie:	Bei Androgenausfallserscheinungen Dauersubstitution mit Testosteron, Operation der Gynäkomastie.

XYY-Trisomie (double-male-syndrom)

Chromosomen: XYY.

Genitale und Gonaden:	Männlich, manchmal Hypogonadismus.
Körperbau:	Großwuchs, radioulnare Synostosen.
Psyche:	Aggressivität und Neigung zu kriminellem Verhalten (nicht obligat).

Pseudohermaphroditismus masculinus ▶ **Definition**

Individuen mit weiblicher oder intersexueller Genitalentwicklung, aber normalen Hoden und meistens auch XY-Karyotypus. Verschiedene Formen, von denen die wichtigsten aufgeführt werden.

Oviduct-Persistenz

Pseudohermaphroditismus internus: Die Unterdrückung der Müllerschen Gänge bleibt aus. Äußeres Genitale männlich. Bilateraler Kryptorchismus (oder unilateral), bei der Laparotomie kleiner Uterus mit Tuben. Normale männliche Entwicklung, manchmal Fertilität. Diagnose nur bei Kryptorchismus oder Leistenhernien-Op.

Störungen der Testosteronsynthese

Bei dem kongenitalen adrenogenitalen Syndrom durch 3β-Dehydrogenasemangel ist auch im Hoden die Testosteronbildung gestört, so daß die fetale männliche Genitaldifferenzierung gehemmt ist. Das äußere Genitale wird intersexuell. Die Hoden liegen meistens in den großen Labien.

Testiculäre Feminisierung

Hereditäre Intersexform bei äußerlich weiblichen, chromosomal und gonadal männlichen Individuen ohne Uterus und ohne Sexualbehaarung (hairless women with testes). ***Diagnose:*** XY-Karyotypus, primäre Amenorrhoe, kurze Vagina; die Hoden liegen im Abdomen, im Inguinalkanal, häufig im Inguinalbruchsack.

Pathogenese: Bei normaler Androgenproduktion besteht eine periphere Androgenresistenz unklarer Art. Die weibliche Pubertätsentwicklung wird durch die Hoden (Oestrogene) bewirkt. Kastration und Oestrogentherapie erst nach der Pubertät. Standesamtliches Geschlecht muß weiblich bleiben.

Pseudohermaphroditismus femininus ▶ **Definition**

Individuen mit männlicher oder intersexueller Genitalentwicklung, aber normalen Ovarien und weiblichem Karyotypus XX. Seltene Erkrankung.

Ursachen

Am häufigsten liegt eine Androgeneinwirkung auf die weibliche Genitaldifferenzierung vor. Daneben gibt es ungeklärte Mißbildungen des Urogenitalsystems.

Adrenogenitales Syndrom: s. dort.

Transplacentare Virilisierung: Behandlung der Mutter in den ersten Monaten der Schwangerschaft mit Testosteron oder anderen anabolen Steroiden! Die gleiche Wirkung haben synthetische Gestagene und Diäthylstilboestrol. Eine seltene Ursache sind androgene Tumoren der Mutter.

Klinik

Bis auf das äußere Genitale normale weibliche Entwicklung. Das innere Genitale ist immer weiblich.

Kapitel 7.

Krankheiten des Blutes und der lymphatischen Organe

A. Krankheiten des erythrocytären Systems

1. Physiologie der Erythrocyten

Das rote Blutbild ▶ **Gemessene Größen (Normalwerte)**

Hämoglobin:
Männer: 15,5 ± 1,1 g/100 ml Blut
Frauen: 13,7 ± 1,0 g/100 ml Blut
Erythrocytenzahl:
Männer: 5,11 ± 0,38 Mill/mm³
Frauen: 4,51 ± 0,36 Mill/mm³
Hämatokrit:
Männer: 46 ± 3,1% (oder ml/100 ml Blut)
Frauen: 40,9 ± 3,0% (oder ml/100 ml Blut)
Erythrocytendurchmesser: 7,5 ± 3 μm

Berechnete Größen

Hb_E: mittlerer Hämoglobingehalt des Einzelerythrocyten (MCH: mean corpuscular hemoglobin):

$$Hb_E = \frac{\text{Hämoglobin in g/1000 ml Blut}}{\text{Erythrocytenzahl in Mill/mm}^3}$$

Berechnungsbeispiel: Hb 16 g/100 ml, Ery. 5 Mill/mm³:

$$Hb = \frac{160}{5} = 32\,\text{pg (pikogramm} = \gamma\gamma = 10^{-12}\,\text{g)}$$

Normochrome Werte:
Männer: 30 ± 1,8 pg/Erythrocyt
Frauen: 30,2 ± 1,9 pg/Erythrocyt
Hyperchrome Werte:
Männer: > 32,0 pg
Frauen: > 32,1 pg
Zeichen für Zunahme der Zellgröße bzw. des Zellvolumens, da die Hämoglobinkonzentration im Erythrocyten nicht über den physiologischen Wert steigen kann, der bereits einer gesättigten Hämoglobinlösung entspricht.
Hypochrome Werte:
Männer: 28,4 pg
Frauen: 28,3 pg

Hypochrome Werte können durch Abnahme der Zellgröße (Mikrocyten), durch Verminderung der intracellulären Hämoglobinkonzentration oder durch beides bedingt sein (s. Eisenmangelanämie).

Mittleres Volumen des Einzelerythrocyten (MCV: mean corpuscular volume):

$$\text{MCV} = \frac{\text{Hämatokritwert} \times 10}{\text{Erythrocytenzahl in Mill/mm}^3}$$

Berechnungsbeispiel: Hämatokrit 46%, Ery. 5 Mill.:

$$\text{MCV} = \frac{460}{5} = 92\ \mu\text{m}^3$$

Normalwerte:

Männer: 90,1 $\pm$ 4,8 μm^3

Frauen: 90,4 $\pm$ 4,8 μm^3

Erhöhte Werte bei makrocytären, erniedrigte Werte bei mikrocytären Anämien.

Mittlere Hämoglobinkonzentration der Erythrocyten (MCHC: mean corpuscular hemoglobin concentration):

$$\text{MCHC} = \frac{\text{Hämoglobin in g/100 ml} \times 100}{\text{Hämatokritwert}}$$

Berechnungsbeispiel: Hb 16 g/100 ml, Hämatokrit 46%:

$$\text{MCHC} = \frac{16 \times 100}{46} = 34{,}8\ \text{g/100 ml Erythrocyten}$$

Normalwerte: Männer: 33,9 $\pm$ 1,2 g/100 ml Erythrocyten
Frauen: 33,6 $\pm$ 1,1 g/100 ml Erythrocyten

Erniedrigte Werte bei hypochromen Anämien mit herabgesetzter intrazellulärer Hämoglobinkonzentration. Erhöhte Werte kommen bei hereditärer Sphärocytose vor.

Erythrocytenform

Normaler Erythrocyt: Bikonkave Scheibe, in der Aufsicht rund; zentrale Aufhellung kleiner als der halbe Durchmesser.

Mikrocyten: Normale Form, oft hypochrom, Durchmesser $< 6\ \mu m$.

Makrocyten: Normale Form, Durchmesser $< 9\ \mu m$.

Sphärocyten: Erscheinen als kleine, dichte Scheiben ohne zentrale Aufhellung. Bei normalem Zellvolumen ist der Kreisdurchmesser verkleinert, der Dickendurchmesser vergrößert. Vorkommen: konstitutionelle hämolytische Anämie (hereditäre Sphärocytose).

Megalocyten: Vergrößerte, oft leicht ovale Erythrocyten. Vorkommen: megaloblastäre Anämien.

Sichelzellen: Mondsichelförmige Erythrocyten, die sich bei der Sichelzellenanämie im reduzierten Blut bilden (frische Ausstriche unter Luftabschluß inkubieren). Ursache: abnormes Hämoglobin.

Elliptocyten: Elliptische oder ovale Erythrocyten; vereinzelt in normalen Ausstrichen, vermehrt bei verschiedenen Anämien, dominierend (25–90%) bei hereditärer Elliptocytose (Membrandefekt, Hb normal).
Anisocytose: Nebeneinander von Erythrocyten ungleicher Größe. Vorkommen: bei zahlreichen Anämien höheren Schweregrades.
Poikilocytose: Nebeneinander von Erythrocyten unterschiedlicher Form (Birnen-, Keulen-, Halbmondform). Vorkommen bei zahlreichen schweren Anämien, besonders bei der Perniciosa.
Reticulocyten: Jugendliche Erythrocyten in den ersten 48 Stunden nach der Ausschwemmung aus dem Knochenmark. Durchmesser > 10 µm. Im gewöhnlichen Ausstrich diffuse Basophilie des Zellkörpers (Polychromasie). In supravital gefärbten Ausstrichen (Brillant-Kresylblau) netzförmige Substantia reticulofilamentosa (verklumpte Ribosomen und Mitochondrien). *Normalwerte:* 5–15‰.

Erythropoese ▶ Entwicklung der roten Blutzellen im Knochenmark

Übersicht: s. Abb. 59.

Aus einem Pool multipotenter Stammzellen entstehen 3 Arten von unipotenten Stammzellen (je eine für rote Blutzellen, weiße Blutzellen und Thrombocyten).
Die unipotenten erythropoetischen Stammzellen werden durch das Hormon „Erythropoietin" zu Pronormoblasten transformiert. Aus jedem Pronormoblasten gehen – durch 4 Mitoseschritte und kontinuierliche Differenzierung – stets 16 orthochromatische Normoblasten bzw. reife Erythrocyten hervor. Diese Entwicklung dauert 3 bis 4 Tage. Eine Erythropoesesteigerung ist durch eine Vermehrung der unipotenten erythropoetischen Stammzellen und/oder durch eine Zunahme der Transformationsrate der Stammzellen zu Pronormoblasten möglich.
Multipotente Stammzelle: Präsumptive, morphologisch noch nicht identifizierte Knochenmarkszelle. Nachgewiesen durch das „Repopulationspotential" von Knochenmarkszellen: bei letal bestrahlten Mäusen entstehen nach Injektion von Knochenmarksuspension in der Milz hämatopoetische Regenerate, deren Stammzellen die Potenz zur Erythropoese, Granulopoese und Thrombocytenbildung haben. Im normalen Knochenmark scheint die Proliferation der multipotenten Stammzellen gering zu sein (stille Reserve).
Unipotente erythropoetische Stammzelle: Morphologisch vermutlich eine kleine, dem reifen Lymphocyten weitgehend ähnliche Zelle. Die „Blastentransformation" (zum Pronormoblasten) mit starker Zellvergrößerung und Auflockerung des Kerns wird durch das erythropoetische Hormon (Erythropoietin) induziert. Der Vorrat erythropoetischer Stammzellen wird durch Mitosen aufgefüllt; Erythropoietin stimuliert auch die Stammzellenbildung.

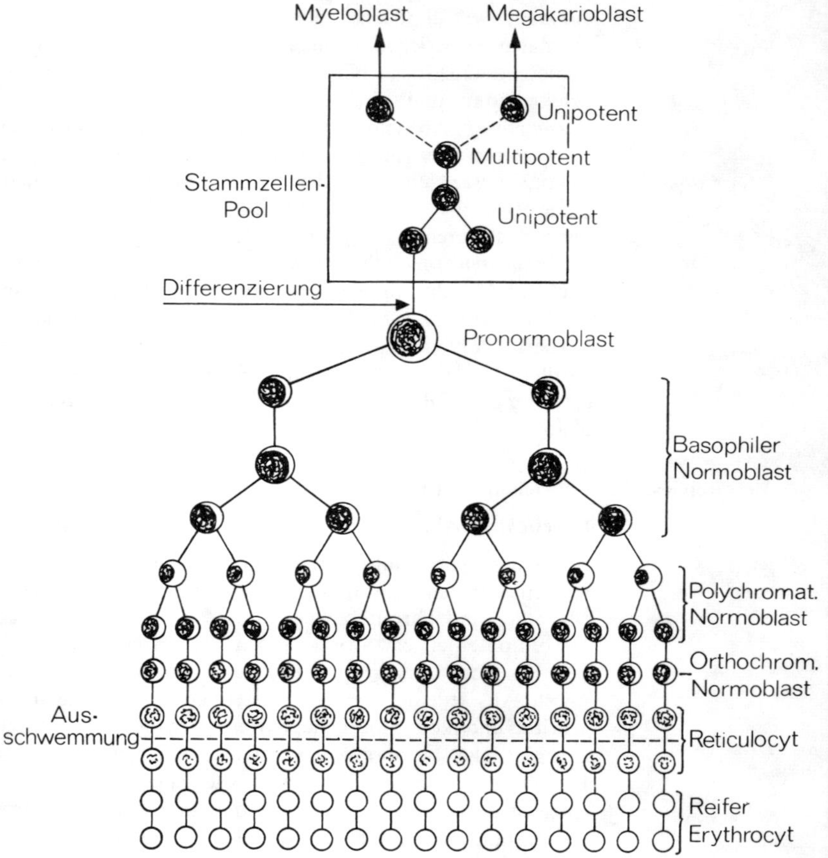

Abb. 59. Schema des Stammzellenpools und der Erythropoese (nach Erslev in Williams et al.: Hematology, McGraw Hill 1972)

Pronormoblast: Größte Zelle der Erythropoese (Durchmesser 20 bis 25 μm) mit basophilem Plasmasaum und lockerem, nukleolenhaltigem Blastenkern. Pronormoblasten sind mit der Maschinerie zur Hämoglobinbildung (RNS, Polyribosomen, Mitochondrien, Enzyme etc.) und mit der Potenz ausgestattet, in 4 Teilungsschritten einen Klon von 16 Erythrocyten zu bilden.

Basophile, polychromatische und orthochromatische Normoblasten: Zwischenformen der Differenzierung vom Pronormoblasten zum Reticulocyten. Der Differenzierungsprozeß hat folgende Charakteristika: 1. Abnahme der Zellgröße durch Verkleinerung und finale Ausstoßung des Kerns. 2. Zunahme des Hämoglobingehaltes im Plasma durch fortlaufende Hb-Synthese. 3. Kontinuierliche Abnahme des RNS-Gehaltes im Plasma (Umschlag

der Blau- in Rotfärbung) und Pyknose des Kerns, da diese Einrichtungen zur Hämoglobinsynthese und Proliferation mit fortschreitender Reifung in immer geringerem Maße benötigt werden.
Entkernung zum Reticulocyten und Ausschwemmung: Während der Reifung gruppieren sich die aus einem Pronormoblasten gebildeten Zellen um eine Retikulumzelle, die ihnen Aufbaustoffe und Eisen zuführt (Erythroblasteninsel). Die Entkernung erfolgt beim Durchtritt der orthochromatischen Normoblasten durch Spalten der Knochenmarkskapillaren. In den Spalten wird der für den Durchtritt zu große Kern gewissermaßen abgestreift, bleibt mit dünner Hb-Schicht bedeckt zurück und wird von den Reticulumzellen phagocytiert. Die ausgeschwemmten Reticulocyten reifen im peripheren Blut in 48 Stunden zu Erythrocyten heran und bilden in dieser Zeit die noch fehlenden 20% der endgültigen Hämoglobinmenge des Erythrocyten.

Regulation der Erythropoese

Erythropoietin: Erythropoetisches Hormon, das mit einer dem Bedarf angepaßten Plasmakonzentration die Erythropoese reguliert.
Chemie: α-Globulin (MG 39000), relativ thermostabil, neuraminsäurehaltig (nach Abspaltung der Neuraminsäure wirkungslos).
Bildungsort: Sind wahrscheinlich die juxtaglomerulären Zellen der Nieren. Analog der Angiotensinbildung durch Renin wird von den Nierenzellen ein Erythropoesefaktor freigesetzt, der im Plasma ein Erythropoietinogen in das wirksame Erythropoietin umwandelt. Eine geringe Erythropoietin-Bildung ist auch extrarenal möglich und bei doppelseitig Nephrektomierten nachweisbar.
Angriffspunkte: 1. Stimulation der Transformation erythropoetischer Stammzellen zu Pronormoblasten. 2. Stimulation der Erythroblastenreifung. 3. Vergrößerung des erythropoetischen Stammzellen-Pools.
Determinanten der Erythropoietinbildung:
Funktionelle Rückkoppelung: Gewebshypoxie steigert, Gewebshyperoxie hemmt die Erythropoietinbildung. Rezeptorgan ist die Niere. Hypoxie im Nierengewebe entsteht durch: Anämie, erniedrigten pO_2 (Höhenluft, Lungenkrankheiten, Vitien) und renale Durchblutungsstörungen. Hyperoxie entsteht durch O_2-Überdruckbeatmung, Polycythämie und Hypertransfusion.
Endproduktrückkoppelung: Hämolysate steigern renale Erythropoietinbildung. Daher besonders starke Regeneration bei hämolytischen Anämien.

Messung der Erythropoese

Reticulocytenzahl: Wichtigste Routinemethode zur Beurteilung der Erythropoese. Normalwerte: 5–15‰ der Erythrocyten im Ausstrich oder Absolutwerte um 60000 mm^3. Erythropoesesteigerung: Reticulocytenzahlen bis 250‰. Erythropoesestörung: Reticulocytenzahl unter 5‰.

Sternalpunktat: bei Erythropoesesteigerung Zunahme der Erythroblasten.

Plasmaclearance und Erythrocyten-Einbaurate von Radioeisen ($^{59}Fe^{3+}$): Markiertes Eisen verschwindet aus dem Plasma schneller, wenn mehr Eisen für eine gesteigerte Erythropoese benötigt wird. Die Plasmaeisen-Markierung erfolgt in vitro. Nach Reinjektion von ^{59}Fe-markiertem Plasma werden die Plasma-Aktivitätszeitverlaufskurve und der Einbau des markierten Eisens in die zirkulierenden Erythrocyten gemessen.

Normal: Halbwertzeit für Plasma-^{59}Fe: 90 Minuten. ^{59}Fe-Aufnahme der Erythrocyten: 80–90% der aus dem Plasma verschwundenen Dosis.

Gesteigerte Erythropoese: Halbwertzeit für Plasma-^{59}Fe verkürzt, bei 80–90%iger Eisenaufnahme der Erythrocyten.

Verminderte Erythropoese: Halbwertzeit für Plasma-^{59}Fe über 180 Minuten, Eiseneinbaurate in die Erythrocyten 0–20% der Dosis.

Weitere Methoden:

Messung der gesamten zirkulierenden Erythrocytenmasse (Isotopenverdünnungsmethode mit ^{51}Cr-markierten Erythrocyten) kombiniert mit Bestimmung der Erythrocytenlebensdauer.

Erythrocyten-Abbau ▶

Lebensdauer der Erythrocyten

Normalwert: 120 Tage.

Scheinbare halbe Erythrocytenüberlebenszeit: Dient in der diagnostischen Praxis als Maß für den Erythrocytenabbau. Eine Blutprobe des Patienten wird in vitro mit ^{51}Cr markiert und reinjiziert. Bestimmt wird die Zeit bis zum Erreichen des 50%-Wertes der Ausgangsaktivität. Die gemessene Halbwertszeit ist kürzer als die biologische, da die Erythrocyten durch Abdiffusion etwas von der Chrombeladung verlieren.

Normalbereich: 26–32 Tage.

Durch Szintigraphie kann der Ort des Erythrocytenabbaues festgestellt werden, insbesondere die Zerstörung in der Milz.

Orte des Erythrocytenabbaues

Der Ort der Erythrocytenzerstörung richtet sich nach Art und Schwere der Zellschädigung:

a) Gealterte und leicht lädierte Erythrocyten werden fast nur in der Milz zurückgehalten und phagocytiert.
b) Die Phagocytose stärker geschädigter Zellen findet im RES von Milz, Leber und Knochenmark statt.
c) Schwere mechanische Läsionen (Herzklappenprothesen) und Einwirkung des Komplementsystems (inkompatible Bluttransfusionen, Marchiafava-Micheli-Syndrom) führen zur intravasalen Hämolyse mit Hämoglobinämie und Hämoglobinurie.

2. Die Anämien

Klassifikation ▶ **Allgemeines**

Anämien kommen häufig durch das Zusammenwirken mehrerer Mechanismen zustande (z. B. gestörte Erythropoese und verkürzte Erythrocytenlebensdauer bei perniciöser Anämie). In dem folgenden Einteilungsschema richtet sich die Zuordnung nach dem dominierenden pathogenetischen Faktor.

Anämien durch verminderte Erythrocytenbildung

Proliferations- und Differenzierungsstörungen der Stammzellen:

a) *multipotente Stammzellen:*
   Aplastische Anämie (Ausfall aller drei Blutzellsysteme).
b) *unipotente erythropoetische Stammzellen:*
   Renale Anämie (Erythropoietin-Mangel)
   Endokrine Anämie (Myxödem, NNR-Insuffizienz, Hypogonadismus, Hypophysenvorderlappeninsuffizienz)
   Erythroblastische Hypoplasie (aplastische Krisen bei hämolytischen Anämien und Intoxikationen; Autoaggressionskrankheiten, konstitutionelle dyserythropoetische Anämie Blackfan-Diamond)

Proliferations- und Differenzierungsstörungen der Erythroblasten:

a) *Störungen der DNS-Synthese (megaloblastäre Anämien):*
   Periciöse Anämie
   Nutritive B_{12}- und Folsäure-Mangelanämie
   Refraktäre megaloblastäre Anämie (Cytostatica-Therapie, hereditäre Enzymdefekte)
b) *Störungen der Hämoglobinsynthese (hypochrome Anämien):*
   Eisenmangelanämie (gestörte Hämsynthese): nutritiver Eisenmangel, chronische Blutverluste etc.
   Thalassämie (verminderte Globinsynthese)
   Sideroachrestische Anämie (verminderte Hämoglobinbildung bei gestörtem Eiseneinbau)
c) *Kombinierte und ungeklärte Pathomechanismen:*
   Pancytopenie mit hyperplastischem Knochenmark
   Nutritive Anämien (Hunger, Eiweißmangel, Vitamin B_6- und Vitamin-C-Mangel)
   Anämie bei chronischen Krankheiten (Infektionen, chronische Entzündungen, Karzinome)
   Anämie bei Knochenmarksinfiltration (Leukämien, Myelofibrose, Tumormetastasen. Teils lokale Verdrängung, teils Entzug nutritiver Faktoren und unbekannte Mechanismen).

Anämien durch gesteigerten Erythrocytenabbau

Korpuskulär bedingte hämolytische Anämien:

a) *Abnormitäten der Zellform (Zellmembran):*
   Hereditäre Sphärocytose

Ovalocytose
Acanthocytose (A-Betalipoproteinämie)

b) Enzymdefekte:
Glucose-6-Phosphat-Dehydrogenase-Mangel
Pyruvat-Kinase-Mangel
Weitere Enzymdefekte (glycolytische und nichtglycolytische)

c) Hämoglobinopathien:
Sichelzellanämie
andere abnorme Hämoglobine

d) Erworbene Membrandefekte:
Paroxysmale nächtliche Hämoglobinurie (Marchiafava-Micheli-Syndrom)

Extrakorpuskulär bedingte hämolytische Anämien:

a) Mechanische Erythrocytenzerstörung:
Marschhämoglobinurie
Herzklappen- und Gefäßprothesen
Hämolyse bei Mikroangiopathie
Verbrennungen

b) Zerstörung durch Chemikalien und Mikroorganismen:
Arsen- und Bleivergiftung
Malaria

c) Zerstörung durch Antikörper:
Immunhämolytische Anämie
Kälteagglutininkrankheit
Drogen-induzierte Immunhämolysen

d) Reticuloendotheliale Sequestration:
Akute Infektionen
Hypersplenismus

Anämien durch akuten Blutverlust

Aplastische Anämie ▶ **Definition**

Anämie mit Pancytopenie und hypoplastischem Knochenmark, das weitgehend oder vollständig durch Fettmark ersetzt ist. Synonyma: Panmyelophthise, primäre refraktäre Anämie. Erythropoese, Leukopoese und Thrombocytenbildung sind vermindert oder ganz aufgehoben. Man vermutet eine Schädigung bzw. Zerstörung der multipotenten Stammzellen.

Ursachen

Erworbene idiopathische Form: Über 50% der Fälle; wahrscheinlich liegt nicht selten eine unerkannte toxische Einwirkung vor.
Chemikalien und Drogen: Benzol, DD, Trinitrotoluol, Chloramphenicol, Atebrin, Sulfonamide (Einzelbeobachtungen mit einer großen Anzahl von Medikamenten).
Strahleneinwirkung und Cytostatika: Langzeitige Exposition mit kleineren Strahlendosen oder einmalige große Strahlendosis.
Infektiöse und entzündliche Krankheiten: Insgesamt seltene Ur-

sachen (Hepatitis, Pankreatitis, Miliartuberkulose, Autoimmunkrankheiten)

Marchiafava-Micheli-Syndrom: s. unter hämolytische Anämien.
Fanconi-Anämie: Konstitutionelle aplastische Anämie mit Pancytopenie, Knochenmarkshypoplasie und Mißbildungen (Mikrocephalie, Hautpigmentierungen, Hypoplasie von Daumen oder Radius und mentale und sexuelle Retardierung). In Lymphocytenkulturen sind Chromosomenbrüche und Chromosomenlücken nachweisbar.

Klinik

Schleichender Beginn mit Müdigkeit und Mattigkeit als Anämiefolge. Fieber und Infektionen durch Mangel an Neutrophilen. Hämatome, Petechien und Blutungen infolge der Thrombopenie. Diagnose durch Blutbild und Knochenmarkspunktion. Reticulocyten vermindert, Serumeisen normal oder erhöht. Eiseneinbaurate in die zirkulierenden Erythrocyten herabgesetzt. Erythropoietin im Serum stark erhöht.

Therapie

Ausschaltung der ursächlichen Noxe. Androgene und mit Vorbehalt Glucocorticoide. Blutersatz durch Transfusionen, Antibiotika. Am wirksamsten scheint das synthetische Testosteron Oxymetholon (2–4 mg/kg täglich) zu sein.

Perniciöse Anämie ▶

Ursache

Idiopathische Atrophie der Fundusschleimhaut des Magens mit Ausfall der Intrinsic-Faktor-Bildung. Die in hohem Prozentsatz nachweisbaren Autoantikörper gegen Belegzellen und Intrinsicfaktor sind in ihrer Bedeutung für die Pathogenese umstritten, diagnostisch jedoch ein wertvolles Indiz.

Pathophysiologie

Vitamin B_{12} (ausschließlich von bestimmten Mikroorganismen, z.B. im Pansen synthetisiert) wird mit Fleisch, Meerestieren, Eiern und Milch aufgenommen. Im Magen erfolgt die Bindung an den Intrinsic-Faktor, ein von den Belegzellen sezerniertes Glykoprotein. Aus dem B_{12}-Intrinsicfaktor-Komplex wird das Vitamin B_{12} im unteren Ileum von spezifischen Schleimhautzotten resorbiert. Nur bei hoher Dosis erfolgt eine geringe Resorption durch freie Diffusion.

Vitamin B_{12} (Cyanocobalamin) ist nach Überführung in zwei Coenzyme (Desoxyadenosylcobalamin und Methylcobalamin) für folgende Reaktionen maßgebend:

a) Abbau der Propionsäure, die aus ungeradzahligen Fettsäuren und Isoleucin entsteht;
b) Reduktion von Ribonucleotiden zu Desoxyribonucleotiden und damit für die DNS-Synthese;

c) Regeneration von Tetrahydrofolsäure (wirksame Form) aus Methyltetrahydrofolsäure durch Übertragung der Methylgruppe auf Homocystein, das dabei in Methionin übergeht.

Beim B_{12}-Mangel ist die Störung der Reaktionen (b) und (c) für die megaloblastäre Erythropoese verantwortlich. Die Störung der Reaktion (a) könnte die neurologischen Ausfallserscheinungen erklären (Beeinträchtigung der Myelinbildung).

Klinik

Beschwerden: Müdigkeit, Herzklopfen, Atemnot, Herzinsuffizienz; Anorexie, Zungenbrennen, Durchfälle, Gewichtsverlust; Paraesthesien, Schwäche in den Beinen, Gangunsicherheit.

Hämatologisches Syndrom: Blaßgelbliches Hautkolorit, manchmal Milzvergrößerung.

Blutbild: Hyperchrome, makrocytäre Anämie mit ausgeprägter Aniso- und Poikilocytose. $Hb_E > 32$, MCV stark erhöht, MCHC normal. Verkürzte Erythrocytenlebensdauer. Indirektes Bilirubin im Serum, Urobilinogen im Harn vermehrt. Serumeisen normal oder leicht erhöht, nur bei zusätzlichem Eisenmangel herabgesetzt. Leukopenie mit übersegmentierten Granulocyten und relativer Lymphocytose. Mäßige Thrombopenie, keine Blutungsneigung.

Knochenmark: hyperplastisches Mark mit megaloblastärer Erythropoese. Megaloblasten sind größer als Erythroblasten, haben mehr Cytoplasma und einen unreiferen Kern (feinkörnige Textur auch bei reiferen Formen). Die Kernreifung bleibt hinter der Plasmareifung zurück, die Zellteilung ist verzögert. Die DNS-Synthese ist gestört, RNS und Proteine werden normal gebildet. Zahlreiche Megaloblasten werden im Knochenmark hämolysiert (LDH-Erhöhung im Serum). Analoge Reifungsstörungen der weißen Reihe führen zu Riesen-Metamyelocyten und Riesenstabkernigen, die in hypersegmentierte Granulocyten übergehen. Megakaryocyten zeigen verstärkte Kernlappung, verminderte Granulation und z.T. abnorme Größe.

Gastrointestinales Syndrom: Rötung und Atrophie der Zungenschleimhaut, Zungenbrennen (Glossitis). Schleimhautatrophie des Magens mit histaminrefraktärer Anacidität. Dyspeptische Störungen infolge des Salzsäuremangels. Erhöhtes Magencarcinom-Risiko.

Spinales Syndrom: Funikuläre Spinalerkrankung (Degeneration der Markscheiden, später auch der Achsenzylinder) in den Hinter- und Seitensträngen. Symptome: Paraesthesien, Störung des Vibrationsempfindens, Ataxie, Tonusminderung, spastische Zeichen, auch Areflexie; finale ataktische Paraplegie. Wichtig: Die neurologischen Ausfallserscheinungen sind spezifisch für Vitamin-B_{12}-Mangel und kommen bei Folsäuremangel nicht vor!

Diagnose: Knochenmarksbefund, Anacidität und pathologischer Ausfall des Schilling-Tests. Nachweis von Antikörpern gegen Belegzellen und Intrinsic-Faktor.

Schilling-Test: 2 Stunden nach oraler Gabe von 0,6 µg ^{57}Co-Vit. B_{12} werden 1000 µg unmarkiertes Vit. B_{12} parenteral injiziert. Das markierte Vitamin wird dadurch aus den Serumtransportproteinen verdrängt und im Harn ausgeschieden. *Normalwerte:* 10–40% der applizierten Dosis im Harn. Bei Werten unter 5% ist die enterale Vit. B_{12}-Resorption herabgesetzt bzw. aufgehoben.

Therapie

Parenterale Applikation von reinem Vitamin B_{12}. Die Speicher des Organismus fassen 2–5 mg (Hauptdepot in der Leber). *Initialdosis:* 100 µg i.m. täglich für 2–3 Wochen. Zeichen der Wirksamkeit: Reticulocytenkrise nach 2 Tagen. *Erhaltungsdosis:* 100 µg i.m. monatlich. Bei neurologischen Komplikationen doppelte Dosis empfehlenswert. Bei Einzeldosen, die 100 µg erheblich überschreiten, wird der größte Teil des Vitamins im Harn ausgeschieden.

Folsäure ist als alleiniges Medikament bei perniciöser Anämie streng kontraindiziert, da es die neurologischen Symptome verschlimmert (steigert den B_{12}-Bedarf). In Kombination mit Vit. B_{12} schadet es nichts; der Nutzen ist nicht erwiesen.

Die orale Therapie mit B_{12}-Intrinsicfaktor-Kombinationen ist wegen Antikörperbildung gegen Intrinsicfaktor nur vorübergehend wirksam.

Symptomatische megaloblastäre Anämien

▶ **Vitamin-B_{12}-Mangel**

Gastrektomie: Keine Bildung von Intrinsic-Faktor.

Steatorrhoe (Sprue): Störung der intestinalen Resorption.

Mechanische Dünndarmerkrankungen: Blinde Darmschlingen, Ileitis.

Fischbandwurm: Verbraucht das zugeführte Vitamin B_{12}.

Abgrenzung gegen perniciöse Anämie: keine Anacidität (bis auf Gastrektomie), erkennbares Grundleiden, keine Antikörper.

Folsäuremangel

Pathophysiologie: Folsäure (Pteroylmonoglutaminsäure) wird von Pflanzen (Spargel, Spinat, Salate) und von Bakterien gebildet; sie ist in Leber, Niere, Hefe und Pilzen enthalten. Der Minimalbedarf (50 µg tgl.) wird durch eine normale Kost vielfach überschritten (0,5–1 mg tgl.). Speicherkapazität etwa 5 mg. Intestinale Resorption im proximalen Jejunum; vorher werden die Polyglutamate zu Pteroylmonoglutamat gespalten.

Die metabolisch aktive Form der Folsäure (F) ist die Tetrahydrofolsäure (FH_4). FH_4 ist Akzeptor und Donator für Ein-Kohlenstoff-Gruppen (Methyl, Methylen, Formyl u.a.). Methylen-FH_4 katalysiert als Coenzym der Thymidylat-Synthetase die Methylierung von Desoxyuridylat zu Thymidylat, einem wichtigen Schritt zur DNS-Synthese. Folsäuremangel führt daher zur Störung der DNS-Synthese und damit zur megaloblastären Anämie. Weitere Folsäurefunktionen (Purinsynthese, Histidinabbau, Methioninsynthese) bedingen bei Folsäuremangel keine erkennbaren klinischen Ausfallserscheinungen.

Ursachen:

Nutritiver Folsäuremangel: Alkoholismus, Anorexie, Fehlernährung (zu wenig Gemüse, Fleisch und Eier, Folsäure wird durch langes Kochen zerstört).

Malabsorption: gluteninduzierte Enteropathie, tropische Sprue, Gastrektomie, Enteritis regionalis, Amyloidose u. a..

Erhöhter Folsäurebedarf: Gravidität, gesteigerte Erythropoese bei hämolytischen Anämien, Psoriasis und exfoliative Dermatitis (Folsäureverluste mit der abschilfernden Haut).

Medikamente: Folsäureantagonisten (Methotrexat, Aminopterin), Antiepileptica (Diphenylhydantoin, Barbiturate, Mylepsin).

Klinik: Megaloblastäre Anämie, Glossitis, erhöhte Serum-LDH, keine neurologischen Symptome (im Gegensatz zur perniziösen Anämie). Symptome des Grundleidens. Folsäurekonzentration im Serum, in Erythrocyten und Leucocyten herabgesetzt.

Therapie: Folsäure per os, 5 mg täglich; bei Resorptionsstörungen parenterale Gabe von 15 mg mehrmals wöchentlich bis zum Ausgleich des Defizits. Keine Intoxikation bei Überdosierung.

B_{12}- und folsäureresistente megaloblastäre Anämien

Ursachen: Störungen der DNS-Synthese bei:

Therapie mit Antimetaboliten (Azathioprin, 6-Mercaptopurin, Fluouracil, Cytosinarabinosid, Daunomycin);

Enzymdefekten (Orotacidurie = Störung der Pyrimidinnucleotid-Synthese);

Ungeklärtem Mechanismus (Pyridoxinempfindliche megaloblastäre Anämie, thiaminempfindliche megaloblastäre Anämie, refraktäre Anämie, Diguglielmo-Syndrom).

Eisenmangel-Anämie ▶

Ursachen

Nutritiver Eisenmangel: Bei einseitiger Ernährung (Milchdiäten).

Störung der Eisenresorption: Magenresektion und Malabsorptionssyndrom. Hauptresorptionsort ist das Duodenum. Bei beschleunigter Passage bzw. Umgehung des Duodenum ist die Resorption behindert.

Erhöhter Eisenbedarf: Gravidität, Laktation, Wachstum.

Chronische Blutverluste: Menstruation, Myomblutungen, Hiatushernie, Gastritis, Ulkus, Karzinom des Magens oder Colons, intestinaler Wurmbefall (Askariden), Hämorrhoiden, Hämaturie,

Intravasale Hämolyse: Eisenverluste in den Harn bei Hämoglobinurie und Hämosiderinurie (abgestoßene eisenbeladene Tubulusepithelien, das Eisen stammt aus tubulär rückresorbiertem Hämoglobin).

Pathophysiologie

Eisen-Kompartimente: Durchschnittswerte des erwachsenen Mannes:

Hämoglobineisen: 2500 mg (= 67%).
Speichereisen: 1000 mg (= 27%) als *Ferritin* (wasserlöslicher Komplex aus $Fe(OH)_3$ und Apoferritin, einem Protein, das pro Molekül 2000 Eisenatome bindet) und *Hämosiderin* (wasserunlösliche, aus partiell denaturiertem Ferritin bestehende Granula), in vielen Geweben, hauptsächlich in Leber, RES und Darmmukosa abgelagert und bei Bedarf mobilisierbar.
Myoglobin-Eisen: 130 mg (= 3,5%); in relativ kleinen Mengen in Skeletmuskeln und im Herzmuskel enthalten.
Labiler Eisenpool: 80 mg (= 2,2%); vorübergehend an Proteine und Membranstrukturen (hauptsächlich der Normoblasten) gebundenes Eisen.
Gewebe-Eisen: 8 mg (= 0,2%) in den Parenchymzellen als Bestandteil der Cytochrome und zahlreicher Enzyme.
Transport-Eisen: 3 mg (= 0,08%); das kleinste Kompartiment mit dem größten Umsatz. Das Transporteisen ist an Transferrin (Beta-Globulin, MG 80000, zwei Bindungsstellen pro Molekül) in dreiwertiger Form gebunden. Transferrinkonzentration: 200 mg/100 ml; totale Eisenbindungskapazität: 250–450 µg/100 ml. Normaler Serumeisenspiegel: 100 µg/100 ml (= Transferrinsättigung von ca. 33%).
Eisenstoffwechsel: Aufnahme von Fe^{++} in die Mukosazellen der Dünndarmzotten. Dort bleibt es bei hohem Eisenbestand des Körpers gespeichert und gelangt mit den abschilfernden Epithelien wieder in den Darminhalt. Bei Eisenbedarf wird es aus den Mukosazellen über die Gefäße leicht resorbiert. Je höher der Eisengehalt der Mukosazellen, desto geringer die Aufnahme aus dem Darmlumen. In der Mukosazelle Oxydation zu Fe^{+++} und Überführung in Ferritin. Aus dem Ferritin Abgabe von Fe^{+++} an das Transferrin des Plasmas. Vom Transferrin Eisenabgabe an die Erythroblasten des Knochenmarks zum Hämoglobinaufbau. Danach Zirkulation als Hämoglobineisen in den Erythrocyten des strömenden Blutes. Beim Abbau der Erythrocyten im RES Überführung des Hämoglobineisens in Ferritin. Bei Bedarf Abgabe von Ferritineisen aus den RES-Zellen an das Transferrin des Plasmas und erneuter Transport zu den Erythroblasten.
Stadien des Eisenmangels: Zuerst verschwindet das Speicher-Eisen und schon in diesem Stadium ein Teil des Enzym-Eisens im Gewebe; dann beginnt der Serumeisenspiegel zu sinken und erst, wenn das Speicher-Eisen ganz verbraucht ist, nimmt auch das Hämoglobineisen ab. Die leichte Eisenmangelanämie ist normochrom, die mittelgradige und schwere Form microcytär und hypochrom.

Klinik

Symptome: Müdigkeit, Schwäche, Schwindelgefühl, Herzklopfen, Atemnot bei Belastung, Herzinsuffizienz mit Ödemen. Blässe der Haut und der sichtbaren Schleimhäute. Mundwinkelrhagaden, selten auch Zungenbrennen, Dysphagie, Schleimmembranen am Ösophagus (Plummer-Vinson-Syndrom). Nagelveränderungen: Längsrillen, Hohlnägel. Trockenes, schütteres Haar. Infektanfälligkeit.

Blutbild: Hypochrome microcytäre Anämie. $Hb_E < 28$; MCV herabgesetzt, MCHC unter 30% (verminderte Hämoglobinbeladung der Einzelzelle). Im Ausstrich ist die Hypochromie nur bei schwerer Anämie sicher zu erkennen. Retikulocyten: normal aber in Relation zur Anämie zu niedrig. Leukocyten: normal oder leicht vermindert. Thrombocyten normal, bei Blutungen etwas vermehrt, manchmal leicht vermindert.

Knochenmark: Bei Eisenfärbung verminderter oder fehlender Eisengehalt in Erythroblasten (normal sind Eisengranula bei 10%) und Reticulumzellen. Die Erythropoese ist meistens etwas gesteigert und nach links verschoben (vermehrt unreife Vorstufen).

Blutserum: Serumeisen unter 80 μg/100 ml (Normalbereich 80 bis 170 μg). Die totale Eisenbindungskapazität ist normal oder erhöht, die freie oder latente Eisenbindungskapazität stets erhöht.

Differentialdiagnose:

Hypochrome microcytäre Anämien mit normalem Serumeisen: Beta-Thalassämia minor, Anämien bei Leberkrankheiten, hämolytische Anämien (Serumeisen erhöht!), aplastische Anämie, Anämie bei chronischer Niereninsuffizienz.

Anämien mit erniedrigtem Serumeisen: chronische Infekt- und Tumoranämien. Das erniedrigte Serumeisen wird mit einer Eisenabgabestörung der Reticulumzellen erklärt, die vermehrt Eisen zurückhalten. Diese Anämien sind oft normocytär und normochrom und gegen Eisengaben refraktär. Im Gegensatz zur echten Eisenmangelanämie sind totale und freie Eisenbindungskapazität gewöhnlich herabgesetzt (Verminderung des Serumtransferrins).

Therapie

Klärung der Ursache des Eisenmangels: Blutungen, Wurmbefall etc.; entsprechende kausale Therapie.

Orale Eisenapplikation: Therapie der Wahl! Am sichersten wirkt Ferrosulfat (Plastulen, Eryfer) in 1–3 Tagesdosen von je 50–100 mg Fe^{++}. Auch Ferrofumarat (Ferrokapsul) ist geeignet. Nach Ausgleich des Eisenmangels evtl. Erhaltungstherapie mit 30 mg Fe^{++} täglich.

Parenterale Eisenapplikation: nur bei Malabsorption oder Magenunverträglichkeit indiziert. Präparate: Jectofer, Myofer, Ferrum injectabile „Vitis" u.a..

Thalassämie ▶

Definition und Einteilung

Hereditäre Anämie mit *quantitativem* Defekt der Hämoglobinsynthese. Vermindert oder aufgehoben ist die Synthese von einer oder mehreren der 4 Polypeptidketten des Hämoglobins. Von den

4 Polypeptidketten des einzelnen Hämoglobinmoleküls sind jeweils zwei identisch. Es gibt 4 verschiedene Polypeptidketten (α, β, γ, δ) und 3 normale Typen des Hämoglobins (A, A_2, F); A bedeutet Erwachsenentyp (adult), F bedeutet Fötaltyp (fetal). Die normalen Einzelerythrocyten haben folgende Hämoglobinkonstellation:

Neugeborene:	Hb A	($\alpha\alpha/\beta\beta$):	10–40%
	Hb A_2	($\alpha\alpha/\delta\delta$):	0,5–1,5%
	Hb F	($\alpha\alpha/\gamma\gamma$):	60–90%
Erwachsene:	Hb A	($\alpha\alpha/\beta\beta$):	97%
	Hb A_2	($\alpha\alpha/\delta\delta$):	2,54 ± 0,35%
	Hb F	($\alpha\alpha/\gamma\gamma$):	0–0,5%.

Thalassämietypen: Die Einteilung erfolgt nach der vom quantitativen Synthesedefekt betroffenen Polypeptidkette:

β-Thalassämie: Umfaßt 2 Formen:

A_2-Thalassämie: Verminderte Bildung der β-Kette, dadurch Verminderung von Hb A; kompensatorische Vermehrung von Hb A_2; Hb F normal bis leicht erhöht.

F-Thalassämie: Verminderte Bildung der β- und der δ-Kette, dadurch Verminderung von Hb A und Hb A_2. Starke kompensatorische Vermehrung von Hb F.

δ-Thalassämie: Verminderte Bildung der δ-Kette, dadurch gestörte Bildung von Hb A_2. Hb A und HbF normal.

α-Thalassämie: Verminderte Bildung der α-Kette, dadurch gestörte Bildung der Hämoglobine A, A_2 und F. Kompensatorische Bildung eines aus 4 β-Ketten bestehenden minderwertigen Hämoglobins (Hb H) oder eines Hämoglobins aus 4 γ-Ketten (Bart's Hb).

Genetisch determinierte Schweregrade der Thalassämie: Der Gendefekt kommt bei den meisten Thalassämietypen in 3 Schweregraden vor: stumm, mild und schwer. Jeder dieser Schweregrade kann in heterozygoter und in homozygoter Form vorliegen. Außerdem gibt es Mischformen (z. B. ein Gen vom stummen Typ, das andere vom milden oder schweren Typ etc.). Die heterozygoten Merkmalsträger aller drei Schweregrade haben keine oder nur leichte klinische Manifestationen. Bei den Homozygoten der leichteren Formen und den gemischt Heterozygoten sind die klinischen Erscheinungen ausgeprägt, bei den homozygoten schweren Formen verläuft die Erkrankung intrauterin oder im Kindesalter tödlich. Die Vielzahl der möglichen Genkombinationen erklärt die große Variabilität der klinischen Ausprägung. Nach klinischen Kriterien unterscheidet man die Thalassämia major, Th. intermedia, Th. minor und Th. minima (s. unten).

Klinik

Vorkommen: Überwiegend bei den Einwohnern der Mittelmeerländer (Italiener, Griechen, Syrier, Armenier) und deren ausgewanderten Nachkommen, aber auch in Asien und vereinzelt in allen übrigen Regionen und bei allen Rassen. Synonyma: Mittelmeeranämie, Cooley-Anämie. Die β-Thalassämie ist die häufigste (90%).

Pathogenese der Anämie: In den Erythrocyten entsteht bei der β-Thalassämie ein Überschuß freier α-Ketten, bei der α-Th. ein Überschuß freier β-Ketten, die Zellform, Zellpermeabilität und Lebensdauer der Erythrocyten verändern. Es werden flache Erythrocyten (Leptocyten) mit verkleinertem Volumen (Mikrocyten) und unregelmäßiger Form und Größe (Poikilo- und Anisocytose) gebildet. Der Hb_E-Wert ist wegen der Mikrocytose herabgesetzt (hypochrome Anämie), die MCHC nur wenig vermindert. Die Erythropoese ist je nach Schweregrad mäßig bis exzessiv gesteigert. Ein großer Teil der roten Blutzellen geht schon im Knochenmark zugrunde (ineffektive Erythropoese), die Lebensdauer der zirkulierenden Erythrocyten ist stark verkürzt (halbe Überlebenszeit der ^{51}Cr-markierten Erythrocyten bis zu 7 Tagen). Serumeisen erhöht, Blutabbau in Leber und Milz mit Vergrößerung dieser Organe.

Thalassämia minima: Sehr geringe klinische Erscheinungen. Keine Anämie, nur mäßige Anisocytose und Poikilocytose mit vereinzelten Leptocyten.

Thalassämia minor: Klinisch häufig latent. Leichte hypochrome Anämie (die auf Eisen nicht anspricht), Aniso- und Poikilocytose, Leptocyten, gesteigerte osmotische Resistenz. Leichte Milzschwellung. Geringe Skeletveränderungen. Serumeisen normal.

Thalassämia intermedia: Relativ selten, Patienten erreichen das Erwachsenenalter. Hb 7–10 g/100 ml; deutliche Erythrocytenveränderungen, Reticulocytose, kernhaltige rote Zellen im Ausstrich; erythropoetische Knochenmarkshyperplasie, mäßige Skelettveränderungen. Milz- und Leberschwellung leichteren Grades. Manchmal transfusionsbedürftig. Wegen erhöhten Reticulocytenanteils ist die osmotische Resistenz der Erythrocyten gesteigert (im Gegensatz zur hereditären Spherocytose).

Thalassämia major: Beginn im 1. Lebensjahr mit Anämie und Spleno- und Hepatomegalie; bei homocygoter α-Th. Abort im 4.–6. Monat. Mongoloides Aussehen. Erweiterung der Knochenmarkshöhlen und Verdünnung der Corticalis der Röhrenknochen infolge Erythropoesesteigerung. Turmschädel (im Röntgenbild „Bürstenschädel"). Infektanfälligkeit. Hämosiderose durch Transfusionen und Hämolyse.

Blutbild: Hämoglobin < 7 g/100 ml, Leptocytose, Poikilocytose, Anisocytose. Erythroblasten und 2–15% Reticulocyten im Blutausstrich, Polychromasie, basophile Tüpfelung. Serumeisen und Bilirubin erhöht. Extreme erythropoetische Hyperplasie des Knochenmarks und intramedulläre Hämolyse. Leukopenie und Thrombopenie durch Hypersplenismus.

Differentialdiagnose: Erkennung der Thalassämie an hyperchromer Anämie mit relativ hoher Erythrocytenzahl und normalem Serumeisen. Bei relativ geringer Anämie ausgeprägte Poikilo- und Anisocytose mit Leptocyten. Sicherung der Diagnose und Differenzierung durch Hämoglobinanalyse. Bei der häufigsten Form, der β-Thalassämie Typ A_2, ist der Hb A_2-Gehalt auf das Doppelte erhöht. Familienuntersuchungen sind zur näheren genetischen Analyse unerläßlich.

Therapie

Nur symptomatisch mit Transfusionen, evtl. mit Milzexstirpation. Eisenbehandlung ist kontraindiziert.

Sidero-achrestische Anämien ▶

Definition

Ätiologisch heterogene Gruppe von Anämien mit gestörter Hämoglobinbildung und mit Ablagerung des mangelhaft utilisierten Eisens in den Erythroblasten. Synonym: *Sideroblastenanämie.*

Ursachen

Kongenitale sideroachrestische Anämie: Infolge X-chromosomal rezessiver Vererbung erkranken nur Männer. Eine Variante spricht auf pharmakologische Dosen von Vitamin B_6 (Pyridoxin) an, die andere nicht. Im ersten Fall scheint die Synthese von δ-Aminolävulinsäure (Vorstufe des Porphobilinogens), im zweiten die Oxydation von Koproporphyrin zu Protoporphyrin durch Enzymdefekte gestört zu sein.

Erworbene sideroachrestische Anämie:

Idiopathische Form:

a) Pyridoxin-empfindliche Form
b) refraktäre Sideroblastenanämie
c) Präleukämie (→ Erythroleukose, Myeloblastenleukämie)

Symptomatische Form:

a) bei Malignomen (Prostata-Ca., Myelom, Morbus Hodgkin)
c) bei chronischen Entzündungsprozessen (rheumatoide Arthritis, Panarteriitis nodosa, Alkoholismus)
d) durch Drogen (INH, Cycloserin, Pyrazinamid)
e) Bleivergiftung.

Klinik

Hämatologischer Befund: Hypochrome, mikrocytäre Anämie mit Sideroblasten im Knochenmark. Sideroblasten enthalten ringförmig um den Kern angeordnete Eisengranula (Ablagerung in den Mitochondrien), normale Erythroblasten nur 1–3 feinkörnige, im Plasma verstreute Eisengranula (Ferritin, das außerhalb der Mitochondrien liegt). Erhöhung des Serumeisens, vollständige Sättigung des Transferrins. Eisenablagerung evtl. auch in der Haut (Pigmentierung) und in den parenchymatösen Organen (Hepato-Splenomegalie, Pankreasfibrose). Weißes Blutbild und Thrombocyten meistens normal.

Diagnose durch Eisenfärbung der Sternalpunktatausstriche. Die Erythropoese ist gesteigert, manchmal partiell megaloblastär. Gesteigerter intramedullärer Erythrocytenabbau (ineffektive Erythropoese).

Beginn und Verlauf: Die hereditäre Form manifestiert sich bei Jünglingen bzw. jungen Männern, die erworbene idiopathische Form bei beiden Geschlechtern, meistens nach dem 60. Lebensjahr. Die Hb-Konzentration liegt zwischen 7 und 10 g/100 ml, der Verlauf ist schleichend. Bei der hereditären Form entwickelt sich über Jahre eine Hämosiderose bzw. Hämochromatose mit Leber- und Pankreasschädigung. Bei der erworbenen idiopathischen Form erfolgt der Exitus nach Jahren an Herzinfarkt, Herzinsuffizienz oder Pneumonie. Nicht selten ist der Übergang in akute Leukosen.

Therapie: Zuerst Versuch mit Pyridoxin (50–200 mg für 10 Wochen). Bei negativem Effekt nicht länger geben. Gelegentlich Besserung durch Glucocorticoide und Androgene. Bluttransfusionen auf ein Minimum beschränken.

Allgemeine Symptomatik der Hämolyse ▶

Zeichen des gesteigerten Blutzerfalls

Hyperbilirubinämie: Indirektes Bilirubin zwischen 1,2 und 3 mg/100 ml, in schweren Fällen bis 6 mg/100 ml. Sklerenikterus, auch leichter Hautikterus. Abhängig von der Abbaurate der Erythrocyten und von der Exkretionsfunktion der Leber. Sekundäre Gallensteinbildung. Urobilinogen im Stuhl und Harn vermehrt.

Hämoglobinämie, Hämoglobinurie, Hämosiderinurie: Bei starker Hämolyse und intravasalem Erythrocytenzerfall. Plasmahämoglobin wird bis zu einer Konzentration von 135 mg/100 ml an Haptoglobin gebunden und an RES-Zellen abgegeben. Der Hämoglobin-Haptoglobinkomplex wird nicht renal filtriert. Freies Hb gelangt in das Glomerulumfiltrat, wird teilweise tubulär rückresorbiert unter Hämosiderinablagerung in den Tubuluszellen (Nierensiderose), teils ausgeschieden. Hämosiderinurie = hämosiderinbeladene abgeschilferte Tubulusepithelien im Harn (Berliner-Blau-Reaktion des Sediments).

Anstieg der Serum-LDH: Abhängig vom Hämolysegrad nimmt die Aktivität der Isoenzyme 1 und 2 im Serum zu.

Verkürzung der Halblebenszeit der ^{51}Cr-markierten Erythrocyten: Normalbereich 26–32 Tage.

Anämie: Kann bei entsprechender Steigerung der Erythropoese fehlen (selbst wenn die Lebensdauer der Erythrocyten auf 20 Tage sinkt). Bei hämolytischen und hyporegeneratorischen Krisen plötzlich auftretend. Morphologie der Erythrocyten je nach Krankheitstyp unterschiedlich.

Milzschwellung: Bei chronischer hämolytischen Anämien aller Art. Auch die Leber kann vergrößert sein.

Regenerationszeichen

Reticulocytose: Maximal bis 70%.
Polychromasie: Gemischt basophile und acidophile Färbung der jugendlichen Erythrocyten (Reticulocyten) im normalen Blutausstrich (Pappenheim-Färbung).
Erythropoesesteigerung mit Erythroblastenvermehrung: Im Sternalpunktausstrich nachweisbar.
Erhöhte Eiseneinbaurate in die zirkulierenden Erythrocyten: Nachweisbar mit markiertem Eisen.

Hereditäre Sphärocytose ▶

Ätiologie und Pathogenese

Erbgang: Autosomal-rezessiv; größte Häufigkeit in Nordeuropa.
Defekt: Sphäroide Erythrocytenform durch angeborenen Membrandefekt, der biochemisch noch nicht definiert ist. Erhöhte Na^+-Permeabilität und Instabilität der Membranlipide bewirken eine herabgesetzte osmotische Resistenz. Selektive Zerstörung der Erythrocyten in der Milz. Von Milzpassage zu Milzpassage nimmt die Zellschädigung zu, bis der Abbau durch Phagocytose erfolgt. Die Formanomalie bewirkt verlängerte Retention in der Milzpulpa. Nach Milzexstirpation normale Erythrocytenlebensdauer trotz weiterbestehendem Zelldefekt.

Klinik

Kardinalsymptome: Leichter Ikterus, Milzvergrößerung, Sphärocytose im Blutausstrich (Zelldurchmesser verkleinert bei größerer Zelldicke; MCV normal oder leicht erniedrigt, MCHC auf 17 g/100 ml Erythrocyten erhöht). Osmotische Resistenz vermindert (Hämolysebeginn bei 0,64% NaCl-Lösung, normal bei 0,44%iger NaCl-Lösung). Reticulocytenvermehrung, gesteigerte Erythropoese im Knochenmark. Hämoglobin zwischen 7 und 14 g/100 ml. Verschiedene Schweregrade.
Weitere Konstitutionsanomalien: Turmschädel, Spitzbogengaumen, graziler Körperbau, Fehlstellungen der Zähne, verbreiterte Nasenwurzel, chronische Unterschenkelgeschwüre. Sekundäre Cholelithiasis.
Hämolytische Krisen: Oft nach Infektion, mit zunehmendem Ikterus, Abdominalschmerz, Fieber, Erbrechen und Reticulocytenanstieg. Abfall des Hämoglobins.
Aplastische Krisen: Im Gefolge von Infekten mit Hb-Abfall, Fieber, Leibschmerzen und Erbrechen. Absinken der Reticulocyten, Hypoplasie des Knochenmarks mit Leukopenie, auch Thrombopenie. Die Sphärocytose nimmt zu. Spontane Remission der Krisen.

Therapie

Splenektomie, möglichst im Kindes- und Jugendalter, um Gallensteinbildung (60%) und aplastischen Krisen vorzubeugen.

Hereditäre enzymopenische hämolytische Anämien ▶ **Mangel an glycolytischen Enzymen**

Allgemeines: Störung des anaeroben Glucoseabbaues und damit der Energiegewinnung (Embden-Meyerhof-Abbauweg). Die Reticulocyten können Glucose aerob abbauen (Mitochondrien) und sind nicht betroffen. Der Hämolysemechanismus ist nicht bekannt. Charakteristika:

a) autosomal rezessiver Gendefekt
b) hämolytische Anämie nur bei homozygoten Merkmalsträgern
c) leichte Makrocytose durch hohen Reticulocytenanteil
d) keine Spherocyten, nur einzelne Spornbildungen
e) persistierende Hämolyse nach Splenektomie
f) osmotische Resistenz normal, Autohämolyse gesteigert.

Pyruvatkinase-Mangel: Häufigste Form, hauptsächlich in Nordeuropa, auch im Orient und in Afrika vorkommend. Die Erythrocyten enthalten Pyruvatkinase mit abnormer Kinetik und verminderter Aktivität (Enzymfehlbildung). Unterschiedliche Schweregrade der hämolytischen Anämie (Hb 5–11 g/100 ml). Diagnose durch Enzymbestimmung. Splenektomie verlängert die Erythrocytenlebensdauer etwas. Prognose abhängig vom Schweregrad, oft Cholelithiasis.

Weitere Defekte: *Triosephosphat-Isomerase-Mangel* (verbunden mit schweren neuromuskulären Störungen, manifest im 1. Lebensmonat) *Hexokinase-Mangel* (selten), *Glucosephosphat-Isomerase-Mangel* und andere nur in Einzelfällen publizierte Enzymdefekte.

Glucose-6-Phosphat-Dehydrogenase-Mangel

Vorkommen: Häufigster aller Enzymdefekte; 100 Millionen Menschen sind betroffen, vor allem sephardische Juden, Armenier, Sardinier, Asiaten und nordamerikanische Neger. Hämolytische Manifestationen in den meisten Fällen nur nach bestimmten Drogen, seltener nach Streßeinflüssen.

Genetik: X-chromosomal inkomplett dominanter Erbgang. Das am X-Chromosom lokalisierte Strukturgen für die G-6-PD kommt in zahlreichen Mutanten vor, die jeweils eine bestimmte Variante des Enzyms entstehen lassen. Nur die Varianten B+ (dominierender G-6-PD-Typ der weißen und schwarzen Rasse) und A+ (häufiger nur bei Negern vorkommender G-6-PD-Typ) haben normale Enzymaktivität. *Pathologische Varianten:* Typ B− (mediterraner Typ, häufiger Typ der weißen Rasse, besonders in den Mittelmeerländern; Enzymaktivität unter 1% der Norm) und Typ A− (häufigste abnorme G-6-PD der amerikanischen Negerbevölkerung, 11% der männlichen Neger sind betroffen; Enzymaktivität 5–15% der Norm). *Manifestation:* bei betroffenen Männern volle Ausprägung (Genübertragung nur von der Mutter, nicht vom Vater auf den Sohn). Bei heterozygoten Frauen (ein normales, ein abnormes X-Chromosom) ist die Ausprägung variabel; man findet eine normale und eine abnorme Erythrocytenpopulation nebeneinander. Eines der X-Chromosomen wird in jeder Stammzelle nach Zufallsgesetzen unterdrückt.

Pathogenese: Der G-6-PD-Mangel hemmt den Glucoseabbau über den Pentosephosphatcyclus und die Bereitstellung von NADH für physiologisch wichtige Reduktionsvorgänge im Erythrocyten (Reduzierung von Glutathion; in oxydierter Form kann Glutathion Hämoglobin denaturieren = Heinz-Körper). Medikamente, die bei der Reaktion mit Hämoglobin H_2O_2 bilden (Primaquin, Acetanilid, Sulfapyridin, Nitrofuranzon u. a.), und Fava-Bohnen verringern den Gehalt der Erythrocyten an reduziertem Glutathion unter die kritische Grenze. Die Steigerung der oxydativen Aktivität bei Infekten wirkt analog, jedoch schwächer.

Klinik: Nach Einnahme von unverträglichen Medikamenten folgt im Abstand von 1–3 Tagen die hämolytische Reaktion mit Heinzkörper-Bildung, Zellabbau in der Milz und Reticulocytenanstieg. Nach Fava-Bohnen schwere Hämolyse innerhalb der ersten Stunden nach der Exposition (Schock und Exitus möglich). *Therapie:* prophylaktische Vermeidung der hämolyseinduzierenden Medikamente.

Hämoglobinopathien ▶

Allgemeines

Von den Strukturgenen für jede der 4 Polypeptidketten des Hämoglobins gibt es zahlreiche erbliche Varianten. Jede Gen-Variante erzeugt eine Polypeptidkettenvariante mit einer an falscher Stelle eingebauten Aminosäure. Der Austausch einer Aminosäure kann, je nach Lokalisation in der Kette, eine Störung der Löslichkeit oder der Funktion des Hämoglobinmoleküls bewirken; er kann auch folgenlos bleiben. Man unterscheidet folgende pathogene Auswirkungen von Strukturanomalien des Hämoglobins, die isoliert vorkommen:

a) verminderte O_2-Affinität: Die Sauerstoffsättigung der Erythrocyten bei normalem pO_2 ist herabgesetzt; die Patienten haben eine Cyanose, keine Erythropoesesteigerung. Nur die heterozygote Form ist bekannt, die homozygote wäre vermutlich letal (Hb Kansas, Methämoglobin M).

b) erhöhte O_2-Affinität: Diese abnormen Hämoglobine geben im Gewebe weniger Sauerstoff ab. Die Patienten haben eine kompensatorische Polycythämie und vertragen Aderlässe nicht (Hb Yakima, Hb Kempsey u. a,).

c) Instabilität des Hämoglobins: Vorzeitige Denaturierung des Hämoglobins, die zur Bildung von Einschlußkörpern (Heinz-Körper) bzw. zur Hämolyse führt. Hämolytische Anämien auch bei heterozygoter Anlage. Hämolyse und Heinz-Körper-Bildung können durch Medikamente (Primaquin u.a.) induziert oder verschlimmert werden (Hb Zürich, Hb Freiburg, Hb Sydney u. a.).

d) Aggregation des Hämoglobins: Zusammenlagerung zu strangförmigen Gebilden und sichelförmige Umgestaltung der Erythrocyten (Sichel-Hämoglobin) oder intrazelluläre Hämoglobinkristallisation (Hämoglobin C).

Sichelzellanämie

Ursache: Homozygote Anlage für die Bildung von Sichelzell-Hämoglobin (Hb S); die Erythrocyten enthalten 76–100% Hb S, das in reduziertem Zustand aggregiert und zum Sichelzellphänomen führt. Heterozygote mit 20–45% Hb S in den Erythrocyten sind klinisch symptomfrei. Bei der schwarzen Rasse häufig, bei der weißen selten.

Pathogenese: Die Sichelung beginnt bei O_2-Drucken von 35–45 mm Hg und ist bei höherem O_2-Druck reversibel. Wiederholtes „Sicheln" führt zur irreversiblen Sichelzellbildung. Hohe Osmolarität und niedriger pH (Nierenmark) begünstigen das „Sicheln". Gesteigerter Abbau der abnormen Erythrocyten (überwiegend extravasculär) führt zur hämolytischen Anämie. Pfröpfe aus gesichelten Zellen können Gefäßverschlüsse, Thrombosen und Infarkte hervorrufen.

Klinik: Beginn im Kindesalter (mit dem Ersatz von Hb F durch Hb S). Lebenserwartung bis zu 30 Jahren, oft weniger. Chronische hämolytische Anämie mit hämolytischen und aplastischen Krisen. Am gefährlichsten sind die Sichelzell-Krisen (Mikrozirkulationsstörungen und lokale Ischämien) mit heftigsten abdominalen und Rückenschmerzen. Übergang in Schock möglich. Dazu Lungenembolien, pulmonaler Hochdruck, muskuläre Herzinsuffizienz, Papillennekrosen der Nieren (Hämaturie, Hyposthenurie), neurologische Komplikationen, Unterschenkelgeschwüre.

Therapie: Nur symptomatisch mit Transfusionen etc.

Hämoglobin C-Krankheit

Chronische hämolytische Anämie mit Milzschwellung und leichteren klinischen Symptomen bei Individuen mit homozygoter Hämoglobin C-Anlage. Kommt fast nur bei Negern vor. In den Blutausstrichen Targetzellen und intrazelluläre Hämoglobinkristalle; MCHC bis zu 45 g/100 ml Erythrocyten.

Paroxysmale nächtliche Hämoglobinurie ▶

Definition

Synonym: Marchiafava-Micheli-Syndrom. Ätiologisch ungeklärte, erworbene Panmyelopathie mit defekten Erythrocyten, die im Plasma durch das Komplementsystem hämolysiert werden, und verminderter Granulo- und Thrombopoese. Übergang in aplastische Anämie kommt vor. Biochemie des Erythrocytenmembrandefektes unklar.

Pathogenese: PNH-Erythrocyten binden das lysierende Komplementsystem, ohne mit Antikörpern besetzt zu sein. Die Lyse erfolgt in vitro nach schwacher Ansäuerung des Serums, in vivo bevorzugt im Schlaf (auch am Respirator, so daß eine CO_2-Retention nicht verantwortlich ist). Der Grund für die Hämolysesteigerung im Schlaf ist unklar. Der Erythrocytenzerfall erfolgt intravasal, daher Hämoglobinämie, Hämoglobinurie und Hämosiderinurie (s. oben). Freisetzung gerinnungsaktiver Substanzen aus den Erythrocyten begünstigt Thrombenentstehung. Thrombopenie und Granulocytopenie durch Knochenmarksinsuffizienz, nicht durch gesteigerten Abbau.

Klinik: Nur 20% der Patienten haben die klassische nächtliche Hämoglobinurie; daher viele Spät- und Fehldiagnosen. PNH-Verdacht besteht bei a) chronischer hämolytischer Anämie unklarer Ursache, b) Pancytopenie oder isolierter Anämie, Leukopenie und Thrombopenie, c) Hämoglobinurie (kann bei PNH fehlen) und Hämosiderinurie (immer nachweisbar!), d) unerklärtem Eisenmangel. ***Diagnose:*** Nur durch den spezifischen Säure-Hämolyse-Test (Ham-Test bzw. Modifikationen). ***Symptome:*** Anämie unterschiedlichen Grades, leichter Ikterus (indirektes Bilirubin erhöht), Milzschwellung. Leukopenie und Thrombopenie auch als Initialsymptom. Erythropoesesteigerung im Knochenmark, aplastische Phasen, Übergang in Panmyelopathie. Thrombosen (Pfortader, Lebervenen, Sinus cavernosus u.a.), abdominale Schmerzkrisen, Kopfschmerzattacken, Kreuzschmerzattacken (Hämolysesteigerung, Okklusion kleiner Venen). Renale Eisenverluste.

Therapie: Symptomatisch mit Eisen, Transfusion gewaschene Erythrocyten (um kein frisches Komplement zuzuführen!); Androgene bei Markhypoplasie. Marcumarbehandlung gegen Thrombosen (Heparin wird schlecht vertragen), Dextraninfusionen beim hämolytischen Schub. Prednison und Milzexstirpation in der Regel unwirksam.

Mechanische Hämolyse ▶

Marsch-Hämoglobinurie

Traumatische Erythrocytenzerstörung bei langen Märschen und Langlauf (nicht bei Radfahren und Schwimmen). Ort der mechanischen Schädigung sind die auf eine harte Unterlage aufprallenden Fußsohlen. Einlagen bzw. entsprechende Änderung des Gang- und Laufstiles verhindern die Hämolyse. Klinisch harmlos.

Traumatische kardiale hämolytische Anämie

Erythrocytenzerstörung an Herzklappenprothesen durch Scherkräfte. Intravasaler Blutzerfall, Hämoglobinämie, Hämoglobinurie (kann fehlen) und Hämosiderinurie. Die Hämolyseintensität nimmt mit dem Herzzeitvolumen (körperliche Belastung) zu. Sekundäre Eisenmangelanämie (wegen Steigerung des Herzzeitvolumens zusätzlich hämolyseverstärkend!). Behandlung mit Eisengaben. Einschränkung der körperlichen Aktivität. Ein guter Gradmesser ist die erhöhte Serum-LDH.

Hämolytische Anämie bei Mikroangiopathie

Bei Arteriolenschäden und/oder intravaskulärer Gerinnung werden die Erythrocyten durch feinste Fibrinstränge durchtrennt; es entstehen Fragmentozyten (Schizocyten), die schnell abgebaut werden. Grundleiden: hämolytisch-urämisches Syndrom, Sepsis mit gramnegativen Keimen (Shwartzman-Sanarelli-Phänomen), Vasculitiden verschiedener Art, metastasierende Tumoren mit Hyperkoagulabilität. Diagnose aus dem Blutausstrich.

Antikörper-bedingte hämolytische Anämien ▶

Immunhämolytische Anämien durch Wärmeantikörper

Erworbene hämolytische Anämien mit Antikörpern, die bei 37 Grad ihre maximale Aktivität besitzen.

Hämolysemechanismus: An den Erythrocyten haften Immunglobuline (hauptsächlich IgG), die sich wie inkomplette Antikörper verhalten (keine Zellagglutination in Salzlösung). Die Veränderung der Erythrocytenmembran führt zur Phagocytose im RES; keine Hämolyse durch Komplement. Coombs-Test positiv.

Idiopathische Form: Ursache ungeklärt. Man diskutiert a) eine primäre Strukturänderung der Erythrocyten mit Entstehung eines neuen Antigens, das eine normale Antikörperreaktion induziert; b) eine primäre Aufhebung der Immuntoleranz der immunkompetenten Zellen mit nachfolgender Antikörperbildung gegen normale Zellstrukturen der Erythrocyten (s. auch S. 445).

Symptomatische Form: Pathogenese wie bei der idiopathischen Form unklar. Vorkommen bei: Lupus erythematodes, lymphoreticulären Systemerkrankungen, einigen Infektionen und Granulomatosen, neoplastischen Prozessen.

Klinik: Chronische hämolytische Anämien mit zum Teil schweren hämolytischen Krisen. Sekundäre thromboembolische Phänomene. Dazu die Symptome des Grundleidens.

Therapie: Glucocorticoide, evtl. dazu Cytostatica (Imurek, Endoxan). Milzexstirpation nur in Ausnahmefällen, da die Hämolyse auch in der Leber erfolgt.

Immunhämolytische Anämien durch Kälteantikörper

Erworbene hämolytische Anämien durch Antikörper, die bei 4 Grad maximal an die Erythrocyten gebunden werden, bei Körpertemperatur aber nur in hoher Konzentration wirksam sind.

Hämolysemechanismus: Reaktion mit dem Erythrocytenantigen I, Agglutination der Zellen, Hämolyse (schwach) nach Komplementbindung. Intravaskuläre Aggregation bewirkt Cyanose der Haut.

Idiopathische Form: Kälteantikörper vom Typ IgM mit den Eigenschaften eines Paraproteins; hohe Titer. Klinisch Akrozyanose (in der Kälte verstärkt), Raynaud-Phänomen, hämolytische Anämie, Hämoglobinurie wechselnden Grades. Auftreten überwiegend im höheren Alter. Behandlung mit Cytostatica (Chlorambucil).

Symptomatische Form: Selten, bei Virus- und Mykoplasma-Infektionen mit hohem Kälteagglutinin-Titer. Akutes Auftreten, spontane Remission nach Überwindung des Infektes. Befallen sind alle Altersklassen. Seltene Variante: paroxysmale Kältehämoglobinurie. Entsteht durch Antikörper vom Donath-Landsteiner-Typ: Bindung an die Erythrocyten in der Kälte, nach Erwärmen der antikörperbesetzten Zellen auf 37° erfolgt die Komplementbindung mit anschließender Lyse. Vorkommen bei konnataler Lues, daher sehr selten geworden. Flüchtige Formen bei Virusinfektionen (Masern, Mumps).

Drogeninduzierte immunhämolytische Anämien

Pathogenese: Man unterscheidet vier differente Mechanismen:
a) Haptenmechanismus: Bindung der Droge (Hapten) an die Zellmembran; erst in dieser Verbindung wirkt sie als Antigen. Es entstehen Antikörper (IgG), die mit den drogenbedeckten Erythrocyten reagieren (positiver Coombstest). Gesteigerter Abbau durch Phagocytose. Vorkommen: Penicillin-induzierte Hämolyse (große Dosen oder Niereninsuffizienz).
b) Immunkomplex-Hämolyse: Die Droge (gebunden an einen Carrier, nicht an die Erythrocyten) induziert Antikörper vom Makroglobulintyp (IgM); nach erneuter Zufuhr entstehen Drogen-Antikörperkomplexe; diese Komplexe werden unspezifisch an die Erythrocyten adsorbiert; an der Adsorptionsstelle wird auch Komplement gebunden, das an der Zelle haften bleibt, während der Drogen-Antikörperkomplex abdissoziiert und an weitere Zellen Komplement heftet. Das fixierte Komplement zerstört die Zellen. Vorkommen: Hämolyse durch Chinidin, Sedormid-Purpura (analoge Thrombocytenzerstörung).
c) Induktion von Autoantikörpern vom Wärmetyp: Es entstehen Autoantikörper (positiver Coombstes), die hauptsächlich mit Rh-Antigenen reagieren. An der Reaktion ist die Droge nicht unmittelbar beteiligt. Mechanismus unklar. Vorkommen: hämolytische Anämie durch α-Methyldopa. Nach Absetzen des Mittels Rückbildung.
d) Unspezifische Proteinkoppelung: Die Droge vermittelt eine unspezifische Eiweißbindung an die Erythrocyten, wodurch der Coombstest positiv wird. Keine Hämolyse, aber differentialdiagnostische Fehlerquelle. Vorkommen: hohe Dosen von Cephalotin und Cephalosporin (über 8 g täglich).
Klinik: Meistens leichte oder mäßig starke Hämolyse; bei Mechanismus (b) oft bedrohliche Purpura wegen Einbeziehung der Thrombocyten.

Hypersplenismus ▶

Definition

Cytopenische Krankheitszustände (Anämie, Leukopenie, Thrombopenie oder Pancytopenie) bei Milztumoren (unbekannter Ätiologie oder sekundären Ursprungs), deren operative Entfernung eine Korrektur des Blutbildes bewirkt.

Pathogenese

Einfluß der Milzvergrößerung: In Milztumoren wird eine vergrößerte Blutmenge länger als normal zurückgehalten. Folgen:
a) für die Erythrocyten: Stagnation in der roten Pulpa ohne Erneuerung des umgebenden Plasmas führt zu Membranschäden, die sich von einer Milzpassage zur anderen verstärken und eine Verkürzung der Erythrocytenlebensdauer bewirken (bei vorgeschädigten Zellen in höherem Maße als bei normalen).
b) für die Leukocyten: Eine Vergrößerung des lienalen Leukocytenpools mit entsprechendem Absinken der peripheren Leukocytenzahl; keine metabolische Schädigung; bei bestimmten Krankheiten (Felty-Syndrom) gesteigerter Abbau.
c) für die Thrombocyten: Eine Vergrößerung des lienalen Thrombocytenpools, der normalerweise bereits 30% der gesamten zirkulierenden Thrombocytenmasse ausmacht. Periphere Thrombopenie. Durch Adrenalin sind die Thrombocyten mobilisierbar. Keine metabolischen Schäden. Die Thrombocytenlebensdauer bleibt normal.

Einfluß der Hyperplasie des Milz-RES: Durch den Abbau geschädigter Blutzellen (z. B. hereditäre Sphärocytose, Thalassämie, immunhämolytische Anämien) wird das RES der Milz aktiviert und hyperplastisch. Das Zerstörungspotential wächst; zugleich scheint die Diskrimination von intakten und vorgeschädigten Zellen beeinträchtigt zu werden. Ähnliche unspezifische Aktivierung und Hyperplasie durch Infektionskrankheiten, Sarcoidose, portale Hypertension, Speicherkrankheiten u. a.

Klinik

Symptome: Cytopenie, Milzvergrößerung und Hyperplasie des Knochenmarkes (kompensatorisch). Nachweis der lienalen Sequestration mit chrommarkierten Erythrocyten bzw. Thrombocyten unter Anwendung der Scintigraphie. Klinische Komplikationen vor allem durch Anämie und Thrombopenie.

Therapie: Milzextirpation bei hochgradiger Verkürzung der Erythrocytenlebensdauer (nicht bei Leukämien und selten bei antikörperbedingten hämolytischen Anämien), bei Milzvenenthrombose und bei zu großer Ausdehnung. Im übrigen Behandlung des Grundleidens.

Ursachen

Akute Blutungsanämie ▶ ***Blutungen nach außen:*** Äußere Verletzungen, Blutungen aus Nase, Ösophagusvarizen und Magen-Darm-Trakt. Uterus- und Nierenblutungen. Blutungen aus Bronchien und Lungen.

Blutungen nach innen: Tubarer Abort, Aneurysmablutungen, Weichteilblutungen bei hämorrhagischen Diathesen, Hämatothorax u. a.

Pathophysiologie

Volumenmangel: Steht im akuten Stadium großer Blutverluste in den funktionellen Auswirkungen an erster Stelle: Verminderung des venösen Rückflusses → Abnahme des Herzzeitvolumens → Blutdruckabfall, Tachykardie → Verminderte Gewebsdurchblutung → Schock (s. unter Kreislaufschock S. 9).

Verminderung der Erythrocytenmasse: Kompensation durch Steigerung des Herzzeitvolumens und Herabsetzung des peripheren Widerstandes in den lebenswichtigen Organen. Erythropoietinsekretion innerhalb von 6 Stunden. Zunahme der Erythropoese innerhalb 2–5 Tagen. Akut erfolgt eine Reticulocytenausschwemmung aus dem Knochenmark.

Klinik

Symptome: Richten sich nach der Größe des Blutverlustes:

10% des totalen Blutvolumens (ca. 500 ml): symptomlos; bei Blutspendern manchmal vasovagale Synkopen.

20% (ca. 1000 ml): in Ruhelage keine Symptome. Blutdruckabfall im Stehen, Tachykardie bei Belastung.

30% (ca. 1500 ml): leichte Ruhetachycardie, Halsvenen im Liegen nicht gefüllt, Blutdruckabfall im Stehen, Schwindelgefühl, erhebliche Tachykardie bei Belastung.

40% (ca. 2000 ml): auch in Ruhelage sinken Herzzeitvolumen (cardiac output), zentraler Venendruck und Blutdruck unter den Normwert. Beginnender Kreislaufschock.

50% (ca. 2500 ml): schwerer Schock, Exitus.

Blutbild: Der Hämatokrit ist im Anfang noch normal. Erst nach 2–3 Tagen, wenn das Plasmavolumen ergänzt ist, tritt die Anämie in Erscheinung. Schneller Anstieg der Leukocyten (bis 30000) und der Thrombocyten (bis 1 Mill.). Kernhaltige rote Zellen und Reticulocytenanstieg im Ausstrich schon nach Stunden.

Therapie

Blutstillung: Je nach Ursache.

Volumenersatz: Als Sofortmaßnahme Dextran- (Rheomakrodex) und Gelatine-(Hämaccel)-Infusionen, auch Vollbluttransfusionen, die aber meistens nicht schnell genug bereitstehen.

Stimulation der Blutneubildung: Proteinreiche Kost, Eisengaben, evtl. Folsäure und B_{12}.

3. Die Polycythämien

Primäre Polycythämie ▶

Definition

Synonym: Polycythämia vera. Systemerkrankung mit medullärer und extramedullärer Proliferation der blutbildenden Zellen, die zu Erythrocytose (dominierend), Leukocytose und Thrombocytose führt, und nach jahrelangem Verlauf in eine Osteomyelofibrose übergeht.

Ätiologie und Pathogenese

Die Krankheitsursache ist unbekannt. Man denkt an eine Viruserkrankung mit Stimulation der Blutbildung, da bei Mäusen virusinduzierte Polycythämien vorkommen. Erythropoietin ist vermindert und nicht an der Pathogenese beteiligt. Die klinischen Symptome ergeben sich aus Zirkulationsstörungen (Hypervolämie, erhöhter Hämatokrit mit entsprechender Viskositätszunahme, Thromboseneigung, Blutungsneigung) und Milzvergrößerung, im Finalstadium aus der Anämie.

Klinik

Vorkommen selten, meistens nach dem 50. Lebensjahr. Manchmal wird die Diagnose erst im Stadium der Myelofibrose gestellt.
Kardiovaskuläre Symptome: Rötliche Cyanose im Gesicht und an den Akren. Kopfschmerz, Schwindelgefühl, flüchtige Sehstörungen. Hypertonie (nicht obligat, wahrscheinlich durch Hypervolämie induziert), Nasenbluten, Ecchymosen. Venenthrombosen, Angina pectoris, Claudicatio intermittens. Hautjucken, Urticaria.
Gastrointestinale Symptome: Milzschwellung, kann bei Stellung der Diagnose noch fehlen, im Verlauf zunehmend, bei Myelofibrose von ganz erheblichem Ausmaß (Völlegefühl, Druck im Abdomen); auch Milzinfarkte. Leberschwellung nicht selten (extramedulläre Blutbildung). Neigung zu blutenden peptischen Ulcera. In einigen Fällen Oesophagus-Varizen.
Laboratoriumsbefunde:
Rotes Blutbild: Erythrocytenzahl, Hb und Hämatokrit stark erhöht. Entscheidend ist aber die Zunahme der zirkulierenden Erythrocytenmasse (nur mit Cr-markierten Erythrocyten bestimmbar; normal 32–36 ml/kg). Das Gesamtblutvolumen ist oft nur mäßig vergrößert, da die absolute Plasmamenge in vielen Fällen nicht vermehrt ist. Anfangs überwiegt die medulläre Erythropoese mit normalen Erythrocytenformen, später die extramedulläre, hauptsächlich lienale Erythropoese mit ausgeprägter Aniso- und Poikilocytose. Schon im Frühstadium leichte Anisocytose. Im Spätstadium reichlich kernhaltige rote Blutzellen im Ausstrich. Medulläre Erythrocyten haben normale, extramedulläre verkürzte Lebensdauer. In der Milz neben extramedullärer Blutbildung gesteigerter Blutabbau. Die Sauerstoffsättigung des Blutes (bzw. pO_2) ist normal!
Weißes Blutbild: Vermehrung der Granulocyten auf 12000 bis 25000/mm³ mit Linksverschiebung im Ausstrich. Alkalische Leukocytenphosphatase normal oder erhöht (im Gegensatz zur chronischen Myelose).
Thrombocyten und Blutgerinnung: in 50% der Fälle vermehrt (450000–1000000). Die Plättchen zeigen morphologische und

funktionelle Abnormitäten (große bizarre Formen, Aggregation und Adhäsivität vermindert); daher gewisse Blutungsneigung.
Knochenmark: Hyperplasie der Erythropoese und Granulopoese, Megakaryocytenvermehrung, Verdrängung des Fettmarkes in den langen Röhrenknochen. Allmählicher Übergang in Fibrose. Zuletzt kann kein Markmaterial aspiriert werden.
Chemische Befunde: Vitamin-B_{12}-Gehalt und zusätzliche Vitamin-B_{12}-Bindungskapazität des Serums erhöht. Harnsäure erhöht, bis zur sekundären Gicht. Histamin im Serum und Harn erhöht. Unspezifische Vermehrung von IgG und IgM, vereinzelte Fälle von Paraproteinämie ohne Myelomzeichen.
Verlauf: Stadium der Erythrocytose 5–20 Jahre; dann folgt ein Stadium mit normaler Erythrocytenzahl, zuletzt eine hochgradige Anämie (Hb 6–8 g/100 ml) im Stadium der Myelofibrose. Selten Ausgang in akute Leukämie. Lebenserwartung ca. 13 Jahre nach Diagnosestellung.

Therapie
Ohne Behandlung ist die Prognose schlecht. Entweder wiederholte Aderlässe oder Radiophosphor-Therapie (3–5 mCi i.v.). Cytostatica (Myleran, Chlorambucil und Endoxan) weniger empfehlenswert. Keine drastische Erhöhung der Leukämierate. Der Übergang in Myelofibrose ist nicht therapieinduziert. Polycythämiker können Blut spenden (keine Übertragung).

Sekundäre Polycythämie ▶

Definition
Isolierte Erythrocytose mit Vergrößerung der zirkulierenden Erythrocytenmasse bei bekanntem Grundleiden. Im Gegensatz zur primären Polycythämie ohne Leucocytose, Thrombocytose und extramedulläre Blutbildung!

Ätiologische Klassifizierung
Kompensatorische (hypoxische) Polycythämie entsteht durch gesteigerte Erythropoietinbildung infolge Gewebshypoxie als notwendige Anpassungserscheinung. Vorkommen:
Erniedrigter Atmosphärendruck (Höhenanpassung).
Pulmonale Erkrankungen (Sauerstoffuntersättigung des arteriellen Blutes).
Kardiovasculäre Erkrankungen (Rechts-Links-Shunt bei Vitien und arteriovenösen Aneurysmen).
Alveoläre Hypoventilation (zentraler und peripherer Ursache: Pickwickier-Syndrom).
Abnorme Hämoglobine (Hb Yakima u.a. mit erhöhter O_2-Affinität und daher mangelhafter O_2-Abgabe im Gewebe).
Cobalt-Behandlung (Hemmung der Gewebsoxydation durch unklaren Mechanismus).
Nichtkompensatorische Polycythämie entsteht bei abnormer nicht hypoxischer Erythropoietinbildung bzw. Stimulation der Erythropoese. Vorkommen:

Renovasculäre Erkrankungen (Erythropoietinbildung infolge lokaler Ischämie; wegen gleichzeitiger Schädigung des Gewebes oft wenig ausgeprägt).
Nierencysten und Hydronephrose (Erythropoietin im Cysteninhalt, evtl. vermehrte Sekretion im angrenzenden komprimierten Gewebe).
Nierentumoren (1–3% der Fälle; teils Erythropoietinsekretion der Tumoren, teils wohl Kompressionseffekte).
Hepatome (Ursache unklar, wahrscheinlich extrarenales Erythropoietin).
Cerebellare Hämangiome (zentralnervöser Effekt, nicht genau geklärt).

Klinik

Symptome: Krankheitserscheinungen des Grundleidens. Dazu intensive Rötung der Haut (Gesicht, Akren), Zirkulationsstörungen, seltener thrombotische Komplikationen. Bei den Fällen mit kompensierender Polycythämie führen Aderlässe wegen zunehmender Gewebshypoxie zur Verschlechterung. Im Knochenmark Erythropoesesteigerung; Erythrocytenzahl, Hämoglobin und Hämatokrit im peripheren Blut stark erhöht. Erythropoietin im Blut erhöht. Sauerstoffsättigung in den kompensatorischen Fällen herabgesetzt. Kein Milztumor, Alkalische Leukocytenphosphatase und B_{12}-Bindungskapazität normal. Bluthistamin nicht erhöht.
Therapie: Behandlung des Grundleidens.

Relative (falsche) Polycythämie ▶

Definition

Erhöhter venöser Hämatokrit bei normaler oder verminderter zirkulierender Erythrocytenmasse. Keine echte Erythrocytose, keine Erythropoesesteigerung, Erythropoietinbildung normal. Synonym: Pseudopolycythämie.

Ätiologie und Pathogenese

Symptomatische Pseudopolycythämie: Störungen des Flüssigkeitshaushaltes, die zur Verminderung des Plasmavolumens führen (Dehydratation, Verbrennungen, M. Addison); Hämokonzentration.
Idiopathische Pseudopolycythämie: Erhöhter venöser Hämatokritwert bei normaler zirkulierender Erythrocytenmasse, verbunden mit Hypertonie, Hypercholesterinämie, Hyperurikämie und kardiovaskulären bzw. thrombotischen Komplikationen. Ursache unklar, konstitutionelle Disposition wahrscheinlich. Direkte Messungen des Plasmavolumens ergaben Werte an der unteren Normgrenze, direkte Messungen des gesamten zirkulierenden Erythrocytenvolumens ergaben Werte an der oberen Normgrenze. Der aus beiden Werten ermittelte Gesamtkörperhämatokrit ist normalerweise niedriger als der venöse Hämatokrit (wegen des höhe-

ren Plasmaanteils im Kapillarbett), Umrechnungsfaktor 0,9. Der erhöhte Hämatokrit bei dieser Pseudopolycythämie ergibt sich aus der gegensinnigen Plasma- und Erythrocytenvolumenabweichung innerhalb des Normalbereiches.

Klinik

Symptomatische Form: Klinische Erscheinungen je nach Grundkrankheit; meistens akute Krankheitsbilder. Jedes Lebensalter.
Idiopathische Form: Bevorzugt erkranken adipöse Männer in mittleren Jahren, die unter Spannung und psychischem Streß stehen, rauchen und viel Alkohol trinken. In der Praxis kein seltenes Vorkommnis. Oft coronare Herzkrankheit und periphere arterielle Verschlußkrankheit (Risikofaktoren: Hochdruck, Hyperlipämie, Übergewicht, Hyperurikämie).
Diagnose: Mit Sicherheit nur durch Bestimmung der zirkulierenden Erythrocytenmasse mit ^{51}Cr-markierten Eigenerythrocyten zu stellen.
Therapie: Radiophosphorbehandlung und Aderlässe nicht indiziert. Notwendig sind Gewichtsreduktion, cholesterinsenkende Diät und Medikamente, Aufgabe des Rauchens, Alkoholbeschränkung; bei manifesten Thrombosen Antikoagulantien. Die Erhöhung des venösen Hämatokrits scheint in diesen Fällen kein pathogenetischer Faktor zu sein. Der Hochdruck verschwindet oft nach Gewichtsreduktion, andernfalls gibt man Antihypertonica.

B. Krankheiten des leukocytären Systems

1. Physiologie der Leukocyten

Das weiße Blutbild ▶ **Normalwerte für Erwachsene**

Gesamtzahl der Leukocyten: 4000–9000

Neutrophile	
Stabkernige:	0– 5%
Segmentkernige:	50–70%
Eosinophile:	2– 4%
Basophile:	0– 1%
Lymphocyten:	21–40%
Monocyten:	1– 6%

Normalwerte für Kinder

Gesamtzahl der Leukocyten: 8000–12000

Neutrophile	
Stabkernige:	0–10%
Segmentkernige:	25–65%

Eosinophile:	1– 5%
Basophile:	0– 1%
Lymphocyten:	25–50%
Monocyten:	1– 6%

Granulopoese ▶ **Übersicht**

Alleiniger Bildungsort der Granulocyten ist das Knochenmark. Aus den unipotenten Stammzellen der Granulopoese (morphologisch nicht identifiziert) gehen als erste definierte Vorstufe die Myeloblasten hervor. Es folgen 5–7 Teilungsschritte, in deren Verlauf eine Differenzierung vom Myeloblasten über den Promyelocyten zum Myelocyten stattfindet. Damit ist die mitotische Phase der Granulopoese beendet. Es schließt sich ein nichtmitotischer Reifungsprozeß an, der vom Metamyelocyten (Jugendlichen) über den Stabkernigen zum Segmentkernigen führt. Die mitotische Phase dauert 4 Tage, die postmitotische Reifungsphase etwa 5 Tage. Prozentuale Aufgliederung der weißen Reihe im Knochenmark:

Myeloblasten (1%) Promyelocyten (3%) Myelocyten (12%)	mitotischer Pool
Metamyelocyten (16%) Stabkernige (12%) Segmentkernige (7%)	postmitotischer Pool

Normalerweise werden nur Stabkernige und Segmentkernige aus dem Knochenmark in das periphere Blut ausgeschwemmt. Sie bilden zusammen die mobilisierbare Granulocytenreserve des Knochenmarkes, die etwa 15mal so groß ist, wie der gesamte Granulocytenpool im Blut. Bei starkem Granulocytenbedarf werden auch Metamyelocyten an das zirkulierende Blut abgegeben.

Morphologie

Myeloblasten: Große Zellen (Durchmesser 15–20 μm) mit tief basophilem schmalem granulafreiem Plasmasaum und feinstrukturiertem Kern, der mehrere helle Nucleolen aufweist.

Promyelocyten: Den Myeloblasten ähnlich, doch enthält das basophile Plasma perinucleäre azurophile Granula (= Lysosomen).

Myelocyten: Auf dieser Stufe Differenzierung in neutrophile, eosinophile und basophile Myelocyten. Große Zellen (Durchmesser 16–24 μm) mit rötlich aufhellendem Plasma, das seine Basophilie nach und nach verliert. Neutrophile Myelocyten haben azurophile und spezifische neutrophile Granula (purpurfarben); eosinophile M. sind mit gelb-roten oder orangefarbenen fischrogenartigen Granula angefüllt; basophile M. enthalten dunkle grobe Granula, die auch den Kern überdecken.

Metamyelocyten: Kleiner als Myelocyten, mit exzentrischem Kern, dessen Chromatin verklumpt ist. Granula je nach Zelltyp.

Plasma blaßrot. Diese Zellen verlieren die Teilungsfähigkeit und differenzieren sich durch Streckung und Segmentierung des Kerns zu den folgenden Formen weiter.

Stabkernige Granulocyten: Bandförmiger Kern, Einschnürungen nur bis zur Hälfte des Durchmessers. Plasma wie bei reifen Granulocyten.

Segmentkernige Neutrophile: Durchmesser 12–15 μm. 10–20% der Granula sind azurophil und stellen Lysosomen dar, die eine Enzymausstattung zur Gewebszerstörung (Hydrolasen, DNS-asen, RNS-asen, Peroxydase, Lysozym etc.) und basische Proteine mit antibakterieller Wirkung enthalten. 80–90% der Granula sind neutrophil und enthalten hauptsächlich eine unspezifische alkalische Phosphatase, daneben etwas Lysozym. Durch Zonenzentrifugierung konnte noch ein dritter Granulatyp mit sauren Hydrolasen und anderen Enzymen abgetrennt werden.

Segmentkernige Eosinophile: Die groben gelbroten Granula enthalten die meisten lysosomalen Enzyme, sind aber etwas anders als die azurophilen Granula zusammengesetzt.

Basophile Granulocyten: Grobe, große, metachromatische Granula in dichter Ansammlung, auch oberhalb des Kernes, der verdeckt sein kann. Die Granula enthalten saure Mucopolysaccharide (vermutlich Heparin), Hyaluronsäure und Histamin.

Regulation der Granulopoese

Ein dem Erythropoietin analoges Granulopoietin ist nicht bekannt. Bei stärkerem Verbrauch an Granulocyten nimmt deren Produktion im Knochenmark zu, man vermutet durch Verminderung einer Inhibitorwirkung reifer Granulocyten auf das Knochenmark.

Kinetik der Granulocyten ▶

Verteilung der Granulocyten

Granulocytenreserve des Knochenmarkes (MGR: mark granulocyte reserve): beträgt das 15 fache der Granulocytenmenge des peripheren Blutes.

Granulocyten des peripheren Blutes: Die Hälfte der Granulocyten zirkuliert frei, die andere Hälfte haftet reversibel an den Wandungen der Venolen und Capillaren in der Peripherie. Man unterscheidet daher den *zirkulierenden Granulocytenpool* (CGP) und den *marginalen Granulocytenpool* (MGP). Die Zahl der Granulocyten im Blut kann sich ohne Änderung der Granulopoese nach beiden Richtungen verschieben: Anstieg bei Mobilisierung des MGP, Abfall bei Vergrößerung des MGP auf Kosten der zirkulierenden Granulocyten.

Granulocyten im Gewebe: Hier üben sie ihre Hauptfunktion, die Phagocytose, aus und gehen danach zugrunde. Granulocyten, die ins Gewebe (auch in den Harn, das Darmlumen und das Bronchialsekret) ausgewandert sind, kehren nicht in den Kreislauf zurück. Die Abbaurate und die Produktionsrate halten sich normalerweise das Gleichgewicht. Große Granulocytenmengen können ohne stärkere Leukocytose ins Gewebe gelangen.

Lebensdauer

Das zirkulierende Blut dient den hauptsächlich zur Funktionsausübung im Gewebe bestimmten Granulocyten nur als Transportmittel. Daher entspricht die Verweildauer im Blut (Halbwertszeit 6–7 Std.) nicht der Lebensdauer der Granulocyten. Im Gewebe überleben sie je nach Inanspruchnahme bis zu 5 Tagen. Bei funktioneller Minderwertigkeit (zirkulierende Myeloblasten bei Leukämie) sind die Verweildauer im Blut und die Lebensdauer im Gewebe verlängert (gestörte Chemotaxis und fehlende Phagocytenfunktion; s. unten).

Funktion der Granulocyten ▶

Ansammlung im Bereich von Läsionen

Hauptaufgabe der Granulocyten ist die Abwehr von Schäden durch Phagocytose von Bakterien, Fremdstoffen, nekrotischem Material u.a. Die Ansammlung am Ort der Schädigung erfolgt durch chemotaktische Anziehung: Adhäsion der Granulocyten in den Capillaren, aktive Auswanderung durch das Endothel, Eindringen ins Gewebe. Chemotaktisch wirken Komplementfaktoren und Bakterienstoffe. Ein chemotaktischer Defekt für gramnegative Erreger mit entsprechender Abwehrschwäche wurde klinisch beschrieben.

Opsonisation

Die Phagocytose wird durch Opsonine vorbereitet; sie bedecken den Fremdstoff (z.B. Bakterien), worauf dieser von den Granulocyten aufgenommen werden kann. Opsonine sind heterogen; zu ihnen gehören neben Immunglobulinen eine Anzahl undefinierter Plasmafaktoren. Angeborene Defekte der Opsonine verhindern die Abwehr bestimmter Erreger.

Phagocytose

Nach Oberflächenkontakt mit dem Granulocyten hüllt dieser den Fremdkörper durch Umfließen mit Plasma ein. Der Fremdkörper schwimmt jetzt in einer intracellulären Vacuole. In die Vacuole entleeren die verschiedenen intracellulären Granula ihre zerstörenden Enzyme, der Fremdstoff wird abgebaut. Bei den Granulocyten geht anschließend auch die Zelle zugrunde, bei den Monocyten kann der Vorgang wiederholt werden. Aus zugrundegehenden Granulocyten werden chemotaktische Stoffe zur Anziehung von Monocyten freigesetzt, die weitere Aufräumungsarbeit leisten. Bei der chronischen granulomatösen Krankheit der Kinder ist die intracelluläre Zerstörung des phagocytierten Materials bestimmter Bakterien gehemmt.

Funktion der Lymphocyten ▶

Antikörperbildung

Die Lymphocyten sind als Vorstufen der Plasmazellen an der

Infektabwehr durch Antikörper maßgeblich beteiligt (s. immunologisches Kapitel).

Celluläre Immunreaktionen

Spezifisch determinierte Lymphocyten bewirken die Immunreaktionen vom cellulären Typ und üben damit eine wichtige biologische Schutzfunktion aus (s. immunologisches Kapitel).

2. Klinik der leukocytären Erkrankungen

Leukocytosen ▶ **Neutrophile Granulocytose (Neutrophilie)**

Erhöhung der absoluten Leukocytenzahl des Blutes durch Vermehrung der neutrophilen Granulocyten. Die wichtigsten Ursachen sind:

Bakterielle Infektionen: Initial erfolgt eine Mobilisierung des Markdepots (MGR), in dem die Stabkernigen einen höheren Anteil haben als die Segmentkernigen; daher Zunahme der Gesamtzahl und des Stabkernigenanteils (Linksverschiebung) im peripheren Blut. Im Stadium der Anpassung oder Heilung wird durch Produktionssteigerung bzw Abnahme des Neutrophilenbedarfes eine Wiederauffüllung des Markdepots erreicht. Gleichzeitig verschwindet die Linksverschiebung; zuletzt normalisiert sich auch die Leukocytenzahl. Bei schwersten Infektionen mit großem peripheren Granulocytenverbrauch findet man eine starke Linksverschiebung bei wenig erhöhter, normaler oder sogar verminderter Gesamtzahl der Neutrophilen.

Adrenalin, Streß, physikalische Reize: Transitorische Zunahme der neutrophilen Granulocyten ohne Linksverschiebung, also nicht durch Entleerung der Markdepots. Der Anstieg der Zellzahl kommt durch Mobilisierung des marginalen Neutrophilenpools zustande (Pseudoneutrophilie).

Cortisol und Prednison: Mobilisieren die Markreserve und erhöhen die Verweildauer der Neutrophilen im Blut (durch Hemmung der Auswanderung ins Gewebe).

Nichtinfektiöse Prozesse: Linksverschiebung und Neutrophilie bei: akuten Blutungen, hämolytischen Krisen, Gichtanfällen, Gewebsschäden durch Herzinfarkt, Lungenembolie, Verbrennungen etc.

Intoxikationen: Urämie, diabetische Acidose, Ileus, Benzol, Ätiocholanolol, Endotoxin.

Tumoren: Verschiedene Carcinome, M. Hodgkin.

Polycythaemia vera: Primäre Proliferationssteigerung der Stammzellen. Auch extramedulläre Granulopoese, daher unreife Vorstufen im Ausstrich.

Eosinophile Granulocytose (Eosinophilie)

Bei erhöhtem Eosinophilenbedarf mit entsprechender Produktionssteigerung der Eosinophilen. Die Gesamtzahl der Leukocyten kann dabei normal sein. Eosinophile werden chemotaktisch vor allem von Antigen-Antikörperkomplexen angezogen und haben analoge Phagocytenfunktionen wie die Neutrophilen. Vorkommen:

Infektion mit Parasiten: Ascaridiasis, Cestodenbefall, Trichinosis u.a.

Allergische Krankheiten: Heufieber, Asthma, Drogenallergie, Panarteriitis nodosa.

Hautkrankheiten: Psoriasis, Ekzeme, Mycosis fungoides u.a.

Malignome: M. Hodgkin, Eosinophilenleukämie, epitheliale Tumoren.

Basophile Granulocytose (Basophilie)

Vermehrung des Anteils der basophilen Granulocyten bei normaler oder erhöhter Leukocytenzahl. Vorkommen: Allergische Reaktionen, Polycythämie, myeloische Leukämie, Mastzellenleukämie, nach Splenektomie, bei Carcinomen u.a. Krankheitszuständen, insgesamt selten.

Lymphocytose

Physiologische Lymphocytose: Im Kindesalter bis zum 4. Lebensjahr.

Akute Infektionen:

Absolute Lymphocytose: Pertussis, infektiöse Mononucleose, Lymphocytosis infectiosa.

Relative Lymphocytose: Masern, Rubeolen, Varicellen, Mumps, Brucellosen, Typhus, Paratyphus.

Chronische Infektionen: Tuberkulose, Syphilis.

Lymphatische Leukämie: Akute und chronische Form.

Endokrine Störungen: Hyperthyreose, Nebennierenrindeninsuffizienz.

Monocytose

Absolute Vermehrung der Monocyten: bei Kindern > 750, bei Erwachsenen > 500/mm^3. Vorkommen:

Hämatologische Krankheiten: Monocytenleukämie, lymphatische Leukämie, myeloische Leukämie, M. Hodgkin und Retikulosen, Neutropenien, hämolytische Anämien.

Kollagenkrankheiten: Lupus erythematodes, Panarteriitis nodosa, rheumatoide Arthritis, Dermatomyositis.

Infektionen: Endokarditis, Tuberkulose, Mononucleose, Hepatitis.

Darmaffektionen: Colitis ulcerosa, Enteritis regionalis.

Leukopenien ▶

Ätiologie und Pathogenese der Neutropenie

Verminderung der neutrophilen Granulocyten durch herabgesetzte bzw. ineffektive Granulopoese oder durch gesteigerten Neutrophilenabbau (Destruktion und Utilisation in der Peripherie, verstärkter Abbau im RES und in vergrößerter Milz). Bildungsstörung und beschleunigter Zelluntergang können kombiniert vorkommen. Die Ursachen im einzelnen:

Physikalische und chemische Noxen mit dosisabhängiger Wirkung: Neutropenie tritt bei bestimmter Dosierung regelmäßig auf: Ionisierende Strahlen, alkylierende Cytostatica, Antimetaboliten, Mitoseinhibitoren, Benzol, Daunomycin.

Idiosynkrasie gegenüber Drogen: Analgetica, Anticonvulsiva, Antihistaminica, Thyreostatica, Antibiotica, Phenothiazine. Individuelle Disposition Voraussetzung. Soweit bekannt keine Antikörperbildung, kein Immunmechanismus. Akutes Auftreten nach kleiner Dosis oder nach länger dauernder Verabreichung einer normalen Dosis. In Analogie zur hämolytischen drogeninduzierten Anämie bei Glucose-6-Phosphatdehydrogenase-Mangel denkt man an genetisch bedingte Enzymdefekte, die den Abbau der Medikamente beeinträchtigen.

Infektionen: Bakterielle Infektionen (Salmonellosen, Brucellosen, Tuberkulose) und schwere Sepsis mit hohem Granulocytenverbrauch. Virusinfektionen (Influenza, Hepatitis, Mononucleose) verursachen leichte Neutropenien.

Hämatologische Krankheiten: Aplastische Anämien (s. dort), Hypersplenismus, paroxysmale nächtliche Hämoglobulinurie, akute Leukämien, Myelom.

Mangelzustände: Vitamin B_{12}- und Folsäuremangel, Kachexie.

Kollagenosen: Lupus erythematodes u. a. (Autoantikörper).

Kongenitale und familiäre Neutropenie: Seltene Formen.

Klinik

Die Neutropenie führt zur Verminderung der Infektresistenz. Unterhalb von 1000 Neutrophilen/mm^3 deutliche Gefährdung, unterhalb von 500/mm^3 fast immer Sekundärinfekte. Eine nicht selten vorhandene kompensatorische Vermehrung der Monocyten verbessert den Infektschutz. Infektlokalisationen: Haut, Achseln, Perianalregion, Mundhöhle, Rachen, Lungen. Anfälligkeit gegen alle Bakterien, auch gegen Candida. Im übrigen bestehen die Symptome des jeweiligen Grundleidens. Diagnose durch Blutbild und Sternalpunktat.

Therapie

Antibiotica, Prednison, Behandlung des Grundleidens.

Agranulocytose ▶

Ätiologie und Pathogenese

Plötzlich einsetzende allergische Granulocytopenie mit Zusammenbruch der leukocytären Infektabwehr. Zerstörung der Granulocyten im Markdepot und im peripheren Blut durch Antigen-Antikörperkomplexe, die an die Zellen gebunden werden. Als Hapten ist meistens Pyramidon verantwortlich.

Klinik

Fieber, Schüttelfrost, nekrotisierende Angina, Mundschleimhautläsionen, Ulcerationen am Anus und Genitale, Pneumonien. Manchmal Schock mit passagerem Nierenversagen (intravasaler Leukocytenzerfall). *Blutbild:* Keine Granulocyten, Gesamtzahl der Leukocyten unter $2000/mm^3$, vereinzelte Plasmazellen (prognostisch günstig), sonst nur Lymphocyten. *Sternalmark:* Myelocyten und Promyelocyten (mitotischer Pool) vorhanden, Jugendliche, Stabkernige und Granulocyten fehlen weitgehend, Plasmazellenvermehrung. Differentialdiagnose gegen Leukämie: Keine Beteiligung der Erythrocyten und Thrombocyten.

Therapie und Verlauf

Breitbandantibiotica, besser hochdosiertes Penicillin oder Binotal, dazu Prednison (30–50 mg tgl.). Evtl. Bluttransfusionen. Unter dieser Behandlung gewöhnlich Spontanremission mit überschießender Granulocytose (bis 30000) innerhalb von 6–10 Tagen.

Akute Leukämien ▶

Ätiologie

Maligne Erkrankungen des hämatopoetischen Gewebes, die zu den Neoplasien gezählt werden. Die Ursache ist unbekannt. Die virusinduzierten Leukämien bei Mäusen, Meerschweinchen und Hühnern sind denen des Menschen nicht gleichzusetzen. Begünstigend beim Menschen wirken: genetische Disposition (Konkordanz bei eineiigen Zwillingen), ionisierende Strahlen (Hiroshima) und chemische Substanzen (Benzol). Elektronenmikroskopisch wurden in Leukämiezellen virusähnliche Gebilde nachgewiesen. Infektiosität besteht nicht. Man diskutiert die Inkorporation eines spezifischen Virus-Genoms in hämatopoetische Zellen, das seine mutierende Wirkung aber erst unter begünstigenden äußeren Faktoren entfalten kann.

Klassifikation

Die Einteilung erfolgt nach morphologischen und cytochemischen Kriterien:

Akute lymphatische Leukämie: Lymphoblasten mit rundlichen Zellkernen, hohe Kern/Plasma-Relation, keine Auerstäbchen. Positive PAS-Reaktion (periodic acid Schiff reaction) mit körnigen Präcipitaten im Cytoplasma; alle anderen cytochemischen Reaktionen sind negativ.

Akute myeloische Leukämie: Gemeinsames Kennzeichen der Unterformen ist die negative oder zu schwacher diffuser Färbung des Cytoplasmas führende PAS-Reaktion. Weitere Differenzierung in:

Myeloblastenleukämie: Blastenförmige, nicht gelappte Kerne, Kern/Plasma-Relation nicht hoch. Oft positive Sudan-Schwarz-Färbung; da Granula in der Regel fehlen, nur wenige Zellen mit positivem Ausfall der Peroxydase-Reaktion und der Reaktion auf Naphthol-AS-D-Chloracetat-Esterase; sie ermöglichen aber den Ausschluß einer Lymphoblastenleukämie.

Promyelocytenleukämie: Zellen vom promyelocytären Typ, peroxydase-positiv, positive Reaktion auf die Naphthol-AS-D-Chloracetat-Esterase. Im Cytoplasma oft Auerstäbchen (entstehen aus atypischen azurophilen Granula).

Monocytenleukämie: Zellen vom monocytären oder promonocytären Typ mit gelappten Kernen; negative Reaktionen für Peroxydase und Naphthol-AS-D-Chloracetat-Esterase, positive Reaktion für Naphthol-AS-Acetat-Esterase (hemmbar durch Natriumfluorid im Gegensatz zu myeloischen Zellen) und Alpha-Naphthylacetat-Esterase. Bei der *myelomonocytären Mischform* haben die Leukämiezellen monocytäres Aussehen, im Mark finden sich peroxydasepositive Promonocyten mit NaF-hemmbarer Naphthol-AS-Acetat-Esterase. Die Erklärung für das Auftreten solcher Mischformen ist die Abstammung der Monocyten und Granulocyten von einer gemeinsamen undifferenzierten Stammzelle des Knochenmarkes.

Erythroleukämie: Erythroblasten mit unregelmäßigem Kern (Paraerythroblasten) und Myeloblastenwucherung im Knochenmark. In manchen Erythroblasten abnorme positive PAS-Reaktion.

Anmerkung: Therapeutische und prognostische Bedeutung hat vor allem die Unterscheidung von akuter lymphatischer und myeloischer Leukämien. 10% aller akuten Leukämien sind nach den obigen Kriterien nicht differenzierbar und scheinen sehr unreife Formen zu repräsentieren.

Klinik

Vorkommen: Größte Häufigkeit zwischen dem 1.–5. Lebensjahr (überwiegend akute lymphatische L.) und nach dem 50. Lebensjahr (überwiegend akute myeloische L.). Männer erkranken etwas häufiger.

Klinische Symptome: Bei allen Formen gleichartig; ergeben sich aus der Insuffizienz des Knochenmarkes und den extramedullären leukämischen Infiltraten. Der Beginn ist meistens akut mit Fieber und hämorrhagischen Manifestationen; gelegentlich subakuter, im Alter auch schleichender Krankheitsausbruch.

Anämiefolgen: Müdigkeit, Schwäche, gesteigerte Erschöpfbarkeit.

Leukopeniefolgen: Resistenzverlust, fieberhafte in Sepsis übergehende Infekte, Angina, Nekrosen der Mundschleimhaut, manchmal kein lokalisierbarer Herd. Alle Bakterien, auch Pilze kommen als Erreger in Betracht.

Thrombopeniefolgen: Spontanblutungen der Schleimhäute (Zahnfleisch, Nase, Magen-Darm-Trakt), petechiale Blutungen, Hämatome, Subarachnoidalblutungen etc. Bei Promyelocytenleukämien intravasale Gerinnung, auch generalisierte Fibrinolyse. Rumpel-Leede-Phänomen positiv.

Extramedulläre Zellinfiltrate: Lymphknoten-, Milz- und Leberschwellung. Bei akuter lymphatischer L. besonders Lymphknoten und Milz vergrößert, bei akuter myeloischer Leukämie in 50% der Fälle Milztumor (meistens leukämische Formen).
Hämatologischer Befund: Anämie, Thrombopenie, Granulocytopenie bei normaler, verminderter oder erhöhter Gesamtleukocytenzahl (2000 bis 50000/mm^3); dementsprechend unterscheidet man leukämische und aleukämische akute Leukosen. Im Differentialblutbild neben wenigen reifen Formen ganz unreife Elemente, keine Zwischenformen (Hiatus leucaemicus). Sternalpunktat: Wucherung des jeweiligen Leukämie-Zelltyps unter Verdrängung der normalen hämatopoetischen Elemente. Blutbild und Knochenmarksbefund sichern die Diagnose.

Therapie

Unspezifische Maßnahmen: Antibiotica (Penicillin + Gentamycin u.a.), Bluttransfusionen, Fibrinogeninfusionen bzw. Antifibrinolytica.
Spezifische Chemotherapie: Zur Verfügung stehen folgende Mittel:
Prednison (synthetisches NNR-Steroid): lysiert Lymphocyten und Lymphoblasten, hemmt in hoher Dosis DNS- und RNS-Synthese.
Vincristin (natürliches Alkaloid): Mitosehemmstoff (stört Spindelbildung) und Inhibitor der DNS- und RNS-Synthese.
Daunoblastin (natürliches Antibioticum): hemmt DNS- und RNS-Synthese.
Methotrexat (Folsäureantagonist): hemmt DNS-Synthese.
6-Mercaptopurin (Purinantagonist): hemmt Purin- und DNS-Synthese.
Cytosin-Arabinosid (Pyrimidinantagonist): hemmt DNS-Synthese.
Cyclophosphamid (Endoxan): hemmt DNS-Vermehrung.
Chemotherapie der akuten lymphatischen Leukämie: Gliedert sich in folgende Abschnitte:
Remissionseinleitung: Prednison (täglich 60 mg/m^2 Körperoberfläche, oral) + Vincristin (1 × wöchentl. 2 mg/m^2, i.v.); Dauer bis zur Normalisierung von Blutbild, Knochenmarksausstrich und Lymphknoten- und Milzschwellung (etwa 3–6 Wochen). Statt Vincristin auch Daunoblastin geeignet.
Konsolidierung: Nach Eintritt der Remission alle 14 Tage an 5 aufeinander folgenden Tagen Methotrexat 12–18 mg/m^2 tgl. oral. Dauer 8 Monate, auch wenn keine Rückfälle eintreten. Evtl. zusätzliche einwöchige Prednison-Vincristin-Behandlung (wie oben) jeden Monat.
Erhaltungstherapie: Nach der Konsolidierung für mindestens 2 Jahre zweimal wöchentlich 30 mg Methotrexat/m^2 oral.
Resultate: Initiale Remissionsrate bei Kindern über 90%, bei Erwachsenen über 50%. Überlebensrate bei Kindern nach 4 Jahren 20%, bei Erwachsenen wesentlich niedriger.

Chemotherapie der akuten myeloischen Leukämie: Monotherapie ungenügend. Besonders wirksam ist Cytosin-Arabinosid (1–3 mg/kg Körpergewicht i.v., tgl. an 5 Tagen hintereinander); es wird meistens mit Daunomycin (1,5 mg/kg i.v. tgl. für 5 Tage), 6-Mercaptopurin (2–2,5 mg/kg oral tgl.) oder Cyclophosphamid (50–100 mg oral tgl.) kombiniert. Dazu Prednison (50–100 mg tgl.).

Resultate: Initiale Remission in 40–50% der Fälle; Rezidive nach Monaten. Überlebenszeit wenige Wochen bis zu einem Jahr.

Therapiekomplikationen: Myelosuppression, Erbrechen, Gewichtsabnahme, Neuropathie, Leberschäden, Infektionen, Haarausfall, Cushing-Syndrom, Diabetes.

Chronische myeloische Leukämie ▶

Ätiologie

Der neoplastischen medullären und extramedullären Granulopoese liegt eine erworbene Chromosomenanomalie (Ph^1 = Philadelphia-Chromosom) zugrunde, die durch ionisierende Strahlen und chemische und andere mutagene Einflüsse entstehen kann. Der Chromosomendefekt betrifft die multipotenten Stammzellen des Knochenmarkes, denn er zeigt sich auch in den Erythroblasten und Megakaryocyten. Die mutierte Stammzelle hat einen ungeklärten Proliferationsvorteil und überwuchert mit dem aus ihr hervorgehenden Zellklon das normale hämatopoetische Gewebe. Dominierend ist die Wachstumskapazität der granulocytären Vorstufen; Erythroblasten und Megakaryocyten mit dem Ph^1-Chromosom proliferieren nur selten verstärkt (simultane Erythrocytose und Thrombocytose). Das Auftreten des Ph^1-Chromosoms begünstigt weitere chromosomale Anomalien, daher vermutlich die häufigen bösartigen Myeloblastenschübe nach 3–4jähriger Krankheitsdauer.

Klinik

Vorkommen: Auf 100000 Einwohner jährlich 1–2 Todesfälle an chronischer myeloischer Leukämie. Häufigkeitsgipfel zwischen dem 25. und 45. Lebensjahr.

Symptome: Schleichender Beginn mit Müdigkeit, Schwäche, Schweißausbrüchen und subfebrilen Temperaturen. Dazu Knochenschmerzen und Druckgefühl im Oberbauch infolge Milzschwellung, später auch Hepatomegalie. Allgemeine Stoffwechselsteigerung führt zu Gewichtsverlust. Blutungen (Haut, Hämaturie, Retina) bei Thrombocytose oder Thrombopenie. Kopfschmerzen, protrahierte Infektionen und sekundäre Gichtanfälle (erhöhter Harnsäureanfall) relativ selten. Deutliche Hautblässe. In der Regel keine Lymphome.

Hämatologischer Befund: Leukocyten zwischen 20000 und 500000/mm³, Hb 9–12 g/100 ml, Erythrocyten 3–4,5 Mill./mm³, Thrombocyten 20000–1000000/mm³. Differentialblutbild: 35 bis 50% neutrophile Segmentkernige, 25–30% Stabkernige, 12–18% Metamyelocyten, 6–10% Myelocyten, 2–4% Promyelocyten,

1–3% Myeloblasten, 4–6% Eosinophile, 4–5% Basophile, 1–5% Lymphocyten, 2–5% Monocyten, 1–3% kernhaltige rote Zellen. Knochemarkspunktat: Extreme Zunahme der Granulopoese mit allen Zwischenstufen (etwa den normalen Relationen entsprechend), Vermehrung der Megakaryocyten, Verdrängung der Erythropoese. Die Gesamtmasse des myeloischen Gewebes nimmt auf das 5–10fache zu. Im Milzpunktat myeloische Elemente. Die alkalische Leukocytenphosphatase der reifen Granulocyten ist stark vermindert.

Serumbefunde: Hyperurikämie, Erhöhung der LDH, extreme Erhöhung des Vitamin B_{12}-Gehaltes (B_{12}-bindende Proteine werden aus zerfallenden Granulocyten freigesetzt).

Differentialdiagnose: Abgrenzung gegen Myelofibrose durch deren leeres Knochenmark und erhöhte alkalische Leukocytenphosphatase. Abgrenzung gegen leukämoide Reaktionen mit starker Leukocytose (metastasierende Tumoren, Infektionen, Tuberlose) durch die Verminderung der alkalischen Leukocytenphosphatase und das Ph^1-Chromosom bei chronischer myeloischer Leukämie.

Therapie und Verlauf

Unspezifische Maßnahmen: Infektprophylaxe, Bluttransfusionen.

Spezifische Chemotherapie: Myleran (Busulfan) initial 4–8 mg tgl., Dauertherapie mit 2 mg tgl. oder weniger. Auch andere alkylierende Substanzen können versucht werden (Chlorambucil, Cyclophosphamid). Lokale Milzbestrahlung.

Lebenserwartung: Im Durchschnitt 3–5 Jahre nach Stellung der Diagnose. Gleichmäßige Progredienz für 2–4 Jahre, danach oft akute Verschlechterung durch Myeloblastenschub, der nach den Regeln der akuten myeloischen Leukämie zu behandeln ist. Das Terminalstadium dauert meistens nur wenige Monate. Weitere Komplikationen: Milzinfarkte, Milzruptur, Herzinsuffizienz durch chronische Anämie, Osteoporose.

Chronische lymphatische Leukämie ▶

Ätiologie

Neoplastische Wucherung lymphatischer Stammzellen aus unklarer Ursache. Im Gegensatz zur chronischen myeloischen Leukämie keine Verursachung durch ionisierende Strahlen. Dagegen deutliche genetische Disposition (gehäufte familiäre Erkrankungen), Bevorzugung des männlichen Geschlechtes (2:1) und des höheren Lebensalters. Die leukämischen Lymphocyten sind funktionell minderwertig.

Klinik

Vorkommen: Häufigste Leukämieform in den westlichen Ländern. Relativ langsame Progredienz und günstige Behandlungsmöglichkeit.

Symptome: Frühzeichen sind Müdigkeit und Schwäche. Dann treten Lymphknoten- und Milzschwellung auf, auch mediastinale Lymphome mit Hustenreiz. Nicht selten sind Hautveränderungen (Pruritus, Urticaria, Zoster und spezifische lymphocytäre Hautinfiltrate, besonders im Gesicht). Weitere Infiltrationen betreffen die Leber, das periportale Gewebe (Verschlußikterus), das Herz (Myokardinsuffizienz) und die Prostata.

Hämatologischer Befund: Gesamtleukocytenzahl 10000 bis 50000/mm^3. Die absolute Zahl der Granulocyten ist manchmal leicht erhöht, oft lange Zeit normal; es dominieren die Lymphocyten (manchmal etwas größer und unreifer als normale Lymphocyten); aus ihnen entstehen bei der Präparation der Ausstriche die Gumprechtschen Kernschatten. Im roten Blutbild anfangs keine Besonderheiten. Später progrediente Anämie (Bildungsstörung und beschleunigter Abbau im lymphatischen Gewebe, manchmal autoimmunhämolytische Anämie mit positivem Coombstest). Thrombocyten anfangs normal, mit zunehmender Knochenmarksinsuffizienz Abfall auf thrombopenische Werte. Knochenmarkspunktat: schwer aspirierbar, diffus lymphatisch infiltriert (Lymphoblasten und Lymphocyten), progrediente Verdrängung der übrigen Systeme bis zur Markinsuffizienz. Hypogammaglobulinämie in 50% der Fälle.

Differentialdiagnose: Reaktive Lymphocytenvermehrungen bei Virusinfektionen sind leicht abzugrenzen. Subleukämische und aleukämische Formen der chronischen lymphatischen Leukämie stehen dem Lymphosarkom vom lymphocytären Typ nahe. Durch Cortisolgaben kann der Übergang ins leukämische Stadium induziert werden. Bei der chronischen lymphatischen Leukämie findet eine Rezirkulation der Lymphocyten aus dem Gewebe ins Blut statt, bei den Lymphosarkomen bleiben die abnormen lymphatischen Zellen im Gewebe.

Therapie und Verlauf

Die Chemotherapie im asymptomatischen Initialstadium ist wegen der langsamen spontanen Progredienz und möglicher Nebenwirkungen auf das Knochenmark umstritten. Indikationen für aktive Therapie: Chronische Schwäche und Erschöpfbarkeit, erhebliche Lymphome, hohe Leukocytenzahl, großer Milztumor, starke Knochenmarksinfiltration, Anämie, Thrombopenie. Mittel der Wahl Leukeran (Chlorambucil): initial 5–10 mg tgl., Erhaltungsdosis 2–4 mg tgl. oder jeden 2. Tag. Bei unreifen großen Lymphocyten wirkt Endoxan (Cyclophosphamid) besser, hat aber stärkere Nebenwirkungen. Man erzielt keine Vollremission, aber eine lang anhaltende Zurückdrängung der leukämischen Proliferation. Prednison wird nicht als Langzeitmittel, sondern nur als Adjuvans bei beginnender Knochenmarksinsuffizienz, thrombopenischen Blutungen und immunhämolytischer Anämie eingesetzt. Ganzkörperbestrahlung (Teletherapie mit Radiokobalt) nach neueren Erfahrungen günstig. Sekundäre Antibioticatherapie, Infektionsprophylaxe.

Lebenserwartung: Haupttodesursache sind bakterielle Infektionen (Folge der geschwächten Immunabwehr durch Antikörpermangel und Störung der cellulären Immunreaktionen). Unter sorgfältiger Therapie überleben die Patienten im Durchschnitt 5 Jahre nach Diagnosestellung, ein Drittel lebt noch 10 Jahre.

Lymphogranulomatose ▶ **Definition**

Synonym: ***Morbus Hodgkin***. Maligne, in Lymphknoten entstehende Neoplasie, die sich im lymphatischen System ausbreitet und im Verlauf alle Organe befallen kann. In den betroffenen Lymphknoten sind neoplastische Elemente (atypische einkernige Reticulumzellen = Hodgkinzellen und mehrkernige reticuläre Riesenzellen = Sternbergzellen) und reaktive Elemente (neutrophile und eosinophile Granulocyten, Lymphocyten, Plasmazellen, Histiocyten) zu einem typischen Granulationsgewebe vereinigt.

Ätiologie und Pathogenese

Die Krankheitsursache ist völlig ungeklärt. Sekundär besteht eine herabgesetzte immunologische Reaktivität, die ausschließlich die Immunreaktionen vom cellulären Typ (Spättyp) betrifft. Die Krankheit beginnt in einem einzelnen Lymphknoten (nicht multizentrisch) und breitet sich langsam, oft schubweise aus.

Histologische Klassifikation

Das histologische Bild hat prognostische Bedeutung: Ein Überwiegen der Lymphocyten ist günstig, ein Überwiegen der Reticulumzellen ungünstig zu beurteilen: (1) Diffus lymphocytäre Form (Paragranulom), (2) nodulär lymphocytäre oder histiocytäre Form, (3) noduläre Sklerose (kollagene Gewebsstränge zwischen den überwiegend lymphocytären Herden), (4) gemischtzellige Form, (5) reticuläre Form (Hodgkinsarkom).

Klinik

Vorkommen: Relativ häufig im 2. und 3. Dezennium, mit dem Lebensalter weiter zunehmend. Männer sind bevorzugt (6:4).

Symptome: Beginn meistens mit schmerzloser isolierter Lymphknotenschwellung, manchmal mit Pruritus. Selten Sofortschmerz in den befallenen Lymphknoten nach Alkoholgenuß. Mit Ausbreitung des Prozesses lokale Lymphknotenpakete, remittierendes Fieber, Anämie, Gewichtsabnahme, Körperschwäche, Schweißausbrüche.

Laborbefunde: Anämie mäßigen Grades, oft hypochrom mit niedrigem Serumeisen (Eisenabwanderung in Leber und Milz); Leukocytose mit Eosinophilie und Lymphopenie; im Verlauf durch Hypersplenismus manchmal Leukopenie und Thrombopenie. Knochenmarkspunktat: zellreich mit gesteigerter Granulopoese und Eosinophilie, vereinzelt Hodgkinzellen. Diagnose durch Lymphknotenbiopsie oder Punktion. Bei Knochen- und Leberbefall erhöhte alkalische Phosphatase, selten Hypercalcämie.

Klinische Stadieneinteilung: Für Prognose und Therapie entscheidend wichtig. Erfordert genaue körperliche Untersuchung, Röntgenuntersuchungen und Lymphographie, evtl. auch Szintigraphie:

Stadium I: Krankheit auf eine oder zwei benachbarte Lymphknoten-Gruppen auf derselben Seite des Zwerchfells beschränkt.

Stadium II: Befall von mehr als zwei Lymphknotengruppen oder zwei nicht benachbarten Lymphknotengruppen auf derselben Seite des Zwerchfells.

Stadium III: Krankheitsausbreitung auf beiden Seiten des Zwerchfells, jedoch nicht über Lymphknoten, Milz oder Rachenring hinausgehend.

Stadium IV: Befall von Knochenmark, Lungenparenchym, Leber, Knochen, Haut, Nieren, Gastrointestinaltrakt oder von jedem Gewebe oder Organ zusätzlich zum Befall von Lymphknoten, Milz und Rachenring.

Jedes Stadium wird mit der Kennzeichnung A versehen, wenn Allgemeinsymptome fehlen, mit der Kennzeichnung B, wenn Allgemeinsymptome wie Fieber, Nachtschweiß und Pruritis vorhanden sind.

Differentialdiagnose

Lymphosarkom: Lokalisiertes malignes Lymphom in Lymphknoten, Milz und extranodalem lymphoiden Gewebe. Einheitlicher lymphatischer Zelltyp verschiedenen Differenzierungsgrades. Die reifzellige lymphatische Form ist relativ gutartig. Ätiologie unklar. Klinischer Beginn mit schmerzlosen Lymphknotenschwellungen. Oft erhebliche Lymphomgröße. Allgemeinsymptome mit fortschreitender Ausbreitung. Sichere Abgrenzung vom M. Hodgkin nur histologisch.

Reticulosarkom: Lokal, häufiger multifokal entstehendes Malignom, das aus den Reticulumzellen hervorgeht. Reticulumzellen bilden die Sinus in Lymphknoten, roter Milzpulpa und Knochenmark; sie haben die Fähigkeit zu syncytialer Verknüpfung und Netzbildung. Differenzierung in phagocytierende Histiocyten und Fibroblasten auch bei geschwulstartiger Wucherung. Ätiologie unklar. Klinisch schleichender Beginn mit Lymphomen, auch akuter Ausbruch mit Fieber, Milztumor und abdominalen Lymphomen. Progredienz rascher und Allgemeinerscheinungen stärker ausgeprägt als beim Lymphosarkom. Diagnose: histologisch und cytologisch aus Lymphknotenbiopsie bzw. Punktatausstrich.

Therapie

Prinzipiell ist nur durch Radiotherapie eine totale Zerstörung und damit Heilung lymphogranulomatöser Herde möglich. Cytostatica führen zu Remissionen, aber nicht zur Ausrottung maligner

Lymphome. Therapie der Wahl im Stadium I und II hochdosierte Röntgenbestrahlung (Herddosis 4000 r), im Stadium III aus palliativer Indikation. Bei Allgemeinsymptomen Vorbehandlung mit cytostatischen Mitteln. Im Stadium III und IV Chemotherapie mit Kombinationen von Endoxan und Vincristin (Oncovin) oder Vincaleukoblastin (Velbe) und Prednison. Ferner kommen Procarbazin (Natulan) und TEM (Triäthylenmelamin) in Frage. Monotherapie weniger erfolgreich als Kombinationen. Symptomatische Behandlung mit Antibiotica, Transfusionen etc.
Lebenserwartung: Unbehandelt 2–3 Jahre. Behandelt leben 51% länger als 5 Jahre, 35% länger als 10 Jahre. Im Stadium I und II kommen unter Strahlentherapie einige Fälle zur Ausheilung. Beim Lymphosarkom und beim Reticulosarkom ist das therapeutische Vorgehen ähnlich. Lokale Prozesse werden bestrahlt. Heilungschancen wie beim M. Hodgkin bestehen bisher nicht.

Paraproteinämien ▶

Definition und Klassifizierung

Paraproteine sind monoklonale Gammaglobuline, die als chemisch homogene Immunglobulinfraktion des Serums in Erscheinung treten. Die einheitliche Struktur beruht auf der Produktion durch einen aus einer einzigen Plasmazelle hervorgegangenen Zellstamm (Klon). Jede Plasmazelle und ihre Tochterzellen bilden nur ein bestimmtes Immunglobulinmolekül. Die große Heterogenität der Immunglobuline im normalen Serum ist auf eine entsprechende Heterogenität der Plasmazellen zurückzuführen. Auf antigene Stimulation erfolgt eine polyklonale Gammaglobulinbildung mit zahlreichen verschiedenartig strukturierten Antikörpern. Die monoklonale Gammaglobulinbildung tritt spontan auf, vermutlich auf Grund autonomer Plasmazellproliferation.
Entsprechend den normalen Immunglobulinklassen (s. S. 439) unterscheidet man Paraproteine der Typen γG, γA, γD, γE und γM. Immunglobuline bestehen aus Einheiten von je zwei identischen schweren oder H-Ketten und zwei identischen leichten oder L-Ketten. Bei Paraproteinämien kommen unvollständige Immunglobuline in Form von L-Ketten (= Bence-Jones-Protein: dimere L-Ketten im Harn, im Serum di- und tetramere L-Ketten) und in Form vollständiger oder unvollständiger H-Ketten (Heavy-Chain-Disease) vor. Die unvollständigen Paraproteine können allein oder neben dem kompletten Paraprotein als überschüssige Bausteine auftreten. Von Fall zu Fall sind die Paraproteine unterschiedlich (individuelle Primärstruktur), im Einzelfall jedoch streng homogen.

Paraproteinnachweis

Immunoelektrophorese: Ermöglicht sicheren Nachweis und Zuordnung in die Immunglobulinklasse. Anwendung im Serum und Urin.

Serumelektrophorese: Schmalbasiger hoher „M"-Gradient, der sich vom γ-Bereich bis zum α_2-Bereich manifestieren kann (je nach elektrophoretischer Mobilität). Klassifizierung nur immunoelektrophoretisch möglich. Elektrophorese auch im konzentrierten Harn aufschlußreich.

Bence-Jones-Protein-Nachweis im Harn durch Erhitzen: Präcipitation zwischen 45 und 60°, Wiederauflösung des Präcipitats zwischen 90 und 95°. Komplette Paraproteine im Harn koagulieren bei 56° irreversibel. Wichtig: Albustix-Teststäbchen als Screening-Test ungeeignet, zeigen Bence-Jones-Protein nicht an. Positive Reaktion mit Sulfosalicylsäure.

Benigne Paraproteinämien

Paraproteinbildung ohne klinische Symptome, die meistens als Zufallsbefund oder bei Abklärung einer Blutsenkungsbeschleunigung mäßigen Grades entdeckt wird. Paraproteinkonzentration stets gering, keine Bence-Jones-Proteinurie. Blutbild und Sternalpunktat normal, allenfalls diskrete Plasmazellenvermehrung im Markausstrich. Ursache ungeklärt. Häufigkeitszunahme mit dem Lebensalter. Eine langdauernde reaktive Plasmazellenstimulation durch Infekte könnte zur Entgleisung in eine autonome monoklonale Proliferation führen. Im Falle der gutartigen Paraproteinämie ist die Proliferation analog den Adenomen ebenfalls gutartig. Auf Grund besonderer Gewebsaffinitäten können aber auch die in begrenzter Menge gebildeten Paraproteine Symptome hervorrufen (Paramyloidose, Lichen myxoedematosus, Skleromyxödem Arndt-Gottron). Eine spontane Rückbildung benigner Paraproteinämien kommt nur ausnahmsweise vor. Der Übergang in ein Myelom ist häufig, jedoch nicht sicher obligatorisch, da benigne Paraproteinämien bis zu 20 Jahren stabil bleiben können.

Maligne Paraproteinämien

Plasmocytom: Paraproteine der Typen γG, γA, γD, γE. Dazu kommt der isolierte Bence-Jones-Typ. Überschüssige Bence-Jones-Proteine auch bei den obigen Typen.

Morbus Waldenström: Paraproteine vom Typ γM.

Heavy-Chain-Disease: H-Ketten-Paraproteine (komplett oder inkomplett).

Als Nebenbefund kommen Paraproteine vereinzelt bei verschiedenen malignen Lymphomen und bei der chronischen lymphatischen Leukämie vor.

Plasmocytom ▶ Definition

Synonym: Myelom. Neoplastische Proliferation der Plasmazellen mit Panmyelopathie und meistens auch Skeletdestruktionen.

Ätiologie und Pathogenese

Krankheitsursache unbekannt. Vorausgehende chronische Infektionen scheinen begünstigend zu wirken. Die Symptome ergeben sich aus fortschreitender Knochenmarksinsuffizienz, Knochenzerstörung und verminderter Bildung normaler Immunglobuline (Infektanfälligkeit).

Klinik

Vorkommen: Jährlich 3 Todesfälle auf 100000 Einwohner. Beide Geschlechter gleich häufig betroffen, Häufigkeitsgipfel zwischen dem 50. und 60. Lebensjahr.

Symptome: Die symptomlose paraproteinämische Vorphase wird oft nicht erfaßt. Frühsymptome sind Knochenschmerzen, Rükkenschmerzen, „Intercostalneuralgie", Gewichtsverlust, Schwäche. Klinische Zeichen: Skeletschmerz (Spontan-, Druck- und Klopfschmerz), radikuläre Nervenläsionen, Anämie. Röntgendiagnostik: Diffuse Osteoporose oder multiple Destruktionsherde (Schädeldach, Wirbelsäule). Blutbefunde: Progrediente Anämie, später auch Leukopenie und Thrombopenie mit Blutungen. Hohe BKS. Im Sternalmark massive Plasmazellvermehrung. Renale Dysfunktion durch Bence-Jones Protein und Hypercalcämie: Niereninsuffizienz, Albuminurie, Azotämie, eingeschränkte Clearance. Sekundäre Hyperuricämie.

Diagnose: 1. Paraproteinnachweis durch Immunoelektrophorese ($\gamma G = 50\%$, $\gamma A = 25\%$, $\gamma D = 1\%$, γE erst zwei Fälle; Bence-Jones-Typ $= 20\%$), M-Gradient in der Serumelektrophorese (erlaubt quantitative Paraproteinbestimmung), Bence-Jones-Probe im Urin. 2. Typischer Sternalpunktatbefund. 3. Knochenveränderungen im Röntgenbild.

Therapie

Chemotherapie: Langzeitbehandlung mit Alkeran (Melphalan): Initialdosis für 7 Tage 8–10 mg tgl., dann 2 mg tgl. auf Dauer. Kombination mit 5–10 mg Prednison tgl. vorteilhaft. Statt Alkeran kann Endoxan angewandt werden: 1. Woche tgl. 200 mg, dann tgl. 50–100 mg.

Palliative Maßnahmen: Orthopädische Stützapparate, um möglichst lange Mobilität zu erhalten. Im Liegen beschleunigter Knochenabbau und Hypercalcämie mit Polyurie und Exsiccose. Analgetica (Salicylate + Codein u.a.) und lokale Röntgenbestrahlung zur Schmerzlinderung. Bei Hypercalcämie höhere Dosen Prednison und reichliche Flüssigkeitszufuhr, evtl. Allopurinol gegen Hyperurikämie. Bei Anämie Bluttransfusionen. Gegen Infekte Antibiotica, evtl. Gammaglobulin. Androgene wegen anaboler Wirkung auf den Knochen und günstiger Wirkung auf die Erythropoese vielfach nützlich.

Lebenserwartung: Individuell sehr unterschiedlich, im Durchschnitt 3 Jahre. Verläufe bis zu 10 und mehr Jahren sind bekannt. Exitus durch Querschnittslähmung, Infektionen und Blutungen. Initiale Befundbesserung in 60–70% der Fälle. Im Finalstadium vereinzelte Beobachtungen von akuter Monocytenleukämie.

Morbus Waldenström ▶ **Definition**

Autonome Proliferation lymphoider Zellen im Knochenmark und lymphatischen Gewebe mit monoklonaler Gammaglobulinbildung vom Typ γM (Para-Makroglobulin).

Ätiologie und Pathogenese

Krankheitsursache ungeklärt. Genetische Disposition nicht selten erkennbar, keine Chromosomenaberration. Ein Viertel der Patienten hat vorausgehende chronische Infektionen. Die Symptome ergeben sich aus der sekundären Knochenmarksinsuffizienz und den Eigenschaften des Paraproteins.

Klinik

Vorkommen: Relativ selten, bevorzugt ist das höhere Lebensalter.
Symptome: Allgemeine Schwäche infolge Anämie; Raynaudsches Phänomen, Kälteurticaria, flüchtige cerebrale Ischämien (Erythrocytenagglomeration und Hyperviscositätseffekte durch das Paramakroglobulin). Schwellung der Lymphknoten, der Leber und der Milz. Hämorrhagische Manifestationen durch Thrombopenie und Hemmwirkung des Paraproteins auf Gerinnungsfaktoren. Renale Funktionsstörung bei Bence-Jones-Proteinurie. Kein Knochenbefall, keine Hypercalcämie. Periphere Neuropathie (Zirkulationsstörung der Vasa nervorum). Infektanfälligkeit weniger ausgeprägt als beim Myelom.
Hämatologischer Befund: Anämie, Leukopenie bei absoluter Lymphocytose; Thrombopenie im Verlauf. Maximale BKS. Gesamteiweiß im Serum über 8 g/100 ml. Im Serumelektropherogramm M-Komponente. Einige Paramakroglobuline verhalten sich wie Kälteagglutinine, andere wie Pyroglobuline (Ausfällung bei 56°).
Diagnose: Immunoelektrophoretischer Nachweis von M-Paraproteinen. Dazu lymphoidzellige Proliferation im Knochenmark ohne Skeletdestruktion.

Therapie

Chemotherapie: Leukeran (Chlorambucil): initial für 2–4 Wochen täglich 6–12 mg, danach Erhaltungsdosis von 2–6 mg tgl. Alkeran und Endoxan sind weniger wirksam. Bei Blutungstendenz Prednison.
Lebenserwartung: Gewöhnlich besser als beim Myelom, bis zu 8 Jahren und länger.

H-Ketten-Krankheit ▶ **Definition**

Synonym: Heavy-Chain-Disease. Autonome Proliferation abnormer Lymphoidzellen, die nur H-Ketten oder H-Kettenfragmente (Fc-Fragment) produzieren. Ätiologie unklar.

γ-Ketten-Krankheit (Franklin-Disease)

Paraprotein aus H-Kettenfragment (Fc) des Immunglobulins γG. Klinisch der infektiösen Mononucleose ähnlich. Entwicklung zu einem generalisierten Lymphom (Schwellung von Lymphknoten, Milz und Leber), auffälliges Erythem des weichen Gaumens. Kein Skeletbefall. H-Ketten-Nachweis im Serum und Urin. Therapie mit Leukeran und Endoxan. Überlebensdauer 5–7 Jahre.

α-Ketten-Krankheit

Produktion eines Paraproteins aus H-Ketten des Immunglobulins γA durch eine lymphomartige Zellproliferation im Dünndarm und Mesenterium mit chronischer Diarrhoe und Malabsorption. Keine Knochendestruktionen, nur alimentäre Osteoporose. Im Serum breiter Paraproteingradient aus polymerisierten α-Ketten, die im Harn nur in kleinen Mengen erscheinen.

C. Krankheiten des hämostatischen Systems

1. Physiologie der Hämostase

Thrombocyten ▶

Produktion der Thrombocyten im Knochenmark

Entwicklungsreihe: multipotente Stammzelle → Megakaryoblast → Megakaryocyt → Thrombocyten (etwa 2000 aus einem Megakaryocyten). Die Megakaryoblastenphase umfaßt die Kernreifung mit Entstehung eines 16fachen Chromosomensatzes durch DNS-Vermehrung ohne Zellteilung (Polyploidie); das Plasma bleibt dabei basophil und granulafrei, die Zahl der Kerne variiert, oft resultiert ein einziger großer vielfach gelappter Kern. Die Megakaryocytenphase umfaßt die Plasmareifung mit Bildung von Granula (spätere Plättchenorganellen) und demarkierenden Membranen für einzelne Plättchen. Die Plättchenfreisetzung erfolgt durch Absonderung von Plasmafäden, die außerhalb der Megakaryocyten in Einzelplättchen zerfallen. Die nackten Megakaryocytenkerne werden phagocytiert.
Die Regulation der Thrombopoese ist noch nicht geklärt. Ein Thrombopoietin genannter Plasmafaktor scheint die Reifung der Megakaryocyten zu stimulieren (fehlt bei einer seltenen angeborenen Thrombopenie).

Verteilung und Lebensdauer der Thrombocyten

Etwa zwei Drittel der im Blut vorhandenen Plättchen zirkulieren frei, ein Drittel befindet sich im Plättchenpool der Milz und kann von dort in den Kreislauf übertreten. Adrenalin mobilisiert den Plättchenpool der Milz. Bei Milzvergrößerung kann der Pool erheblich zunehmen und eine Thrombopenie resultieren. Die Plättchen- bzw. Megakaryocytenreserve im Knochenmark ist gering. Erst nach Tagen nimmt die Thrombocytenproduktion des Knochenmarkes zu, wenn eine akute Thrombopenie eintritt. Normale Lebensdauer der Thrombocyten 8–10 Tage.

Struktur und Funktion der Thrombocyten

Morphologie: Die Thrombocyten zeigen drei strukturelle Zonen:
Periphere Zone: Gegliedert in äußere Schicht, Membran und submembranen Raum; diese Zone ist für Adhäsion und Aggregation maßgebend. Membrangebunden ist der Plättchenfaktor 3.
Sol/Gel-Zone: Fibröse Elemente, die das Innere der Plättchen ausfüllen und überwiegend aus dem kontraktilen Protein Thrombosthenin bestehen, das die Plättchenkontraktion und damit die Retraktion von Blutgerinnseln bewirkt.
Organellenzone: Eingebettet in die Sol/Gel-Matrix sind Granula, dichte Körperchen (dense bodies), Mitochondrien und Golgi-Apparat. Durch ein Kanälchensystem, das nach außen mündet, sezernieren die Plättchen während der Kontraktion (unter Degranulation) ADP, Serotonin, Plättchenfaktor 4, Fermente, Enzyme, Kalium.

Hämostatische Funktion: Verschließung eines geöffneten Blutgefäßes durch einen festen Plättchenpfropf:
1. Phase: Adhäsion der Thrombocyten an Kollagenfasern oder geschädigten Endothelzellen, Freisetzung von ADP, dadurch Aggregation weiterer Thrombocyten und Pfropfbildung (Kohäsion).
2. Phase: Der initial reversiblen Aggregation folgt die irreversible Verklumpung der Plättchen durch weiteres ADP und Thrombin, das durch Aktivierung des Gerinnungssystems (mittels Plättchenfaktor 3 und Gewebsthromboplastin) entsteht. Plättchenkontraktion und -sekretion (s. oben) beginnen (Konsolidierung).
3. Phase: Kontraktion und Verfestigung des Plättchenpfropfes, an dessen Oberfläche sich Fibrinfasern ansammeln. Blutstillung endgültig.
Wahrscheinlich wirken verschiedene plättchenaggregierende Substanzen (Kollagen, Antigen-Antikörper-Komplexe, proteolytische Enzyme, Thrombin, Adrenalin, Serotonin) gleichartig über die Freisetzung von ADP, da der Effekt *in vitro* durch Adenin und ADP-verbrauchende Enzym-Systeme gehemmt werden kann.

Thromboplastische Funktion: Die Thrombocyten enthalten folgende Gerinnungsfaktoren:
Plättchenfaktor 1: Plasmatischer Gerinnungsfaktor V, der an die Thrombocyten adsorbiert ist.
Plättchenfaktor 2: Protein, das die Reaktion des Thrombins mit dem Fibrinogen beschleunigt.
Plättchenfaktor 3: Membrangebundenes Lipoprotein (wirksam ist auch seine Phosphatidkomponente allein), das die Gerinnung

im intrinsic System aktiviert (s. unten). Erst bei der Aggregation der Thrombocyten wird dieser Faktor reaktionsfähig.

Plättchenfaktor 4: Glykoprotein, das bei der Plättchenkontraktion freigesetzt wird, monomeres Fibrin präcipitiert (Parakoagulation) und Heparin sowie gerinnungshemmende Fibrinolyseprodukte neutralisiert.

Gerinnungsfaktoren ▶ **Vorbemerkungen zur Nomenklatur**

Die Gerinnungsfaktoren werden durch römische Ziffern gekennzeichnet. Die Reihenfolge entspricht der Entdeckung der Faktoren, nicht der Reaktionsfolge im Gerinnungsablauf. Es gibt keinen Faktor VI. Bis auf das Ca^{++} (Faktor IV) sind alle Gerinnungsfaktoren Proteine. Der Plättchenfaktor 3 und der Gewebsfaktor wirken durch ihren Phospholipidanteil.

Faktor I: Fibrinogen (MG 340000); Bildungsort Leberparenchymzellen. Bei der Umwandlung in Fibrin werden pro Molekül 2 Fibrinopeptide A und 2 Fibrinopeptide B (3% des Gewichtes) abgespalten.

Faktor II: Prothrombin (MG 59–75000); Bildungsort Leberparenchymzellen (Vitamin K-abhängig). Das Derivat Thrombin (MG 30000) ist ein proteolytisches Enzym.

Faktor III: Gewebsfaktor (phospholipidhaltiges Lipoprotein); reichlich extrahierbar aus Lunge, Hirn und Placenta.

Faktor IV: Ionisiertes Calcium.

Faktor V: Proaccelerin (MG 290000); Bildungsort Leberparenchymzellen (nicht Vitamin K-abhängig).

Faktor VII: Proconvertin (MG 63000); Bildungsort Leberparenchymzellen (Vitamin K-abhängig).

Faktor VIII: Antihämophiles Globulin A (MG unbekannt, zwischen 200000 und 2 Millionen). Bildungsort Leber.

Faktor IX: Antihämophiles Globulin B (MG 56000); Bildungsort wahrscheinlich die Leber (Vitamin K-abhängig).

Faktor X: Stuart-Power-Faktor (MG 50000–100000). Bildungsort Leberparenchymzellen (Vitamin K-abhängig).

Faktor XI: Plasma Thromboplastin Antecedent (PTA); biochemisch noch nicht hochgereinigt. Bildungsort unbekannt.

Faktor XII: Hagemann-Faktor (MG 100000). Bildungsort unbekannt. Aktivierter Faktor XII stimuliert die Gerinnung und setzt aus Plasmaproteinen vasoaktive und schmerzerzeugende Kinine frei.

Faktor XIII: Fibrinstabilisierungsfaktor (MG 350000); biochemisch eine Transamidase, die Peptidbindungen zwischen Fibrinmonomeren knüpft.

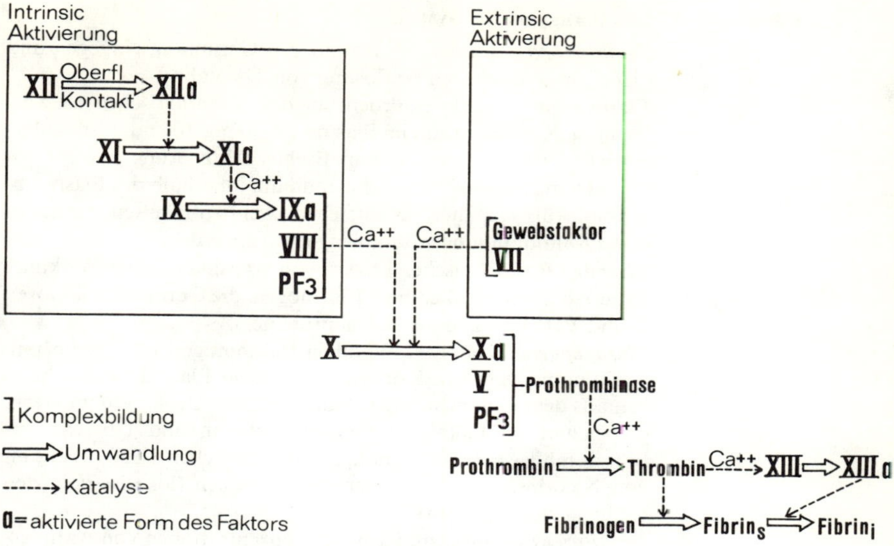

Abb. 60. Schema der Blutgerinnung

Mechanismus der ▶ Blutgerinnung

Gerinnungsschema

Abbildung 60 zeigt, daß die Aktivierung der Blutgerinnung innerhalb der geschlossenen Blutbahn (intrinsic) oder von außen her (extrinsic) erfolgen kann. Beide Aktivierungsreaktionen münden in eine gemeinsame Endstrecke. An zahlreichen Stellen ist die Reaktion von Ca^{++} abhängig.

Intrinsic-Aktivierung: Faktor XII wird durch Kontakt mit „fremder" Oberfläche (z. B. Kollagen) in seine aktive Form (XII a) übergeführt. Es folgt eine Kettenreaktion (s. Schema) bis zum aktivierten Faktor IX, der sich mit Faktor VIII und Plättchenfaktor 3 zu einem Aktivatorkomplex verbindet. Von hier aus nimmt die Reaktion den gleichen Verlauf wie nach Extrinsic-Aktivierung.

Extrinsic-Aktivierung: Aus Wunden wird gerinnungsaktiver Gewebsfaktor (Faktor III) freigesetzt; er verbindet sich mit dem plasmatischen Gerinnungsfaktor VII zu einem Aktivatorkomplex.

Gemeinsame Endstrecke des Gerinnungsablaufes: Aktivierung von Faktor X zu X a. Aus den Faktoren X a und V und dem Plättchenfaktor 3 entsteht das Enzym Prothrombinase, das Prothrombin in Thrombin umwandelt. Thrombin, das eigentliche Gerinnungsferment, läßt aus Fibrinogen durch Peptidabspaltung monomeres Fibrin entstehen, welches zu einem Gerinnsel polymerisiert, das in konzentrierten Harnstofflösungen löslich ist. Der Faktor XIII vernetzt in aktiviertem Zustand das Fibringerüst zu einem unlöslichen Gerinnsel.

Fibrinolyse ▶ **Das fibrinolytische System**

Funktion: Wirkt einer intravasculären Gerinnung entgegen und dient zur allmählichen Auflösung von Thromben.
Plasminogen: Inaktives Proenzym des fibrinolytischen Enzyms Plasmin. Konzentration im Plasma 10–20 mg/100 ml. Molekulargewicht 89000. Bei der enzymatischen Aktivierung durch Urokinase wird eine Arginin-Valin-Bindung innerhalb des Plasminogenmoleküls gespalten; es entstehen zwei Peptidketten, die durch eine Disulfidbindung zusammengehalten werden.
Plasmin: Proteolytisches Enzym von trypsinähnlicher Wirkung. Es zerstört Fibrin, aber auch Fibrinogen, die Gerinnungsfaktoren V und VIII und andere Plasmaproteine.
Plasminogenaktivatoren: Wandeln Plasminogen in Plasmin um. Vorkommen: geringe Konzentrationen im Plasma (wahrscheinlich aus dem Gefäßendothel stammend), als Urokinase im Harn, gespeichert im Gefäßendothel (Freisetzung und Übertritt ins Blut durch vasoaktive Stimuli, z.B. körperlichen Streß, Injektion von Nicotinsäure), in den meisten Geweben (lokalisiert in den Lysosomen der Zellen).
Inhibitoren: Plasma enthält hohe Konzentrationen von Antiplasmin, das eine Proteolyse im strömenden Blut verhindert. Auch Hemmstoffe gegen zirkulierende Aktivatoren scheinen vorhanden zu sein.

Der physiologische Fibrinolysemechanismus

Bei der Gerinnung wird Plasminogen an die Fibrinfasern adsorbiert. Von außen eindringender Aktivator wandelt es in Plasmin um, das an der Faseroberfläche dem Einfluß der Antiplasmine weitgehend entzogen bleibt. Plasmin spaltet Fibrin in lösliche Bruchstücke, der Thrombus wird lysiert. Durch die Plasminogenaktivierung im Gerinnsel bleibt die proteolytische Plasminwirkung auf das Fibrinsubstrat beschränkt. Enthält das Blut schon vor der Gerinnung eine erhöhte Aktivatorkonzentration, wird der Aktivator in den Thrombus inkorporiert, und die Thrombolyse erfolgt sehr rasch.
Zu einer Plasmin-Proteolyse im ungeronnenen Blut kommt es nur bei massiver Plasminogenaktivierung durch künstliche Aktivatoren (Streptokinase) oder Einschwemmung starker Gewebsaktivatoren (metastasierendes Prostatacarcinom, geburtshilfliche Komplikationen etc.). Die Folgen sind eine Fibrinogenolyse und eine Zerstörung der Faktoren V und VIII, wodurch eine schwere Gerinnungsstörung entsteht.

Blutstillung ▶ **Vasculäre Phase**

Verlangsamung des Blutstromes durch Vasoconstriction und Blutaustritt in das Gewebe (Kompression). Kollaps der Capillaren und Venolen mit Endothelverklebung. Kontaktaktivierung der Gerinnung und der Plättchenaggregation.

Plättchenphase

Plättchenadhäsion, danach reversible Plättchenaggregation, der die irreversible Plättchenaggregation (Konsolidierung des Plättchenthrombus) folgt. Letztere ist mit einer Plättchenkontraktion verbunden, die in vitro als Retraktion in Erscheinung tritt.

Gerinnungsphase

Kontaktaktivierung des Faktors XII (Intrinsic-Aktivierung) und/oder Komplexbildung der Faktoren III und VII (Extrinsic-Aktivierung). Bildung der Prothrombinase, Thrombinbildung aus Prothrombin, Fibrinbildung aus Fibrinogen, Fibrinstabilisierung (s. oben).

2. Laboratoriumsuntersuchungen

Vasculäre und thrombocytäre Phase ▶

Thrombocytenzählung

Direkte Zählung in der Zählkammer oder mit automatischen Zählgeräten. *Normalwerte:* 120000–250000.

Retraktion

Qualitative Beurteilung 2 Std nach Gerinnung im Reagenzglas. Gestört bei Thrombopenie, Thrombasthenie und Thrombopathie.

Blutungszeit (n. Duke)

Einstich von 3 mm Tiefe in Ohrläppchen oder Fingerbeere, alle 15 sec bis zur Blutstillung abtupfen. *Normalwerte:* bis 180 sec. Verlängerung bei Thrombopenie, v. Willebrandscher Krankheit, Thrombopathie, schweren vasculären hämorrhagischen Diathesen. Normal bei Hämophilie und anderen reinen Gerinnungsstörungen.

Rumpel-Leedescher Stauungsversuch

Mit der Blutdruckmanschette wird der Arm 5 min bei 35 mm Hg, evtl. auch bei 50 mm Hg gestaut. Anschließende Zählung der Petechien in der Ellenbeuge in einem Feld von 6 cm Durchmesser. Normalbefund keine Petechien. Positiver Ausfall bei Thrombopenien, aber auch bei harmloser (im Alter häufiger) Steigerung der Capillardurchlässigkeit.

Gerinnungsphase ▶

Global-Teste

Gerinnungszeit nach Lee-White: 1 ml Venenblut bei Zimmertemperatur alle 30 sec neigen. Normalwerte 5–9 min. Nur als grober Screening-Test geeignet. Capillarblut wegen Gewebssaftbeimengung nicht verwertbar.

Recalcifizierungszeit: Mit Vollblut, thrombocytenreichem oder thrombocytenarmem Plasma. Messung der Gerinnungszeit nach Zugabe von Calciumlösung. Für plasmatische Gerinnungsdefekte ist thrombocytenarmes Plasma am aufschlußreichsten.

Normalwerte: 120–140 sec. Vergleich mit Normalplasma notwendig.
Thrombelastographie (s. Spezialliteratur).

Intrinsic-System

Partielle Thromboplastinzeit: Recalcifizierungszeit von Citratplasma nach Zusatz von Lipidextrakt (statt Thrombocyten). Verlängerung bei Mangel an den Faktoren XII, XI, IX und VIII, aber auch V und X.
Thrombokinasebildungstest: Pathologisch bei Mangel der Faktoren VIII bis XII. Erlaubt die Unterscheidung von Hämophilie A und B. Wird durch spezifische Spezialtests für die einzelnen Faktoren ergänzt. Auch der Plättchenfaktor 3 wird erfaßt.

Extrinsic-System

Prothrombinzeit (Thromboplastinzeit): Recalcifizierungszeit von Citratplasma in Gegenwart eines Überschusses von Gewebsthrombokinase (Gerinnungsfaktor III). Verlängerung bei Mangel an den Faktoren VII, X, V und II. Die Faktoren VII, X und II sind wegen der Vitamin K-Abhängigkeit ihrer Synthese bei der Antikoagulantienbehandlung mit Cumarinderivaten (Vitamin K-Antagonisten) vermindert. Der Quick-Test ist eine Thromboplastinzeitbestimmung. Der Normalwert wird gleich 100% gesetzt, er wird durch Parallelbestimmung mit Normalplasma ermittelt.
Einphasenmethoden zur Faktorenbestimmung: Erlauben gesonderte quantitative Bestimmung von Prothrombin (Faktor II), Faktor V, VII und X.

Weitere Teste

Thrombinzeit: Gerinnungszeit des Plasmas nach Thrombinzusatz. Verlängerung bei Anwesenheit von Hemmkörpern des Thrombins (Heparin, Fibrinogenspaltprodukte bei intravasaler Proteolyse).
Fibrinogen: Gravimetrische Bestimmung nach Ausfällung zu Fibrin. Normalwerte: 200–500 mg/100 ml.
Fibrinolyse-Messung: Vollblutlysezeit, Thrombelastogramm.

3. Coagulopathien

Hämophilie A ▶ **Ätiologie**

Klassische Bluterkrankheit. Erbgang geschlechtsgebunden recessiv. Ein Gendefekt am X-Chromosom bewirkt die Bildung eines funktionell inaktiven Faktor VIII-Moleküls, was einem Faktor VIII-Mangel gleichkommt. Nur Männer erkranken manifest (XY), Frauen (XX) sind Konduktorinnen der Krankheit. *Erbprognose:* Alle Töchter eines Bluters sind Konduktorinnen, alle Söhne sind gesund. Von der Konduktorin sind die Hälfte der Söhne Bluter, die Hälfte der Töchter Konduktorinnen. *Häufigkeit:* 1 Fall auf 20000 Personen.

Klinik

Schweregrade: Unterschiedlich von Blutersippe zu Blutersippe, konstant innerhalb jeder einzelnen Sippe. Offenbar gibt es zahlreiche verschiedene molekulare Defekte mit unterschiedlichem Ausmaß der Funktionseinbuße des Faktor VIII-Moleküls. Schwere Form: Faktor VIII-Aktivität 0–1%, mittelschwere Form 1–5%, leichte Form über 5%.

Symptome: Manifestation vor Ende des 1. Lebensjahres in 50% der Fälle (schwere Formen): Blutungen aus der Nabelwunde, bei Zahndurchbruch, Zirkumcision, Gehversuchen und Traumen. Manifestation zwischen 1. und 6. Lebensjahr in etwa 35% der Fälle, zwischen 6. und 14. Jahr bei 10%, später bei etwa 5% (leichte Fälle). *Häufige Lokalisationen:* Gelenkblutungen (Hämarthros → Panarthritis → regressives Stadium mit Arthrose, Ankylose, Cysten), Blutungen nach Zahnextraktion, Muskelblutungen, subcutane Suffusionen. *Seltenere Lokalisationen:* Magen-Darmtrakt, Mund- und Nasenschleimhaut, Nieren und Harnwege. Intracraniale Blutungen in 5–10% der Fälle, nicht selten Todesursache. *Verletzungsblutungen:* nach stumpfen Traumen und Weichteilverletzungen, nicht bei kleinen Stichwunden. Oft sehr geringe, kaum bemerkte Traumen. Typisch ist das verzögerte Einsetzen der Blutungen mit einem Intervall von Stunden nach Trauma und initialer Blutstillung.

Verlauf: Abhängig vom Schweregrad; meistens Immobilisierung durch Gelenkversteifung und Muskelatrophie. Etwa 80% der Patienten sterben an Blutungen. Nach dem 30. Lebensjahr läßt die Blutungsneigung nach.

Diagnose: Familienanamnese, Lokalisation der Blutungen, Frühmanifestation. Gerinnungsuntersuchungen: Blutungszeit normal, Gerinnungszeit verlängert; verlängerte partielle Thromboplastinzeit, pathologischer Thrombokinasebildungstest.

Therapie

Prophylaxe: Vermeidung von Traumen; entsprechende Berufswahl.

Faktor VIII-Substitution: Frischblut, Frischplasma, Faktor VIII-Konzentrate. Bei notwendigen Operationen und Zahnextraktionen entsprechende Vorbehandlung. In 5% der Fälle entwickeln sich Antikörper gegen den transfundierten normalen Faktor VIII.

Hämophilie B ▶ **Ätiologie**

Geschlechtsgebunden-recessiv erbliches Leiden. Der Erbgang ist der gleiche wie bei Hämophilie A. Es fehlt der Faktor IX; er scheint in den meisten Fällen in funktionell minderwertiger Form vorzuliegen. Auf 7 Hämophilie A-Fälle kommt 1 Hämophilie B-Fall.

Klinik

Das klinische Bild ist von dem der Hämophilie A nicht zu unterscheiden.

Diagnose: Unterscheidung von der Hämophilie A nur durch spezifische Gerinnungstests: Thrombokinasebildungstest und Einphasenbestimmung von Faktor IX.

Therapie: Substitution mit Blut- und Plasmakonserven (können bis zu 4 Tagen alt sein). Im Notfall Konzentrat PPSB (Faktoren II, VII, X und IX).

Parahämophilie ▶ **Ätiologie**

Hereditäre Coagulopathien, bei denen ein Mangel an Faktor V, VII, X oder XI vorliegt. Unterschiede zur Hämophilie A und B: autosomal-recessiver Erbgang (bzw. inkomplett-recessiv), Männer und Frauen erkranken gleich häufig. Vorkommen sehr selten (1:500000). Klinische Manifestationen weniger ausgeprägt als bei Hämophilie. Hereditärer Faktor XII-Mangel verursacht keine abnorme Blutungsneigung.

Klinik

Symptome: Blaue Flecken bei kleinen Traumen, Nasenbluten, Blutungen nach Zahnextraktion, Menorrhagien. Postoperative Blutungen und verlängerte Blutungen nach Verletzungen. In der Regel keine Gelenk- und tiefen Muskelblutungen.

Diagnose: Positive Familienanamnese. Veränderung der Gerinnungszeit bei normaler Blutungszeit. Bei Faktor XI-Mangel ist die partielle Thromboplastinzeit verlängert, die Prothrombinzeit normal. Beim Fehlen der Faktoren V, VII und X sind beide Tests pathologisch. Genauere Differenzierung durch monospezifische Einphasenmethoden.

Therapie: Substitutionsbehandlung mit Normalplasma oder Prothrombin-Komplex-Präparaten.

Fibrinogenmangel ▶ **Kongenitale Afibrinogenämie**

Durch einen autosomal-recessiv erblichen Gendefekt bedingte Störung der Fibrinogensynthese. Fibrinogenkonzentrationen bis 5 mg/100 ml, kein Blutgerinnsel *in vitro*, nach Thrombinzusatz keine Gerinnung. Etwa 60 Fälle in der Weltliteratur. Die Blutungen sind im Durchschnitt weniger schwer als bei der Hämophilie A. Es dominieren Haut- und Schleimhautblutungen, Nasenbluten, Magen-Darmblutungen und Hämaturie. Menstruationsblutungen nicht verstärkt. Bei intakter Thrombinbildung ist die hämostatische Funktion der Thrombocyten voll wirksam. Therapie mit Fibrinogenkonzentrationen oder Plasma.

Kongenitale Dysfibrinogenämie

Autosomal-dominant erblicher Gendefekt, der zur Bildung eines abnormen, funktionsgeminderten Fibrinogens führt, das neben einer reduzierten Menge normalen Fibrinogens vorliegt (analog den Hämoglobinopathien). Viele Patienten sind asymptomatisch, andere zeigen leichte Blutungstendenz, auch erhöhte Gerinnungsneigung kommt vor. Nachweis durch Verlängerung der Thrombinzeit und Spezialmethoden.

Mangel an Fibrinstabilisierungsfaktor (Faktor XIII)

Erbgang nicht eindeutig geklärt; meistens Blutverwandschaft. Beginn mit Nabelblutungen, später Neigung zu Hämatomen und Nachblutungen bei Verletzungen, auch Gelenkblutungen. Dazu findet man eine gestörte Wundheilung. Es fehlt die durch den Faktor XIIIa bewirkte Stabilisierung der Thromben durch Verknüpfung der Fibrinfäden untereinander (Peptidbindungen). Nachweis: Fibringerinnsel lösen sich in konzentrierten Harnstofflösungen. Alle übrigen Tests normal. Therapie und Operationsprophylaxe mit Normalplasma.

Erworbene ▶ Coagulopathien

Vitamin K-Mangel

Ursachen: Ungenügende Vitamin K-Resorption bei Malabsorption und Gallengangsverschluß. Exogener Vitamin K-Mangel bei Neugeborenen (Muttermilch, ungenügende Zufuhr in der Schwangerschaft). Vitamin K-Verdrängung in den Leberzellen durch Antikoagulantien vom Cumarintyp.
Pathogenese: Verminderung der Faktoren Prothrombin, VII, IX und X, da deren Synthese von Vitamin K abhängig ist.
Klinik: Hämaturie, Nasenbluten, Magen-Darmblutungen und Blutungen der Mundschleimhaut, Hämatome am Körper.
Diagnose: Gerinnungszeit und Prothrombinzeit verlängert.
Therapie: Intravenöse Vitamin K-Injektion (Konakion), im Notfall Plasma- oder Bluttransfusionen.

Leberkrankheiten

Pathogenese: Außer den Vitamin K-abhängigen Faktoren (II, VII, IX, X) werden Faktor V und manchmal auch Fibrinogen vermindert gebildet. Hinzu kommt nicht selten eine Thrombopenie (durch portale Hypertension mit Milztumor). Die fibrinolytische Aktivität kann wegen verminderter Bildung von Antiplasmin gesteigert sein.
Klinik: Haut- und Schleimhautblutungen, Nasenbluten, Magen-Darmblutungen. Verzögerte Blutstillung bei Operationen.
Therapie: Behandlung des Grundleidens, Vitamin K, Transfusionen, Fibrinolysehemmstoffe (AMCHA).

Zirkulierende Antikoagulantien

Ursache: Bis auf die Entstehung von Faktor VIII-Immunantikörpern bei transfundierten Hämophilie-Kranken ungeklärt. Es kommen Faktor VIII-Antikörper bei gesunden Personen beiderlei Geschlechts, bei Frauen kurz nach der Entbindung und bei

Kollagenosen vor. Beim Lupus erythematodes ist in 10% der Fälle ein weiterer Hemmkörper der Intrinsic-Aktivierung nachweisbar.

Klinik: Bei Hämophilie entfällt die therapeutische Wirkung von Faktor VIII-Gaben. In den übrigen Fällen mehr oder weniger ausgeprägte, manchmal bedrohliche hämorrhagische Diathesen.

Therapie: Versuch mit Austauschtransfusionen und tierischem Antihämophilem Faktor. Immunosuppressive Behandlung (Prednison + Azathioprin).

Verbrauchscoagulopathie

Definition: Auch Defibrinierungssyndrom genannte hämorrhagische Diathese, verursacht durch eine generalisierte intravasculäre Gerinnung, die folgende Konsequenzen hat:
a) Verbrauch von Gerinnungsfaktoren und Thrombocyten.
b) Multiple Fibrinablagerung in den kleinen Gefäßen.
c) Reaktive Fibrinolyse (nicht obligatorisch).

Ursachen:
Endotoxinschock (Meningokokkenmeningitis, Coli-Sepsis).
Grampositive Sepsis (Pneumokokken-, Streptokokken-, Staphylokokkensepsis.
Schwangerschafts- und Geburtshilfe-Komplikationen (septischer Abort, Placenta praevia, Fruchtwasserembolie u. a.).
Pädiatrische Erkrankungen (hämolytisch-urämisches Syndrom, Purpura fulminans).
Metastasierende Malignome (Prostata, Pankreas u. a.).
Promyelocytenleukämie.
Anaphylaktischer Schock und Transfusionszwischenfall.
Hitzschlag, Verbrennungen, Traumen, Schlangenbiß.
Die Gerinnungsaktivierung erfolgt durch Freisetzung thromboplastischen Materials aus Gefäßendothel, Gewebe und Leukocyten. In kleineren Mengen werden aktivierte Zwischenprodukte der Gerinnung vom RES eliminiert und unwirksam gemacht.

Pathogenese der Gerinnungsstörung: Drei Teilvorgänge wirken zusammen:
Verbrauch hämostatischer Faktoren: Durch Thrombinwirkung auf Fibrinogen, Thrombocyten und die Faktoren V, VIII und XIII. Fibrinogen geht in monomeres Fibrin über, das teils polymerisiert, teils mit intaktem Fibrinogen lösliche Komplexe bildet. Die Plättchen werden irreversibel aggregiert und zerstört, die Faktoren V und VIII werden (wie im Serum) inaktiv. Durch Thrombopenie, Fibrinogenmangel und Faktoreninaktivierung resultiert eine hämorrhagische Diathese.
Parakoagulation: Lösliche zirkulierende Komplexe aus Fibrinogen und Fibrinmonomer können durch Plättchenfaktor 4 und basische Leukocytenproteine zu unlöslichen Gerinnseln ausgefällt werden.

Entstehung gerinnungshemmender Fibrinolyseprodukte: Fibrinniederschläge aktivieren vor allem in der Mikrozirkulation eine lokale Fibrinolyse. Aus Fibrin entstehen hochmolekulare Spaltprodukte, die Thrombin hemmen und mit monomerem Fibrin lösliche Komplexe bilden.

Pathogenese ischämischer Nekrosen: Fibrincoagula führen nach Verstopfung der kleinen Gefäße zu ischämischen Nekrosen, besonders der Nierenrinde und der Nebenniere. Bei guter Klärfunktion des RES und kräftiger reaktiver Fibrinolyse können verschließende Thromben trotz ausgeprägter Defibrinierung ausbleiben. Andererseits entstehen bei regionaler intravasculärer Gerinnung Nekrosen, ohne daß eine stärkere allgemeine Defibrinierung erfolgt. Intravasculäre Fibrinstränge fragmentieren die Erythrocyten und bewirken eine intravasale Hämolyse.

Klinik: Kombination von Blutungen (Purpura, Flächenblutungen, Wundblutungen) mit ischämischen Nekrosen (akutes Nierenversagen, Schock, Gangrän etc.). Eine hämorrhagische Diathese kann auch das alleinige Symptom sein. Dazu Zeichen des Grundleidens.

Diagnose: In ausgeprägten Fällen: Thrombopenie, verlängerte Prothrombinzeit (Quick-Test), verminderte Fibrinogenkonzentration, positiver Parakoagulations-Test (Nachweis löslicher Komplexe von Fibrinmonomer mit Fibrinogen oder Fibrinspaltprodukten durch Ausfällung mit Protaminsulfat). Abgrenzung von generalisierter Proteolyse (Fibrinogenolyse) durch Plasmin: Bei primärer Fibrinogenolyse keine Thrombopenie und negativer Parakoagulationstest. Bei diskreter intravasaler Gerinnung: Leichte Thrombopenie, normale Prothrombinzeit, positiver Parakoagulations-Test, fragmentierte Erythrocyten im Ausstrich.

Therapie: Heparin, bei zusätzlicher allgemeiner Fibrinolyse auch Antifibrinolytica (AMCHA, EACA). Vorsichtige Substitution von Fibrinogen. In geburtshilflichen Fällen kein Heparin wegen Blutungsverstärkung. Auch in jedem anderen Fall sorgfältige Abwägung der therapeutischen Möglichkeiten. Allgemeine Schockbehandlung, evtl. Fibrinolysetherapie. Behandlung des Nierenversagens.

Primäre Fibrinogenolyse

Definition und Ursachen: Proteolyse im zirkulierenden Blut durch intravasale Plasminogenaktivierung zu Plasmin. Plasmin spaltet Fibrinogen in ungerinnbare Bruchstücke und zerstört die Faktoren V und VIII. Vorkommen: Nach Prostataoperationen, bei metastasierendem Prostatacarcinom, geburtshilflichen Komplikationen, Lungenoperationen und Lebercirrhose, insgesamt selten. Es werden Aktivatoren in die Blutbahn eingeschwemmt.

Symptome und Pathogenese: Blutungsneigung vor allem aus Wunden und von den Schleimhäuten. Gerinnungsthromben lösen sich wegen der Hyperplasminämie schnell wieder auf, der

Fibrinogengehalt ist stark herabgesetzt. Fibrinogenspaltprodukte hemmen die Gerinnung. Die Gerinnungsaktivierung ist durch den Schwund der Faktoren V und VIII gestört.

Diagnose: Spontane Lyse des Blutgerinnsels in vitro. Verlängerte Thrombinzeit durch Antithrombineffekt der Fibrinogenspaltprodukte. Absinken der Fibrinogenkonzentration des Plasmas. Thrombocytenzahl normal, Parakoagulationstest negativ. Hyperplasminämie und intravasculäre Gerinnung können gleichzeitig vorkommen; dann Kombination der Befunde (s. oben).

Therapie: Trasylol i.v. 500000–1000000 Einheiten, wirkt als Antiplasmin. Epsilon-Aminocapronsäure (EACA) und Aminomethylcyclohexansäure (AMCHA) sind starke und therapeutisch prompt wirkende Hemmstoffe der Plasminogenaktivierung. Applikation i.v. oder per os.

4. Thrombocytäre hämorrhagische Diathesen

Kongenitale ▶ Thrombopenien

Störungen der Thrombocytenbildung

Konstitutionelle Anämie Typ Fanconi: Aplasie des Knochenmarkes, die auch die Thrombocytenbildung einschließt.

Amegakaryocytäre Thrombopenie mit kongenitalen Mißbildungen: Isolierter Megakaryocytenmangel im Knochenmark, dazu Fehlbildungen an Herz, Nieren und Skeletsystem.

Wiskott-Aldrich-Syndrom: Ekzem, Thrombopenie, erhöhte Infektanfälligkeit. Kleine Thrombocyten und abnorme Megakaryocyten. Geschlechtsgebundene Vererbung.

May-Hegglin-Anomalie: Thrombopenie mit Riesenthrombocyten, deren Aggregation gestört ist. Döhle-Körperchen in den Granulocyten. Autosomal dominant erblich.

Gesteigerter Thrombocytenabbau

Fetale Erythroblastose: Isoimmunantikörper gegen Erythrocyten. Schädigung der Thrombocyten durch Substanzen aus den hämolysierten Erythrocyten.

Kasabach-Merritt-Syndrom: Thrombopenie bei angeborenem Riesenhämangiom mit intravasculärer Gerinnung im Tumorbereich (Verbrauchscoagulopathie).

Erworbene ▶ Thrombopenien

Idiopathische thrombopenische Purpura (Morbus Werlhof)

Ätiologie und Pathogenese: Aus ungeklärter Ursache bilden die Patienten Antikörper gegen autologe Thrombocyten. Die mit Autoantikörpern behafteten Thrombocyten werden in der Milz abgefangen und beschleunigt abgebaut. Nach Milzexstirpation normalisiert sich die Thrombocytenlebensdauer, obwohl die Autoantikörperbildung weitergeht. Offenbar ist nur die Milz imstande (nicht Leber und übriges RES), auf die geringe Oberflächenveränderung der Thrombocyten durch die Autoantikörper zu reagieren. Die ITP tritt am häufigsten isoliert auf, aber auch bei Sarkoidose, malignen Lymphomen und Kollagenosen.

Klinik: Manifestation meistens zwischen dem 20. und 50. Lebensjahr, bei Frauen dreimal häufiger als bei Männern. Keine Infekte zuvor.

Symptome: Schleichender Beginn mit verstreuten Petechien und kleineren Blutungen, blauen Flecken, Menorrhagien und Nasenbluten; auch Zahnfleischblutungen, Hämatemesis und Hämaturie kommen vor. Gefährlich, aber selten sind intracranielle Blutungen und Purpura cerebri. Milzschwellung mäßigen Grades in 10% der Fälle.

Laborbefunde: Thrombocyten 10000–30000, Rumpel-Leede-Test positiv. Verkürzte Lebensdauer nach Chrommarkierung, selektiver Abbau in der Milz (Szintigramm), nur in schweren Fällen auch in der Leber. Autoantikörpernachweis durch Spezialmethoden. Megakaryocyten im Knochenmark normal oder kompensatorisch vermehrt; die Plättchenbildung ist gesteigert.

Differentialdiagnose: Per exclusionem. Auszuschließen sind besonders allergische Purpura (Drogen, Infekte) und intravasculäre Gerinnung (s. oben).

Therapie: Glucocorticoide (Prednison, Betamethason etc.) wirken durch Hemmung der Phagocytose und der Antikörperbildung. Tagesdosis anfangs 30–50 mg Prednison, Erhaltungsdosis 5–10 mg Prednison. Methode der Wahl ist die Splenektomie mit guten Dauerergebnissen. Szintigraphische Voruntersuchung notwendig. In schweren, nach Milzexstirpation nicht gebesserten Fällen kombinierte immunosuppressive Behandlung mit Prednison und Azathioprin (Imurek). Spontanremission selten.

Allergische thrombopenische Purpura

Ätiologie und Pathogenese: Akute massive Thrombocytenzerstörung durch Antigen-Antikörper-Komplexe (Immunkomplexe) im zirkulierenden Blut. Das Antigen kann eine Droge (Chinin, Chinidin, Sedormid) oder Material aus Krankheitserregern (Viren) sein. Die Thrombocyten sind nicht das primäre Ziel der Immunantwort, sondern binden die Immunkomplexe unspezifisch.

Klinik: Akute schwere Purpura mit Schleimhautblutungen aus Mund und Nase, Hämaturie und Hautblutungen. Einnahme von Chinin bzw. Infekt (meistens der oberen Luftwege) vorausgehend. Spontanremission nach Tagen bis Wochen; tödlicher Ausgang durch intrakranielle Blutung selten. Laborbefunde: Thrombocytenabfall auf Werte unter 10000, verlängerte Blutungszeit, normale Gerinnungszeit.

Therapie: Prednison oder Betamethason in hohen Dosen, bei postinfektiöser Purpura Plasmainfusionen gut wirksam. Injektion von Calcium. Absetzen aller Medikamente bei Allergieverdacht. Thrombocyteninfusionen nicht indiziert.

Symptomatische Thrombopenien

Ätiologie und Pathogenese: Verminderte Thrombocytenbildung (Leukämie, aplastische Anämie, Marchiafava-Micheli-Syndrom, Knochenmarksinfiltrationen, toxische Megakaryocytenschädigung durch Thiazide und Alkohol), beschleunigter Thrombocytenabbau (intravasculäre Gerinnung, thrombotic thrombocytopenic Purpura, Hypersplenismus).

Klinik und Therapie: Mehr oder weniger ausgeprägte Blutungsneigung vom thrombocytären Typ mit Purpura-Efflorescenzen; dazu die Symptome des Grundleidens. Therapie je nach Grundleiden. Bei Thrombocytenbildungsstörungen kommen Plättchentransfusionen in Frage.

Qualitative Thrombocytendefekte ▶

Thrombasthenie (Glanzmann)

Autosomal-recessiv erbliches Blutungsübel mit einem biochemisch noch nicht genau charakterisierten Thrombocytendefekt, der die Plättchenaggregation bei der Gerinnung und nach Zusatz von ADP verhindert. Folgen: Verlängerte Blutungszeit, Ausbleiben der Retraktion bzw. Kontraktion der Plättchen. Die Gerinnungszeit ist normal. Die thrombasthenischen Plättchen haben einen stark herabgesetzten Fibrinogengehalt, in seltenen Fällen auch eine verminderte Konzentration glykolytischer Enzyme. Bisher 100 Fälle der Weltliteratur. Große Variabilität in der klinischen Ausprägung. Verlauf günstiger als bei der Hämophilie A.

Therapie: Plättchentransfusionen bei Bedarf.

Portsmouth-Syndrom

Seltene hereditäre hämorrhagische Diathese mit einem Defekt der Plättchenadhäsivität an Kollagenfasern. ADP-induzierte Aggregation und Retraktion der Plättchen sind normal. Eine identische Funktionsstörung in abgeschwächter Form wird durch Aspirin (Acetylsalicylsäure) hervorgerufen und in der Antikoagulantientherapie genutzt. Aspirin hemmt außerdem die ADP-Freisetzung der Plättchen.

Plättchenfaktor 3-Mangel

Seltene hereditäre Störungen, zum Teil mit Riesenthrombocyten einhergehend. Die Blutungszeit ist verlängert, so daß auch die hämostatische Funktion beeinträchtigt erscheint. Durch den Faktor 3-Mangel wird die partielle Thromboplastinzeit verlängert. Sicherung der Diagnose durch den Thrombokinasebildungstest.

5. Vasculäre hämorrhagische Diathesen

Morbus v. Willebrand-Jürgens ▶

Ätiologie und Pathogenese

Autosomal-dominant erbliches Blutungsübel ungeklärter Pathogenese, zuerst bei einer auf den Åland-Inseln lebenden Großfamilie beschrieben. Die Adhäsivität der Thrombocyten scheint *in vivo* gestört zu sein, obgleich in vitro die Aggregation durch ADP und Kollagen normal erfolgt. Plasmainfusionen bessern die Blutungsneigung; daher die Postulierung eines v. Willebrand-Faktors, der zur normalen Plättchenfunktion notwendig sei. Plättchentransfusionen helfen nicht, was gegen einen gravierenden Plättchendefekt spricht. Viele Patienten haben einen verminderten Faktor VIII-Gehalt des Plasmas, der nach Transfusion mit Hämophilie A-Plasma steigt; es scheint ein (im Bluterplasma vorhandener) Faktor zu fehlen, der die Faktor VIII-Synthese stimuliert.

Klinik

Symptome: Blutungsneigung seit früher Kindheit; es überwiegen Nasenbluten, Hämatome der Haut und gastrointestinale Blutungen. Bedrohliche Blutungen nach Zahnextraktion und Verletzungen.

Laborbefunde: Stark verlängerte Blutungszeit, Thrombocytenzahl normal, verminderte Adhäsion an Glaskugeln. Gerinnungszeit meist normal. Selektive Faktor VIII-Bestimmung ergibt oft erniedrigte Werte.

Therapie: Transfusionen, Faktor VIII-Präparate, die meistens auch den blutstillenden unbekannten Faktor enthalten.

Nichtallergische Purpura ▶

Purpura simplex

Harmlose hereditäre oder erworbene Purpura mit Neigung zu Haut- und Schleimhautpetechien. Pathogenese unklar. Blutungszeit, Gerinnungszeit, Thrombocytenzahl und Gerinnungsfaktoren normal. In den erworbenen Fällen ist an medikamentös induzierte Thrombopathien zu denken.

Skorbut

Vitamin C-Mangel mit perifollikulären Hämorrhagien an Unterarmen und Beinen; dazu ödematöses, blutendes Zahnfleisch. Bei Kindern subperiostale Hämatome. Heute in zivilisierten Ländern nicht mehr anzutreffen. Die Capillarfragilität ist durch nicht entzündliche Wandschäden gesteigert.

Senile Purpura

Neigung zu Hämatomen und kleinen oberflächlichen blauen Flecken im Alter. Ursache dürfte eine Degeneration des Hautkollagens sein, in dessen Gerüst die Gefäße eingebettet sind.

Purpura bei Cushing-Syndrom

Bei primärem und medikamentös induziertem Cushing-Syndrom treten Purpuraefflorescenzen auf, die durch eine Schädigung des perivasculären Kollagens bedingt sein könnten (Katabolismus) und nach endokrinologischer Korrektur abheilen.

Purpura bei Hypergammaglobulinämien

Vor allem bei Paraproteinämien kommen diskrete Purpuraformen vor. Man vermutet eine Hemmung der Plättchenaggregation durch Gammaglobuline; der genaue Mechanismus ist nicht bekannt.

Allergische ▶ Purpura

Definition

Nichtthrombopenische Purpura, der eine durch Immunmechanismen induzierte aseptische Vasculitis zugrunde liegt. Wenn außer der Haut die Gelenke und der Intestinaltrakt betroffen sind, spricht man von Schoenlein-Henochscher Purpura.

Ätiologie und Pathogenese

Am häufigsten ist die postinfektiöse Entstehung. Streptokokkeninfekte dominieren. Es scheint eine allergische Reaktion vom Spättyp (durch Immunzellen) zur Gefäßwandschädigung mit granulocytären Infiltraten und fibrinoider Nekrose zu führen. Auch Nahrungsallergene und Drogen sind als Ursache beschrieben worden.

Klinik

Vorkommen hauptsächlich im Kindesalter. Initialsymptome sind: Krankheitsgefühl, Fieber, Erythem, Arthralgie und Abdominalschmerz. Es folgen hämorrhagische urticarielle Efflorescenzen, braunrote Papeln und Petechien. Die Schleimhäute sind mitbetroffen; seltener Nierenbeteiligung mit Hämaturie.
Therapie: Prednison. Abheilung in 3–4 Wochen.

Hereditäre ▶ hämorrhagische Teleangiektasie

Ätiologie und Pathogenese

Die unter dem Synonym **Morbus Rendu-Osler** bekannte Krankheit ist autosomal-dominant erblich. Es besteht eine starke Verdünnung der Gefäßwand von Capillaren und Venolen (eine Endothelzellenlage), die zur Dilatation und Schlängelung dieser Gefäße führt. Blutungen resultieren aus Rissen in den Teleangiektasien. Gerinnungsstatus, Thrombocytenzahl und -funktion sind normal.

Klinik und Therapie

Die typischen Teleangiektasien sind erhabene, stecknadelkopfgroße, rötliche Knötchen, die unter Glasspateldruck erblassen. Lokalisation: Besonders an den Handflächen und am Rumpf, an Lippen, Zahnfleisch, Gaumen und Nasenschleimhaut. Unsichtbare Gefäßknötchen in der Schleimhaut des Respirations- und Magen-Darmtraktes. In seltenen Fällen kommen arteriovenöse Fisteln in der Lunge, im Gehirn und in der Retina vor. Häufigstes Symptom sind Nasenblutungen (bei 80%); daneben findet man gastrointestinale Blutungen und Hämoptoe. Sekundäre Blutungsanämien mit Eisenmangel sind die Folge. Keine spezifische

Behandlungsmöglichkeit. Patienten bedürfen der Eisensubstitution. An zugänglichen Blutungsherden Elektrokoagulation.

6. Antikoagulantientherapie

Pathogenese der Thrombose ▶

Initiale Gefäßwandschädigung

Bei Thrombosen im arteriellen und venösen System ist eine Läsion des Endothels (Atherom, Entzündung, Trauma etc.) das Primäre. Sie bewirkt:

a) Plättchenaggregation: Freilegung subendothelialen Kollagens → Plättchenadhäsion → ADP-Freisetzung aus adhärenten Plättchen → Plättchenaggregation, die durch Thrombin (s. unten) irreversibel wird.

b) Lokale Gerinnung: Intrinsic-Aktivierung nach Aktivierung von Faktor XII am Kollagen oder Extrinsic-Aktivierung durch Gewebsfaktor → Thrombinbildung → Ausfällung von Fibrin, irreversible Aggregation und Verschmelzung der Plättchen, Plättchenkontraktion, Fibrinstabilisierung.

Im Bereich der Endothelläsion entsteht ein aus Fibrin und Plättchen zusammengesetzter weißer Thrombus.

Blutströmung

Schneller Blutstrom (Arterien) hemmt oder verhindert die Thrombusbildung (mechanisch und durch Heranführen frischen inhibitorhaltigen Blutes). Verlangsamter Blutstrom und Stase begünstigen das Angehen und Wachsen von Thromben. Vor allem in den Venen pfropft sich durch den langsamen Blutstrom dem initialen weißen Thrombus ein roter, zur Embolisierung neigender Gerinnungsthrombus auf. In den Arterien finden sich überwiegend weiße Thromben.

Hyperkoagulabilität

Im Experiment (Injektion von Serum oder Thrombin) entstehen nach künstlicher Stase intravasculäre lokale Gerinnungsthromben. Klinisch ist die Hyperkoagulabilität nicht überzeugend zu belegen; sie wird aber bei erhöhter Konzentration an Gerinnungsfaktoren (Schwangerschaft, postoperative Situationen) und bei gesteigerter Adhäsivität der Thrombocyten (Erhöhung der freien Fettsäuren, Nicotin) als pathogenetisch wirksam angesehen. Auch die verminderte Klärung gerinnungsaktiver Faktoren durch das RES trägt zur Hyperkoagulabilität bei.

Antikoagulantien ▶

Heparin

Aus Leber und Lunge extrahierbares natürliches Anticoagulans; saures Polysaccharid aus Glucosamin und Glucuronsäure mit zahlreichen Schwefelsäuregruppen (MG 17000). Gerinnungshemmend wirkt Heparin erst nach Kombination mit Co-Faktoren im Plasma. Effekte:

a) Antithrombinwirkung: Verhindert die Umwandlung von Fibrinogen in Fibrin (Verlängerung der Thrombinzeit). Durch Thrombinausschaltung wird auch die autokatalytische Thrombinwirkung auf die Gerinnung gehemmt und die Fibrinstabilisierung verzögert.
b) Hemmung der Thrombinbildung: Durch Inaktivierung von Faktor IX und X; ferner durch die Antithrombinwirkung (s. oben). Die Wirkung tritt sofort ein. Gerinnungszeit, Prothrombinzeit und Thrombinzeit werden verlängert. Die Blutungszeit bleibt normal (Plättchenaggregation nicht behindert). Nur parenteral wirksam. Dosis: alle 8 Std 15000 I.E. i.v. (Präparat Liquemin). Antidot: Protaminsulfat.

Cumarin- und Indandion-Derivate

Wirkung: Hemmen die Synthese der Vitamin K-abhängigen Gerinnungsfaktoren II (Prothrombin), VII, IX und X. Vitamin K wird vom Ort seiner Wirkung in der Leberzelle verdrängt. Erhöhte Vitamin K-Zufuhr hemmt die Wirkungen dieser Vitamin K-Antagonisten. Kein *in vitro*-Effekt. Latenzzeit der in vivo-Wirkung 12–24 Std. Gehemmt werden das Intrinsic- und Extrinsic-System der Blutgerinnung. Nachweis: Verlängerung der Prothrombinzeit (Quick-Test).

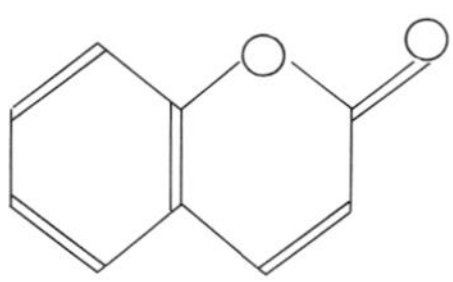

Cumarin

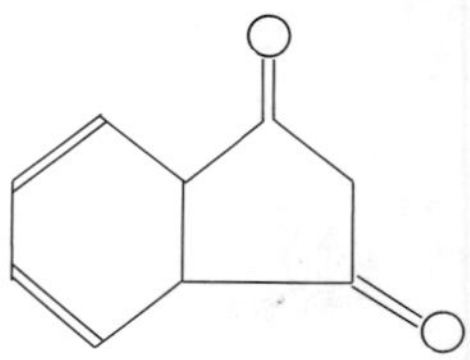

Indandion

Präparate und Dosen: Gebräuchlich sind nur noch Cumarinderivate:
Marcumar (Phenprocoumon): Tabl. zu 3 mg. Initialdosis: ca. 3 Tage tgl. 3–4 Tabl. Erhaltungsdosis: $^1/_2$–2 Tabl. tgl.; Dosis individuell auf einen Quick-Wert von 20% einstellen!
Sintrom (Acenocoumarin): Tabl. zu 4 mg. Tablettendosis etwa wie bei Marcumar.
Coumadin (Warfarin): Tabl. zu 5 mg. Tablettendosis etwa wie bei Marcumar.
Tromexan (Äthyldicumarin): Tabl. zu 300 mg. Initialdosis: ca. 3 Tage tgl. 3–4 Tabl. Erhaltungsdosis: $^1/_2$–3 Tabl. tgl.

Nebenwirkungen: Diarrhoe, Ulcerationen der Mundschleimhaut, Alopecie (Tromexan). Antidot: Vitamin K (Konakion).

Verstärkung der antikoagulatorischen Wirkung: Durch Phenylbutazon, Indomethacin, Clofibrat, Breitbandantibiotica und Sulfonamide, Aspirin, Alkohol, Allopurinol, Nortryptilin.

Abschwächung der antikoagulatorischen Wirkung: Durch Barbiturate, Spirolactone, Haloperidol.

Einfluß der Nahrung: Vitamin K-reiche Ernährung senkt den antikoagulatorischen Effekt der Cumarinderivate: Kohl, Bohnen, Spinat, Leber, Schweinefleisch, Fisch, einige Käsesorten. Diese Dinge müssen nicht gemieden werden, doch ist übermäßiger Konsum störend. Gleichbleibende Eßgewohnheiten erleichtern die Dosierung der Antikoagulantien.

Inhibitoren der Thrombocytenfunktion

Acetylsalicylsäure (Aspirin, Colfarit): Durch Acetylierungen an der Plättchenoberfläche werden die Adhäsivität und die ADP-Freisetzung gehemmt. Wirksam in der Thromboembolieprophylaxe und wahrscheinlich auch gegen arterielle Thrombosen; evtl. mit Marcumar kombinieren. Tagesdosis 1,0–1,5 g. Nebenwirkungen: Gastritis, Ulcus, Urticaria.

Dipyridamol (Persantin forte): Hemmt die ADP-induzierte Plättchenaggregation in vitro. In Kombination mit Vitamin K-Antagonisten wirksam in der Prophylaxe arterieller Thrombosen, speziell an Herzklappenprothesen. Dosis: 400 mg tgl. in 3–4 Einzeldosen.

Dextran (Molekulargewicht 50000–70000; Macrodex): Infusionen von 200–500 ml der 6%igen Lösung hemmen Plättchenaggregation und Adhäsion. Wirksam in der postoperativen Thromboembolieprophylaxe. Wirkungsmechanismus noch ungeklärt. Wirkungsmaximum 4 Std nach der Infusion. Keine Blutungsneigung als Komplikation.

Therapeutische ▶ Fibrinolyse

Indirekte Fibrinolyse

Streptokinase (Streptase, Kabikinase): Stoffwechselprodukt β-hämolysierender Streptokokken. Verbindet sich im Plasma mit Plasminogen zu einem Komplex, der freies Plasminogen in Plasmin umwandelt. Streptokinase dringt in den Thrombus ein und führt hier zur Plasminbildung und Lyse. Indikation: frische Thrombosen (arteriell u. venös), Lungenembolie, Herzinfarkt. Initialdosis: 250000 Einheiten in 10 min i.v., dann etwa 100000 Einheiten stündlich per Dauertropf. Die induzierte Hyperplasminämie führt zur Fibrinogenolyse mit zirkulierenden Spaltprodukten von Antithrombinwirkung. Nur klinisch durchführbar.

Direkte Fibrinolyse

Infusion von aktivem Plasmin (Fibrinolysin Lyovac), das Thromben von außen her proteolytisch abbaut. Die Wirkung ist weniger stark als die der Streptokinase, die das an die Fibrinfasern adsorbierte Plasminogen aktiviert.

Kapitel 8.

Allergische und Immunologische Krankheiten

A. Allgemeine klinische Immunologie

1. Das Immunsystem und seine Funktionen

Immunologische Reaktivität ▶

Definition

Immunologische Reaktivität ist die Eigenschaft, gegen bestimmte Substanzen, die als Antigene bezeichnet werden, humorale Antikörper oder Immunzellen zu bilden, die spezifisch mit dem Antigen reagieren und auf seine Zerstörung abzielen. Unter Immunisierung versteht man die erste Stimulation des Organismus mit dem betreffenden Antigen. Sie hinterläßt den Organismus in erhöhter Reaktionsbereitschaft, im Zustand der Sensibilisierung. Der sensibilisierte Organismus reagiert bei Kontakt mit dem korrespondierenden Antigen allergisch, d. h. seine Immunantwort ist verstärkt und führt zu klinischen Symptomen.

Induktionsphase der Immunisierung

Sie umfaßt die Aufnahme des Antigens in den Organismus, seine initiale Phagocytose und Präparation in monocytären Makrophagen oder Granulocyten, die Weitergabe des Antigens an die immunkompetenten Lymphocyten und deren Stimulation.

Nach der *Klon-Selektionstheorie* ist jeder immunkompetente Lymphocyt genetisch für ein einziges Antigen determiniert. Dieses trifft in der Induktionsphase mit ihm zusammen und bewirkt die Umwandlung des Lymphocyten in einen Immunoblasten, aus dem durch Mitosen und Reifung immunologische Effektorzellen (antikörperbildende Plasmazellen oder spezifische Immunzellen) hervorgehen. Sie bilden einen Zellklon (Klon = Zellpopulation, die von einer einzigen Mutterzelle abstammt). Die immunologische Reaktivität des Organismus gegenüber einer Vielzahl diverser Antigene wird mit dem Vorhandensein einer entsprechenden Anzahl unterschiedlich determinierter Lymphocyten erklärt. Nach der *Instruktionstheorie* ist die Antigenspezifität der Lymphocyten nicht genetisch vorgegeben; sie wird vielmehr erst durch den Antigenkontakt geprägt. Derzeit sprechen mehr Argumente für die Klon-Selektionstheorie; die Antikörpersynthese wird vom Genom der Zellen gesteuert, modifizierende exogene Einflüsse auf das Genom sind jedoch schwer vorstellbar.

Immunantwort

Primäre Reaktion: Die Immunantwort auf den ersten Antigenreiz verläuft stumm, da bis zum Erscheinen von Antikörpern bzw. Immunzellen 6–8 Tage vergehen. In dieser Zeit ist das Antigen zerstört. Nur bei Transplantaten oder großen Antigendepots (Serumkrankheit) kommt es nach dieser Latenzzeit zu sichtbaren Reaktionen.

Allergische Reaktion vom Soforttyp: Entsteht beim Antigenkontakt des sensibilisierten Organismus durch die Reaktion zirkulierender Antikörper mit dem Antigen. Es handelt sich um eine chemische Reaktion gelöster Substanzen, die rasch abläuft. Die allergische Reaktionsfähigkeit vom Soforttyp läßt sich mit antikörperhaltigem Serum auf ein nicht sensibilisiertes Individuum übertragen (Prinzip der passiven Schutzimpfung).

Allergische Reaktion vom Spättyp: Entsteht beim Antigenkontakt des sensibilisierten Organismus durch die Reaktion spezifischer Immunzellen mit dem Antigen. Maximum der Reaktionsintensität nach 24–48 Std (Tuberkulin-Test). Die Reaktivität vom Spättyp ist nur durch Leukocyten oder einen darin enthaltenen Transferfaktor auf ein nicht sensibilisiertes Individuum übertragbar.

Antigene ▶ Definition

Antigene sind Substanzen, die im Organismus eine humorale und/oder celluläre Immunantwort induzieren. Chemisch handelt es sich um einfache oder zusammengesetzte Proteine oder Polysaccharide. Haptene sind unvollständige Antigene, die erst nach Bindung an Trägersubstanzen eine Immunantwort induzieren. Mit Antikörpern können die meist niedermolekularen Haptene selbständig reagieren. Allergene sind Antigene, die bei individueller Empfänglichkeit allergische Reaktionen hervorrufen.

Allergene

Inhalationsallergene: Hautschuppen, Haare, Federn, Zimmerstaub, Pflanzenpollen, Drogen, Aerosole.

Ingestionsallergene: Fleisch, Fisch, Krabben, Hummer, Milch, Molkereiprodukte, Eier, Mais, Tomaten, Nüsse, Beerenobst, Kakao, Pharmaka etc..

Kontaktallergene: Wolle, Seide, Kunststoffe, Leder, Pflanzensäfte, Chemikalien, Arzneistoffe.

Injektionsallergene: Impfstoffe, gruppenfremdes Blut, Pharmaka.

Invasionsallergene: Bakterien, Ascariden u.a. Parasiten.

Antikörper ▶ Definition

Durch Antigenstimulation gebildete Immunglobuline, die spezifisch mit dem korrespondierenden Antigen reagieren.

Klassifikation und Struktur

Die mit den Antikörpern identischen Immunglobuline bilden die

Gammaglobulinfraktion des Serums. Man unterscheidet folgende 5 Immunglobulinklassen:

Klasse	IgG	IgA	IgM	IgD	IgE
Synonym	γG	γA	γM	γD	γE
H-Ketten	γ	α	μ	δ	ε
L-Ketten	κ/λ	κ/λ	κ/λ	κ/λ	κ/λ
mg/ml Serum	12,4	2,5	1,2	0,03	0,0003
HWZ in Tagen	21	5,8	5,1	2,8	2,2

Die qualitative Differenzierung erfolgt mit der Immunelektrophorese, die quantitative Bestimmung mit Immundiffusionsmethoden. Die Immunglobuline der Klassen IgG, IgA, IgD und IGE haben Molekulargewichte zwischen 150000 und 190000. Die Immunglobuline der Klasse IgM sind Makroglobuline mit einem MG von 890000.

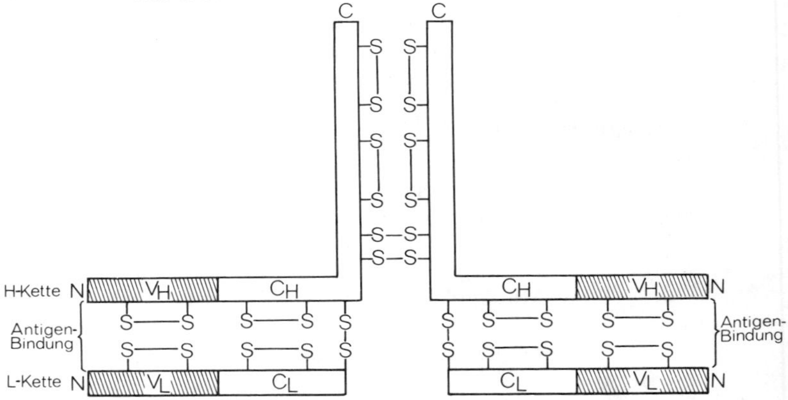

Abb. 61. Schema des Antikörpermoleküls vom Typ IgG. V_H variable, C_H konstante Region der H-Kette. V_L variable, C_L konstante Region der L-Kette (nach Fahey in Williams et al.: Hematology, McGraw Hill 1972)

Die Struktureinheit der Immunglobuline besteht aus 2 klassenspezifischen H-Ketten und 2 L-Ketten, die in allen Klassen die gleichen sind (s. Tabelle). In Abb. 61 ist ein Antikörpermolekül vom Typ IgG schematisch dargestellt. Es besitzt zwei Antigenbindungsstellen, von denen jede aus dem N-terminalen Ende einer H- und L-Kette besteht. Die übrigen Immunglobuline sind analog aufgebaut. Das IgM-Molekül besteht aus 5 Struktureinheiten, die ringförmig zusammenhängen. Sezernierte IgA-Moleküle haben zwei Struktureinheiten mit einem Zwischenstück. Die Antikörperspezifität wird durch die Sequenz der Aminosäuren im variablen Anteil der H- und L-Ketten bestimmt, der den Antigenbindungsstellen zugewandt ist.

Antikörpertypen

Typ IgG: Stärkste Antikörperfraktion, die als einzige die Placentaschranke passiert.

Typ IgA: Dominierende Antikörperfraktion in Sekreten (Tränenflüssigkeit, Speichel, Bronchialsekret, Darmsekret).

Typ IgM: Fast nur im Blutplasma enthalten, wirksam als Agglutinatoren für partikuläre Antigene (Bakterien, Zellen).

Typ IgD: Nur in minimaler Konzentration vorhanden; spezifische Funktionen nicht bekannt.

Typ IgE: Antikörper vom Reagin-Typ, die von Allergikern gegen verschiedene Antigene (Gräserpollen, Hautschuppen, Pilze, Medikamente, Mehlstaub etc.) gebildet werden. Reagine haften unspezifisch an den Mastzellen in Haut und Schleimhäuten (Hautsensibilisierung). Hier findet dann bei Antigenkontakt eine lokale Antigen-Antikörperreaktion mit entzündlichen Begleiterscheinungen statt.

Auf lösliche Antigene wirken Antikörper präcipitierend, auf Toxine neutralisierend, auf Zellen agglutinierend oder lysierend. Diese Effekte werden für Nachweismethoden verwendet; sie entsprechen der biologischen Abwehrfunktion der Antikörper. Inkomplette oder blockierende Antikörper haben nur eine funktionsfähige Antigenbindungsstelle und wirken nicht agglutinierend, sondern besetzen nur den Receptor des Antigens (Vorkommen: Rh-Antikörper, Autoantikörper gegen Erythrocyten).

Immunocyten ▶

Effektorlymphocyten (Immunzellen)

Es handelt sich um antigenspezifische kleine Lymphocyten, die analog den Antikörpern selektiv mit dem Antigen reagieren und es zerstören. Diese spezifischen Immunocyten sind die Mediatoren der cellulären Immunantwort. Der Mechanismus ihrer Wirkung ist nicht genau geklärt.

Entwicklung des Immunsystems ▶

Allgemeines

Das Immunsystem ist zweigleisig angelegt. Träger der humoralen Immunantwort sind die antikörperbildenden Plasmazellen und deren Vorstufen. Träger der cellulären Immunantwort sind die spezifischen Immunocyten. Beide haben gemeinsame lymphatische Vorstufen.

Differenzierung des immunologisch aktiven Zellsystems

Tierexperimentelle Befunde: Bei Vögeln wandern die im Knochenmark gebildeten lymphatischen Stammzellen zur weiteren Differenzierung und Proliferation teils in den Thymus, teils in die Bursa Fabricii, eine lymphoepitheliale Formation im Enddarm, aus. Der Thymus determiniert die Lymphocyten (durch Hormonwirkung?) zu Trägern der cellulären Immunantwort, sog. T-Zellen, die Bursa determiniert sie zu Vorstufen der antikörperbildenden Plasmazellen, sog. B-Zellen, den Trägern der humoralen Immunantwort. Beweis: Die neonatale Thymektomie macht die Tiere zur cellulären Immunantwort unfähig, die Bursektomie führt zum isolierten Ausfall der Antikörperbildung.

Verhältnisse beim Menschen: Auch hier sind T- und B-Lymphocyten als zwei funktionell differente Populationen vorhanden. Das Bursa-analoge Organ scheinen Lymphfollikel der Darmwand (Peyersche Plaques) zu sein. Beide Lymphocytenpopulationen sind nicht ortsfest, sondern rezirkulieren. Sie wandern aus der Blutbahn durch die Venolenwand in die Gewebsspalten aus und kehren über die Lymphknoten und den Ductus thoracicus in das Gefäßsystem zurück. Nach Antigenkontakt werden diese Lymphocyten im lymphatischen Gewebe seßhaft (Keimzentren von Lymphknoten und Milz) und verwandeln sich hier in proliferierende Immunoblasten. Blasten aus T-Zellen bilden spezifische Immunocyten, Blasten aus B-Zellen bringen Plasmazellen hervor. Jeder Immunoblast bildet ferner einige Tochterzellen, die als spezifisch sensibilisierte Lymphocyten eine hohe Lebensdauer (von Jahren) erlangen und die Rezirkulation fortsetzen. Diese Gedächtniszellen (memory cells) reagieren bei erneutem Antigenkontakt mit rascher Blastentransformation und bewirken so die verstärkte sekundäre Immunantwort.

Humorale Immunreaktionen ▶

Antigen-Antikörper-Reaktion

Antigen und Antikörper verbinden sich zu festen Komplexen (Immunkomplexe, Immunaggregate), die im Antigenüberschuß löslich, im Antikörperüberschuß unlöslich sind. Reine Antigenantikörperkomplexe sind keine aggressive Substanz; dazu werden sie erst durch die Aktivierung des Komplementsystems. Die Komplementaktivierung erfolgt, wenn Immunkomplexe an Zelloberflächen entstehen (Reaktion eines Antikörpers mit einem strukturfixierten Antigen), oder wenn Immunkomplexe, die sich im Plasma gebildet haben, unspezifisch an Zellwände oder Membranen adsorbiert werden. Das Komplementsystem besteht aus 9 Einzelkomponenten, die in definierter Reihenfolge reagieren. Die Reaktion beginnt mit der Bindung der Komponente C_1 an den Immunkomplex. Die Aktivierung des letzten Komplementfaktors (C_9) führt zur Entstehung eines Membrandefektes (Hämolyse, Cytolyse). Während der schrittweisen Komplementaktivierung werden zwei aktive Substanzen freigesetzt: a) *Anaphylatoxin* (Spaltprodukt aus der Komponente C_3), erhöht die Gefäßpermeabilität und setzt aus Mastzellen Histamin und Serotonin frei; b) ein *leukotaktischer Faktor* (Spaltprodukt aus der Komponente C_5), der eine Granulocytenansammlung bewirkt. Die komplementbesetzten Zellen werden außerdem beschleunigt phagocytiert.

Immunkomplexe führen im Blut zur Entstehung bzw. Freisetzung von weiteren aktiven Substanzen (Proteasen und permeabilitäts-

steigernden Proteinen aus Leukocyten) und Kininen, deren Herkunft und Wirkung noch nicht vollständig geklärt ist.
Wenn Reagine, die bei Allergikern unspezifisch an Mastzellen gebunden sind, mit ihrem Antigen in Kontakt kommen, werden aus den Mastzellen (ohne Mitwirkung von Komplement) Histamin, Serotonin, Bradykinin und SRS-A (slow reacting substance) freigesetzt, die Exsudation, Vasodilatation und Kontraktion glatter Muskeln (Bronchialkrampf) bewirken.

Manifestationen der Antigen-Antikörper-Reaktion

Es handelt sich dabei um allergische Reaktionen vom Soforttyp:
Anaphylaktischer Schock: Auslösung durch intravenöse Reinjektion eines Antigens, gegen das im Plasma zirkulierende Antikörper enthalten sind. Die Antigen-Antikörperreaktion findet in der Blutbahn statt. Entstehende Schocksubstanzen bewirken: Vasodilatation, Steigerung der Capillarpermeabilität (Flüssigkeitsübertritt ins Gewebe) und Kontraktion der glatten Muskelzellen des Bronchialsystems. Symptome: Atemnot, Blässe mit Cyanose, Tachykardie, Blutdruckabfall, Schweißausbruch, Angst, Erregung, Übelkeit, Erbrechen, finales Kreislaufversagen in der Hypovolämie.
Cutane anaphylaktische Reaktion: Auslösung durch cutane Reinjektion des Antigens in den spezifisch sensibilisierten Organismus. Die Antigen-Antikörperreaktion erfolgt im Gewebe der Haut:
a) Quaddel-Erythemreaktion: Entsteht bei geringer Antikörperkonzentration (Dilatation kleinster Gefäße, Exsudation, Granulocytenansammlung).
b) Arthus-Phänomen: Bei hoher Antikörperkonzentration entwickelt sich eine lokale hämorrhagische Nekrose.
Allergische Reaktion vom Serumkrankheitstyp: Auslösung durch erstmalige Applikation einer großen Antigenmenge. Voraussetzung: Wenn nach 4–6 Tagen die Antikörperbildung beginnt, muß noch unzerstörtes lösliches Antigen vorhanden sein (z. B. nach i. m. Injektion von Fremdserum). Im Blut bilden die ersten Antikörper im Antigenüberschuß lösliche Immunkomplexe, die am Capillarendothel haften bleiben und Komplement aktivieren. Folge: Entzündungsreaktion mit Ödembildung, Leukocytenansammlung, Fibrinniederschläge. Dieser Mechanismus trifft auch bei infektallergischen Erkrankungen (Glomerulonephritis, rheumatisches Fieber) und bei Kollagenosen (Lupus erythematodes, Panarteriitis nodosa) zu. Bei der klassischen Serumkrankheit gewinnen die Antikörper im Verlauf quantitativ das Übergewicht; die entstehenden Antigen-Antikörperkomplexe sind dann unlöslich und können nicht mehr zirkulieren; es erfolgt Selbstheilung.
Allergische Reaktionen vom Reagin-Typ: Auslösung durch gewebsfixierte Antikörper bei Antigenkontakt (s. oben). Typische Beispiele: Heufieber, Asthma bronchiale, Urticaria, Enterocolitis. Prinzip der Desensibilisierungsbehandlung: Durch parenterale

Applikation steigender Antigenmengen versucht man bei den Allergikern Antikörper vom Typ IgG zu erzeugen, die nicht im Gewebe fixiert werden. Die löslichen Antikörper konkurrieren dann mit den an den Mastzellen fixierten Reaginen um das Antigen und halten es von diesen fern.

Allergische Reaktionen durch zellgerichtete Antikörper: Auslösung durch Injektion von Antikörpern, die mit zellständigen Antigenen reagieren. Beispiele: Transfusionszwischenfall durch Isoantikörper gegen Spendererythrocyten (falsche Blutgruppe), Autoantikörper gegen Erythrocyten, Leukocyten und Thrombocyten, die zur Hämolyse bzw. Leukopenie und Thrombopenie führen.

Celluläre ▶ Immunreaktionen

Antigen-Immunocyten-Reaktion

Nach der Bindung des Antigens setzen die Immunocyten Wirkstoffe frei, die eine Umgebungsreaktion bewirken: *a) Faktor MIF* (migration inhibitory factor) hemmt die Mobilität der Makrophagen und führt zu deren Anhäufung; *b) Faktor LT* (lymphotoxin) zerstört antigenes Zell- und Gewebsmaterial, z.B. bei der Transplantatabstoßung; *c) Faktor LTA* (lymphocyte transformation activity) wandelt gewöhnliche Lymphocyten in antigenreaktive Immunocyten um; *d) Faktor TF* (transfer factor) wandelt gewöhnliche Lymphocyten in spezifisch sensibilisierte Lymphocyten (memory cells) um, die nach Antigenkontakt Immunocyten bilden.

Manifestationen der Antigen-Immunocyten-Reaktion

Es handelt sich dabei um allergische Reaktionen vom cellulären oder Spättyp (delayed hypersensitivity):

Tuberkulinreaktion: Auslösung durch intracutane Tuberkulininjektion. Frühestens nach 6 Std – in maximaler Intensität nach 24–48 Std – entsteht an der Injektionsstelle eine Induration mit Erythem (histologisch: perivenöse Ansammlung von Lymphocyten und Makrophagen), bei starker Reaktion eine lokale Nekrose. Bei hohem Sensibilisierungsgrad und großer Tuberkulindosis erfolgt außer der lokalen eine Systemreaktion mit Fieber, Leukocytose und Lymphopenie. Eine cutane Reaktion vom Spättyp gibt es auch gegen andere Antigene (Bakterien, Pilze etc.). Experimentell läßt sich eine Immunreaktion vom Spättyp durch gleichzeitige Gabe von Antigen und Freundschem Adjuvans (Suspension abgetöteter Tuberkelbazillen in Mineralöl) induzieren.

Transplantatabstoßungsreaktion: Körperfremde Gewebe- und Organtransplantate werden nicht durch Antikörper, sondern durch spezifische Immunocyten abgestoßen. Die Destruktion erfolgt durch perivenöse Infiltrate, die zum Gefäßverschluß und zur Nekrose des Transplantats führen.

Immunologische ▶ Toleranz

Definition

Unter Immuntoleranz versteht man die Eigenschaft des Organismus, gegen die unversehrte eigene Substanz weder Antikörper, noch Immunocyten zu bilden. Der Organismus muß daher zwischen eigen und fremd unterscheiden können.

Entwicklung und Mechanismus der Immuntoleranz

Die Unterscheidung zwischen eigenem und fremdem antigenen Substrat beginnt bei der Geburt. Pränatal einverleibte Antigene werden zeitlebens wie körpereigenes Substrat toleriert, vorausgesetzt, daß es sich um ein vermehrungsfähiges Antigen (z. B. Gewebstransplantat) handelt oder daß eine ständige Reapplikation des Antigens erfolgt. Lebenslanger Antigenkontakt scheint demnach für die Immuntoleranz erforderlich zu sein. Der Mechanismus der Toleranzentstehung ist ungeklärt.

Autoimmunreaktionen ▶ **Definition**

Humorale oder celluläre Immunreaktionen gegen Antigene der eigenen Körpersubstanz.

Mechanismen der Autoimmunisierung

Im Prinzip liegt eine Durchbrechung der immunologischen Toleranz gegenüber den betroffenen körpereigenen Antigenen vor. Zur Erklärung des Phänomens gibt es folgende Hypothesen:

Toleranzaufhebung durch Abkapselung des Autoantigens: Der für die Erhaltung der Immuntoleranz wesentliche ständige Kontakt mit den immunkompetenten Lymphocyten geht verloren; kommt solches Material später mit den Zellen des Immunsystems in Berührung, erfolgt eine Immunantwort. Beispiele: Autoantikörperbildung gegen Thyreoglobulin (das im Follikel isoliert ist) nach Thyreoglobulininjektion oder Schilddrüsenoperationen. Autoantikörperbildung gegen Linsenprotein, wenn dieses injiziert wird.

Veränderung körpereigener Antigene: Durch exogene Einflüsse besteht die Möglichkeit einer Strukturänderung der eigenen Substanz, die zur Durchbrechung der Immuntoleranz führt (mutagene Röntgen- oder UV-Bestrahlung, chemische Substanzen, Krankheitserreger). Spontane Mutationen mit der Entstehung neuer, nicht tolerierter Antigene werden als relativ häufiges Ereignis und als Mechanismus der Krebsentstehung angenommen. Solche entarteten Zellen frühzeitig zu vernichten, scheint eine wichtige natürliche Funktion des thymusabhängigen Immunsystems zu sein (immunologische Überwachung, immunologic surveillance).

Immunologische Kreuzreaktionen: Fremdantigene, die einige Determinanten mit körpereigenen Antigenen gemeinsam haben, können die Bildung von Antikörpern und Immunzellen induzieren, deren Reaktionsfähigkeit sich auch gegen die Körpersubstanz richtet. Beispiel: Encephalomyelitis nach Tollwutschutzimpfung (seltene Komplikation); der Impfstoff ist eine Vaccine aus phenolbehandeltem Kaninchenhirn mit abgetötetem Virus. Zwischen Hirnantigenen von Kaninchen und Mensch besteht immunologische Verwandtschaft, die Kreuzreaktionen bewirken kann.

Tierexperimentelle Autoimmunkrankheiten

Autoimmunthyreoiditis: Kaninchen wurde die halbe Schilddrüse exstirpiert und ein Homogenat daraus reinjiziert. Es entwickelten sich Autoantikörper gegen Thyreoglobulin ohne Krankheitszeichen am Schilddrüsenrest. Eine Thyreoiditis im Schilddrüsenrest entstand erst, wenn das Homogenat mit Freundschem Adjuvans appliziert wurde. Offenbar wirkten die Autoantikörper nicht pathogen, wohl aber die mit Hilfe des Adjuvans induzierten Immunocyten gegen Schilddrüsengewebe. Auf analoge Weise konnte eine Autoimmunencephalomyelitis erzeugt werden.

Krankheit der Neuseelandmäuse und Aleutennerze: Beide Erkrankungen sind übertragbare Viruskrankheiten, die ein dem Lupus erythematodes ähnliches Krankheitsbild hervorrufen. Bei der NZD (New zealand mice disease) ist eine genetische Disposition zum Angehen der Krankheit nötig (nur Inzuchtstamm erkrankt), bei der Aleutenkrankheit (aleutian disease of mink) beschleunigt eine genetische Disposition den letalen Ausgang. Neben Autoantikörpern gegen Erythrocyten weisen die Tiere entzündliche glomeruläre Läsionen auf und weitere Zeichen einer generalisierten Vasculitis. Man vermutet, daß die Viren aus Körperzellen Antigene freisetzen und evtl. modifizieren, worauf eine Autoantikörperbildung erfolgt. Die klinischen Manifestationen scheinen durch zirkulierende Immunkomplexe aus Autoantikörpern und Zellkernantigenen zu entstehen (Mitwirkung des Komplementsystems, s. oben).

Krankheiten des Menschen mit Autoimmunphänomenen

Das Auftreten von Autoantikörpern bedeutet noch nicht, daß diesen pathogene Wirkung zukommt. Das Primäre scheint vielfach die exogene oder endogene Alteration der Körpersubstanz zu sein (z.B. durch Viren), die auch ohne das Hinzutreten einer Autoimmunreaktion eine Schädigung darstellt. Andererseits ist damit zu rechnen, daß Autoantikörper einen Krankheitsprozeß verstärken, bzw. seine Abheilung behindern. Von Autoimmunreaktionen cellulären Typs dürfte wohl immer eine zusätzliche Schädigung ausgehen. Krankheiten mit Autoantikörpern bzw. Autoimmunocyten sind: Lupus erythematodes visceralis, rheumatoide Arthritis, Kollagenosen, Struma lymphomatosa, Morbus Basedow, idiopathische Addisonsche Krankheit, immunhämolytische Anämie und Thrombopenie, Perniciosa.

2. Diagnostische Methoden

Klinische ▶ Diagnostik

Anamnese

Ergibt bei allergischen Erscheinungen wichtige Hinweise auf die

Antigenexposition (Nahrung, Drogen, Cosmetica, Pflanzen, Farben, neue Kontaktstoffe bei Arbeitsplatz- oder Wohnungswechsel etc.), auf frühere Allergien und eine familiäre Allergiedisposition.

Klinische Manifestationen

Asthma, Migräne, Urticaria, generalisiertes Ödem, juckende Hautausschläge, Durchfälle. Diese Erscheinungen können auch nichtallergische Ursachen haben, sind aber allergieverdächtig, besonders bei gleichzeitiger Eosinophilie.

Expositionsversuch und Karenzprobe

Unter Umständen hilft in der Diagnostik der gezielte Kontakt mit dem suspekten Antigen weiter; das gleiche gilt von der Elimination verdächtiger Stoffe aus der Umgebung des Kranken.

Hautteste ▶ **Intracutanprobe**

Intracutane Injektion des Test-Antigens. Beim Vorliegen spezifischer Antikörper erfolgt nach 5–20 min eine Quaddel-Erythemreaktion, evtl. mit Übergang in Nekrose (Arthus-Phänomen). Beim Vorliegen spezifischer Immunocyten kommt es zur Spätreaktion, einem Erythem mit Induration (= Infiltration) nach 12–48 Std.

Prausnitz-Küstner-Test

Patientenserum wird einem Nicht-Allergiker intracutan injiziert. An derselben Stelle injiziert man 48 Std später das Antigen. Enthielt das Patientenserum spezifische Reagine (Antikörper vom Typ IgE), erfolgt eine Quaddel-Erythemreaktion. Andere humorale Antikörper ergeben keine Reaktion, weil sie zum Zeitpunkt der Antigenapplikation aus der Hautstelle abgewandert sind.

Epicutanprobe

Dient zum schonenden Nachweis von cellulären Immunreaktionen (Spättyp) gegen verschiedene Antigene (Medikamente, Pflanzenprodukte etc.). Das Testmaterial wird in Wasser, Alkohol, Öl oder Glycerinsalbe gelöst und mit einem dichten Testpflaster auf die Haut gebracht. Ablesung nach 48 Std: Rötung, Knötchenbildung, Bläschen mit Nekrose.

B. Spezielle klinische Immunologie

1. Allergische Krankheitszustände durch exogene Allergene

Heuschnupfen ▶ **Definition**

Synonyma: Heufieber, allergische Rhinitis, Pollinosis. Durch Pollenantigene hervorgerufene allergische Erkrankung der

Schleimhäute des Auges und der oberen Luftwege mit Antikörpern vom Reagintyp. Familiäre Häufung weist auf genetische Disposition hin.

Klinik

Befallen sind 0,5–1‰ der Bevölkerung. Häufigkeitsgipfel zwischen dem 20. und 30. Lebensjahr; Beginn oft im Kindesalter. Dominierendes Antigen sind die Gräserpollen. Saisongebundene Krankheitserscheinungen von Anfang Mai bis Ende Juni. Frühkatarrhe zwischen Februar und April beruhen meist auf Haselnuß-, Weiden- und Pappelpollen. In Amerika 3. Krankheitsperiode durch Ragweed-Pollen. Die Kranken bilden Reagine gegen Pollenproteine. Symptome: Conjunctivitis mit Rötung und Schwellung der Lider, Tränenfluß und Augenbrennen; Rhinitis mit Schnupfen, Niesen und Schleimsekretion; Rachenkatarrh. Nach Jahren Übergang in spastische Bronchitis (bei $\frac{1}{3}$ der Patienten) möglich. Die Diagnose ergibt sich aus dem typischen Erscheinungsbild und der Saisonabhängigkeit. Durch den Intracutantest kann das Antigen ermittelt werden. Positive Hauttests kommen auch bei Nichtallergikern vor.

Therapie

Meidung des Antigenkontakts (Hochgebirge, See- und Luftreisen), wirksam, aber meistens nicht möglich. Desensibilisierung mit steigenden Dosen des auslösenden Antigens, das vorher durch Hauttests ermittelt werden muß (s. oben). Symptomatische Behandlung mit Depotinjektionen von Fluoxyprednisolon (Volon A), Betamethason (Betnesol) oder Methylprednisolon (Urbason). In leichten Fällen bringen Antihistaminica (Tavegil) Linderung.

Asthma bronchiale ▶ Siehe Lungenkapitel (S. 149).

Arzneimittelallergie ▶

Definition

Allergische Reaktionen vom Soforttyp oder Spättyp gegen Arzneimittel nach vorausgegangener spezifischer Sensibilisierung. Auslösung durch kleinste Mengen bei Reapplikation. Abgrenzung gegen Intoxikation (Folgen der Überdosierung oder Kumulation) und Idiosynkrasie (Steigerung des pharmakologischen Effektes infolge erhöhter individueller Ansprechbarkeit, evtl. durch Enzymdefekte) notwendig.

Mechanismus der Sensibilisierung

Die meisten Medikamente sind niedermolekular und immunologisch nur als Hapten wirksam. Voraussetzung für eine Immunisierung ist die Komplexbildung mit Proteinen. Zur Konjugation mit Proteinen sind in manchen Fällen nur die Metaboliten der Arzneistoffe befähigt (z.B. Chinonderivate aus aromatischen Nitro- und Azoverbindungen; Benzylpenicillinsäure aus Penicillin G).

Klinische Manifestationen

Urticaria, Quincke-Ödem, scharlach- oder masernähnliche Exantheme, Ekzeme, Arthritis, Fieber, Übelkeit, Erbrechen, Leibschmerzen, Durchfälle, Blutkrankheiten. In schweren Fällen anaphylaktischer Schock mit letalem Ausgang. Das Bild der lupoiden Hepatitis mit Hypergammaglobulinämie wird durch isatinhaltige Abführmittel erzeugt.

Bei jedem allergischen Krankheitszustand sollte immer zuerst an Medikamente gedacht werden (evtl. Hausapotheke vorzeigen lassen!).

Allergieerzeugende Medikamente

Die meisten Medikamente sind potentielle Antigene. Eine genetische Disposition zur Überempfindlichkeitsreaktion kommt vor, oft im Sinne einer allgemeinen allergischen Diathese (Milchschorf, Asthma etc.). Relativ häufig sind allergische Komplikationen durch folgende Medikamente: Penicillin, Ampicillin, Antibiotica, Jodverbindungen (Kontrastmittel), Quecksilber- und Goldsalze, Narkotica, Präparate der Antipyrin- und Salicylsäuregruppe, Barbiture, Chinin.

Serumkrankheit

Die Auslösung erfolgt durch Fremdserum, das im Rahmen der passiven Immunisierung verabfolgt wird (Botulismus-, Tetanus-, Diphtherie-, Gasödem-, Milzbrand- und Schlangenserum). Wegen des großen Antigendepots ist eine vorausgegangene Sensibilisierung nicht notwendig; hat sie stattgefunden, so ist die Gefahr des anaphylaktischen Schocks gegeben. Nach erstmaliger Impfung zeigen sich mit einer Latenz von 7–14 Tagen folgende Symptome: Kopfschmerz, Abgeschlagenheit, Fieber, Hautjucken, Urticaria oder morbilliformes Exanthem, dazu Lymphknotenschwellungen, Myalgien, Arthritiden, Albuminurie (Nephritis), auch Durchfälle und Erbrechen. Neuritiden mit Lähmungen können hinzutreten. Selten ist das bedrohliche Glottisödem.

Therapie

Elimination des Antigens. Injektionen von Calciumgluconat und Prednison, im Schock Plasmaexpander. Bei Bronchospasmus Adrenalininjektion (subcutan 0,3 ml der 1:1000 verdünnten wässerigen Lösung), bei ungenügendem Effekt Euphyllin-Dauertropf intravenös (500 mg in 50 ml Lösung in 10 min). Prophylaxe: Nach früheren Impfungen fragen (Impfpaß).

Hautallergien ▶ **Kontaktdermatitis oder Kontaktekzem**

Pathogenese: Cutane Manifestation einer cellulären Immunreaktion (Spättyp) gegen zahlreiche verschiedene Antigene: Cosmetica, Seifen, Salben, Medikamente (Antibiotica), Kleidung, Kunststoffe, Chromsalze, diverse Industriechemikalien, Entwickler, Insecticide etc.

Symptome: Rötung, Knötchen, Bläschen, Nässen, Schuppenbildung, Lichenifikation. Lokalisation an den Kontaktstellen. Histologische Veränderungen: Spongiose, Acanthose, Parakeratose.

Urticaria

Pathogenese: Cutane Manifestation einer humoralen (antikörperbedingten) Immunreaktion auf *exogene Antigene* (Arzneimittel und Cosmetica, Nahrungs- und Genußmittel, Inhalationsantigene, Eingeweidewürmer und Parasiten, Kontaktantigene) oder *endogene Antigene* (chronische und akute Infekte). Daneben gibt es eine Urticaria durch physikalische Ursachen (Kälte, Licht, Wärme) und eine Urticaria durch Reizstoffe (Brennesseln, Medusen etc.). In allen Fällen scheint eine lokale Histaminfreisetzung das Erscheinungsbild hervorzurufen. Nur bei der allergischen Urticaria ist die Histaminfreisetzung durch Antigen-Antikörperreaktionen bedingt.
Symptome: Erhabene, scharf begrenzte Quaddeln von Linsen- bis Handtellergröße, die in frischem Zustand rötlich, später weißlich aussehen. Patienten empfinden leichtes Jucken oder Brennen.
Therapie: Allergen-Elimination, in nahrungsbedingten Fällen kann Ferment- und Säuresubstitution Heilung bringen. Symptomatisch Antihistaminica, Injektion von Calciumgluconat, Prednison.

Quincke-Ödem

Humorale Immunreaktion gegen exogene Antigene (Schellfisch, im übrigen wie bei Urticaria, s. oben). Symptome: Ödem der Augenlider, Lippen, äußeren Genitalien, sowie der Schleimhäute des Mundes, der Zunge und des Magen-Darmtraktes. Ein Larynx-Ödem mit Stridor und Cyanose kann hinzutreten. Therapie wie bei Urticaria; im Notfall Tracheotomie.

Infektions-allergien ▶

Definition

Allergische Sekundärphänomene oder immunologische Zweitkrankheit bei Infektionen.

Vorkommen

Immunreaktionen spielen bei der Infektabwehr eine maßgebliche Rolle. Am deutlichsten zeigen das die Defektimmunopathien (s. unten). In der Regel treten die immunologischen Abwehrreaktionen gegen Infektionen klinisch nicht in Erscheinung. Ausnahmen: Rheumatisches Fieber und Glomerulonephritis als immunologische Zweitkrankheit nach Infektionen mit β-hämolysierenden Streptokokken der Gruppe A (s. Kapitel über Nierenkrankheiten und Gelenkkrankheiten). Bei der Tuberkulose gelten die exsudativen Reaktionen der serösen Häute, das Erythema nodosum und die Iridocyclitis als allergische Manifestationen im Krankheitsablauf.

Transplantations-immunologie ▶

Terminologie

Isotransplantate: Transplantat von einem Spender mit identischer genetischer Konstitution, einem isogenischen Individuum (eineiiger Zwilling, Tiere eines Inzuchtstammes).

Allotransplantat (= Homotransplantat): Transplantat von einem Spender der gleichen Species mit unterschiedlicher (allogenischer) Konstitution.

Xenotransplantat (= Heterotransplantat): Transplantat von einem Spender, der einer anderen Species angehört.

Transplantationsantigene (Histokompatibilitätsantigene)

An diese sind die antigenen Eigenschaften von Gewebs- und Organtransplantaten gebunden. Bei Übereinstimmung der Transplantationsantigene wird das Transplantat angenommen, bei fehlender Identität abgestoßen. Hinsichtlich der Inkompatibilität gibt es quantitative Unterschiede, je nachdem wie viele und welche der Antigene nicht übereinstimmen. Am einfachsten sind die Transplantationsantigene an den Leukocyten zugänglich (HLA-System: human leucocyte antigen system). Sie haben nichts mit den Blutgruppen zu tun, die von anderen Genen gesteuert werden. Blutgruppenidentität bedeutet nicht Identität der Gewebsantigene. Jedes Individuum hat 4 Genorte für das HLA-System (ein autosomales Chromosomenpaar, in welchem jedes einzelne Chromosom 2 eng benachbarte Subloci trägt). Für den Sublocus 1 gibt es 10, für den Sublocus 2 15 wechselseitig sich ausschließende Allele; daraus resultiert eine große Vielfalt von Antigenkonstellationen. Identität besteht nur bei eineiigen Zwillingen. Die Bestimmung der HLA-Antigene erfolgt mit natürlichen Antiseren von Schwangeren. HLA-Identität und verschiedene Grade der Nichtübereinstimmung werden durch die Lymphocyten-Mischkultur erfaßt. Bei Inkompatibilität erfolgt *in vitro* durch den Antigenreiz eine Transformation der Lymphocyten in Blasten.

Allotransplantatabstoßung

Der Antigenkontakt zum Empfänger wird durch Vascularisierung des Transplantats hergestellt; dann folgt nach 5–7 Tagen eine celluläre Immunantwort mit spezifischen Immunocyten, die das Transplantat durch perivenöse, zum Gefäßverschluß führende Infiltrate zerstören; es kommt zur Nekrose und Abstoßung. Die Abstoßungsreaktion ist um so heftiger, je größer die Antigendifferenz zwischen Organspender und Empfänger ist.

Klinische Anwendung

Von praktischer Bedeutung ist bisher nur die Allotransplantation der Niere als Alternative zur Dauerdialysebehandlung bei irreversiblem Nierenausfall. Man überträgt Nieren von Lebendspendern und Leichennieren. Blutgruppen- und möglichst weitgehende

HLA-Übereinstimmung ist in beiden Fällen Voraussetzung für die Übertragung. Nach der Transplantation muß die nur beim Zwillingsspender entfallende Abstoßungsreaktion durch immunsuppressive Dauerbehandlung mit Azathioprin (Imurek) und Prednison oder Betamethason verhindert werden. Vorübergehend sind auch Antilymphocytenserum und Röntgenbestrahlung wirksam. Ein sekundäres Cushing-Syndrom ist meistens unvermeidlich.

2. Defektimmunopathien

Primäre Defektimmunopathien ▶

Definition

Erbliche Defekte des ganzen Immunapparates oder nur des thymus- bzw. bursaabhängigen Immunsystems. Es resultieren Störungen der Infektabwehr unterschiedlichen Schweregrades. Defekte der cellulären Immunantwort begünstigen das Angehen schwerer Pilz- und Virusinfektionen. Defekte der humoralen Immunantwort (Antikörpermangelsyndrom) sind durch Infektionen mit extracellulär wachsenden Bakterien (Strepto- und Staphylokokken, Pneumokokken) gekennzeichnet.

Schweizerische lymphopenische Agammaglobulinämie

Der Defekt betrifft die Entwicklung der lymphatischen Stammzellen des Immunsystems im Knochenmark. Daher fehlen das thymusabhängige Immunsystem und seine Reaktionen vom cellulären Typ sowie das bursaabhängige System mit Plasmazellen- und Antikörperbildung. Die Kinder sterben im ersten Lebensjahr an septischen Infektionen. Kürzlich gelang eine Heilung durch Transplantation von Knochenmark eines HLA-kompatiblen Spenders. Varianten des Krankheitsbildes kommen als geschlechtsgebunden recessive Erkrankung und in Kombination mit Skeletmißbildungen vor.

Di George-Syndrom

Isolierter Ausfall des thymusabhängigen Immunsystems mit Thymusaplasie. Es fehlen Immunreaktionen vom Spättyp, während die Immunglobulinkonzentration im Serum und die Antikörperbildung auf Antigenreize normal sind. Gefäßmißbildungen und hypocalcämische Tetanie (wegen Anlagestörung der Nebenschilddrüsen) kommen hinzu. Exitus im 2. Lebensjahr an Infekten. Behandlungserfolge durch Thymustransplantation.

Kongenitale Agammaglobulinämie (Typ Bruton)

Geschlechtsgebunden-recessiv erblicher Defekt der Antikörperbildung bei intaktem thymusabhängigen Immunsystem. Im Serum fehlen die Gammaglobuline und die Isoantikörper des Blutgruppensystems; nach Immunisierung keine Antikörperbildung. Normale Tuberkulinreaktion. Große Anfälligkeit gegen bakterielle Infektionen und gegen das Hepatitis-Virus. Die Kinder können das Erwachsenenalter erreichen, wenn sie antibiotisch und mit Gammaglobulin behandelt werden.

Agammaglobulinämie des Erwachsenenalters

Heterogene Gruppe von Krankheitszuständen mit gestörter Antikörperbildung. In der Regel besteht kein vollständiger Mangel an Immunglobulinen, sondern nur eine starke Konzentrationsminderung einzelner Immunglobulinklassen (meistens IgG). Die Ursache ist unklar; in manchen Fällen scheint ein recessiv erbliches Leiden vorzuliegen. Klinische Zeichen: Gehäufte pyogene Infektionen (Impetigo, Furunkulose, Sinusitis, Bronchitis, Bronchopneumonie, Bronchiektaseneiterung), dazu Harnwegsinfekte und gastrointestinale Störungen. Behandlung mit Gammaglobulin und Antibiotica.

Sekundäre Defektimmunopathien ▶

Störungen der cellulären Immunreaktionen

Man findet sie bei Erkrankungen des lymphoreticulären Gewebes, besonders beim Morbus Hodgkin. Nachweis: Lymphocyten lassen sich in vitro nur schwach mit Phythämagglutinin zur Blastentransformation und Mitose stimulieren. Klinisch besteht eine Anfälligkeit gegenüber der Tuberkulose und Neigung zu endogener Reaktivierung. Immunreaktionen vom cellulären Typ sind ferner nach Rötelinfektion und bei Lepra abgeschwächt.

Störungen der Antikörperbildung

Störungen der normalen Immunglobulinbildung und Antikörpersynthese kommen beim Myelom vor; seltener bei Makroglobulinämie Waldenström und chronischer lymphatischer Leukämie.

Immunsuppressive Therapie

Azathioprin (Imurek): Wichtigster Hemmstoff der Immunreaktionen. Es inhibiert die DNS- und RNS-Synthese und damit Zellteilung und Zellreifung, die zu jeder Immunantwort gehören. Unterdrückt werden vor allem die Immunreaktionen vom cellulären Typ (u.a. Transplantatabstoßung). Dosis 50–200 mg tgl.. Nebenwirkungen: Ikterus, Anämie, Alopecie. Auch Cyclophosphamid (Endoxan) wirkt immunsuppressiv.

Prednison (oder andere Glucocorticoide): Hemmt Immunreaktionen vom cellulären Typ, vor allem die Abstoßung von Transplantaten; die Antikörperbildung wird kaum beeinflußt, dagegen erfolgt eine unspezifische Hemmung entzündlicher Vorgänge bei Immunprozessen. Die Tagesdosis liegt zwischen 10 und 200 mg Prednison.

Kombinationen: Die Standardtherapie der Immunreaktionen besteht in Kombinationen von Azathioprin und Prednison. Erst diese Kombination hat Organtransplantationen ermöglicht; sie ist auch bei immunologischen Krankheitsprozessen (Kollagenosen etc.) wirksam.

3. Kollagenkrankheiten

Allgemeines ▶ Die Kollagenosen sind nicht infektiöse, entzündliche Systemaffektionen des Bindegewebes und der kleinen Gefäße, die mit Fibrinoidablagerung einhergehen. Die Ätiologie ist ungeklärt oder zweifelhaft. Pathologische Immunphänomene stellen ein besonderes Merkmal dieser Erkrankungen dar.

Generalisierter Lupus erythematodes ▶

Definition

Chronische in Schüben verlaufende Systemerkrankung mit überwiegendem Befall der kleinen Arterien und vielfältigen Autoimmunphänomenen.

Ätiologie und Pathogenese

Die Krankheitsursache und die Pathogenese der Autoimmunreaktionen sind ungeklärt. Die Organläsionen, besonders die glomerulären Nierenveränderungen, scheinen durch komplementfixierende Immunkomplexe aus Antikörpern und Zellkernantigenen zu entstehen. Im Glomerulumendothel und in der Arteriolenwand von Lymphknoten und Milz wurden virusartige Partikel gefunden. Diskutiert wird eine nicht kontagiöse Viruserkrankung, die nur bei genetischer Disposition angeht und zur Freisetzung, evtl. auch zur Modifikation von Zellkernantigenen und anderen Autoantigenen führt. Damit wären die Voraussetzungen für eine humorale und celluläre Immunantwort gegen das eigene Substrat gegeben. Tierexperimentelle Modelle s. S. 446. Autoantikörper und ähnliche Läsionen wie beim Lupus erythematodes lassen sich mit Hydralazin und Hydantoin induzieren; nach Absetzen der Drogen sind diese Veränderungen jedoch reversibel.

Klinik

Vorkommen: Häufigkeitsgipfel zwischen dem 2. und 5. Lebensjahrzehnt; junge Frauen erkranken bevorzugt, manchmal post partum.

Initialsymptome: Oft akut mit anhaltendem hohem Fieber (Kontinua), das auf Antibiotica nicht anspricht, auf Prednison sofort abfällt. Dazu polyarthritische Symptome oder Arthralgien, schmetterlingsförmige Rötung des Gesichtes, Pleuritis, Perikarditis. Verlauf schubweise. Bei chronischem Beginn dominieren Zeichen der Polyarthritis, unklare Schwächezustände, Haarausfall, renale Symptome.

Organmanifestationen: In verschiedenen Kombinationen vorkommend:

Haut: Knötchen, anfangs mit Schuppen, später mit blassem atrophischem Zentrum und rotem, peripher wachsendem Rand.

Schmetterlingsform im Gesicht in weniger als 50% der Fälle; weitere Prädilektionsstellen: Fingerspitzen, Hände, Fußsohlen, Unterschenkel. Raynaud-Phänomen bis zur Gangrän relativ selten.

Gelenke: Schmerzhafte Arthralgien (im Initialstadium bei 60%), chronische deformierende Polyarthritis mit gleicher Symptomatik wie die rheumatoide Arthritis.

Pleura und Lungen: Pleuritiden, Infiltrate, pulmonale Hypertonie durch Arteriitis pulmonalis, bakterielle Pneumonie.

Herz: Endo- und Myokarditis (Libman-Sacks), oft Perikarditis.

Arterien: Arteriitis, entzündliche Läsionen, die zum Verschluß führen können.

Nieren: Herdförmige oder diffuse Glomerulonephritis (Drahtschlingenphänomen), nephrotisches Syndrom, renaler Hochdruck, sekundäre bakterielle Pyelonephritis (unter Steroidtherapie).

Magen-Darmtrakt: Colitis, Peritonitis, Darmblutungen.

Nervensystem: Epileptiforme Anfälle, Paresen, Polyneuritis.

Blutbildendes und lymphatisches System: Anämie durch herabgesetzte Erythropoese, in 5–10% der Fälle immunhämolytische Anämie mit positivem Coombstest. Leukopenie, Thrombopenie, zirkulierende Hemmkörper der Blutgerinnung. Lymphknotenschwellungen (40–50% der Fälle), Milztumor (15–20% der Fälle).

Sonstiges: Immunthyreoiditis, retinale Blutungen, Conjunctivitis, Episkleritis, Degenerationsherde am Fundus.

Serologie

L.E.-Zellen: Entstehen *in vitro;* Zellkerne von Granulocyten reagieren mit dem L.E.-Faktor (Autoantikörper gegen Nucleoprotein), danach werden diese Kerne von intakten Granulocyten phagocytiert. Granulocyt mit großem Einschlußkörper aus Kernmaterial = L.E.-Zelle. Nachweis in der Leukocytenschicht von Citratblut bzw. von durch Schütteln defibriniertem Vollblut nach Inkubation bei 37° C.

L.E.-Latex-Test: Mit Nucleoprotein beschichtete Latexpartikel werden durch den L.E.-Faktor des Serums agglutiniert.

Globalteste auf antinucleäre Faktoren (ANF):

Immunfluorescenz-Test: Zellkerne werden mit Patientenserum inkubiert und anschließend mit fluorescierendem Antiserum gegen Human-Gammaglobulin versetzt, das mit den kerngebundenen Autoantikörpern reagiert.

Antiglobulinkonsumptions-Test: Bestimmt wird der Titerabfall des Antiserums gegen Human-Gammaglobulin nach Reaktion mit antikörperbedeckten Zellkernen.

Ergebnisse: ANF (Immunfluorescenz) in 100% der Fälle positiv; L.E.-Zellen und Faktor in 80–90% der Fälle positiv. Weitere abnorme serologische Befunde: Falsch positive Luesnebenreaktionen (Nelson-Test negativ), positiver Rheumafaktornachweis. Im Serumelektropherogramm erhebliche Gammaglobulinvermehrung. Blutsenkung stark beschleunigt, guter Indikator für die Aktivität des Prozesses.

Prognose und Therapie

Die Krankheit ist unheilbar. Die medikamentöse Behandlung ermöglicht aber längeres Überleben (Jahre bis Jahrzehnte). Im akuten Schub hohe Dosen Prednison oder analoge Steroide, evtl. in Kombination mit Azathioprin. Langzeitbehandlung mit niedrigst möglicher Steroid-Erhaltungsdosis, zusätzlich Resochin (0,25–0,5 g tgl.). Meidung von UV-Licht wegen Exacerbationsgefahr. Frische Schübe oft nach Gravidität. Todesursachen: Sekundäre bakterielle Infektionen (hauptsächlich Pneumonien), Urämie, Herzinsuffizienz, Lungeninfarkt, Lungenblutungen.

Panarteriitis ▶ nodosa

Definition

Synonyma: Periarteriitis nodosa, Polyarteriitis nodosa. Generalisierte entzündliche Erkrankung der mittleren und kleinen Arterien mit fibrinoider Nekrose und Adventitiabeteiligung. Keine antinucleären Faktoren im Serum.

Ätiologie und Pathogenese

Krankheitsursache nicht eindeutig geklärt. In zahlreichen Fällen gehen der P. n. allergische Reaktionen gegen exogene Allergene voraus (Asthma bronchiale, Serumkrankheit, Medikamentenallergie). In den betroffenen Arterien kommt es durch entzündliche Proliferate einerseits zu thrombotischen Verschlüssen mit Infarcierungen, andererseits zu Wandschäden mit Aneurysmen, periarterieller Knötchenbildung und zur Gefäßruptur.

Klinik

Vorkommen: Trotz allgemeiner Häufigkeitszunahme relativ selten. Männer erkranken dreimal häufiger als Frauen.
Initialsymptome: Äußerst variabel; Appetitlosigkeit, Gewichtsverlust, krampfartige Leibschmerzen, Muskel- und Gelenkschmerzen, Fieber. Schmerzentstehung durch lokale Ischämie. Hypertonie.
Organmanifestationen: In sehr variablen Kombinationen:
Haut: Dermatitis gangraenosa, Urticaria, Petechien, Papeln, cutane und subcutane Knötchen (manchmal pulsierend, reihenförmig entlang kleiner Arterien angeordnet, rückbildungsfähig); 70% der Fälle haben keine Hautsymptome.
Gelenke und Muskeln: Gelenkschmerzen und -schwellungen; Muskelbefall bei 50% (trotzdem niedrige Trefferquote der Biopsie).
Lungen: Pneumonien, miliare Bilder, Infarkte mit Ergußbildung.
Herz: Coronare Arteriitis, Myokarditis, Perikarditis.
Nieren: Fokale oder diffuse Glomerulonephritis, Niereninfarkte, renale Hypertonie. Nierenbeteiligung in 80% der Fälle, nicht

obligatorisch. Symptome: Hämaturie, Albuminurie, progrediente Funktionseinschränkung.

Magen-Darmtrakt: Leibschmerz, Übelkeit, Erbrechen, Blutungen, Ulcerationen, Perforationen. Pankreatitiden, Leber- und Milzinfarkte. Es handelt sich um Manifestationen einer Arteriitis der Mesenterialgefäße. Ihre Kombination mit anderen Organmanifestationen der P. n. legt die Diagnose nahe.

Nervensystem: Polyneuritis (durch Befall der Vasa nervorum) mit Paraesthesien, Hypaesthesien und Paresen.

Blut: Leukocytose (bis 40000) mit Eosinophilie (in 20–30% der Fälle). Mäßige Thrombocytose. Blutsenkung erhöht. Im Serumelektropherogramm Gammaglobulinvermehrung. Leichte Anämie, bisweilen mit positivem Coombs-Test. Keine L.E.-Zellen, keine antinucleären Faktoren. Rheumafaktor bei 20% positiv.

Diagnose

Klinisch aus dem Zusammentreffen der verschiedenen Organmanifestationen zu vermuten. Sicherung durch Biopsie: Cutane Knötchen, Ansatz des M. gastrocnemius. Leber und Nierenpunktion.

Prognose und Therapie

Vereinzelt Spontanremissionen. In schweren Fällen ist die Prognose infaust. Intensive Frühbehandlung kann zu Dauerremissionen führen. Medikamente: Prednison in hoher Anfangsdosis unter antibiotischer Abschirmung; Langzeitbehandlung mit der niedrigst möglichen Erhaltungsdosis.

Dermatomyositis ▶

Definition

Generalisierte entzündliche Erkrankung der quergestreiften Skeletmuskulatur und der Haut. Bei isoliertem Befall der Muskeln spricht man von Polymyositis. Die Krankheitsursache ist unklar.

Ätiologie und Pathogenese

In etwa 20% der Fälle wird ein Carcinom gefunden; wie es die Haut- und Muskelentzündung verursachen könnte, ist ungeklärt. In seltenen Fällen bestehen Übergänge zum Lupus erythematodes. Das Vorliegen pathogener Immunreaktionen kann aus dem Ansprechen auf die Behandlung mit Corticosteroiden geschlossen werden.

Klinik

Vorkommen: In allen Altersgruppen, am häufigsten zwischen dem 40. und 60. Lebensjahr, F:M wie 2:1.

Klinische Symptome: Akute Form: Beginn mit Fieber, starkem Krankheitsgefühl, Muskelschmerzen, Schwäche. Lidödem, periorbitale Erytheme von weinroter Farbe. Kraftlosigkeit in den befallenen, hauptsächlich proximalen Muskelgruppen (Schulter- und Beckengürtel), bei Befall der Pharynx- und Larynxmuskeln

Dysphagie und Dysphonie. Subakute und chronische Form: Variable Ödeme, Erytheme, manchmal Raynaud-Phänomen, symmetrischer Muskelbefall mit Schwellung und Druckschmerz und zentrifugaler Progredienz. Im Spätstadium Einschmelzung des subcutanen Fettgewebes, Kalkeinlagerungen, Muskelatrophie. Viscerale Manifestationen: Myokarditis, Darmulcera, Lungen- und Nierenbeteiligung; insgesamt selten.

Laborbefunde: Erhöhung der Serumenzyme CPK, SGPT, SPOT (nicht obligatorisch). Blutsenkung beschleunigt, Vermehrung der Alpha-2- und Gammaglobuline im Elektropherogramm. L.E.-Zellen und Immunfluorescenz-Test in der Regel negativ, nur manchmal positiv (bei Übergangsformen zum L.E.). Elektromyogramm: Aufgesplitterte polyphasische Kurven, nicht krankheitsspezifisch. Haut- und Muskelbiopsie: Bindegewebsfasern verquollen und durch Ödem auseinandergedrängt, perivasculäre Rundzelleninfiltrate, Hämorrhagien, Hyalinisierung und Zerfall der Muskelfasern. Die Veränderungen sind nicht spezifisch.

Diagnose: Zusammentreffen von Haut- und Muskelveränderungen, Elektromyogramm und Biopsie. Sehr wichtig ist die systematische Suche nach einem okkulten Tumor.

Prognose und Therapie

Wenige Spontanremissionen, nach Tumorentfernung meistens Ausheilung. In den übrigen Fällen schubweiser Verlauf mit ungünstiger Prognose. Medikamente: Prednison und analoge Corticosteroide beseitigen die akuten Erscheinungen, im Verlauf kann die Wirkung nachlassen. Manche Fälle sind primär refraktär gegen Steroide. Zusatzbehandlung mit Aspirin und Resochin bisweilen nützlich.

Sklerodermie ▶

Definition

Chronische, zur Verhärtung führende Systemaffektion des kollagenen Bindegewebes mit dominierenden Hautveränderungen und Befall weiterer Organe. Morphaea: Gutartige circumscripte cutane Form.

Ätiologie und Pathogenese

Krankheitsursache ungeklärt. Gehäuftes Vorkommen bei Goldminen- und Kohlenbergwerksarbeitern mit starker Staubexposition. Abnorme Autoimmunphänomene sind zahlreich und weisen auf Beziehungen zum Lupus erythematodes hin. Pathologisch-anatomische Entwicklungsstadien der Läsionen: a) Entzündung und Ödem, b) Sklerose (Vermehrung und dichte Zusammenlagerung der kollagenen Fibrillen), c) Atrophie. In den Randzonen der Skleroseherde perivasculäre Infiltrate und Gefäßläsionen. Neuerdings Viruspartikel-Nachweis.

Klinik

Die progressive Sklerodermie kommt in zwei Formen vor:

Generalisierte Form: Selten, mit fieberhaftem Beginn, diffusem Befall von Rumpf und proximalen Extremitätenabschnitten und ausgedehnter Beteiligung innerer Organe (L. E.-ähnliches Bild). Prognose sehr ungünstig.

Akrosklerotische Form: Schleichender Beginn an den Acren, oft nach länger bestehendem Raynaud-Phänomen, proximalwärts fortschreitend. Die zuerst gedunsene Haut wird bretthart und unverschieblich. Lokalisation der Veränderungen an Fingern, Händen und im Gesicht (mimische Starre), in schweren Fällen panzerartige Verhärtung des ganzen Körpers. Gelenkbeteiligung (Arthritis, Arthralgie) kommt vor. Die visceralen Manifestationen korrelieren in ihrer Ausdehnung nicht mit dem Befall der Haut und können auch Erstmanifestation sein. Prädilektionsstellen: Oesophagus (Dysphagie, Oesophagitis), Magen (Erbrechen, Schleimhautatrophie), Dünndarm (Malabsorption). Seltene Komplikationen: Lungenfibrose, sekundäres Cor pulmonale, Myokardsklerose, Nephritis. Jahrelanger Krankheitsverlauf mit akuten Schüben.

Laborbefunde: L. E.-Zellen relativ selten, ANF (Immunfluorescenz) häufig positiv. Blutsenkung beschleunigt, Hypergammaglobulinämie. Rheumafaktor in 20–30% der Fälle positiv. Blutbild uncharakteristisch. Histologische Diagnose aus Hautbiopsie.

Therapie

Bis heute keine kausale Behandlungsmöglichkeit. Corticosteroide im ödematösen Stadium wirksam, bei eingetretener Sklerose ohne Nutzen. Geringe Effekte sind manchmal mit Dextran-Infusionen, Penicillamin, Indomethacin und EDTA erzielt worden.

Kapitel 9.

Krankheiten des Bewegungsapparates

A. Krankheiten der Gelenke

1. Untersuchungsmethoden

Klinische Diagnostik ▶

Anamnese

Zu fragen ist nach vorausgegangenen äußeren Einwirkungen (Infektionen, Abkühlungen, Traumen, einseitigen Gelenkbeanspruchungen), nach Beginn (akut, subakut, primär chronisch) und Verlauf (Schübe) der Gelenkerkrankung, nach der Beeinträchtigung des Allgemeinbefindens, nach Fieber und Art und Reihenfolge des Gelenkbefalls. Wichtig sind Hinweise auf viscerale Manifestationen (Herz, Augen, Lunge, Harnröhre). Eine familiäre Häufung von Gelenkerkrankungen kommt bei Gicht und Polyarthrose vor. Nicht zu vergessen ist die Frage nach der bisherigen Therapie und deren Wirkungen bzw. Komplikationen.

Körperliche Untersuchung

Gliedmaßen: Aktive und passive Beweglichkeit; Aspekt der Gelenke (Schwellung, Rötung, Deformierung), Betastung (Ergußbildung, Krepitation, Schmerz), Zustand der Muskulatur (Atrophie, grobe Kraft, Myogelosen, Kontrakturen), Funktion der peripheren Nerven (Sensibilität, Reflexe).

Wirbelsäule: Beweglichkeit, Formabweichungen (Kyphose, Skoliose, Gibbus), Klopf-, Stauchungs- und Bewegungsschmerz. Vitalkapazitätsbestimmung und Atembreite (bei Veränderungen der Wirbel-Rippen-Gelenke).

Bewegungsapparat als Ganzes: Gang und Haltung. Differenzierung zwischen primären Gelenkschäden mit sekundären Veränderungen der Wirbelsäule und sekundären Gelenkschäden bei primären Wirbelsäulenveränderungen mit Haltungsanomalien.

Andere Organe: Bei Gelenkerkrankungen sind am häufigsten die Haut (Rheumaknötchen, Erythema nodosum, L.E.-Manifestationen), das Herz (rheumatische Karditis, Vitien), die Augen (Keratoconjunctivitis, Iridocyclitis), Leber, Milz und Lymphknoten (Kollagenosen, rheumatoide Arthritis, Sarkoidose u.a.) Sitz weiterer Manifestationen des Krankheitsprozesses.

Labor-untersuchungen ▶

Unspezifischer Entzündungsnachweis

Blutsenkungsreaktion (n. Westergreen): Normalwerte: 3–8 mm in der ersten Stunde. Beschleunigte Sedimentation bei Vermehrung des Fibrinogens (wird elektrophoretisch nicht miterfaßt!), der α_2-Globuline und Gammaglobuline, sowie bei anderen Dysproteinämien. Mechanismus der Senkungsbeschleunigung: Die Proteinverschiebung bewirkt Eiweißbeladung der Erythrocyten mit nachfolgender geldrollenförmiger Agglomeration der Zellen.

Serumelektropherogramm: Bei akuter Entzündung Vermehrung der α_2-Fraktion, bei chronischer Entzündung zusätzlich oder isoliert der Gammaglobulinfraktion.

C-reaktives Protein: Ein unspezifisches, in der akuten Entzündungsphase auftretendes Plasmaprotein. Nachweis durch Präcipitation von C-Polysaccharid aus Pneumokokken. Positive Reaktion gibt Hinweis auf Gewebszerfall.

Spezifische serologische Tests

Rheumafaktornachweis: Der Rheumafaktor ist ein Autoantikörper (vom Makroglobulintyp IgM) gegen Immunglobuline vom Typ IgG; möglicherweise wird er gegen Immunglobuline des Typs IgG gebildet, die in ihrer Funktion als Antikörper durch Bindung an ein exogenes Antigen irgendwie modifiziert worden sind. Rheumafaktoren reagieren auch mit heterologem IgG und können selbst Immunglobuline vom Typ IgG sein. Rheumafaktornachweismethoden sind:

Latex-Test: Latexpartikel, die mit menschlichem IgG bedeckt sind, werden durch rheumafaktorhaltiges Serum agglutiniert. Qualitativer Tropfen-Test; quantitativer Röhrchen-Test; normale Titer bis 1:20.

Waaler-Rose-Test: Das Testreagenz sind Hammelerythrocyten beladen mit Kaninchen-IgG. Rheumafaktor agglutiniert die Zellen. Normale Titer bis 1:16.

Bewertung: Bei rheumatoider Arthritis sind beide Tests in 60–90% der Fälle positiv. Negative Reaktion bei degenerativen Gelenkprozessen. Bei Gesunden in wenigen Prozent der Fälle positive Reaktionen. Bei Kollagenosen in einem Drittel der Fälle positive Reaktionen.

Antinucleäre Faktoren: Nachweis durch Immunfluorescenz und Antiglobulinkonsumptionstest; spezifischer L.E.-Faktornachweis (s. S. 455).

Seroreaktionen auf Krankheitserreger: Bei Gelenkerkrankungen sind folgende Tests von diagnostischer Bedeutung:

Antistreptolysinreaktion: Nachweis von Antikörpern gegen das Streptolysin-O. Hinweis auf Streptokokkeninfektionen, positiv bei rheumatischem Fieber und banalen Streptokokkeninfekten. Normale Titer bis 1:200.

Wassermann-Reaktion: Zum Luesnachweis; falsch positive Reaktion bei Lupus erythematodes. Spezifischer Luesnachweis durch Nelson-Test.
Gonokokken-Komplementbindungsreaktion: Positiv bei gonorrhoischer Arthritis.
Widal-Reaktion: Zum Nachweis von Salmonellosen und Brucellosen.
Tuberkulinprobe: Zur Tuberkulosediagnostik; bei Sarkoidose überwiegend negativ.

Serumanalysen

Harnsäure (Gicht), Calcium, Phosphor, alkalische Phosphatase (metabolische Knochenkrankheiten), Transaminasen (Rheumatoid bei Hepatitis).

Untersuchung der Synovialflüssigkeit

Bakteriologische Untersuchung: Gram-Ausstrich, Kulturen Tbc, etc..
Cytologische Untersuchung: Leukocyten: normal bis 200, degenerative Gelenkprozesse 200–2000, entzündliche Prozesse 2000 bis 100000/mm^3. Anteil der Granulocyten normal 25%, bei Entzündungen über 50%. Ragocyten (Granulocyten mit cytoplasmatischen Einschlußkörpern aus Immunkomplexen) bei rheumatoider Arthritis, nicht bei Traumen, Tuberkulose, Lues und Lupus erythematodes.
Mucin-Test: Mit Essigsäure; normal festes Mucincoagulum, bei degenerativen Gelenkleiden mangelhafte Koagulation, bei entzündlichen Prozessen keine Koagulation.

Gelenkbiopsie

Nachweis von spezifischem Granulationsgewebe bei Tuberkulose, Sarkoidose und Mykosen, Tumornachweis.

2. Entzündliche Gelenkerkrankungen

Rheumatisches Fieber ▶

Definition

Immunologische Zweitkrankheit nach Streptokokkeninfekten, die zu entzündlichen Läsionen an den Gelenken, am Herzen, an der Haut und selten am Corpus striatum (Chorea) führt. Zur akuten Polyarthritis kommt es gewöhnlich nur beim ersten Schub; die Rezidive betreffen meistens allein das Herz.

Ätiologie und Pathogenese

Krankheitsursache sind Streptokokken der Gruppe A (über 40 serologische Typen). Da nur 3% der an einem Streptokokkeninfekt erkrankenden Menschen ein sekundäres rheumatisches Fieber bekommen, scheint eine besondere Disposition notwendig zu sein. Die rheumatischen Manifestationen treten 2–5 Wochen nach dem initialen eitrigen Streptokokkeninfekt auf. Ihre Pathogenese ist nicht genau geklärt. Es handelt sich um Immunreaktionen gegen Streptokokkenantigene oder gegen Strukturen, die durch Streptokokkeneinwirkung antigen geworden sind (Autoantigene). Morphologisches Substrat der rheumatischen Entzündung sind fibrinoide Nekrose und Aschoff-Knötchen.

Klinik

Initialer Streptokokkeninfekt: Tonsillitis, Pharyngitis, Erysipel, Scharlach, latente Infekte.

Rheumatisches Fieber: Akuter Beginn mit Fieber, Polyarthritis, Karditis und Hauterscheinungen. Die Chorea kommt nur bei Kindern vor, meistens nach der akuten Phase Fieber und Gelenkbefall stehen gewöhnlich im Vordergrund. Die Karditis macht sich oft erst allmählich bemerkbar und kann ebenso wie die Hautveränderungen ganz ausbleiben. In seltenen Fällen tritt das rheumatische Fieber ohne Organmanifestationen als Zweitfieber nach Streptokokkeninfekten auf.

Gelenkmanifestationen: Befall der großen proximalen Gelenke herrscht vor. Meistens akute sehr schmerzhafte Gelenkschwellungen mit Bewegungseinschränkung bis zur Bewegungsunfähigkeit; seltener nur Arthralgien. In der Regel keine bleibenden Gelenkveränderungen.

Karditis: Befall des ganzen Herzens (Pankarditis) oder einzelner Wandschichten (Perikarditis, Myokarditis, Endokarditis und Valvulitis). Bei Rezidiven meistens Endo-Myokarditis mit fortschreitender Klappenläsion (Mitral- und Aortenklappenvitien). Einzelheiten s. Herzkapitel (S. 84).

Chorea: Bewegungsunruhe, rasche Haltungsänderung einzelner Glieder, Grimassieren; mit Willensanstrengung nur partiell zu kontrollieren. Keine unwillkürlichen Bewegungen im Schlaf. Spontanremission im Verlauf.

Hautmanifestationen: Fast nur bei Kindern. Nicht juckendes Erythem, Erythema anulare oder Erythema exsudativum multiforme. Subcutane Rheumaknötchen, hanfkorn- bis erbsgroß, vorzugsweise über Knochenvorsprüngen (Olecranon, Patellarränder, Dornfortsätze, Darmbeinkamm), ein Zeichen schwerer Formen.

Verlauf und Prognose: 20–50% der Patienten bekommen bei erneutem Streptokokkeninfekt ein rheumatisches Rezidiv, das sich am häufigsten am Herzen manifestiert. Die rheumatischen Klappenfehler entstehen durch solche Schübe Der Herzbefall bestimmt die Prognose; Frühtodesfälle bei schwerer Myokarditis (selten). Selbst bei Klappenfehlern kann die Überlebensdauer mehrere Jahrzehnte betragen.

Laboruntersuchungen

Erfassung des Aktivitätsgrades: Aktivitätszeichen sind Blutsenkungsbeschleunigung, Leukocytose (bis 30000), α_2-Globulin-

vermehrung im Serumelektropherogramm und Nachweis von C-reaktivem Protein im Serum.
Spezifische Diagnostik: Positive Antistreptolysin-Reaktion; negative Tests auf Rheumafaktor. Im Rachenabstrich (vor Pencillin-Therapie!) β-hämolysierende Streptokokken der Gruppe A. Blutkulturen zum Ausschluß einer bakteriellen Endokarditis.

Therapie

Unspezifische Maßnahmen: Bettruhe im akuten Stadium. Zur Schmerzlinderung und gegen die Arthritis Salicylate (6–12 g/Tag); als wirksames Antiphlogisticum Corticosteroide in hoher Dosis (z.B. 50 mg Prednison tgl.), die schrittweise zu reduzieren ist.
Kausale Therapie: Beseitigung des Streptokokkeninfektes mit Penicillin. Tagesdosis 2 Mill. Einheiten Penicillin G. Anschließend langfristige Rezidiv-Prophylaxe (monatlich 1,2 Mill. E. i.m. oder tgl. 400000 E. per os).

Infektarthritiden ▶ Rheumatoide

Para- oder postinfektiös auftretende Arthralgien mit Schwellung, seltener Rötung und Ergußbildung einhergehend. Meistens sind mehrere Gelenke betroffen. Pathogenetisch handelt es sich um die Manifestation von Antigen-Antikörperreaktionen ohne Erregerabsiedlung in den Gelenken. Allgemeinerscheinungen wie Fieber, Appetitmangel, Krankheitsgefühl kommen vor. Im Gegensatz zum rheumatischen Fieber keine starke Senkungsbeschleunigung, kein Endokardbefall und Therapieresistenz gegen Salicylate. Prognose immer gut.
Vorkommen: Pneumonien, Wundinfektionen (auch mit Staphylokokken), Bakterienruhr, Typhus, Parathyphus, Brucellosen, Hepatitis epidemica, Leptospirosen, Lues u.a.
Therapie: Corticosteroide unter Antibioticaschutz.

Metastatische Infektarthritiden

Überwiegend monarthritische Gelenkentzündungen durch Erregerabsiedlung (hämatogen oder Gelenkeinbruch von Knochenherden). Alle Übergänge von der serösen, fibrösen zur purulenten Arthritis. In schweren Fällen Gelenkzerstörung mit Phlegmone, Kapsel- und Knorpelsequestern und späterer fibröser bzw. knöcherner Ankylose. Diagnose durch Erregernachweis im Gelenkpunktat; Therapie antibiotisch. Vorkommen: Gonorrhoe, Tuberkulose, Infektionen der Harn- und Gallenwege, Streptokokkensepsis, Darminfektionen, Lues.

Rheumatoide Arthritis ▶ Definition

Chronische, in Schüben verlaufende, entzündliche Erkrankung der Gelenke mit Tendenz zur Verkrüppelung, besonders der Hände und Füße; viscerale Manifestationen durch eine Vasculitis können hinzutreten.

Ätiologie und Pathogenese

Die Krankheitsursache ist unbekannt. Man vermutet ein exogenes Agens, das Immunreaktionen an den Gelenken und Gefäßen induziert. Der Rheumafaktor ist ein Antikörper gegen körpereigenes Immunglobulin (Typ IgG), welches vielleicht nach Reaktion mit einem unbekannten Antigen zum Autoantigen wurde. Wahrscheinlich ist die Rheumafaktorbildung ein sekundäres Immunphänomen ohne pathogenetische Bedeutung, denn Transfusionen rheumafaktorhaltigen Blutes werden reaktionslos vertragen. Dagegen erscheinen primäre Immunreaktionen gegen die unbekannte Noxe pathogenetisch wirksam zu sein; der günstige Effekt immunsuppressiver Medikamente wäre sonst nicht verständlich. Tierexperimentelles Modell: Durch Injektion abgetöteter Tuberkelbazillen in Mineralöl (Freundsches Adjuvans) entsteht bei Ratten ein der rheumatoiden Arthritis analoges Krankheitsbild. Krankheitsbegünstigend sind beim Menschen: genetische Disposition (familiäre Häufung), weibliches Geschlecht (erkrankt dreimal häufiger als das männliche), feuchtkaltes Klima, schwere körperliche und seelische Belastungen, Menopause.

Pathologie

Primärer Befall der Synovialis der Gelenke, Sehnenscheiden und Bursae; es entsteht eine granulomatöse Synovitis mit perivasculären Infiltraten und Zottenverdickung. Als Pannus überwächst das Granulationsgewebe den Knorpel und zerstört ihn und die subchondralen Knochenzonen. Sehnen, Bänder, Gelenkkapseln und Schleimbeutel werden gleichfalls erfaßt. Es kommt zu Distorsionen, Subluxationen, zur Verödung des Gelenkspaltes mit Versteifung und zur knöchernen Ankylose. Zu den entzündlichen Schädigungen treten traumatische Läsionen der destruierten Gelenke. Extraartikulär entstehen Rheumaknötchen (fibrinoide Nekroseherde, die von mononucleären Zellen umgeben sind), vermutlich auf dem Boden einer Vasculitis. Analoge Veränderungen bei visceraler Ausbreitung in Lunge, Myokard, Aorta, Uvea und Skleren. In schweren Fällen sekundäre Amyloidose mit Nierenbefall.

Klinik

Häufigkeit: In Holland und England erkranken 0,5–1% der Bevölkerung, Frauen 3–4 mal häufiger als Männer.

Symptome: Im Vorstadium allgemeine Schwäche, Appetitmangel, Gewichtsverlust, auch subfebrile Temperaturen. Schleichender Beginn der Gelenkerscheinungen an den Fingermittel- und Zehengrundgelenken mit spindelförmiger Auftreibung und Morgensteife dieser Gelenke. Meistens symmetrischer Befall; zunehmende Gelenkschmerzen. Schubweise Progredienz mit Einbeziehung der Hand-, Sprung- und Kniegelenke, schließlich auch der Schulter- und Hüftgelenke. Erstmanifestationen können auch Tendovagi-

nitis und Bursitis sein. Das Tempo der Progredienz variiert sehr. Es kommt zu fortschreitender Deformierung und Bewegungseinschränkung der Gelenke mit Verkrüppelung und sekundärer Knochen- und Muskelatrophie. Erhebliche sekundäre psychische Beeinträchtigung, Invalidität.
Das Herz bleibt meistens verschont. Seltene Komplikationen sind: Milz- und Lymphknotenschwellung, Segmentpneumonie, cerebrale Insulte durch Vasculitis und Polyneuropathien. Starke viscerale Ausprägung bei Übergangsformen zum generalisierten Lupus erythematodes.
Röntgendiagnostik: Im Frühstadium nur spindelförmige periartikuläre Verdichtung durch Weichteile. Später subchondrale Osteoporose und Verschmälerung des gesamten Gelenkspaltes durch Knorpelusuren. Zuletzt Erosionen der Gelenkoberfläche, subchondraler Knochenabbau mit Cysten, knöcherne Fusionen mit Deviationen und Subluxationen; dazu sekundäre arthrotische Veränderungen infolge der Fehlbelastung.
Laborbefunde: Positiver Rheumafaktornachweis (Latex- bzw. Waaler-Rose-Test) bei negativer Antistreptolysinreaktion und normalen Harnsäurewerten. Starke Blutsenkungsbeschleunigung, C-reaktives Protein im Serum und Gammaglobulinvermehrung im Elektropherogramm. Bei degenerativen Gelenkerkrankungen (Polyarthrose) fehlen diese spezifischen und unspezifischen Blutveränderungen. Im Blutbild mäßige normochrome Anämie, leichte Leukocytose; Albuminurie bei Nierenbeteiligung.

Therapie

Allgemeine Maßnahmen: Temporäre Bettruhe bei Fieber und schweren Schüben. Sedierung (Valium etc.). Protein- und vitaminreiche Ernährung, nötigenfalls Eisenpräparate.
Physikalische Therapie: Bei Bettlägerigen funktionsgerechte Lagerung der Gliedmaßen ohne Kissen, Ellbogen leicht gebeugt, Hand in Dorsalflexion, Stützung der Fußsohlen etc. Erhaltung der Gelenkbeweglichkeit durch aktive und passive Bewegungsübungen, die zugleich der Muskelatrophie vorbeugen. Lokale Wärmeapplikation (feuchtwarme Wickel, Paraffinpackungen) wirkt schmerzlindernd. Bäderbehandlung im akuten Stadium kontraindiziert.
Medikamentöse Therapie:
Antiphlogistica und Antirheumatica: Aspirin (2–6 g tgl.), Butazolidin, Tanderil, Amuno, Arlef, Actol. Nebenwirkungen: Gastritis, Ulcus, Leukopenie, Agranulocytose.
Corticosteroide: Symptomatisch, nicht kurativ wirksam, indiziert beim akuten Schub und Versagen der anderen Mittel. Dexamethason und Betamethason ohne mineralocorticoide Nebenwirkungen, daher in manchen Fällen dem Prednison und Prednisolon vorzuziehen. Dosis auf das erreichbare Minimum beschränken; Nebenwirkungen beachten. Kontraindikationen: Ulcera, Tuberkulose, Diabetes.

Antimalariamittel: Hauptsächlich wird Resochin gegeben. Effekte erst bei Langzeitbehandlung über Monate; nicht immer zufriedenstellend.
Goldbehandlung: Kann langdauernde Remissionen bewirken, wegen Nebenerscheinungen relativ risikoreich (Hautjucken, Dermatitis, aplastische Anämie, Enterocolitis, Leber- und Nierenschäden), genaue Überwachung notwendig. Präparate: Aurodetoxin, Aureotan.
Cytostatica: Imurek (Azathioprin) in Kombination mit Corticosteroiden zur immunsuppressiven Behandlung schwerer Formen geeignet. Penicillamine (Dimethylcystein) wirken durch Hemmung pyridoxalabhängiger Enzyme cytostatisch. In Kombination mit kleinen Steroiddosen nicht selten wirksam. Strenge Überwachung wegen Nebenwirkungen auf das Blutbild.
Orthopädisch-chirurgische Therapie: Frühsynovektomie zur Verhütung der Gelenkdestruktionen. Im übrigen plastische Operationen zur Verbesserung der Funktion (Lösung von Kontrakturen, Sehnenverlagerungen, Excision von Sehnenscheiden, Osteotomie, Arthrodese, Arthroplastik).

Sonderformen der rheumatoiden Arthritis ▶

Still-Krankheit

Juvenile rheumatoide Arthritis; eine nur im Kindesalter auftretende akute Verlaufsform mit positivem Rheumafaktornachweis in nur 10% der Fälle. Kennzeichen: Befall der größeren Gelenke und der Halswirbelsäule, maculöses Exanthem, häufige Beteiligung der inneren Organe (Perikarditis, Pleuritis, Pneumonie, Augenerscheinungen). Durch vorzeitigen Epiphysenschluß betroffener Gelenke entstehen Gliederverkürzungen.

Felty-Syndrom

Umfaßt die Trias: rheumatoide Arthritis, Milztumor, Leukopenie. Es handelt sich um eine seltene Variante der rheumatoiden Arthritis. Überwiegend betroffen sind ältere Frauen. Meist schwere Polyarthritis mit hohem Titer des Rheumafaktors und antinucleären Faktoren in zahlreichen Fällen. Übergänge zum Lupus erythematodes kommen vor. Splenektomie kann die schwere Neutropenie bessern, nicht den Gelenkprozeß.

Sjögren-Syndrom

Charakterisiert durch die Trias: Xerophthalmie, Xerostomie, rheumatoide Arthritis. Die Trockenheit der Augen (Keratoconjunctivitis sicca) ist durch eine lymphocytäre Entzündung der Tränendrüsen, die Mundtrockenheit durch eine lymphocytäre Entzündung der Speicheldrüsen, besonders der Parotiden, bedingt. Die betroffenen Drüsen gehen in Atrophie und Fibrose über und reduzieren ihre Sekretion erheblich. Das histologische Bild entspricht der Hashimoto-Thyreoiditis und weist auf einen immunologischen Zerstörungsprozeß hin. Auch die Mucosa von Nase, Rachen und Kehlkopf kann mitbetroffen sein (Trockenheit und Atrophie der Schleimhaut). Das Sjögren-Syndrom kommt auch bei den Kollagenosen vor. Lokale Behandlung mit Methylcellulose (künstliche Tränen) in Tropfenform oder als Spray für die Mundschleimhaut. Im übrigen erfolgt die Behandlung wie bei der rheumatoiden Arthritis.

Spondylarthritis ancylopoetica ▶

Definition

Synonyma: Morbus Bechterew-Marie-v. Strümpell, ankylosierende Spondylitis. Es handelt sich um eine entzündliche Bindegewebserkrankung mit überwiegendem Befall des Achsenskelets (Sacroiliacalgelenke, kleine Wirbelgelenke, Bandapparat der Wirbelsäule) und seltener Beteiligung der peripheren Gelenke (einschließlich peripherer Periostitis und Tendinitis). Als Zeichen der Systemaffektion kommen Mesaortitis (11%) und Iritis (10–20%) vor.

Ätiologie und Pathogenese

Krankheitsursache unbekannt. Hereditärer Faktor erwiesen: Vorkommen bei eineiigen Zwillingen, 22fache Krankheitshäufigkeit unter den Verwandten von Spondylitiskranken gegenüber der normalen Bevölkerung. Bedeutung von Infekten und Traumen umstritten. Klare Angrenzung gegen die rheumatoide Arthritis: Befall der Wirbelsäule und allenfalls der großen Gelenke; Bevorzugung des männlichen Geschlechtes (90% der Fälle); keine Rheumaknoten, kein Rheumafaktor im Serum; Wirksamkeit der Röntgenbestrahlung, Unwirksamkeit der Goldbehandlung.
Das pathologisch-anatomische Substrat ist eine ankylosierende Synovitis. Der perivertebrale Bandapparat verkalkt. Im Endstadium ist die Wirbelsäule in kyphotischer Haltung versteift.

Klinik

*1. **Klinisches Verdachtsstadium ohne Röntgensymptome:*** In 80% der Fälle schleichender Beginn. Tiefe Kreuz- und Gesäßschmerzen mit Ausstrahlung in die Oberschenkel, besonders nach längerer Ruhe (nachts, morgens), im Gegensatz zur Ischialgie abwechselnd beidseits auftretend. Wirbelsäulenferne Frühsymptome: Spontan- und Druckschmerz an Fersenbein oder Achillessehne (Periostitis, Tendinitis). Seltener ist der akute Beginn mit subfebrilen Temperaturen und plötzlichem Auftreten starker Kreuzschmerzen. In 20% der Fälle sind Arthritiden im Bereich der unteren Gliedmaßen das Primärsymptom. Gelegentlich zeigt sich zu Beginn eine Iritis. In frühen Fällen kann die Blutsenkungsbeschleunigung noch fehlen.
2. Präspondylitisches Stadium: Stadium der Iliosacralarthritis, deren Nachweis im Röntgenbild die Diagnose sichert. Zum Ruheschmerz im Kreuz treten Klopfempfindlichkeit und Schmerzauslösung durch manuelle Gelenkflächenverschiebung (Streckung der Hüftgelenke in Bauchlage). Deutliche Blutsenkungsbeschleunigung, α_2- und γ-Globulinvermehrung, aber negativer

Rheumafaktor-Test. Röntgenbefunde: Konturunschärfe, subchondrale Aufhellung, Scheinverbreiterung des Gelenkspaltes, beginnende Sklerose → florides Stadium mit Resorptionsherden (Destruktion, Usur) der iliosacralen Gelenkflächen, paraartikuläre Knochenverdichtung → partielle, dann totale knöcherne Fussion der Gelenkflächen. Die 2. und 3. Stufe dieser Entwicklung laufen der Spondylitis parallel.

3. Versteifendes Stadium mit Wirbelsäulenveränderungen: Prozeßausbreitung auf die kleinen Wirbelgelenke und den Bandapparat der Wirbelsäule, oft in caudo-cranialer Richtung. Die kleinen Wirbelgelenke versteifen durch synostosierende Synovitis oder pericapsuläre Verknöcherung, die Längs- und Seitenbänder verknöchern (Syndesmophyten), zum Teil auch die Bandscheiben. Klinisch zunächst nicht fixierte Behinderung, vorwiegend morgendliche Teilversteifung der Lendenwirbelsäule; später fixierte Fehlstellung. In diesem Stadium bei 3% Aortitis (mit Aorteninsuffizienz).

4. Spätstadium: Stillstand des Prozesses, Normalisierung der Blutsenkung. Versteifung der Lendenwirbelsäule unter Verlust der Lordose, Versteifung der Brustwirbelsäule in starker Kyphose (sekundäre Osteoporose) mit Einschränkung der Atembreite (Versteifung der Costotransversalgelenke). Teilversteifung der Halswirbelsäule. Sekundäre Coxarthrose (durch Fehlbelastung) oder Einbeziehung der Hüftgelenke durch Coxitis. In 6% der Fälle bei der Autopsie Amyloidnachweis.

Verlauf: Dauer des Verdachtsstadiums 6 Wochen bis 3 Jahre, des präspondylitischen Stadiums 3–5 Jahre; das versteifende Stadium geht nach 10–20 Jahren in das Spätstadium über. Im Einzelfall variieren Häufigkeit und Dauer der Schübe erheblich. In jedem Stadium kann ein Stillstand eintreten.

Therapie

Physikalische Behandlung: Flachlagerung, tägliche Bewegungsübungen, Thermo- und Elektrotherapie, Massage. Bäder (Thermal, Moor) nicht im akuten Schub.

Medikamente: Indomethacin (Amuno), Phenylbutazon (Butazolidin), Salicylate. Prednison nur in schweren Fällen und im Schub. Unterstützende Röntgenbestrahlung gegen die Schmerzen (erhöht aber das Leukämierisiko). Goldsalze und Antimalariamittel ohne sicheren Effekt.

Reiter-Syndrom ▶

Definition

Gekennzeichnet durch die Trias: Arthritis, Conjunctivitis, Urethritis. Die Ursache ist wahrscheinlich eine Infektion mit psittakoseähnlichen Mikroorganismen (große Viren, Bedsonien). Befallen werden überwiegend jüngere Männer.

Klinik

Entwicklung des Krankheitsbildes innerhalb 3–4 Wochen. Beginn mit Urethritis, danach Conjunctivitis, zuletzt Arthritis. Dazu oft leichtes Fieber, Krankheitsgefühl, Gewichtsabnahme. Gelenkbefall in Form einer Mono- oder Polyarthritis, kann Wochen dauern.

Weitere Manifestationen: Am Genitale (Balanitis, Prostatitis), an der Haut (psoriasisähnliche Veränderungen, Hyperkeratosen an Handflächen und Fußsohlen), am Auge (Iritis), am Herzen (Mesaortitis, Aorteninsuffizienz), an den Weichteilen (Tendosynovitis, Periarthritis), an der Mundschleimhaut (Papeln, Bläschen). Im Blutbild neutrophile Leukocytose (10000–20000). Rheumafaktor negativ. Ausgeprägte Neigung zu rezidivierenden Schüben. Im Verlauf kann eine Sacroiliitis auftreten. Differentialdiagnostische Abgrenzung gegen gonorrhoische Arthritis notwendig (Erregernachweis, Komplementbindungsreaktion) und gegen Arthritis bei Psoriasis (selten).

Therapie: Phenylbutazon, Indomethacin, Tetracyclin. Prednison im akuten Schub.

3. Degenerative Gelenkerkrankungen und Weichteilrheumatismus

Allgemeines ▶ **Ätiologie und Pathogenese**

Kennzeichen der degenerativen Gelenkprozesse ist eine primäre Läsion des Knorpels (entzündliche Prozesse beginnen an der Synovialis). Analoge Knorpelveränderungen betreffen die Wirbelsäule (Faserknorpel und Nucleus pulposus der Bandscheiben) und die Knorpelinseln an der Verankerungsstelle der Sehnenfasern im Knochen. Ursachen der Knorpelschädigung: Mechanische Belastung, Alterungsvorgänge, erbliche Faktoren (Heberden-Arthrose).

Pathologische Anatomie

Charakteristisch ist das Nebeneinander von Knorpeldegeneration und reaktiver Hyperthrophie von Knorpel, Knochen und Synovialis. Die klinischen Ausfallserscheinungen gehen dem Ausmaß der degenerativen Veränderungen nicht parallel. Schmerzen entstehen nicht im Knochen selbst, sondern durch die sekundäre Beeinträchtigung des Halteapparates (Kapseln, Bänder, Sehnen, Muskeln).

Arthrosen ▶ **Definition**

Synonyma: Osteoarthritis, Osteoarthronosen. Degenerative Erkrankungen der peripheren Gelenke.

Klinik

Lokalisation: Neben den Erkrankungen der großen Gelenke (Coxarthrose, Omarthrose, Gonarthrose) gibt es eine genetisch bedingte Polyarthrose (Heberdensche Arthrose) mit Befall folgender Gelenke: distale Fingergelenke, Großzehengrundgelenke, 1. Carpometacarpalgelenk, selten der Kniegelenke und apophysären Gelenke der Hals- und Lendenwirbelsäule. Im Gegensatz zur rheumatoiden Arthritis (mit Befall der proximalen Fingergelenke und Handwurzeln) haben die Patienten normale Blutsenkung und negative Rheumafaktor-Tests.
Röntgenbefunde: Gelenkspaltverschmälerung, subchondrale Sklerose (Eburnisation), osteophytäre Sporne und Wülste am Gelenkflächenrand.
Symptome: Belastungs- und Ruheschmerz, Funktionseinschränkung. Entzündliche Gelenkreizungen durch abgeschilferten Knorpel. Überlastungshartspann gelenknaher Muskeln und degenerative Schäden an Bändern und Sehnen; sekundäre Osteoporose. Durch Gelenkumbau entstehen Deformierungen mit Fehlstellungen und Bewegungseinschränkung. Einzelheiten sind in orthopädischen Lehrbüchern nachzulesen.

Therapie

Verminderung der Gelenkbeanspruchung (Arbeitsplatzwechsel, Gewichtsreduktion), Analgetica (Amuno, Salicylate etc.), bei akuter Reizung lokale Hydrocortisoninjektion, physikalische Maßnahmen (Wickel, Packungen, Thermal-, Dampf-, Heißluftbäder, Kurzwelle, Röntgenbestrahlung), Bindegewebsmassagen, chirurgisch-orthopädische Eingriffe.

Degenerative Wirbelsäulenerkrankungen ▶

Lokalisation

Chondrose: Isolierte regressive Zermürbung der Bandscheibe (Anulus fibrosus mit Nucleus pulposus).
Osteochondrose: Degeneration der knorpeligen Abschlußplatte der Wirbelkörper mit reaktiver Sklerosierung der Deckplatten und sekundärer Zerstörung der Bandscheibe.
Spondylose: Reaktive Osteophytenbildung (Randzacken, Randwülste) an den Wirbelkörperkanten.
Spondylarthrose: Degenerative Veränderungen der kleinen Wirbelgelenke.

Klinik

Spondylose und Sondylarthrose sind im höheren Alter immer vorhanden. Osteochondrosen können sich schon im mittleren Lebensalter entwickeln. Man unterscheidet vertebrale Syndrome mit reflektorischem Hartspann der Rückenmuskeln (Hexenschuß, Schiefhals), andere mit radikulären neurologischen Ausfallserscheinungen (cervicocephales, cervicobrachiales und Ischias-Syndrom) und solche mit medullären Symptomen (Paresen,

Querschnittssyndrom). Die neurologischen Komplikationen entstehen durch abnorme Dehnung der Nervenstränge bzw. Rückenmarkskompression (dorsomedialer Bandscheibenvorfall) und Kompression der Nervenfasern durch Einengung der Foramina intervertebralia.

Therapie

Schmerzbekämpfung (Analgetica, Corticosteroide), Repositionen (Chiropraktik), Thermotherapie, Massagen, Bewegungsübungen zur Muskelkräftigung, chirurgische Maßnahmen.

Weichteilrheumatismus ▶

Definition

Der degenerative Weichteilrheumatismus umfaßt degenerative Veränderungen des kollagenen Bindegewebes außerhalb der Gelenke, an Bändern, Sehnen, Sehnenscheiden, Schleimbeuteln, im subcutanen Binde- und Fettgewebe, am Periost und an den knorpeligen Sehnen- und Muskelansatzstellen. Die Veränderungen können primär durch mechanische Faktoren, Kälte, Nässe, metabolische und psychische Faktoren entstehen; sekundär entstehen sie durch Fehlbelastungen bei degenerativen Wirbelsäulen- und Gelenkprozessen.

Klinische Manifestationen

Tendoperiostosen, Tendomyosen, Tendovaginitis, Panniculose, Bursitis. Größere Krankheitsbilder sind die Periarthritis humeroscapularis und die Periarthritis coxae. Häufig ist das Tietze-Syndrom mit Schmerzen in den Costochondralgelenken.

Therapie

Analgetica, Antiphlogistica, Muskelrelaxantien, Valium; in geeigneten Fällen lokale Injektion von Corticosteroiden, hyperämisierende Einreibungen, Wärmeapplikationen, Bewegungsübungen (wichtig bei Periarthritis gegen Kapselschrumpfung), Massagen.

B. Krankheiten der Knochen und der Nebenschilddrüsen

1. Physiologie des knöchernen Skelets

Knochengewebe ▶

Funktion

Mechanische Stützfunktion und metabolische Funktion im Calcium- und Phosphathaushalt und im Säure-Basenhaushalt als Puffer.

Aufbau und Struktur

Der Knochen besteht aus organischer Matrix (25 Gewichtsprozente) und Knochenmineral (75 Gewichtsprozente).

Die organische Matrix wird von den Osteoblasten sezerniert; Bestandteile: Kollagenfibrillen (95%) und mucopolysaccharidhaltige Grundsubstanz (5%). Die Kollagenfasern sind reich an Prolin, Oxyprolin und Glycin.

Das Knochenmineral besteht überwiegend aus Calcium-Phosphat-Salzen. Hauptkomponente ist der kristalline Hydroxylapatit:

$$Ca^{++}{}_{10-x}(H_3O^+)_{2x} \cdot (PO_4^{3-})_6(OH^-)_2.$$

Das Knochenmineral enthält ferner Magnesium-, Natrium- und Kaliumionen und die Anionen Bicarbonat und Citrat. Einige Metalle werden dauerhaft in das Knochenmineral eingebaut: Fluor (F), Strontium (Sr), Radium (Ra), Plutonium (Pu), Blei (Pb). Das gleiche gilt für deren radioaktive Isotope (Sr^{90}, etc.), die dadurch Schäden verursachen können

Die Mineralisation beginnt mit der Ablagerung von Hydroxylapatitkristallen innerhalb der Kollagenfasern, danach erfolgt die Kristallabscheidung an der Faseroberfläche. Junger Knochen ist untermineralisiert, sein Calciumgehalt nimmt mit der Reifung zu. Die extracelluläre Flüssigkeit hat einen höheren Calcium- und Phosphatgehalt als für die Kristallisation von Hydroxylapatit erforderlich ist. Die spontane Kristallisation würde wegen der komplexen Kristallstruktur sehr lange dauern und wird in anderen Geweben mit Kollagenfibrillen durch Inhibitoren (Pyrophosphat) unterdrückt. Die Gründe für die bevorzugte Hydroxylapatit-Kristallisation im Knochengewebe sind nicht genau bekannt. Man vermutet als begünstigenden Faktor die Spaltung des Inhibitors Pyrophosphat durch die alkalische Phosphatase der Osteoblasten und einen initialen Einbau von Phosphatgruppen in die Kollagenmoleküle.

Knapp 1 Prozent des Knochen-Calciums liegt in leicht austauschbarer Form vor (in adsorbiertem Zustand oder als $CaHPO_4$). Diese mobilisierbare Fraktion gibt bei Hypocalcämie rasch Calcium ab und nimmt es bei Hypercalcämie auf.

Abbau

Den raschen Ein- und Ausbau von Calcium regulieren wahrscheinlich die Osteocyten, die aus den Osteoblasten hervorgehen. Ihre Fortsätze sind vom Knochen durch eine dünne Schicht $CaHPO_4$ getrennt. Die Knochenresorption erfolgt durch die polynucleären Osteoclasten, deren Aktivität vor allem das Parathormon bestimmt. Osteoclasten entstehen aus undifferenzierten Mesenchymzellen.

Skeletentwicklung ▶ **Enchondrale und membranöse Knochenbildung**

Membranöse Knochenbildung: Kein knorpeliges Vorstadium, direkte Knochenbildung im Bindegewebe (bzw. Mesenchym):

Schädeldach, die meisten Knochen des Gesichtsschädels, Schlüsselbein, Diaphyse der Extremitätenknochen.
Enchondrale Knochenbildung: Knöcherner Ersatz eines knorpelig vorgebildeten Knochens: Verknöcherung der knorpeligen Matrix an den Epiphysen.

Wachstum und Anpassung

Das Längenwachstum der Röhrenknochen vollzieht sich durch perichondrale (membranöse) und enchondrale Ossifikation. Schrittmacher ist der Epiphysenknorpel, dessen Proliferation zum Säulenknorpel der Verknöcherung vorausgeht und vom Wachstumshormon gesteuert wird. Mit dem Schluß der Epiphysenfugen (unter Keimdrüsenhormoneinfluß) hört das Längenwachstum auf. Anbau und Abbau von Knochengewebe und der damit verbundene Umbau gehen aber zeitlebens weiter. Mechanische Belastung steigert eine funktionsgerechte Knochenneubildung, körperliche Inaktivität begünstigt den Knochenabbau (Inaktivitätsosteoporose).

2. Calcium- und Phosphat-Stoffwechsel

Wirkstoffe ▶ Parathormon

Biochemie: Hauptwirkstoff der Nebenschilddrüsen, ein Polypeptid aus etwa 80 Aminosäuren (MG 9400).
Wirkungen: Das Parathormon steigert die Ca^{++}-Konzentration in der extracellulären Flüssigkeit (einschließlich Plasma). Dieser Gesamteffekt kommt durch folgende Teileffekte zustande:
Angriffspunkt Knochen: Calciumfreisetzung durch Stimulation der osteoclastischen Resorption von Knochensubstanz. Zahl und Aktivität der Osteoclasten nehmen zu. Evtl. werden auch Osteocyten zur Knocheneinschmelzung stimuliert. Ersatz des Knochengewebes durch fibröses Bindegewebe (Ostitis fibrosa).
Angriffspunkt Darm: Parathormon steigert die enterale Ca^{++}-Resorption, vorausgesetzt, daß kein Vitamin D-Mangel besteht.
Angriffspunkt Nieren: Parathormon bewirkt eine Zunahme der tubulären Ca^{++}-Rückresorption und eine Hemmung der tubulären Phosphatrückresorption, so daß die Phosphatausscheidung zunimmt.
Neuerdings wurde festgestellt, daß Parathormon in der Niere die Bildung des wirksamen Vitamin D-Metaboliten 1,25-Dihydroxycholecalciferol steuert und damit auch indirekt die Calciumresorption aus dem Darm und die Calciummobilisierung aus dem Skelet beeinflußt (s. unten).
Regulation der Parathormonsekretion: Sie erfolgt direkt durch die Ca^{++}-Konzentration des Plasmas (nicht durch Hypophyse und Zwischenhirn). Hypocalcämie steigert, Hypercalcämie hemmt die Parathormonsekretion.

Vitamin D

Biochemie- Vitamin D_3 entsteht in der Haut durch UV-Bestrahlung aus endogen gebildetem 7-Dehydrocholesterin oder wird mit der Nahrung zugeführt. In der Leber wird aus Vitamin D_3 durch Hydroxylierung an C_{25} der Metabolit 25-Hydroxycholecalciferol; diesen wandelt die Niere in den allein wirksamen Metaboliten 1,25-Dihydroxycholecalciferol (= 1,25-Dihydroxyvitamin D_3) um. Die Synthese von 1,25-Dihydroxyvitamin D_3 in der Niere wird durch Parathormon stimuliert, durch Calcitonin gehemmt. Ohne Parathormon findet keine Bildung des 1,25-Dihydroxyvitamin D_3 statt.

Wirkungen: Die biologisch aktive Form des Vitamin D (der Metabolit 1,25-Dihydroxyvitamin D_3) erhöht die Calcium- und Phosphatkonzentration des Plasmas auf Werte, die zur Calcifizierung des Knochens ausreichen. Eine direkte Vitaminwirkung auf den Mineralisationsvorgang ist nicht erwiesen. Angriffspunkte:

Darm: Das Vitamin beschleunigt den aktiven Transport von Ca^{++} durch die Mucosazellen und steigert damit die sehr niedrige spontane Resorptionsrate des Calciums im Darm. Sekundär wird dadurch auch die Phosphatresorption gesteigert, da das Phosphatanion im Darminhalt überwiegend als Calciumphosphat vorliegt und leicht spontan resorbiert wird, nachdem das Ca^{++} die Darmwand passiert hat.

Knochen: Das Vitamin beteiligt sich an dem wichtigen physiologischen Prozeß der Calcium- und Phosphatmobilisation aus Knochen. Es ist zur Calciumfreisetzung aus Knochen durch Parathormon notwendig. Das mobilisierte Calcium und Phosphat wird zur Mineralisation neu gebildeten Knochens verwendet.

Nieren: Ob 1,25-Dihydroxyvitamin D_3 an der tubulären Calcium- und Phosphatrückresorption beteiligt ist, steht noch nicht fest.

Calcitonin

Biochemie: Polypeptithormon mit antagonistischer Wirkung zum Parathormon. Bildungsort sind die parafollikulären oder C-Zellen der Schilddrüse (in geringer Menge auch in den Nebenschilddrüsen vorkommend). Die Peptidkette hat 32 Aminosäuren.

Wirkungen: Calcitonin senkt die Konzentration von Calcium und Phosphat im Plasma. Angriffspunkte:

Knochen: Hemmung der Knochenresorption, Begünstigung der Calciumretention im Knochen.

Nieren: Steigerung der Phosphatausscheidung. Besonders wichtig scheint die Hemmung der Synthese von 1,25-Dihydroxyvitamin D_3 aus 25-Hydroxyvitamin D_3 zu sein; daraus ergibt sich eine antagonistische Wirkung zum Vitamin D_3.

Regulation der Calcitonin-Sekretion: Hypercalcämie stimuliert, Hypocalcämie inhibiert die Calcitonin-Sekretion der parafollikulären Zellen auf direktem Wege. Das System spricht wesentlich schneller an als die Parathormonsekretion und scheint nur als kurzzeitiger Regulator zu dienen.

Regulation der extracellulären Ca^{++}-Konzentration ▶

Allgemeines

Die extracelluläre Calciumionen-Konzentration, speziell das Plasmacalcium, wird in engen Grenzen ($\pm 5\%$) konstant gehalten. Abweichungen nach unten rufen eine Tetanie, Abweichungen nach oben das lebensbedrohende Hypercalcämie-Syndrom hervor. Der normale Calciumgehalt des Plasmas beträgt 5,0 mval/l. Davon entfallen auf die biologisch wirksame ionisierte Form 2,3 mval/l (45%); der Rest ist an Proteine und organische Säuren gebunden.
Der tägliche Calciumbedarf des Menschen beträgt 9 mg/kg; Hauptquellen des Nahrungscalciums sind Milch und Käse.

Reaktionen auf Absinken der Calcium-Ionenkonzentration

Sofort-Regulation: Übertritt von Ca^{++} aus dem leicht austauschbaren Calcium-Pool des Knochensystems in die extracelluläre Flüssigkeit. Hemmung der Calcitoninsekretion.
Mittel- und langfristige Regulation: Adaptive Sekretionssteigerung der Nebenschilddrüsen. Vermehrtes Parathormon stimuliert direkt die Calciummobilisation aus dem Knochen und die enterale Calciumresorption. Beide Effekte werden durch die parathormoninduzierte Umwandlung von 25-Hydroxy- in 1,25-Dihydroxyvitamin D_3 verstärkt (s. oben). In der Niere wird die Ca^{++}-Rückresorption gesteigert.

Reaktionen auf Anstieg der Calcium-Ionenkonzentration

Sofortregulation: Übertritt von Ca^{++} aus der extracellulären Flüssigkeit in den austauschbaren Calcium-Pool der Knochen. Steigerung der Calcitonin-Sekretion.
Mittel- und langfristige Regulation: Drosselung der Parathormonsekretion. Dadurch vermehrte renale Calciumausscheidung und Hemmung der Calciumfreisetzung aus den Knochen. Hemmung der Calciumresorption aus dem Darm.

3. Krankheiten der Nebenschilddrüsen

Primärer Hyperparathyreoidismus ▶

Definition

Autonome Überfunktion der Nebenschilddrüsen mit gesteigerter Parathormonsekretion.

Ätiologie und Pathogenese

Krankheitsursache unbekannt. Es liegen Adenome, selten Carcinome der Nebenschilddrüsen vor. Verschiedene Malignome (z.B. Lungen- und Nierentumoren) bilden parathormonähnliche Wirkstoffe (ektopischer Hyperparathyreoidismus). Folgen der Parathormonüberproduktion:

Hypercalcämie: Steigerung der Knochenresorption und der enteralen Calciumresorption; direkter Effekt und eine Folge der verstärkten 1,25-Dihydroxyvitamin D_3-Bildung in der Niere unter Parathormoneinfluß.
Hypercalcurie: Folge der Hypercalcämie (trotz gesteigerter Ca^{++}-tubulärer Rückresorption, die nicht ausreicht, um die erhöhte glomerulär filtrierte Calciummenge aufzunehmen).
Hypophosphatämie und Hyperphosphaturie: Entstehen durch die Verminderung der tubulären Phosphatrückresorption.
Renale Manifestationen: a) Steinbildung in den ableitenden Harnwegen (Calciumphosphat- und Calciumoxalatsteine); b) Einschränkung des Konzentrationsvermögens (renaler Diabetes insipidus) durch Hypercalcämie; c) Nephrocalcinose (im Spätstadium Calciumniederschläge im Nierenparenchym).
Skeletmanifestationen: Der Knochenabbau kann bei reichlicher Calciumzufuhr lange kompensiert bleiben. Später wird das osteoclastisch abgebaute Knochengewebe durch fibröses Bindegewebe ersetzt; daneben entstehen Knochencysten (Osteodystrophia fibrosa generalisata Recklinghausen) und braune Tumoren.
Kalkmetastasen: Bei Plasmacalcium-Werten über 8 mval/l bilden sich Niederschläge von Calciumphosphat in folgenden Organen: Niere, Lunge, Magen, periartikuläres Gewebe, Conjunctiven, Herzmuskel, Leber.
Ulcus duodeni und Pankreatitis: Vermutlich eine Folge der Hypercalcämie, die eine Steigerung der Magensäureproduktion bewirkt. Bei der Pankreatitis kann eine Steinbildung im Pankreasgang vorliegen.

Klinik

Vorkommen: Häufiger als früher angenommen; unter 850 Spitalkranken ist durchschnittlich ein unerkannter Fall anzutreffen. Viele Fälle sind klinisch asymptomatisch.
Akuter Hyperparathyreoidismus: Verläuft unter dem Bild des ***Hypercalcämiesyndroms***, das außer einer gesteigerten Parathormonsekretion folgende andere Ursachen haben kann:
Excessive Osteolyse (Tumoren, Immobilisation),
Gesteigerte Calciumresorption (Vitamin D-Intoxikation, Sarkoidose, Milch-Alkali-Syndrom).
Erste Symptome sind Durst und Polyurie mit renalen Natrium- und Kaliumverlusten, die zur Exsiccose und Azotämie führt (Hemmung des antidiuretischen Hormons durch die Hypercalcämie); mit der Niereninsuffizienz entsteht eine Hypertonie. Nach dem Durst setzen gastrointestinale Symptome ein: Anorexie, Übelkeit, Erbrechen und paralytischer Ileus. Zuletzt treten neurologische Symptome hinzu: Schwäche, Apathie, Somnolenz, selten psychotische Zustände. Final: Kreislaufkollaps, Herzstillstand. Die Hypercalcämie bewirkt eine Depression des ZNS, hemmt die neuromuskuläre Erregbarkeit und die diastolische Relaxation des Herzens.

Chronischer primärer Hyperparathyreoidismus: Seine klinischen Symptome sind die der Organmanifestationen: Nephrolithiasis (50–70%) mit sekundärer Pyelonephritis; langsam progrediente Niereninsuffizienz mit Polyurie. Etwa 5% aller Steinträger haben einen primären Hyperparathyreoidismus. Die Skeletbeteiligung (25%) äußert sich in Knochenschmerzen, Skeletdeformierungen und Frakturen. Eine Pankreatitis findet sich in jedem 13., ein Ulcus in jedem 5. Fall. Je nach Höhe des Calciumspiegels im Plasma treten in abgeschwächter Form die Symptome des akuten Hyperparathyreoidismus hinzu.

Diagnose

Serumelektrolyte: Hypercalcämie bis 10 mval/l; Hypophosphatämie (P unter 3 mg/100 ml), fehlt bei sekundärer Niereninsuffizienz.
Alkalische Phosphatase: Nur bei deutlichem Skeletbefall erhöht.
Parathormonbestimmung im Radioimmunassay: Erhöhte Werte (auch normale Werte bei erhöhtem Serumcalcium sind beweisend).
Calcium im 24-Stundenharn: Über 250 mg bei Ernährung ohne Milch und Käse sind verdächtig.
Phosphatclearance: Normwert 5,4–16,2 ml/min. Erhöhte Werte bei Hyperparathyreoidismus (nicht sehr spezifisch).
Corticosteroid-Test nach Dent: Rückgang einer durch Parathormon induzierten Hypercalcämie nach 10-tägiger Steroidgabe.
Knochenbiopsie: Nachweis des fibroosteoclastischen Umbaus.
Röntgendiagnostik:
Radiologischer Knochenbefund: Osteoporose, Akroosteolyse der Endphalangen der Finger und der Clavicula; Aufsplitterung und Spongiosierung der Compacta und subperiostale Resorptionsherde (Mittelphalangen der Zeige- und Mittelfinger), Knochencysten, Osteoclastome. *Radiologischer Nierenbefund:* Nephrolithiasis und Nephrocalcinose.
Direkter Adenom-Nachweis: Selen-Methionin-Szintigraphie (oft unsicher, hohe Strahlenbelastung); Angiographie (bei großen Adenomen positiv).

Therapie

Exstirpation des Adenoms; postoperative Tetanieprophylaxe. Beim akuten Hypercalcämie-Syndrom Ausgleich der Flüssigkeits- und Salzverluste und intravenöse Phosphatzufuhr zur Senkung des Calciumspiegels (0,081 Mol Na_2HPO_4 + 0,019 Mol KH_2PO_4 in 1 Liter Aqua dest.; Infusionsdauer 6–8 Std).

Sekundärer-Hyperparathyreoidismus ▶

Definition

Adaptive Funktionssteigerung der Nebenschilddrüsen mit vermehrter Parathormonsekretion zum Ausgleich extracellulärer Calciummangelzustände. In seltenen Fällen kann aus der adaptiven eine autonome Überfunktion werden (tertiärer Hyperparathyreoidismus).

Vorkommen

Chronische urämische Nierenkrankheiten und Vitamin D-Mangel (exogen bzw. bei Malabsorption).

Diagnose

Serumcalcium: Erniedrigt oder normal.
Serumphosphor: Erniedrigt bei Vitamin D-Mangel, erhöht bei Niereninsuffizienz.
Skeletmanifestationen: Mischung aus Osteomalacie und Ostitis fibrosa (Röntgenbefunde wie bei Morbus Recklinghausen).

Hypoparathyreoidismus ▶ **Definition**

Unterfunktion oder Funktionsausfall der Nebenschilddrüsen mit Mangel an Parathormon.

Ätiologie und Pathogenese

Idiopathischer Hypoparathyreoidismus: Seltene, vermutlich hereditäre Erkrankung (200 Fälle der Weltliteratur). Hypoplastische oder nicht auffindbare Nebenschilddrüsen. Manifestation vor dem 16. Lebensjahr.
Postoperativer Hypoparathyreoidismus: Nach Entfernung oder Läsion der Nebenschilddrüsen bei Strumaoperationen (auch durch Gefäßunterbindung). Weitaus häufigste Form.
Reaktiver Hypoparathyreoidismus: Nach Entfernung eines Parathyreoidea-Adenoms und bei Neugeborenen von Müttern mit Hyperparathyreoidismus.

Klinik

Laborbefunde:
Hypocalcämie (bis 2,5 mval/l)
Hyperphosphatämie (9–12 mg/100 ml)
Erhöhung der CPK (Ursache unklar)
Parathormon im Serum vermindert (Radioimmunassay)
Neurologische Symptome: Sie beruhen auf einer neuromuskulären Übererregbarkeit, die durch die verminderte Konzentration des ionisierten Calciums bedingt ist.
Tetanischer Anfall: Tonischer Krampf mit freiem Sensorium und intakter Pupillenreaktion, Carpopedalspasmen (Pfötchenstellung der Hände), Fischmaulstellung, Stimmritzenkrampf, Engegefühl auf der Brust, Herzsensationen, Spasmen der glatten Muskulatur (Kardia, Pylorus, Gallenblase, Enddarm, Blase). Aura mit Unwohlsein.
Epileptischer Anfall: Am häufigsten bei der idiopathischen Form; klinisch von der essentiellen Epilepsie nicht unterscheidbar.
Latente Tetanie: Anfallsbereitschaft mit neurovegetativer Labilität und psychiatrischen Symptomen:

Chvosteksches Zeichen: Zucken der Mundwinkel, Nasenflügel und Augenregion bei Beklopfen des Facialisstammes dicht vor dem äußeren Gehörgang.
Trousseausches Zeichen: Carpalkrampf nach Abschnüren des Oberarmes (3 min über dem systolischen Druck).
Hyperventilationsversuch: Carpalkrampf nach 5 min Hyperventilation.
Psychische Symptome: Oft vorhanden, häufig verkannt. Affektlabilität, Reizbarkeit, Ängstlichkeit, depressive Verstimmung, chronischer Kopfschmerz.
Trophische Störungen ektodermaler Gewebe:
Augen: Linsentrübung (Katarakt), Blepharospasmus mit Conjunctivitis und Keratitis.
Zähne: Schmelzdefekte.
Haut: Trocken, rissig, schuppend; Haarausfall, Nagelquerfurchen. Hautinfektionen mit Candida albicans.
Skeletveränderungen: Beim idiopathischen Hyperparathyreoidismus (sehr selten auch beim postoperativen) in einem Drittel der Fälle Hyperostose (Schädel, lange Röhrenknochen) mit abnormer Knochendichte (überwiegend periostale Apposition). Nicht selten multiple schmerzhafte Gelenkveränderungen mit paraartikulären Osteophyten.

Differentialdiagnose

Pseudohypoparathyreoidismus: Hypocalcämie, Hyperphosphatämie und alle klinischen Symptome des idiopathischen Hypoparathyreoidismus. Zusätzliche Mißbildungen: Kleinwuchs (unter 155 cm), kurze plumpe Hände, Rundgesicht mit groben Zügen, oft Oligophrenie. In diesen Fällen scheint bei normaler oder gesteigerter Parathormonbildung eine Nichtansprechbarkeit der Receptororgane vorzuliegen.
Pseudo-Pseudohypoparathyreoidismus: Calcium und Phosphor im Serum normal, keine Tetanie. Nur die Mißbildungen des Pseudohypoparathyreoidismus. Letztere scheinen eine unabhängige genetische Störung zu sein.
Hypocalcämische Tetanie: Calcium im Serum vermindert, Phosphat nicht erhöht. Vorkommen: Enterale Calciumresorptionsstörung bei D-Avitaminose, Malabsorption und Rachitis. Die Hypocalcämie bei Niereninsuffizienz führt nicht zur Tetanie, da die Acidose den ionisierten Anteil des Serumcalciums erhöht.
Normocalcämische Tetanie: Normale Calcium- und Phosphorwerte im Serum. Die tetanischen Symptome können durch metabolische Alkalose (starkes Erbrechen) und respiratorische Alkalose (Hyperventilation bei neurovegetativer Dystonie) entstehen.

Therapie

Tetanischer Anfall: I.v.-Injektion von Calcium-Gluconat (20 ml der 10%igen Lösung) oder Calciumchlorid (10 ml 5%ig). Vorsicht bei gleichzeitiger Digitalismedikation wegen Verstärkungseffekt. In schweren Fällen anschließend Vitamin D_3 intravenös (10–45 mg).

Chronischer Hypoparathyreoidismus: Individuelle Dosierung unter regelmäßiger Kontrolle des Serumcalciums; in jedem Fall calciumreiche Diät (Milch, Käse), dazu Calcium-Tabl. (Calcium Sandoz u.a.).

Vitamin D_3: Tgl. 1–4 mg oder entsprechend höhere Gaben zweimal wöchentlich. Vollwirkung der Einzeldosis nach 3–7 Tagen.

Dihydrotachysterin: Tgl. 4–16 Tropfen der 0,1%igen Lösung (Präparat AT 10).

4. Metabolische Knochenkrankheiten

Osteoporose ▶ **Definition**

Knochenatrophie (Matrix und Mineral) ohne wesentliche qualitative Veränderungen der Knochensubstanz. Bei annähernd konstantem Volumen der Skeletstücke nimmt deren Markanteil zu.

Ursachen

Primäre Osteoporose: Idiopathische Form; nur gradueller Unterschied zum altersbedingten Verlust an Knochensubstanz. Pathologische Steigerung des Knochenabbaus bei normaler Bildungsrate.

Sekundäre Osteoporose:

Cushing-Syndrom (bzw. Steroidtherapie): Knochenanbau und Calciumresorption gehemmt, Knochenabbau gesteigert.

Keimdrüseninsuffizienz: Hemmung des Knochenanbaus bei normaler Abbaurate.

Immobilisation: Stimulation des Knochenabbaus.

Mangelernährung: Störung des Knochenanbaus.

Klinik

Symptome: Diffuse Rückenschmerzen, Kyphose, Spontanfrakturen.

Röntgenbefunde: Spongiosaaufhellung, vertikale Trabekelzeichnung, dünne Compacta, Fischwirbelbildung.

Laborbefunde: Serumcalcium normal oder leicht erniedrigt, Phosphor und alkalische Phosphatase im Serum normal.

Therapie

Proteinreiche Kost mit mindestens 800 mg Calcium tgl. Dazu tgl. 1000–2000 Einheiten Vitamin D_3. In schweren Fällen Calciuminfusionen zur Erzeugung einer mäßigen Hypercalcämie, die eine Hemmung der Parathormonsekretion bewirkt (12 Infusionen in 14 Tagen, pro Infusion 15 mg Ca/kg in Glucoselösung). Androgen- und Oestrogenpräparate können versucht werden.

Fluoridbehandlung noch nicht praxisreif. Viel körperliche Bewegung; Massagen.

Osteomalacie ▶ **Definition**

Skeleterkrankung durch Mineralisationsstörung des Osteoids; Rachitis des Erwachsenen. Bei normaler Skeletmasse ist der Kalkgehalt der Knochen vermindert; die Knochen erweichen.

Ursachen

Vitamin D-Mangel:
Exogen (Lichtmangel, Fehlernährung),
endogen (Malabsorption, Leberkrankheiten).
Vitamin D-Resistenz:
Chronische Niereninsuffizienz, renotubuläre Acidose, familiäre Osteomalacie (Fanconi).

Folgen des Vitamin D-Mangels

Verminderung der enteralen Calciumresorption → Hypocalcämie → Stimulation der Parathormonsekretion → Normocalcämie, Hyperphosphaturie → Hypophosphatämie → Mineralisationsstörung des Osteoids. Der vom Parathormon abgebaute Knochen wird nur durch Osteoid ersetzt. Bei enteralen Calciumverlusten zusätzliche Osteoporose.

Klinik

Symptome: Glieder- und Rückenschmerzen, abnorme Ermüdbarkeit, Muskelschwäche, Adductorenspasmus, Kyphoskoliose, Kartenherzbecken, Watschelgang, O-Beine.
Röntgenbefunde: Verdünnte Corticalis und Verbiegung der langen Röhrenknochen, kalklose Säume, verwaschenes Aussehen der Knochenstruktur. An mechanisch stark beanspruchten Stellen Milkman-Syndrom mit Looser-Umbauzonen (Dauerfrakturen in Form bandförmiger senkrecht zur Knochenoberfläche verlaufender Aufhellungen = kalkloser Callus). Lamellärer Knochen wird in Faserknochen umgebaut.
Laborbefunde: Calcium im Serum normal, Serumphosphor stark erniedrigt. Alkalische Phosphatase erhöht (Hinweis auf gesteigerte Osteoblastentätigkeit → Osteoidbildung). Calciumausscheidung im Harn herabgesetzt. Bei renaler Osteopathie erhöhte Serumphosphorwerte. Histologie: Breite Osteoidränder.

Therapie

10 mg Vitamin D_3 als Stoß mit Wiederholung in mehrwöchigen Abständen; oder tgl. 1 Tablette mit 10000 Einheiten Vitamin D_3 (= 0,25 mg). Präparat Vigantol. Als Kriterium für den Beginn der Heilphase gilt das Absinken der erhöhten alkalischen Serumphosphatase. Calciumgaben zur Verhütung einer sekundären Tetanie in der Heilphase.

5. Entzündliche Knochenkrankheiten

Infektionen ▶ **Knochentuberkulose**

Entsteht durch hämatogene Aussaat nach einer Latenzzeit von Monaten bis Jahren. Manifestationen: Periostitis, Ostitis, Osteomyelitis. Lokalisationen: Wirbelsäule und Umgebung der großen Gelenke bevorzugt. Verkäsend-einschmelzende, proliferierende bzw. granulierende Formen kommen vor. Langsame Progredienz und Tendenz zum Übergreifen auf die angrenzenden Weichteile (Senkungsabscesse, Fisteln, Gelenkeinbrüche) sind charakteristisch. Im Röntgenbild Einschmelzung, Sequestrierung, Randsklerose; Früherkennung auf Schichtaufnahmen. Keine ausgeprägte reaktive Periost- und Corticalisverdickung wie bei unspezifischen Osteomyelitiden. Senkungsabscesse als paravertebrale Begleitschatten (Unschärfe des Psoasrandes) erkennbar.
Therapie: Tuberkulostatica, orthopädische und chirurgische Maßnahmen.

Knochenlues

Im *Sekundärstadium* nächtliche Schienbeinschmerzen infolge Periostitis. Im *Tertiärstadium* haben 14% aller manifest Erkrankten luische Knochenprozesse: Ossifizierende Periostitis, gummöse Osteomyelitis (Prädilektionsort Clavicula), Sequesterbildung, pathologische Frakturen. Bei der *connatalen Lues* im Frühstadium Pseudoparalyse infolge Osteochondritis im Bereich der Epiphysenfugen. Im tertiären Stadium der connatalen Lues (Lues tarda) Hutchinsonsche Trias: Tonnenförmige Zähne mit halbmondförmigen Schneidekanten, Keratitis parenchymatosa, Taubheit. Dazu als Perichondritis- und Osteochondritisfolge Sattelnase, Perforation von Nasenscheidewand und Gaumen und Säbelbeine.

Osteomyelitiden bei Infektionskrankheiten

Vorkommen: Typhus, Brucellosen, Fleckfieber, Rückfallfieber. Die akute Osteomyelitis ist am häufigsten auf eine Staphylokokkeninfektion zurückzuführen.

Nichtinfektiöse Entzündungen ▶ **Boeck-Sarkoidose des Knochens**

Bei 10–15% der Sarkoidosekranken entwickelt sich eine Ostitis cystoides multiplex: Cystisch-osteolytische Veränderungen besonders an den Phalangen, Metacarpalia und Metatarsalia. Reaktive Sklerosierungen und Osteoporose fehlen. Tendenz zur Spontanremission.
Unabhängig davon besteht bei 20% der Kranken eine Vitamin-D-Überempfindlichkeit, die sich in dem spontanen Auftreten eines Hypercalcämie-Syndroms manifestiert. In abgeschwächter Form führt diese Störung zur Hypercalciurie mit Nephrolithiasis. Gute Beeinflußbarkeit durch Cortisonderivate. Sonnenbestrahlung meiden.

6. Knochentumoren

Primäre Geschwülste ▶ **Gutartige Geschwülste**

Osteome, Exostosen, Osteoidosteome, Fibrome, Chondroblastome und Chondrome. Auch Knochenhämangiome und das eosinophile Knochengranulom verlaufen gutartig. Bis auf das Osteoidosteom wachsen alle diese Tumoren langsam.

Bösartige Geschwülste

Chondrosarkome, Fibrosarkome, retikuläre Sarkome (Ewing-Sarkom, Retothelsarkom), maligne Retikulose, Myelom. Zeichen des Tumorbefalls sind Schmerzen, rasches Wachstum, Senkungsbeschleunigung, Röntgenbefunde. Diagnose bioptisch.

Sekundäre Geschwülste ▶ **Skeletmetastasen**

Häufig diffus, selten solitär. Primärtumoren jeder Art, am häufigsten Mamma-, Nieren-, Prostata-, Bronchus-, Genital- und Schilddrüsencarcinome. Ausgedehnte Knocheneinschmelzungen können zum Hypercalcämie-Syndrom führen. Beim Prostatacarcinom ist die saure Serumphosphatase erhöht. Metastasennachweis durch Klopf- und Bewegungsschmerz sowie Röntgenbild, das manchmal eine diffuse Osteoporose vortäuschen kann.

7. Knochenkrankheiten unklarer Ursache

Morbus Paget ▶ **Definition**

Skeleterkrankung mit herdförmigem Knochenumbau unter starker Beschleunigung des Knochenumsatzes. Synonym: Osteodystrophia deformans.

Ätiologie und Pathogenese

Krankheitsursache völlig ungeklärt. Relativ häufig, mit dem Alter zunehmend (bis zu 3% jenseits des 40. Lebensjahres), in der Mehrzahl der Fälle asymptomatisch. Mechanisch beanspruchte Stellen bevorzugt (Becken, Kreuzbein, Femur, Tibia, Temporalregion der Schädelkalotte). Das Primäre ist ein gesteigerter Abbau des Knochens. Die kompensatorische Knochenneubildung führt zu einem architektonisch mißgestalteten, grobfaserigen, teilweise porotischen Knochen von herabgesetzter Festigkeit. Knochenumsatzsteigerung bis zum 20fachen der Norm. Starke Vascularisierung der Herde mit arteriovenösen Kurzschlüssen (wahrscheinlich ein sekundäres Phänomen infolge der Stoffwechselsteigerung). Gradmesser des gesteigerten Knochenanbaus ist die erhöhte alkalische Serumphosphatase.

Klinik

Symptome: Herdauffindung meistens Zufallsbefund bei Röntgenuntersuchungen. Schmerzen je nach Herdlokalisation. Kopfschmerz bei Befall der Schädelkalotte. Schmerzen in den Beinen und Verkrümmung bei Femurherden. Schwerhörigkeit bei Scheitelbeinbefall. Ausgedehnte Prozesse vergrößern das Herzzeitvolumen durch arterio-venösen Shunt. Seltene Übergänge in ein Sarkom.

Laborbefunde: Calcium und Phosphor im Serum normal; selten Hypercalcämie. Hypercalcurie mit Nephrolithiasis kommt vor. Alkalische Phosphatase im Serum und Oxyprolin im Harn (aus dem Kollagenmetabolismus) erhöht.

Röntgenbefunde: Verdickung und Verplumpung der betroffenen Knochen, starke Verbreiterung der Corticalis, abnorme Struktur in Corticalis und Spongiosa (Mosaik).

Therapie

Symptomatische Anwendung von Salicylaten und Phenylbutazon. Neuerdings Calcitonin-Injektionen und Diphosphonat (hemmen osteoclastischen Abbau). Immobilisierung unbedingt vermeiden (hemmt Anbau und beschleunigt Abbau des Knochens).

Fibröse Knochendysplasie ▶ **Definition**

Ätiologisch unklare, nicht hereditäre Knochenerkrankung, kombiniert mit braunen Pigmentflecken und Veränderungen des ZNS (Intelligenzdefekte); beim weiblichen Geschlecht Pubertas praecox (Albright-Syndrom). Die betroffenen Knochen werden von fibrösen Herden durchsetzt und verlieren an Festigkeit.

Klinik

Manifestation zwischen dem 5. und 15. Lebensjahr. Durch vorzeitigen Epiphysenfugenschluß entsteht Kleinwuchs. Typisch ist die hirtenstabförmige Verbiegung des proximalen Femurendes. Langsame Progredienz. Prognose gut, aber Spätschäden durch Frakturen und sekundäre Arthrosen. Keine wirksame Therapie bekannt.

8. Erbliche Knochenkrankheiten

Osteogenesis imperfecta ▶ **Definition**

Autosomal-dominant erbliche Störung der Kollagenbildung, die sich außer am Knochengewebe auch an Bändern, Sehnen und Skleren manifestiert.

Klinik

Asthenische Patienten mit dünnen, fragilen Knochen, deren Mineralgehalt vermindert ist. Schwach entwickelter Sehnen- und Bandapparat, überstreckbare Gelenke, bläuliches Kolorit der Skleren. Im Serum sind Calcium, Phosphor und alkalische Phosphatase normal. Die schwerste Form (Osteogenesis imperfecta congenita) mit intrauterinen Frakturen endet oft tödlich. Es gibt alle Übergänge zu den leichtesten Formen, die nur blaue Skleren haben.

Osteopetrosis ▶ Definition

Autosomal-recessiv erbliche Störung der Osteoclastenfunktion, verbunden mit einer Massen- und Dichtenzunahme des knöchernen Skelets. Synonym: Marmorknochenkrankheit.

Klinik

Maligne Form mit Verdrängung des Knochenmarkes, Anämie, Hepatosplenomegalie, Hydrocephalus und Hirnnervenausfällen führt kurz nach der Geburt zum Tode. Eine leichtere Variante manifestiert sich bei Jugendlichen und jüngeren Erwachsenen mit Knochenbrüchen, die normal abheilen. Diagnose durch Röntgenbild. Serumcalcium normal.

Differentialdiagnose

Symptomatische Osteosklerosen durch gesteigerten Knochenanbau kommen bei Intoxikationen mit Fluor, Phosphor, Vitamin A und bei osteoplastischen Skeletmetastasen vor.

Chondrodystrophie ▶ Definition

Autosomal-recessiv erbliche Störung der enchondralen Ossifikation. Die Bildung der Bindegewebsknochen ist normal.

Klinik

Mangelhafte Proliferation des Säulenknorpels bewirkt Störung des Längenwachstums der langen Röhrenknochen und der Gesichtsschädelentwicklung. Es resultiert ein dysproportionaler Zwergwuchs (plumpe, kurze Hände und Füße, Kyphoskoliose, Sattelnase).

Kapitel 10.

Ausgewählte Infektionskrankheiten

Systematik der Salmonellosen ▶ **Definition**

Krankheiten durch Salmonellen (gramnegative Erreger aus der Familie der Enterobakterien wie E. coli, Proteus u.a.).

Einteilung

Typhöse Krankheiten: Verlaufen mit Fieber-Kontinua, Benommenheit und stark beeinträchtigtem Allgemeinzustand (typhos: Nebel, Dunst). Hierzu gehören:

Typhus abdominalis (S. typhosa)
Paratyphus A (S. paratyphi A)
Paratyphus B (S. paratyphi B)
Paratyphus C (S. hirschfeldi und S. kunzendorfi).
Allgemeine Merkmale: Nur menschenpathogen (Antroponosen), Erregerreservoir nur der Mensch (bei Paratyphus C ungeklärt).

Infektion auch mit wenigen Keimen, da während der Inkubation eine starke Keimvermehrung erfolgt. Es handelt sich um Allgemeininfektionen, die zum Immunitätserwerb führen. Immunität = erworbene Unempfänglichkeit gegen eine erneute Allgemeininfektion (nicht Lokalinfektion) mit dem gleichen Erreger.
Infektiöser Brechdurchfall: Fieberhafter akuter Brechdurchfall unter vorwiegender Beteiligung von Magen und Dünndarm. Von über 600 Serotypen sind etwa 40 pathogene Enteritiserreger: darunter S. typhimurium (Breslau), S. enteritidis (Gärtner).
Allgemeine Merkmale: Menschen- und tierpathogen (Anthropozoonosen), Erregerreservoir in Tieren. Es handelt sich um lokale Magen-Darminfektionen mit kurzer Inkubationszeit, nicht um eine Allgemeininfektion; daher auch kein Immunitätserwerb. Schwere der Krankheit von der infizierenden Erregerdosis abhängig. Organschäden unmittelbar durch Keimwirkung, nicht erst nach Sensibilisierung des Organismus und Immunantwort.

Typhus abdominalis ▶ **Epidemiologie**

Sporadisch, endemisch, epidemisch.

Infektionsquelle: Kranker Mensch, Rekonvaleszent (Stuhl, Harn, Sputum; selten Eiter, Blut, Mageninhalt), Dauerausscheider.

Infektionsmodus: Direkt enteral, indirekt über Nahrungsmittel (Wasser, Milch, Milchprodukte, Speiseeis, Austern), Gegenstände, Fliegen, Ratten. Meldepflicht!

Pathogenese und Pathologie

Inkubationsstadium: (1–3 Wochen, zuletzt klinische Prodrome): Haftung der Keime in der Darmwand, Befall der regionären Mesenteriallymphknoten, Einschleusung ins Blut, Zurückhaltung der Erreger in Makrophagen. Stuhl wird negativ.
Generalisationsstadium (1–3 Wochen, klinisch St. incrementi und größter Teil des St. acmes): Generalisierte Immunreaktion nach Sensibilisierung mit Freisetzung der Keime (Bacteriämie), Milztumor, Schwellung der Peyerschen Plaques, staffelförmigem Temperaturanstieg zur Kontinua (Endotoxinwirkung), Roseolen.
Organmanifestation (2–5 Wochen): Klinisch dem späten Stadium acmes und dem St. decrementi entsprechend. Ulcusbildung im Darm, dann evtl. Perforation oder Blutung. Fokale metastatische (eitrige) Infektionen: Cholecystitis, Osteomyelitis (Kinder), Nephritis, Meningitis, Endokarditis, Pneumonien, Milzinfarkt, Thrombosen, Muskelabscesse.
Rekonvaleszenz: Immunität gegen Allgemeininfektion. Trotzdem eitrige Spätosteomyelitis möglich (Lokalmanifestation).

Klinik

Stadium incrementi: Nach Prodromen (Müdigkeit, Kopfschmerz, Gliederreißen) innerhalb einer Woche treppenförmiger Temperaturanstieg auf 39–40°. Inappetenz, Durst, Zunge trocken, Rand frei, Bronchitis. Relative Bradykardie. Leukopenie, Linksverschiebung, relative Lymphopenie, absolute Eosinopenie! (nicht im Knochenmark). Sensorium meist ab 4.–6. Tag getrübt. Wichtig: Diskrepanz zwischen der Schwere des Krankheitszustandes und der auffindbaren Organsymptomatik. Keine enteritischen Zeichen, keine Durchfälle. Harn: Albuminurie, Diazoprobe +!
Stadium acmes (2. und 3. Krankheitswoche): Kontinua, relat. Bradykardie, Exsiccose. Roseolen (etwa ab 9. Tag): Handteller und Fußsohlen frei! Meist Stamm (40–70%).
Zunehmende Somnolenz, Meningismus, Hirnödem, Milztumor. Tracheobronchitis, Myokarditis (interstitiell). Erbsbreistühle (in der Minderzahl), Leukopenie, bei intestinalen Komplikationen Leukocyten bis 15000.
Stadium decrementi (amphibolicum): ab 4. Woche, remittierendes Fieber (Abfall morgens). Aufhellung des Sensoriums, Zunahme der Pulsfrequenz, Wiederauftreten der Eosinophilen und einer relativen Lymphocytose. Komplikationsgefahr: Noch Blutungen aus dem Darm oder Perforation! Thrombosen (Lungenembolie). Schwere verzögerte Formen: Meningotyphus, Pneumotyphus, Nephrotyphus, Colotyphus. Leichte Verläufe: T. levissimus, ambulatorius.

Rekonvaleszenz: Starke Muskelschwäche (wachsartige Degeneration), Haarausfall als Spätfolgen. *Rezidive:* Innerhalb der ersten 12 Tage nach Entfieberung – bei 10–20% der Fälle – auch unter moderner Therapie. Wiederholung der Stadien mit Abkürzung und meist leichtem Verlauf. Dann Immunität.

Diagnose

Nur durch Erregernachweis!
1. Woche: Blutkultur (Blut in Galle): Vor antibiotischer Therapie!
2. und 3. Woche: Stuhl, Urin, Sputum. Agglutination nach Gruber-Widal: positiv am Ende der 2. Woche; bleibt unter heutiger Therapie oft unter beweisenden Titern (1 : 200). Anstiege der O- und H-Agglutination über 400 sind verwertbar, bei Vorimpfung jedoch nicht.
Dauerausscheider: Rekonvaleszentenausscheidung bis 10 Wochen nach klinischer Abheilung. Danach bei pos. bakt. Befund: Dauerausscheider; 10 mal häufiger als bei enteritischen Salmonellosen. 90% haben chronisch entzündlichen Gallenblasenprozeß! Einige haben chronische Appendicitis oder Diverticulitis. Häufigkeit 0,7–1,2‰.

Therapie, Prognose, Prophylaxe

Isolierung: Zu Hause nur nach Amtsarztentscheid. Im Krankenhaus keine Vorschriften, meist mit anderen Infektionskranken auf der gleichen Station, nicht im gleichen Zimmer. Durch Waschmaßnahmen und Toilettenhygiene keine Schwierigkeiten.
Krankenpflege: Früher entscheidender Faktor, auch heute wichtig!
Chemotherapie: Chloramphenicol (wirkt spezifisch), einschleichend (1–1,5 g) beginnen, dann bis 3–4 g/tgl., nach Entfieberung auf 2 g zurück. Dauer 14 Tage. Stuhl ist trotzdem zwischendurch positiv. Neuerdings auch Ampicillin (6 g). Andere Antibiotica nur *in vitro* wirksam. Zusätzlich bei toxischer Symptomatik Prednison (dabei auf Ulcuskomplikation achten!).
Dauerausscheider: Ampicillin 3–6 g/tgl. für max. 3 Monate. Penicillin 12 Mill/tgl. + Benemid für 14 Tage. Chloramphenicol + Streptomycin. Cholecystektomie. Häusliche Isolierung.
Prognose: Letalität von 12 auf 2–3% gesunken. Heute sterben meist vorgeschädigte und alte Patienten noch. Prophylaxe: Orale Schluckimpfung mit intakt. Bakt. oder TAB-Impfstoff (viele lokale und allgemeine Reaktionen).

Paratyphus A ▶ **Epidemiologie**

Im Gegensatz zum kosmopolitischen Typhuserreger ist S. paratyphi A hauptsächlich in wärmeren Ländern (Balkan, Südrußland, Orient, Indien, Tropen und Subtropen) verbreitet. Neuerdings bei Urlaubsheimkehrern. 1949–1952 noch 375 Fälle in der Bundesrepublik. Nur menschenpathogen. Infektionsquelle und

-modus wie beim Typhus. Auch Pathogenese und Pathologie sind entsprechend.

Klinik

Inkubationszeit etwa 8 Tage (kürzer als Typhus). Starke Kopfschmerzen, stärkere katarrhalische Erscheinungen (Enanthem der Mundhöhle, Conjunctivitis, Nasenbluten, Bronchitis) als bei Typhus. Klinisches Bild sonst dem des Typhus sehr ähnlich. Verläufe im Durchschnitt leichter. Therapie und Diagnose wie beim Typhus.

Paratyphus B ▶ Epidemiologie

Kosmopolitischer Erreger. Endemisches und epidemisches Auftreten meist zusammen mit Typhus, später abklingend. Relativ größere Zahl von Dauerausscheidern. Infektionsquelle und -modus wie bei Typhus, desgleichen Pathologie und Pathogenese.

Klinik

Inkubation 8–12 Tage. Verlauf leichter als beim Typhus. Herpes labialis kommt im Gegensatz zum Typhus vor. Roseolen gröber und flächiger. Stärkere Thromboseneigung, größere Neigung zum Befall der Gallenwege. Wichtig: Durchfälle häufiger und früher als bei Typhus – als enteritische Verlaufsform fehlinterpretiert. Diagnose: Erregerzüchtung aus dem Blut ist typisch und Hinweis auf gute Prognose, bei Salmonellenenteritiden atypisch und Zeichen postenteritischer Salmonellensepsis.
Therapie wie bei Typhus.

Paratyphus C ▶ Epidemiologie

Endemisch nur in warmen Ländern; im Krieg auch in Mittel- und Nordeuropa. Verbreitungsweise ungeklärt. Dauerausscheider spielen keine Rolle! Da die Peyerschen Plaques selten mitbeteiligt sind keine Geschwürsbildung und selten Erreger im Stuhl der Erkrankten. Infektionsweg unbekannt.
Provokationskrankheit: Mehr als $\frac{3}{4}$ der Fälle werden durch eine andere Krankheit provoziert (Malaria tertiana, Rückfallfieber, Fleckfieber, Virushepatitis, Ruhr, Kriegsverletzungen). Die S. choleraesuis (var. Kunzendorf und var. America) verursachen nur in ca. 50% der Fälle eine typhöse Krankheit, in den anderen Enteritis und/oder Sepsis.

Klinik

Typhöser Verlauf relativ gutartig. In Amerika häufig septische Komplikationen, relativ hohe Mortalität (Vorkrankheit!). Man vermutet latente Infektionen, die unter resistenzmindernden Umständen manifest werden können. Therapie: Chloramphenicol, aber weniger zuverlässig als beim Typhus.

Gastroenteritische Salmonellosen ▶ **Epidemiologie**

Absolute Häufigkeitszunahme weltweit. In der BRD jährlich 1500–4500 Fälle. Infektionsquelle: Kranke Tiere, kranker Mensch, Bazillenträger. Infektionsmodus: Meist Nahrungsmittel: Fleisch, Eier, Milch, Milchprodukte (häufig von bestimmten Schlachtereien, Küchen oder Molkereien ausgehend). Tierdurchseuchung durch S-verunreinigte Import-Futtermittel (Fischmehl). Begünstigung durch Zentralisierung der Lebensmittelversorgung.

Pathogenese und Pathologie

Lokalinfektion des Darmkanals mit den Zeichen der unspezifischen Entzündung:
Exsudativ (serös) mit Übergang in granulocytäre Entzündung. In schweren Fällen hämorrhagische Enteritis (Einbeziehung des Dickdarmes). Kausalfaktoren: Salmonellen selbst und deren enterotrope Endotoxine.
Schwere der Infektion in Beziehung zur Keimzahl. Überwiegen der Intoxikation nach Genuß länger aufbewahrter Speisen, in denen die Erreger durch Absterben vermindert, ihre Endotoxine jedoch angereichert sind. Überwiegen der Infektion bei Inoculation vitaler Erreger. Nach kurzer Inkubation schwere Flüssigkeitsverluste (hypovolämischer Schock evtl. mit akutem Nierenversagen). Bacteriämie selten, meist auf portalem Wege, kann zur Sepsis führen. Keimnachweis im Blut daher ungünstiges Zeichen.

Klinik

Inkubationszeit: Wenige Stunden, maximal 3 Tage.
Symptome: Drei verschiedene klinische Bilder:

1. Akute Gastritis mit flüchtiger Übelkeit und Erbrechen.
2. Akute Gastroenteritis mit Brechdurchfall oder Durchfall allein
3. Perakute Enterocolitis mit ruhrähnlichen Durchfällen (Cholera nostras).

Stürmischer Beginn, oft mit heftigen Leibschmerzen, Tenesmen. Exsiccose bis zum hypovolämischen Schock. Temperaturen nicht immer erhöht; meistens wenige Tage bis 39°. Mäßige Leukocytose, kein Milztumor.
Komplikationen: Kreislaufkollaps, Nierenversagen evtl. schon nach Stunden. Hämatogene Herdbildungen (septische Komplikationen): Pyelonephritis, Cystitis, Prostatitis, periprokt. Absceß, Vaginitis, Osteomyelitis, Cholangitis und Cholecystitis, Endokarditis, Meningitis. Schwere Verläufe bei Säuglingen und alten Menschen. Wichtig: Jeder hämatogen entstandene Eiterherd kann prinzipiell durch Salmonellen hervorgerufen sein (Entstehung auch bei unbemerkter Primärinfektion oder nach größerer Latenzzeit).
Diagnose: Anzüchtung der Erreger aus dem Stuhl, Harn oder Mageninhalt (Erbrochenem). In der Regel keine Bacteriämie, wenn, dann bedrohliches Sepsiszeichen! Gruber-Widal-Reaktion auf O- und H-Antigene relativ unsicher.

Differentialdiagnose:

Lebensmittelvergiftung mit Staphylokokkenenterotoxin: Enterotoxinbildende Staphylokokken können (aus Wunden oder Nase der Händler) Nahrungsmittel oberflächlich verunreinigen. Besonders: Torten, Eiercreme, Käse, Quark, Fleisch. Bei ungenügender Kühlung und Konservierung Toxinbildung. Inkubation: 1–6 Std. Akuter Beginn mit Übelkeit, Erbrechen, Leibkrämpfen, Diarrhoen. Endemisches Auftreten. Diagnose: Erregernachweis in den Speisen. – Abgrenzung gegen Staphylokokkenenteritis als Infektionskrankheit nach langzeitiger Antibioticatherapie!

Virusenteritiden: Aus der Gruppe der Enteroviren (Polioviren, Coxsackie A und B, ECHO-Viren). Häufigste Erreger Coxsackie B und ECHO-Viren. Beginn mit Leibschmerzen, Übelkeit, Appetitlosigkeit, auch Erbrechen und wässerigen bis breiigen Durchfällen. Mit und ohne Fieber. Dauer 3–10 Tage. Diagnose durch Virusnachweis im Stuhl oder KBR (sofort und nach 2–3 Wochen).

Therapie der Salmonellen-Enteritiden

Bettruhe, feuchte Leibwärme.

Abführen, Tee, parenteraler Flüssigkeits- und Elektrolytersatz. Chloramphenicol, Taleudron, Humatin, Ampicillin, Tetracyclin. Antibiotica reduzieren septische Komplikationsrate, gegen das akute Syndrom kommen sie meist zu spät. Abscesse unter Antibiotica-Schutz chirurgisch behandeln.

Prophylaxe: Lebensmittelhygiene, Abkochen, Personalüberwachung. HCl-Substitution. Kein Immunitätserwerb, daher keine Möglichkeit der Schutzimpfung.

Botulismus ▶ Epidemiologie

Bakterielle Lebensmittelvergiftung durch Exotoxin von Clostr. botulinum, das außerhalb des Organismus in den Speisen gebildet wird. Also keine echte Infektionskrankheit.

Erreger: Weltweite Verbreitung der Sporen im Erdboden. Wachstum und Toxinbildung nur anaerob. Sporenabtötung nicht durch kurzes Kochen. Aber Toxinzerstörung durch Kochen!

Infektionsquelle: Mit sporenhaltiger Erde verunreinigte, hernach ungenügend konservierte, unter Luftabschluß aufbewahrte Lebensmittel: Schinken (ungenügend geräuchert), Wurst (botulus = Wurst), selbsteingemachte Gemüse- und Obstkonserven, Fischprodukte. Infektiöse Speisen sind nicht immer unansehnlich!

Pathogenese

Sechs verschiedene C. botul.-Typen (A–E). Exotoxine extrem giftig (mit Unterschieden). Toxin A: Letaldosis für den Menschen etwa 1 µg. Protein von 900000, das in Untereinheiten von 40000–100000 MG zerfällt und resorbiert wird. Wirkung: Hemmung der Erregungsübertragung in den Endaufzweigungen autonomer Ganglien, parasympathischer Nervenendigungen und motorischer

Nerven, dicht vor der motorischen Endplatte. Überall Verhinderung der Acetylcholinfreisetzung. Acetylcholinerregbarkeit der Muskelfasern bleibt im Gegensatz zum Curare-Effekt erhalten

Klinik

Inkubationszeit: 12–36 Std.; je kürzer desto schwerer die Intoxikation. Maximal 6 Tage!

Symptome: Initiale Übelkeit mit Erbrechen nicht obligatorisch. Schwächegefühl, Doppelbilder, Pupillenerweiterung mit Lichtstarre (Mydriasis), Nachlassen der Stimme bis zur Aphonie, Schluckstörungen, Trockenheit der Schleimhäute (vorher bisweilen Speichelfluß), allgemeine Muskelschwäche, Reflexausfälle, Lähmung der Atemmuskulatur, Ileus, Harnverhaltung. Tod an Atemlähmung, Lähmung des Vasomotorenzentrums oder Aspirationspneumonie. In leichteren Fällen Abklingen der Symptome nach 1 Woche, Resterscheinungen einige Monate.

Diagnose: Klinisch! Durch Tierversuch Nachweis von Botulismuserreger und Toxin in suspekten Nahrungsmitteln: Injektion eines Nahrungsmittelextraktes führt bei Mäusen zu typischen – mit spez. Antiseren verhütbaren – Botulismussymptomen.

Therapie

Antiseren 100000 Einh. A und B, 10000 Einh. E intravenös. (Vorher Intracutantest gegen Pferde-Serum-Allergie.) In Deutschland 50–100 ml (A + B-Antitoxin-Behringwerke) i. m., nur in schweren Fällen i. v.; Toxinverweildauer im Kreislauf bis 30 Tage. Die Initialdosis evtl. an den folgenden Tagen wiederholen! Frühzeitige Tracheotomie und Beatmung. Antibiotica erst bei Komplikationen, da keine Clostridienvermehrung im Darm erfolgt. Hohe Mortalität!

Bakterienruhr (Shigellosis) ▶

Epidemiologie

Erreger: Shigellen; gramnegative Stäbchen, unbeweglich, keine Sporenbildner. Ausschließlich menschenpathogen. Seuchenreservoir sind die Bakterienausscheider (1–20‰). Faeco-oraler Ansteckungsweg. „Schmutz- und Schmierkrankheit". Übertragung durch Fliegen. Unterschiedlich schwere Krankheitsbilder.

Schwer: Shig. dysenteriae (Shiga-Kruse) und Shig. schmitzi.
Leichter: Shig. sonnei (E-Ruhr): enteritisähnlich,
Shig. flexneri
Shig. boydii.

Alle Erreger besitzen Endotoxin, Shig. dys. und Shig. schmitzi zusätzlich Ektotoxin.

Pathogenese und Pathologie

Lokalinfektion des Dickdarmes mit Rectum, bei 15–20% der Kranken Beteiligung des unteren Dünndarmes:

Katarrhalisches Stadium: Flüssigkeitsverluste, Diapedeseblutungen.

Pseudomembranös-nekrotisierendes Stadium: Schleimmembranen, Epithelnekrose, spastische Verengung des Dickdarmes.
Stadium der Geschwürsbildung: Bevorzugt auf den Falten: daher Strickleitergeschwüre, keine Überschreitung der Muscularis.
Heilung: Die Ulcera verschwinden ohne Narben; komplette Schleimhautregeneration.

Klinik

Inkubationszeit: Wenige Stunden bis 7 Tage.
Symptome: Zu Beginn Frösteln, Mattigkeit, Kopf- und Gliederschmerzen. Dann Leibschmerzen, schleimig-eitrige, blutige Durchfälle, heftige Tenesmen. Temperaturen steigen auf 37,5–39°. Toxische und hypovolämische Kreislaufstörungen. Meningismus ohne wesentliche Liquorveränderungen kommt vor. Mit dem Einsetzen der Durchfälle oft Herpes labialis. Im Blutbild mäßige Leukocytose mit Linksverschiebung. Krankheitsdauer 1–3 Wochen.
Komplikationen: Subileus, Geschwürsperforation, Sekundärinfektionen, Coli-Sepsis, Bronchopneumonien.
Nachkrankheiten:
Ruhrrheumatoid: In der 2.–4. Woche bei ca. 3% der Kranken. Betroffen sind die stärker beanspruchten Gelenke (Schmerzen, Ergüsse).
Reitersche Trias: Arthritis, Conjunctivitis, Urethritis.
Chronische Gastritis und Ulcera (Achylie bei 14% der Kranken).
Chronische Ruhr: Polyposis der Schleimhautinseln, Strikturen, perianale Abscesse.
Diagnose: Erregernachweis im Stuhl oder Darmabstrich. Agglutinationsreaktionen ab 6. Tag positiv (ohne große Bedeutung). Meldepflicht!

Therapie

Bettruhe, Substitution von Elektrolyten und Flüssigkeit. Isolierung. Antibiotica: Ampicillin 4 mal tgl. 250–500 mg oder Tetracyclin tgl. 1 g.

Amöbenruhr ▶ Epidemiologie

Erreger: Entamoeba histolytica (Magna-Form 20–30 µm, Minuta-Form 10–20 µm, Cysten 10–15 µm und 4 Kerne). Infektionsquelle kranker Mensch oder Karrier. Infektionsweg über Gebrauchsgegenstände, Nahrungsmittel, Faeces, Fliegen. Die ausgeschiedenen Magnaformen sind kurzlebig; wichtigste Infektionsquelle sind die Cysten vom Karrier.
Vorkommen: Hauptsächlich in den Tropen. Dort sind bis zu 50% der Bevölkerung asymptomatische Karrier.

Pathogenese und Pathologie

Kausalfaktoren für das Angehen der Infektion unklar. Die Darmflora spielt eine Rolle, da keimfrei aufgezogene Tiere nicht erkranken. Aus den aufgenommenen Cysten entstehen Minutaformen, die sich vermehren und zum Teil im Darmlumen in neue Cysten übergehen (Darmlumeninfektion). Bei Resistenzminderung des Karriers dringen die Minutaformen in die Darmwand ein und entwickeln sich dort zu Magnaformen (Gewebsformen), die beim geschwürigen Schleimhautzerfall in die Ausscheidungen gelangen.

Befall der Dickdarmschleimhaut, besonders im Coecum, Ascendens und Sigma. Kleine Schleimhautdefekte mit unterminierten Rändern. Kragenknopfgeschwüre! Absonderung leukocytenarmen, glasigen, himbeergeleeartigen Schleimes. Hämatogene Leberabscesse, Granulombildung im Colon. Metastatischer Lungenbefall.

Klinik

Akute Amöbendysenterie: Selten; massive Infektion durch Wasser in Hotels. Fieber, Krämpfe, blutige Durchfälle. Ähnlich der Bazillenruhr. Appendicitis.

Chronische Amöbenruhr: Schleichender Beginn mit intermittierenden Diarrhoen (1–4 täglich), vage Leibschmerzen, leichtes Fieber, Abmagerung.

Amöbengranulome: Vor allem im Coecum. Auch chronische Amöbenappendicitis. Nicht ohne chemotherapeutische Vorbehandlung operieren. Diff. Diagnose Carcinom.

Leberbeteiligung: Unspezifische Infiltrationen der Periportalfelder im Rahmen der Colitis. Spezifischer Leberabsceß mit Magnaformen. Schüttelfrost, Fieber, Druckschmerz mit Schulterausstrahlung. Punktion ergibt schokoladensirupähnliche Flüssigkeit.

Pleuropulmonale Amöbiasis: Meist Durchbruch eines Leberabscesses in die Pleura.

Diagnose: Erregernachweis im Stuhl: Magnaformen bei manifester Krankheit. Cysten bei Ausscheidern. Rectoskopie!

Therapie

Bei Darmlumenbefall: Resotren comp. (3 mal tgl. 1 Tabl. zu 0,5 g) oder Neoviasept (3 mal tgl. 2 Drag.). Zwei Kuren zu 14 Tagen mit einer Woche Abstand. Weitere Mittel: Furamid, Clont, Flagyl.

Bei extraintestinalem Befall: Zusätzlich Resochin (3 mal 1 Tabl.) 2 Wochen lang. Lokalbehandlung von Absceßhöhlen mit Resochinlösungen und Dihydroemetinresinat.

Cholera ▶ Epidemiologie

Erreger: Vibrio cholerae. Ähnliches Bild durch Vibrio El Tor. Endemisch in Indien (Ganges-Delta), Pakistan, Südostasien. Auch Epidemien bis Europa und Amerika. Ansteckungsquelle: Mensch, vor allem abortiv Erkrankte und symptomlose Keimträger. Erreger halten sich in Flüssen und anderen natürlichen Gewässern. Infektionsmodus: Wasser, Lebensmittel, Kontakt.

Pathogenese

Blockierung der Natriumpumpe im Dünndarmepithel, Verhinderung der intestinalen Sekretrückresorption, salinischer Abführeffekt. Normale Menge des in den Lieberkühnschen Krypten pro pro Tag sezernierten wässerigen Dünndarmsekrets (Lösungsmittel, Vehikel für Resorption) 3–4 Liter, Rückresorption durch Zottenepithel. Morphologische Darmveränderungen fehlen im Frühstadium, entstehen erst im Schock. Die wässerigen Stühle mit Schleimflocken (reiswasserähnlich) sind proteinfrei, nicht blutig, isotonisch, mit 2 facher Bicarbonat- und 5 facher Kaliumkonzentration des Plasmas. Von den Infizierten erkranken: 1% schwer, 5–10% leicht bis mittelschwer. 90% bleiben symptomlos (Toxinzerstörung durch Verdauungsenzyme!).

Klinik

Inkubation 12–48 Std., dann abruptes Einsetzen schmerzloser, wässeriger Diarrhoen, auch Erbrechen. Dauer 2–7 Tage. Haupttodesursachen: Hypovolämischer Schock mit Nierenversagen. Hypokaliämie und metabolische Acidose (Basenverlust).

Diagnose

Erregernachweis im Stuhl. Serol. Antikörpernachweis für Früherkennung ungeeignet, aber epidemiologisch bedeutsam.

Therapie

Flüssigkeits- und Elektrolytersatz. Antibiotica: Tetracyclin alle 5–6 Std. 500 mg per os beseitigt Vibrionen und führt zu dramatischer Besserung! Vaccination unsicher!

Leptospirosen ▶ Definition und Einteilung

Krankheiten durch Leptospiren (Spirochätengattung), die Mensch und Tiere befallen (Anthropozoonosen):

Schwere ikterische Leptospirose: Morbus Weil (L. icterohaemorrhagiae).

Weniger schwere Leptospirosen: Nur manchmal ikterisch; Erreger L. bataviae (M. Weil Italien); L. pyrogenes (Spirochätenfieber); L. australis A und B (Rohrzuckerfieber).

Anikterische benigne Leptospirosen: L. canicola (Stuttgarter Hundeseuche); L. ballum (Feld- und Hausmaus als Überträger); L. pomona (Schweinehüterkrankheit); L. grippotyphosa (Feld- oder Erntefieber).

Epidemiologie

Übertragung von Tieren auf den Menschen. Häufigste Leptospirenwirte: Nagetiere (Ratten, Mäuse), Rinder, Pferde, Esel, Schweine, Hunde.

Infektionsmodus:

Direkt: Tierärzte, Kammerjäger, Metzger, Hundebesitzer, Jäger etc..

Indirekt: Beschmutztes Wasser (Nagetierharn!) von Kanälen, Sümpfen, kleinen Seen, Getreide-, Reis- und Rohrzuckerfeldern.
Infektionsweg: Haut, Augen, Nase, Mund (über kleine Läsionen) sind die Eintrittspforte. Enterale Infektion durch Magensäure und Fäulniskeime verhindert. Häufigkeitsmaximum im Sommer und Herbst. Verbreitung weltweit (Wanderratten!): Flußstädte und Kohlengruben bevorzugt!

Pathogenese und Pathologie

Inkubationszeit: 2–20 Tage, je nach Erreger und Erregerdosis. Keine Lokalreaktion an der Eintrittspforte (im Gegensatz zur Lues).
1. Krankheitsphase: Generalisation mit pos. Blutkultur und allg. Intoxikation. Beim M. Weil typhöses Bild.
2. Krankheitsphase: Organmanifestationen und allg. immunol. Abwehrreaktion. Beim Morbus Weil: *Interstitielle Nephritis* (Lymphocyten- und Plasmazell-Infiltrate, Tubulusdegeneration, keine Glomerulumschäden). *Seröse Hepatitis* (kein Übergang in Cirrhose!), Meningitis (serosa) und Encephalitis (Stamm- und Kleinhirn).

Klinik

Je nach Erregertyp unterschiedlich. Alle Schweregrade. Typische, relativ einheitliche 1. Phase, fakultative zweite Phase.
Meist biphasisches Fieber.
Hauptsymptome oder Symptome der 1. Phase:
Dauer 3–8 Tage.
a) Akuter Beginn, Schüttelfrost, Zusammenbruch.
b) Hohes Fieber: 3–8 Tage.
c) Kopf-, Muskel-, *Wadenschmerz*! Auch Arthralgin.
d) Conjunctivitis mit Lichtscheu.
e) Meningismus: Normale oder geringe Zellvermehrung.
f) Renale Reizsymptome: Albuminurie; im Sed. Ery, Leuko, Zylinder.
g) Bradykardie und Hypotonie.
h) Exantheme: Morbilliform, scarlatiniform.
Fakultative Symptome oder Symptome der 2. Phase:
a) Erneuter Fieberanstieg: Bei M. Weil für 1–2 Wochen, sonst kurze Zacke, niedriger als die erste.
b) Leptospirengelbsucht: Am 3.–7. Tag beginnend, Dauer bis zu 6 Wochen. Selten Übergang in akute Dystrophie.
c) Interstitielle Nephritis: Oligurie, Anurie, Urämie (durch Erbrechen und Durchfälle verschlimmert).
d) Meningitis: Liquor wird pathologisch, bis 1500/3 Zellen, anfangs neutrophil, dann lymphocytär, aber ohne Glucoseabfall! Vereinzelt Encephalomyelitiden.
e) Gastrointestinale Symptome: Erbrechen, Durchfall, später Obstipation.

f) Hämorrhagische Diathese: Nur in schweren Fällen, überwiegend durch Capillarschäden bedingt.
g) Milztumor: Häufigkeit bei M. Weil 30–50%, sonst bis 10%.
h) Bronchopneumonie, Pleuritis, oft Bronchitis.

Komplikationen: Eiterungen (Furunkel, Otitis etc.). Iridocyclitis in der 3. Woche. Rezidive!

Diagnose: Erregernachweis in der 1. bis 2. Woche im Blut (selten Urin) durch Tierversuch (M. Weil) oder Anzüchtung auf serumhaltigen Nährböden (auch übrige Leptospirosen). Sero-Reaktionen: Agglutination-Lysis-Reaktion vom 6.–10. Tag an, eindeutig bisweilen erst nach 3–4 Wochen. Titer im Serum über 1 : 400, im Liquor 1 : 2 positiv.

Therapie

Penicillin 2–4 Mill.E. tgl. oder 2 g Tetracyclin tgl. (nicht bei Kindern). Schwere Fälle 20 Mill. E. Penicillin G/tgl. i.v. Extracorporale Dialyse bei Nierenversagen. Liquorentlastung durch Punktion. Kreislauftherapie.
Die Krankheit hinterläßt meist Immunität! Letalität bei M. Weil 15–40% (vor antibiotischer Ära).

Brucellosen ▶

Definition und Einteilung

Krankheiten durch Erreger der Bakteriengattung Brucella (gramnegative, nicht sporenbildende Stäbchenbakterien). Anthropozoonosen; cyclische Allgemeininfektionen mit späterer Neigung zu Organmanifestationen.

Bangsche Krankheit: Br. abortus (Keimträger Rinder).
Malta- oder Mittelmeerfieber: Br. melitensis (Keimträger Schafe und Ziegen).
Schweinebrucellose: Br. suis (Keimträger Schweine).
Jede der Brucellen-Species umfaßt mehrere Typen.

Epidemiologie

Gemeldete Fälle 1965 (nicht alle erfaßt):
Deutschland BR: 93, DDR: 295;
Italien: 5105;
Spanien: 3333.

Infektionsmodus: Tierbrucellosen oft symptomarm, Befall der Geschlechtsorgane und Milchdrüsen. Muttertiere abortieren oft nur einmal, bleiben dann Keimträger.

Direkte Kontaktinfektion: Tierärzte, Landwirte, Laborpersonal. Eintrittspforten: Haut, Conjunctiven, Magen-Darm-Trakt durch Verschlucken, Atemwege durch Inhalation von keimhaltigem Staub.

Indirekte Nahrungsmittelinfektion: Durch rohe Milch (Pasteurisierung tötet Brucellen), Sahne, Schaf- und Ziegenkäse; selten durch rohes Fleisch von infizierten Schafen, Rindern und Schweinen. Bluttransfusionen!

Pathogenese und Pathologie

Nach der Inkubation (Br. melitensis 1–3 Wochen, M. Bang 2 Wochen–einige Monate) kommt es zu einem Wochen, Monate und Jahre in Schüben verlaufenden Generalisationsstadium mit Bacteriämie und intracellulärer Anwesenheit der Erreger. Undulierendes Fieber durch Endotoxin. Organläsionen durch allergische entzündliche Reaktion: Riesenzellhaltige Epitheloidzellengranulome, Vasculitis. Stadium der Organmanifestation – nicht regelmäßig vorhanden – mit folgenden Lokalprozessen:

a) Granulome in Leber, Milz, Lymphknoten mit Vergrößerung dieser Organe.

b) Herzaffektionen: Polypös-ulceröse Endokarditis, prod.-granulomatöse Myokarditis, eitrige Perikarditis.

c) Panarteriitis mit Coronararterienbefall.

d) Gastritiden, Dünndarmulcera, Enterocolitis.

e) Nephritis.

f) Genitalorgane: Befall von Hoden, Adnexen, Placenta, Endometrium.

g) Knochenbefall, Sehnenzerstörung.

h) Neurologische Affektionen.

Schweregrad bei Br. melitensis und suis höher als Br. abortus.

Klinik

Inkubationsstadium: Prodomi: Schwäche, Ermüdbarkeit, gastrointestinale Beschwerden. Kopf- und Gliederschmerzen, Bronchitis, Schweißausbrüche. Lokale Rötung und Schwellung und regionale Lymphknotenvergrößerung bei Hautinfektionen.

Generalisationsstadium: Fieber: Undulierender Typ 1–2 Wochen, nach kurzer Periode mit Normaltemperatur wieder ansteigend. Oder: Intermittierendes Fieber mit häufigen Schüttelfrösten und hohen Abendtemperaturen, auch Continua bis 41°. Atypisches Fieber überwiegt bei Kindern und Greisen. *Schweißausbrüche* wie bei Tbc. *Rücken- und Gliederschmerzen*, *Neurasthenie*, Milztumor nur fakultativ, generalisierte Lymphknotenschwellungen, Exantheme. Leukocytose, ab 3. Woche Leukopenie mit Monocytose, später relative Lymphocytose, anhaltende Aneosinophilie.

Organmanifestationen: S. oben.

Verlaufsformen:

Primär latente Brucellose:

Akute Brucellose: Dauer bis 3 Monate.

Subakute Brucellose: Generalisationsstadium von 3–12monatiger Dauer.

Primär chronische Brucellose: Organmanifestationen ohne vorherige klinische Erscheinungen (Generalisationsstadium latent).

Sekundär chronische Brucellose: Bei Krankheitsdauer über ein Jahr hinaus.

Diagnose

Erregernachweis: Im Blut ab 5.–12. Fiebertag, oft monatelang

möglich. Anzüchtung auch aus Galle, Urin, Sputum, Liquor, Punktaten.
Serologie: Agglutination, Titer ab 80 I.E. positiv. Coombs-Test, KBR.

Therapie

Kombinationstherapie mit: Tetracyclin (2 g/tgl.) + Streptomycin (1 g/tgl.) + Sulfonamid (1 g Durenat). Zum Abfangen einer Herxheimer-Reaktion Prednisongabe am Anfang.
Frühbehandlung anstreben!
Gewisse Rezidivquote 0–30% wegen intracellulärer Erreger-Retention. Insgesamt Sanierung von 80–100% der akuten und subakuten Fälle möglich. Chronische Formen von Schub zu Schub behandeln.
Prognose: Früher Letalität bis 6%. Jetzt 1–2% oder weniger. Anerkennung als Berufskrankheit oft berechtigt.

Pseudotuberkulose ▶ **Epidemiologie**

Erreger: Pasteurella pseudotuberculosis (gramnegative Stäbchen ohne Kapsel- und Sporenbildung). Anthropozoonose. Infektionsquelle: Mäuse, Ratten, Hasen, Katzen, Vögel.
Infektionsmodus: Perorale Keimaufnahme durch Kontakt oder Nahrungsmittel (infiziert mit tierischen Ausscheidungen). Häufig bei Kindern!

Pathogenese und Pathologie

Enterale Infektion, die zu zwei Verlaufsformen führt:
a) ***Septisch typhöse Form:*** Knotige Herde aus abscedierendem bzw. verkäsendem Granulationsgewebe in Leber und Milz, Ascites, ulcerierende Enteritis, in der vorantibiotischen Ära tödlich (selten!).
b) ***Enterale oder pseudoappendicitische Verlaufsform:*** Lymphadenitis mesenterialis im ileocöcalen Bereich. Retikuläre Proliferationen mit Nekrosen oder Nekrobiosen. Der Appendicitis täuschend ähnlich!

Klinik

Zu a): Schüttelfrost, Fieber von septischem intermittierendem Typ. Kopf-, Glieder- und Gelenkschmerzen. Erbrechen, Diarrhoe oder Obstipation. Durch Leber- und Milztumor Leibschmerzen. Ikterus. Herz und Nierenbeteiligung. Schwere Intoxikation.
Zu b): Relativ häufig. Bild der Appendicitis: Leibschmerz, Übelkeit, Brechreiz, Leukocytose, kein Douglasschmerz, keine auffallende Temperaturdifferenz rectal-axillar.
Meist bei Kindern und Jugendlichen. Diagnose bei negativem Op-Präparat naheliegend. Drüsenschwellung und etwas Exsudat möglich. Postoperativ gastroenteritische Erscheinungen und anhaltendes Fieber möglich.

Diagnose: Histologisch (Lymphknoten) Erregernachweis im Op-Material. Bei septischer typhöser Form in Blut und Stuhl. Serologie: Agglutinintiter über 1:80.

Therapie

Tetracycline besonders wirksam, brauchbar auch Chloramphenicol, Streptomycin und Sulfonamide. Keine Wirkung von Penicillin.

Mononucleose ▶ **Definition**

Systemkrankheit des reticuloendothelialen Systems (RES) fraglicher Ätiologie; möglicherweise durch ein Virus verursacht.
Trias: Febrile generalisierte Drüsenschwellungen, mononucleäres Differentialblutbild und heterophile Antikörper gegen Erythrocyten (Schaf, gekochte Rinder-Ery). Günstige Prognose. Vorkommen nur beim Menschen.

Epidemiologie

Sporadische Form: Wahrscheinlich ohne große Infektiosität.
Epidemische Form: In Kasernen, Heimen Schulen, Internaten, meist weniger schwer.
Übertragung von Mensch zu Mensch experimentell nicht konstant gelungen, vereinzelt Übertragung vom Menschen auf Affen gelungen. Beim Menschen meist nur einmaliges Auftreten (Immunität?).

Pathologie

Generalisierte Lymphknotenschwellung, Milz- und Lebervergrößerung (manchmal von Leukämieausmaß). Histologie: Hyperplasie des Reticulums mit lymphocytären Infiltraten, die sich großenteils aus Lymphoidzellen zusammensetzen. In der Leber Infiltrate im periportalen Bereich und in den Glissonschen Dreiecken, Parenchym im Gegensatz zur Virushepatitis weniger betroffen.
Myokard, Lunge, Tonsillen, Nieren, Meningen u.a. Organe zeigen perivasculäre lymphatische Infiltrationen, die symptomlos bleiben können.

Klinik

Allgemeinsymptome: Nach unspezifischen Prodromi langsam steigendes Fieber bis 40° (antibioticaresistent, daher beunruhigend wirkend), teils intermittierend, teils kontinuierlich von zwei- bis mehrwöchiger Dauer. Hinzu treten folgende Lokalsymptome:
Lymphatisches System: Generalisierte Lymphknotenschwellung (besonders im nuchalen und occipitalen Bereich, auch am Hilus!); Milztumor in 50% der Fälle. In 90–100% der Fälle Angina von follikulärem, membranösem oder ulcerösem Charakter. Dazu

häufig Gingivitis, aphthöse Stomatitis und Purpura am Übergang vom harten zum weichen Gaumen.
Haut: Gesichtsödem als Frühsymptom bei 10% der Kranken. Relativ seltenes Exanthem (meist maculös, juckend).
Leber: Beteiligt in 90% der Fälle. Vergrößerung, Transaminasenerhöhung, mäßige Bilirubinerhöhung möglich. Biopsie: Monocytäre Infiltrate.
Magen-Darmtrakt: Nausea, Inappetenz, Diarrhoe oder Obstipation.
Herz: Vorübergehende EKG-Veränderungen (Erregungsrückbildungsstörungen) bei 25% der Kranken.
Lunge: Seltene Beteiligung mit atypischer Pneumonie (fein disseminierte Herde, die an Miliartuberkulose erinnern).
Niere: Selten beteiligt (Albuminurie, leichte Hämaturie).
Augen: Conjunctivitis, Uveitis, Neuritis optica.
Nervensystem: Seltene Komplikationen: Meningitis, Encephalitis, isolierter Hirnnervenausfall, Polyneuritis (Guillain-Barre).

Diagnose

Blutbild: Leucocyten trotz Verminderung der Granulocyten erhöht (10000–15000), deutliche Lymphocytose mit charakteristischen Lymphoidzellen und vermehrten Monocyten im Ausstrich.
Baul-Bunnel-Reaktion (und Modifikation n. Wöllner): Nachweis von Antikörpern gegen Schaferythrocyten; Titer über 1 : 56 sind beweisend (ab 8. Tag).

Therapie

Bettruhe, Spontanheilung nach 3–6 Wochen. Versuch mit Penicillin und Prednison bei schwerem Verlauf.

Toxoplasmose ▶

Epidemiologie

Erreger: Toxoplasma gondii, ein obligat intracellulärer protozoischer Parasit, der Säugetiere, Vögel und seltener den Menschen befällt. Diese Protozoen können alle Säugetierzellen mit Ausnahme der kernlosen Erythrocyten infizieren.
Infektionsquelle: Kranke Tiere (Hunde, Katzen, seltener Ratten, Mäuse, Kaninchen).
Infektionsmodus: Schmier(Schmutz-)-Infektion, Kontakt, enterale Infektion (Milch, Fleisch frisch geschlachteter kranker Tiere), diaplacentar (Mutter-Kind), wobei die Mutter meist keine Krankheitserscheinungen bemerkt hat.

Klinik

Latente Infektion: Nachweisbar an positiven Seroreaktionen bei Gesunden (20–80%).
Connatale embryopathische Form: Akute Phase intrauterin: Totgeburt oder aktive Infektion des Neugeborenen mit Encephalomyelitis, Chorioretinitis, Hydrocephalus und intracerebralen Verkalkungen. Seltener auch Ikterus und Leberschwellung. Manche

Neugeborene mit neurologischen Manifestationen sind bei Geburt klinisch unauffällig und bieten erst nach einigen Monaten Symptome.

Postnatal erworbene Form:

Fulminante disseminierte Variante: Hohes Fieber, Kräfteverfall, Meningo-Encephalomyelitis, Hepatitis, Myokarditis, Pneumonie, maculo-papulöses Exanthem. Seltenes Vorkommen. Hohe Letalität!

Lymphadenopathische Variante: Mononucleoseähnlich, cervicale Lymphome, intermittierendes Fieber (Wochen), Lymphocytose, Anämie, Muskel- und Gliederschmerzen. (Anatomie: RES-Hyperplasie mit Eosinophilen, auch Toxoplasmen in Makrophagen.)

Diagnose

Sabin-Feldman-Test: Als erste Seroreaktion nach 1–2 Wochen positiv. Nachweis von Antikörpern, die Toxoplasmen in der Kultur so verändern, daß sie kein Methylenblau mehr aufnehmen. Niedrige Titer persistieren viele Jahre bis Jahrzehnte. Verwertbar: Anstieg von Null auf niedrige Titer, von niedrigen auf hohe oder konstant hohe Titer.

Komplementbindungsreaktion: Die komplementfixierenden Antikörper erscheinen einige Wochen später und verschwinden schnell. Ihr Fehlen bei hohem Sabin-Feldman-Titer spricht für frische Infektion!

Hämagglutination: Die hämagglutinierenden AK entwickeln sich etwa den Farb-Test-Antikörpern ähnlich, aber etwas langsamer.

Intracutanreaktion (delayed hypersensitivity): Begrenzt brauchbar, große Zahl gesunder Reaktoren, Sabin-Feldman-Titer wurden bei Nichtreaktoren gefunden. Antigen nicht standardisiert.

Direkter Erregernachweis im Sediment des Liquors, in Lymphknotenschnitten oder Muskelschnitten. Tierversuch (Maus) mit Liquor oder Gewebsbrei.

Therapie

Sulfonamide (Sulfadiazin) und das Malariamittel Pyrimethamin (Daraprim) in Kombination. Evtl. Erythromycin.

Daraprim (Folsäureantagonist) 50 mg/tgl., nach 2 Wochen 25 mg/tgl., Leukocytenkontrolle. In der Gravidität Darapim frühestens ab 4. Monat. Bei Müttern nach connataler Infektion Sicherheitskur! In schweren Fällen Prednison gegen Allgemeinsymptome.

Malaria ▶ Epidemiologie

Erreger:

Plasmodium vivax = M. tertiana,
Plasmodium ovale = M. tertiana (leichte Form),
Plasmodium malariae = M. quartana,
Plasmodium falciparum = M. tropica.

Infektionsquelle: Malariakranke und latent erkrankte Menschen.
Infektionsmodus: Stich der infizierten weiblichen Anophelesmücke, Bluttransfusion von kranken Spendern.

Lebenscyclus der Malariaparasiten:

Exogene Phase in der Mücke: Gameten aus Menschenblut → Magen weibl. Anopheles: Befruchtung zur Zygote, die als Ookinet die Magenwand durchsetzt, an deren Außenseite zur Oocyste heranreift und in Sporozoiten zerfällt → Mückenspeichel.

Endogene Phase im Menschen: Injizierte Sporozoiten → Leberzellen: Heranwachsen zum primären Schizonten, der durch Teilung in Merozoiten zerfällt. Freigesetzte Merozoiten → neue Leberzellen (Wiederholung des präerythrocytären Cyclus unter Bildung sekundärer Gewebsschizonten, die gleichfalls in Merozoiten zerfallen) oder Eindringen in zirkulierende Erythrocyten. Intraerythrocytäre Entwicklung: Merozoit → ringförmiger Trophozoit → reifer Trophozoit (einkernig) → unreifer Schizont (vielkernig) → reifer Schizont, der unter Hämolyse der Zelle in Merozoiten zerfällt, die neue Erythrocyten angreifen. In einigen der befallenen Erythrocyten wachsen die Gameten heran, die von der weiblichen Anophelesmücke beim Stich aufgenommen werden.

Vorkommen und Verbreitung: Tropen und Subtropen. Einzelfälle auch in Deutschland, England, Schweden. 1965: 1,6 Milliarden Bewohner in Malariagebieten, davon 362 Mill. in Gebieten ohne systematische Bekämpfung. In den fünfziger Jahren 250 Millionen Krankheitsfälle und 2,5 Millionen Exitus an Malaria (pro Jahr).

Pathogenese

Inkubation: Umfaßt den präerythrocytären Cyclus und 1–2 erythrocytäre Cyclen. Dauer:

Pl. vivax: Pl. falciparum:	} 10–15 Tage (selten Monate).
Pl. malariae:	28 Tage.

Vermehrung von Pl. falciparum nach dem 1. Lebercyclus auf die Erythrocyten beschränkt, Spontanheilung in spätestens 2–3 Jahren. Pl. vivax, ovale und malariae vermehren sich weiter in der Leber: Erythrocytäre und extraerythrocytäre Cyclen erfolgen gleichzeitig, erstere können vor letzteren aufhören. Spontandauer ohne Behandlung bei Pl. vivax und ovale bis 5 Jahre, bei Pl. malariae bis 40 Jahre.

Klinik

Prodromi: Kopfschmerz, Müdigkeit, manchmal leichtes Fieber ohne Schüttelfrost.

Kardinalsymptome: Fieberanfälle mit Schüttelfrost, Hitzestadium und Schweißausbruch. Tachykardie, Milzschwellung, Anämie. Fieberanfall fällt mit Erythrocytenruptur zusammen. Rhythmus des Fiebers daher von der Dauer des ungeschlechtl. Cyclus abhängig:

M. tertiana: Alle 48 Std. (1 fieberfreier Tag), Cyclusdauer 48 Std.
M. quartana: Alle 72 Std. (2 fieberfreie Tage), Cyclusdauer 72 Std.
M. tropica: Unregelmäßig, alle 2–3 Tage, verlangsamte Entfieberung, daher intermittierende Kurve. Fieberfrei oft nur ½ Tag. Cyclusdauer 36–48 Std. – aber asynchrone Cyclen!

Im Initialstadium bei M. tertiana und quartana tägliche Anfälle oder atypische Pausen infolge Mehrfachinfektion; im weiteren Verlauf Synchronisierung der Cyclen.

Komplikationen: M. tertiana und quartana verlaufen relativ gutartig. Es kann zu Kachexie und Sekundärinfektionen kommen. Relative Immunität.

M. tropica: Infolge stärkeren Erythrocytenbefalls höhere Hämolyserate, außerdem Erythrocytenagglutination im Capillarbereich mit Gefäßverstopfung: Ischämie, Thrombose. Klinische Komplikationen: Cerebrale M. (Delir, Krämpfe, Lähmungen, Koma), schwerste Hyperpyrexie, gastrointestinale M. (Erbrechen, Diarrhoen, Schmerzen) mit hypovolämischem Nierenversagen, Lungenblutung, Leberschwellung mit Gelbsucht. Schwarzwasserfieber (Chinin-induzierte Hämolyse).

Diagnose: Dicker Tropfen, Blutausstrich.

Therapie

Akute Malaria:

Resochin *1. Tag* 4 Tabl. 0,25 auf einmal, 6 Std. später 2 Tabl. 0,25. *2.–4. oder 7. Tag* 2 × 0,25 Resochin tgl. Primaquine anschließend für 14 Tage, 15 mg tgl., tötet alle Stadien!

Prophylaxe:

Wöchentlich einmal 2 Tabl. (0,50) oder tgl. ½ Tabl. (0,125) Resochin. Nach Verlassen des Malariagebietes: 14 Tage lang 2 × je Woche 0,50 Resochin und tgl. 15 mg Primaquine.

Pocken (Variola vera) ▶ **Epidemiologie**

Erreger: Variola-Virus (Paschensche Elementarkörperchen). In trockenen Krusten jahrelang infektiös. Verwandte Viren: Variola minor (Alastrim)- und Vaccinia-Virus.

Infektionsquelle: Kranker Mensch (Initialstadium bis Schorfabfall). Infektionsmodus: Eintrittspforte ist der obere Respirationstrakt über Tröpfchen- und Staubinfektion.

Verbreitung: Pockenreservoire sind der indische Subkontinent, das tropische Afrika und Teile Südamerikas. Von dort Einschleppung. Heidelberg 1958: 18 Fälle, eingeschleppt durch eine Person aus Indien per Flugzeug.

Pathogenese und Pathologie

a) Primäre Vermehrung des Virus im lymphatischen Gewebe des Eintrittsgebietes.
b) Vorübergehende Virämie und Infektion von RES-Zellen im ganzen Organismus.

c) In diesen Zellen zweite Vermehrungsphase.
d) Intensive Virämie → klinische Erkrankung. Erregerausscheidung zuerst über die Schleimhautläsionen, dann aus rupturierten Hautpusteln.

Klinik

Inkubationszeit: 12 Tage (10–15).
Initialstadium (entspricht d. 2. Virämie): Dauer 3 Tage. Symptome:
Schüttelfrost, hohes Fieber,
Kopf-, Rücken-, Gliederschmerzen,
Erbrechen,
Bronchitis,
Vorexanthem (2. u. 3. Tag),
Subjektive Besserung, Fieberabfall.
Exanthemstadium: Beginn 4. u. 5. Tag:
Enanthem der Schleimhäute
Fieberanstieg
Pockenefflorescenzen
(Gesicht, Hände und Arme, Schultergürtel, Brust, Beine, mit Handinnenfläche und Fußsohlen):
a) Kleinpapulös (2 Tage).
b) Vesikulär (Beginn 3. Tag, Dauer 1–4 Tage).
c) Uniformität (ab 5.–6. Tag), Kammerung.
d) Pusteln (2–6 Tage) mit Nabel.
e) Krusten (2–4 Wochen nach Beginn des Exanthemstadiums abfallend).
f) Narben.

Komplikationen: V. fulminans (schwere Blutungen, Schock, Exitus), V. maligna confluens (mit flächigen hämorrh. Eruptionen, Conjunctivitis, meist Exitus), V. benigna confluens (ohne Blutungen), V. discreta.
Selten: Encephalitis, interstitielle Pneumonie, Myokarditis. Bakterielle Superinfektionen.

Diagnose und Differentialdiagnose

a) Infektionsmöglichkeit, Inkubationszeit!
b) Allgemeinsymptome des Initialstadiums (fehlen bei Varicellen).
c) Exanthembild (polymorph bei Varicellen).
d) Erregernachweis (E-Mikroskop), Züchtung auf Chorion-Allantois-Membran.
Serologie: HAH (Hämaggl.-Hemmtest), KBR, Neutralisationstest u. a..

Therapie

Schutzimpfung prophylaktisch und nach Kontakt (Booster-Effekt). Marboran (Thiosemicarbazonabkömmling) verhindert Ansteckung nach Kontakt, aber Brechreiz! Isolierung. Quarantäne nach Kontakt.

Poliomyelitis ▶ **Epidemiologie**

Erreger: Polioviren Typen I, II, III, der Gruppe der Enteroviren zugehörig. Typ I ist der pathogenste, hauptsächlich bei Epidemien zu finden. Typ II am wenigsten menschenpathogen, Typ III hat Mittelstellung. Keine gekreuzte Immunität.

Infektionsmodus: Übertragung von Mensch zu Mensch über Faeces und Rachensekret; indirekte Übertragung durch Fliegen (Milch, Nahrungsmittel).

Vorkommen: Weltweit; in den Tropen ganzjährig, in den gemäßigten Zonen im Sommer und Herbst. Verschiebung zu höheren Altersklassen. Hohe Kontagiosität (wie Masern), aber 95% inapperente Infektionen (nur serologisch zu erfassen). Epidemie: wenn mehr als 5–10 Paralysefälle pro 100000 Einwohner jährlich auftreten. Begünstigung der paralytischen Form durch exogene Faktoren: Traumen, Überanstrengung, Durchnässung, starke Besonnung, vorangegangene Operationen, besonders Tonsillektomie; auch Schutzimpfungen und Gravidität.

Pathogenese und Pathologie

Nach Eindringen Vermehrung des Virus im Nasenrachenraum und unteren Intestinum. Erregernachweis im Rachenspülwasser und Stuhl regelmäßig schon vor Krankheitsbeginn möglich, nach der 1. Krankheitswoche im Rachen nicht mehr, im Stuhl noch viele Wochen. Virämie schon 2–5 Tage nach Impfung. Dann baldige Antikörperbildung. Im Initialstadium Virämie, dann Invasion des Nervensystems auf dem Blutweg und Neuronenweg. Befall der Ganglienzellen des Vorderhornes, in schweren Fällen auch der grauen Zwischensubstanz, Hinterhörner und dorsalen Ganglien. Hirn: Formatio reticularis, Cerebellum, Cortex mit Ausnahme der motorischen Rinde im Gyrus praecentralis.

Klinik

Abortive Poliomyelitis (minor illness): Häufigste Form der manifesten Poliomyelitis: Fieber, Kopfschmerz, Müdigkeit, Schwindel, Erbrechen, Halsschmerzen, Obstipation. Diagnose nur durch Erregernachweis und Serologie.

Nichtparalytische Poliomyelitis: Zu den oben genannten Zeichen Nackensteife: abakterielle Meningitis. Heilung nach 3–10 Tagen. Selten Fortschreiten bis zum Auftreten von Lähmungen.

Paralytische Poliomyelitis:

Initialstadium: Fieber, Kopfschmerz, Müdigkeit etc., uncharakteristisches Bild (Dauer 1–9 Tage).

Präparalytisches Stadium: Zweiter Fieberanstieg (zum Dromedartyp), Meningitis, Schweißausbrüche, adynamische Phase, Tremor.

Paralytisches Stadium: Beginn auf der Höhe des Fiebers. Dauer 1–4 Tage. Auftreten schlaffer Paresen mit Aufhebung der Eigenreflexe und Hypotonie der betroffenen Muskeln. Bei Lähmungsbeginn Muskelschmerzen und Parästhesien. Lokalisationstypen:

Spinale Form: Lähmung einzelner Muskelgruppen (asymmetrisch) bis zur Tetraplegie. Atemmuskellähmung (Zwerchfell und Interkostalmuskeln) bei Befall des Cervicalmarks.
Bulbäre Form: Hirnnervenlähmung mit Schluckstörungen (Aspirationsgefahr) und zentraler Atemlähmung (Befall des Atemzentrums). Final auch Lähmung des Vasomotorenzentrums.
Bulbospinale Form: Kombination spinaler und bulbärer Läsionen.
Encephalitische Form: Krämpfe, extrapyramidale Zeichen, Agitation, Somnolenz. Meist sehr hohes Fieber. Kombination mit bulbären und spinalen Ausfallserscheinungen nicht selten.
Komplikationen: Lungenkollaps durch Atelektasen, Myokarditis, Schlafstörungen, Atemlähmung, zentrales Kreislaufversagen.
Rekonvaleszenz: Beginn mit Entfieberung, Dauer bis zu 2 Jahren.
Diagnose: Klinisches Bild, Virusnachweis im Stuhl, Serologie. Normaler Liquorbefund im meningitischen und paralytischen Stadium spricht gegen Polio. Anfangs Dissociation cytoalbuminic, später D. albumino-cytologique.

Therapie

Prophylaktische orale Schluckimpfung mit polyvalenter Vaccine (abgeschwächte Viren der Typen I, II und III) zweimal im Abstand von 8 Wochen. Therapie der Lähmungen: Pflege, Lagerung, Übungstherapie. Bei Atemmuskellähmung Tracheotomie und künstliche Beatmung; Bronchopneumonieprophylaxe. Frühzeitige orthopädische Behandlung, berufliche Rehabilitation.

Tollwut (Rabies) ▶ **Epidemiologie**

Erreger: Lyssa-Virus (neurotrop).
Infektionsquelle: Kranke Tiere (Hunde, Füchse, Wölfe, Marder, Fledermäuse, Katzen u.a.), selten gesunde Virusträger: Fledermäuse (in Amerika oft), selten Hunde.
Infektionsmodus: Biß kranker Tiere, Lecken frischer Wunden. Infektiös sind hauptsächlich Speichel und Hirnsubstanz. In Südamerika und Mexiko werden Rinderherden durch asymptomatische Fledermäuse infiziert. Alle infizierten Tiere außer Fledermäusen sterben an der Infektion, vorher verbreiten sie die Seuche.
Tollwut beim Hund: Inkubation 3–8 Wochen.
Prodromalstadium: 2–3 Tage, zunehmende Erregung, schnappen nach ihrem Herrn; Erregungsstadium: 3–7 Tage, größte Reizbarkeit (Licht, Geräusche) und Bissigkeit, Fressen von Gras, Steinen, Holz, Selbstverstümmelung, tropfender Speichel, Nahrung wird verweigert, erschwerte Atmung.
Paralytisches Stadium: Schlaffe Lähmungen, Stupor, Koma, Exitus nach 10–12tägiger Gesamtkrankheitsdauer. Nach Biß stellt sich beim Tier in 7–10 Tagen eine vorliegende Rabies heraus!

Pathogenese und Pathologie

Ausbreitung des Virus von der Wunde über die sensorischen Nerven zum ZNS, von dort – nach Vermehrung – über periphere Nerven in Speicheldrüsen und andere Organe. Hyperämie in Groß- und Kleinhirnrinde mit Nervenzellzerstörung, Läsionen in Mittelhirn, Basalganglien und Medulla, Hinterhorn und Spinalganglien (regional). Es kommt zu cytoplasmatischen Einschlüssen: *Negrikörper* (2–10 µm).

Klinik

Stets tödlicher Ausgang bei Erkrankten; aber nur 15–50% der von kranken Tieren Gebissenen (und unbehandelten) Patienten bekommen manifeste Rabies.

Inkubationszeit beim Menschen 30–70 Tage (Zeit zur Immunisierung!).

Prodromalstadium: Leichtes Fieber, Schmerzen an der Bißstelle!

Erregungsstadium: Hohes Fieber, Nervosität, Tobsuchtsanfälle. Schlingkrämpfe, Hydrophobie, Opisthotonus, evtl. bereits Exitus.

Lähmungsstadium: Aufsteigende schlaffe Lähmung, Fieber, Koma, Atem- und Kreislauflähmung.

Diagnose: Negri-Körperchen. Erregernachweis im Tiergehirn, evtl. Züchtung in Gewebekulturen, Tierversuch. Schnell-Test mit fluorescierenden Antikörpern.

Therapie: Keine.

Prophylaxe

Lokale Wundbehandlung: Waschen mit Seifenlösungen, Jodtinktur-Anstrich, Spülungen mit Cetrimoniumbromid (1:1000).

Aktive Immunprophylaxe: Während der langen Inkubationszeit wird Immunität erzeugt. Keine Kontraindikation, da bei Erkrankung 100%ige Letalität.

Indikationen: Sofortige Impfung bei schweren Bißverletzungen, wenn Tollwutverdacht besteht (unerwarteter Biß von zahmen oder scheuen Tieren, z.B. Wild); falls die Tiere nach 10tägiger Beobachtung nicht erkranken oder bei der Obduktion lyssafrei sind, wird die Impfung abgebrochen. Bei leichten Bißwunden und Schürfwunden, auch Kratzern, Impfungsbeginn nach positivem Obduktionsbefund oder ersten Krankheitszeichen der beobachteten Tiere; bei flüchtigen Tieren und Tollwutverdacht Sofortimpfung. Bei Belecken der unversehrten Haut keine Impfung.

Impfstoffe: Tollwutvaccine n. Hempt (Behringwerke), eine 10%ige Suspension aus Gehirn und Rückenmark von Kaninchen, die mit Virus fixe infiziert worden sind (Phenolgehalt 5 mg/ml). Dosis: An 5–6 aufeinander folgenden Tagen je 4 ml subcutan in die Bauchhaut. Einen Monat nach der letzten Injektion nochmals 4 ml subcutan.

Nebenwirkungen: Fieber, Mattigkeit, Kopfschmerzen, Appetitmangel (1–13% der Fälle). Neurologische Komplikationen (0,1–1,0‰): Meningoencephalomyelitis, Mono- oder Polyneuritis, aufsteigende Landryparalyse. Entstehung durch Autoimmunreaktion gegen körpereigenes Nervengewebe nach Immunisierung mit heterologer Nervensubstanz im Impfstoff. Behandlung in schweren Fällen mit Prednison. Indikationsstellung und Behandlungseinleitung am besten in regionalen Wutschutzbehandlungsstellen. An der Impfstoffverbesserung wird gearbeitet (Enten-Embryo-Vaccine weniger wirksam, aber ohne neurologische Komplikationen). World Survey on Rabies 1962: Rund 500000 Tollwutschutzimpfungen, dabei 38 paralytische Zwischenfälle. Während und nach der Impfstoffbehandlung starben 254 Patienten. Lyssatodesfälle bei Unbehandelten 1199.

Literatur

Allgemeine Werke ▶ Cecil-Loeb: Textbook of Medicine. Philadelphia and London: Saunders 1967.

Conn, H.F., Conn, R.B.: Current Diagnosis Philadelphia–London–Toronto: Saunders 1971.

Conn, H.F.: Current Therapy. Philadelphia–London–Toronto: Saunders 1971.

Ganong, W.F.: Medizinische Physiologie. Berlin–Heidelberg–New York: Springer 1971.

Goodman, L.S., Gilman, A.: The Pharmacological Basis of Therapeutics. London: Macmillan 1970.

Gros, R., Jahn, D., Schölmerich, P.: Lehrbuch der Inneren Medizin. Stuttgart–New York: Schattauer 1970.

Guyton, A.C.: Medical Physiology. Philadelphia–London–Toronto: Saunders 1971.

Harrison: Principles of Internal Medicine. New York: McGraw-Hill 1970.

Kühn, H.A.: Innere Medizin. Ein Lehrbuch für Studierende der Medizin und Ärzte. Berlin–Heidelberg–New York: Springer 1971.

Lawin, P.: Praxis der Intensivbehandlung. Stuttgart: Thieme 1968.

Spezielle Werke ▶ **Kapitel 1**

Ayres, A.R., Gregory, J.J.: Cardiology. London: Butterworths 1971.

Bellet, S.: Clinical Disorders of the Heart Beat. Philadelphia: Lea & Febiger 1971.

Blömer, H.: Auskultation des Herzens. München–Berlin–Wien: Urban & Schwarzenberg 1969.

Conn, H.L., Horwitz, O.: Cardiac and Vascular Diseases. Philadelphia: Lea & Febiger 1971.

Friedberg, C.K.: Erkrankungen des Herzens. Stuttgart: Thieme 1972.

Holzmann, M.: Klinische Elektrokardiographie. Stuttgart: Thieme 1965.

Korth, C., Schmidt, J.: Klinische Elektrokardiographie. München–Berlin–Wien: Urban & Schwarzenberg 1969.

Schaub, F.A.: Grundriß der klinischen Elektrokardiographie. Basel: Geigy A.G. 1965.

Kapitel 2

Bühlmann, A.A., Rossier, P.H.: Klinische Pathophysiologie der Atmung. Berlin–Heidelberg–New York: Springer 1970.

Comroe, J.H., Forster, R.E., Dubois, A.B., Briscoe, W.A., Carlsen, E.: The Lung. Chicago: Year Book Medical Publ. 1962.

Ulmer, T.W., Reichel, G., Nolte, D.: Die Lungenfunktion. Stuttgart: Thieme 1970.

West, J.B.: Ventilation/Blood Flow and Gas Exchange. Oxford: Blackwell Scientific Publications Ltd. 1965.

Kapitel 3

Mengele, K.: Nierenfunktionsuntersuchung. Die Untersuchung des Wasser-, Elektrolyt- und Säurebasenhaushaltes. In: Laboratoriumsdiagnostik. Herausgeber: E. Deutsch und G. Geyer. Berlin: Steinkopf 1969.

Pitts, R.F.: Physiologie der Niere und der Körperflüssigkeiten. Stuttgart–New York: Schattauer 1972.

Kapitel 4

Bockus, H.L.: Gastroenterology. Philadelphia: Saunders 1963–65.

Markoff, N., Kaiser, E.: Krankheiten der Leber und der Gallenwege in der Praxis. Stuttgart: Thieme 1962.

Schöndube, W.: Die Erkrankungen der Gallenwege. Stuttgart: Enke 1956.

Sherlock, S.: Krankheiten der Leber und Gallenwege. München: Lehmann 1965.

Spiro, H.M.: Clinical Gastroenterology. London: Collier-McMillan Ltd. 1970.

Kapitel 5

Boecker, W. (Hrsg.): Fettsucht-Gicht. Sechste Bad Mergentheimer Stoffwechseltagung. Stuttgart: Thieme 1971.

Mehnert, H., Förster, H.: Stoffwechselkrankheiten. Stuttgart: Thieme 1970.

Petrides, P., Weiss, L., Löffler, G., Wieland, O.: Diabetes mellitus. München–Berlin–Wien: Urban & Schwarzenberg 1971.

Stanbury, J.B., Wyngaarden, J.B., Fredrickson, D.S.: The Metabolic Basis of Inherited Disease. New York: McGraw-Hill 1966.

Kapitel 6

Labhart, A.: Klinik der inneren Sekretion. Berlin–Heidelberg–New York: Springer 1971.

Werner, C.W., Ingbar, S.H.: The Thyroid. New York: Harper & Row 1971.

Wieland, H., Seidel, D.: Plasmalipoproteine bei Patienten mit Hyperthyreose. Z. Klin. Chem. Klin. Biochem. **10,** 311 (1972).

Kapitel 7

Williams, W.J., Beutler, E., Erslev, A.J., Rundles, R.W.: Hematology. New York: McGraw-Hill 1972.

Wintrobe, M.M.: Clinical Hematology. Philadelphia: Lea & Febiger 1966.

Kapitel 8

Humphrey, J.H., White, R.G.: Kurzes Lehrbuch der Immunologie. Stuttgart: Thieme 1972.

Lawrence, F.: Transfer factor and cellular immune deficiency disease. New Engl. J. Med. **283,** 411 (1970).

Miescher, P.A., Müller-Eberhard, H.J.: Textbook of Immunpathology. New York: Grune & Stratton 1968.

Steffen, C.: Allgemeine und experimentelle Immunologie und Immunpathologie. Stuttgart: Thieme 1968.

Kapitel 9

Deluca, H.F., Kleine-Bossaller, A.: Metaboliten von Vitamin D als Hormone in der Regulation des Calcium- und Phosphatstoffwechsels. Monatsschrift f. Kinderheilkunde **121**, 329 (1973).

Jesserer, H.: Knochenkrankheiten. München-Berlin-Wien: Urban & Schwarzenberg 1971.

Schoen, R., Böni, A., Miehlke, K.: Klinik der rheumatischen Erkrankungen. Berlin–Heidelberg–New York: Springer 1970.

Kapitel 10

Gsell, O., Mohr, W.: Infektionskrankheiten, Band I-IV. Berlin–Heidelberg–New York: Springer 1967–1972.

Grumbach, A., Kikuth, W.: Die Infektionskrankheiten des Menschen und ihre Erreger. Stuttgart: Thieme 1969.

Sachverzeichnis

A

C

D

E

H

M

N

O

P

Q

R

Reagine 441
Reanimation 83, 118
Recalcifizierungszeit 423

S

T

W

X

Z

Sommersemester 1974

Eine Auswahl aus unseren Lehrbuchverzeichnissen Medizin

stud. med.

Vorklinik

Appel: Chemisches Grundpraktikum für Studierende mit Chemie als Nebenfach 2. Auflage. 1973. DM 12,80

Bresch/Hausmann: Klassische und molekulare Genetik. 3. Auflage. 1972 DM 38,–

Forssmann/Heym: Grundriß der Neuroanatomie 1973 (HT 139) DM 16,80 Basistext

Ganong: Medizinische Physiologie. 2. Auflage. 1972 DM 38,– Kurzlehrbuch

Grundriß der Sinnesphysiologie. Hrsg. von Schmidt 1973 (HT 136) DM 16,80 Basistext

Keidel: Sinnesphysiologie 1971 (HT 97) DM 14,80

Michler/Benedum: Einführung in die medizinische Fachsprache. 1972 DM 28,–

Penrose: Einführung in die Humangenetik. 2. Auflage 1973 (HT 4) DM 12,80

Neurophysiologie programmiert Hrsg. R. F. Schmidt. 1971 DM 38,–

Grundriß der Neurophysiologie. Hrsg. R. F. Schmidt 2. Auflage. 1972 (HT 96) DM 14,80 Basistext

Schneider: Einführung in die Physiologie des Menschen Korr. Nachdruck der 16. neu bearbeiteten Auflage. 1973 DM 59,60

Sidman/Sidman: Neuroanatomie programmiert Band 1. 1971. DM 48,–

Triepel/Herrlinger/Faller: Wörterbuch der anatomischen Fachbegriffe 28. Auflage. 1972. DM 14,80

Examens-Fragen Physiologie 2. Auflage. 1973. DM 16,–
Examens-Fragen Anatomie 2. Auflage. 1973. DM 16,–
Examens-Fragen Physik für Mediziner. 1973. DM 14,–
(zusammen mit J. F. Lehmanns Verlag, München)

Klinik

Allgemeine und spezielle Chirurgie. Hrsg. Allgöwer 2. Auflage. 1973. DM 48,– Kurzlehrbuch

Anschütz: Die körperliche Untersuchung. 1973 (HT 94) DM 14,80 Basistext

Bäßler/Fekl/Lang: Grundbegriffe der Ernährungslehre. 1973 (HT 119) DM 14,80 Basistext

Bleuler: Lehrbuch der Psychiatrie 12. Auflage. 1972. DM 78,–

Boenninghaus: Hals-Nasen-Ohrenheilkunde für Medizinstudenten. 2. Auflage. 1972 (HT 76) DM 14,80 Basistext

Doerr/Quadbeck: Allgemeine Pathologie 2. Auflage. 1973 (HT 68) DM 6,80

Doerr: Spezielle pathologische Anatomie I 1970 (HT 69) DM 6,80

Doerr: Spezielle pathologische Anatomie II 1970 (HT 70 a) DM 6,80

Doerr/Ule: Spezielle pathologische Anatomie III 1970 (HT 70 b) DM 6,80

Froelich/Bishop: Die Gesprächsführung des Arztes 1973 (HT 128) DM 16,80

Gladtke/v. Hattingberg: Pharmakokinetik. 1973 DM 19,80

Hamperl: Leichenöffnung Befund und Diagnose Neudruck der 4. Auflage 1972. DM 14,60

Hallen: Klinische Neurologie 1973 (HT 118) DM 16,80 Basistext

Idelberger: Lehrbuch der Orthopädie. 1970. DM 38,– Kurzlehrbuch

Innere Medizin. 3. Auflage Hrsg. Heilmeyer/Kühn
Teil 1: 1971. DM 58,–
Teil 2: 1971. DM 58,–

Jawetz/Melnick/Adelberg: Medizinische Mikrobiologie 3. Auflage. 1973. DM 48,– Kurzlehrbuch

Kaudewitz: Molekular- und Mikroben-Genetik 1973 (HT 115) DM 16,80

Kinderheilkunde Hrsg. von Harnack 2. Auflage. 1971. DM 36,– Kurzlehrbuch

Knörr/Beller/Lauritzen: Lehrbuch der Gynäkologie 1972. DM 38,– Kurzlehrbuch

Kursus: Radiologie und Strahlenschutz Redaktion: Becker/Kuhn/Wenz/Willich 1972 (HT 112) DM 16,80 Basistext

Leger/Nagel: Allgemeinchirurgische Grundlagen. 1973. DM 68,–

Leydhecker: Grundriß der Augenheilkunde 17. Auflage. 1973. DM 36,– Kurzlehrbuch

Nasemann/Sauerbrey: Lehrbuch der Hautkrankheiten und venerischen Infektionen 1974. DM 48,–

Piekarski: Medizinische Parasitologie. 2. Auflage 1973. DM 48,–

Piper: Innere Medizin 1974 (HT 122) DM 16,80 Basistext

Poeck: Neurologie 2. Auflage. 1972. DM 48,– Kurzlehrbuch

Rick: Klinische Chemie und Mikroskopie 2. Auflage. 1973. DM 24,80

Schulte/Tölle: Psychiatrie 2. Auflage. 1973. DM 28,– Kurzlehrbuch

Unfallchirurgie. Von Burri et al. 1974 (HT 145) DM 16,80 Basistext

Weitbrecht: Psychiatrie im Grundriß. 3. Auflage. 1973 DM 56,–

Examens-Fragen Allgemeine Pathologie 1971. DM 8,–
Examens-Fragen Anaesthesiologie – Reanimation – Intensivbehandlung Hrsg. von Beer/Kreuscher 1973. DM 12,–
Examens-Fragen Arbeitsmedizin 1973. DM 14,–
Examens-Fragen Dermatologie. 2. Auflage 1971. DM 5,–
Examens-Fragen Innere Medizin. 3. Auflage 1973. DM 14,–
Examens-Fragen Kinderheilkunde 1973. DM 12,–
Examens-Fragen Neurologie. 1973. DM 12,–
(zusammen mit J. F. Lehmanns Verlag, München)

HT = Heidelberger Taschenbücher

Bitte fordern Sie unsere Lehrbuchverzeichnisse Medizin – Vorklinik und Klinik – an!

Springer-Verlag Berlin Heidelberg New York

München Johannesburg London Madrid New Delhi Paris Rio de Janeiro Sydney Tokyo Utrecht Wien

Therapie innerer Krankheiten

Herausgeber: E. Buchborn, H. Jahrmärker, H. J. Karl, G. A. Martini, W. Müller, G. Riecker, H. Schwiegk, W. Siegenthaler, W. Stich

2. korrigierte Auflage
32 Abb. XXXI, 650 Seiten. 1974. Geb. DM 48,–; US $18.50

96 Einzelbeiträge stellen die rationale Therapie innerer Krankheiten kritisch abgewogen dar. Jeder Beitrag enthält einen allgemeinen Therapieplan, Abgrenzung von Indikation und Kontraindikation, Angaben über Sofortmaßnahmen und Dauertherapie, Hinweise auf mögliche Komplikationen und Nebenwirkungen sowie eine kurze Liste mit weiterführendem Schrifttum. Pharmaka und therapeutische Methoden mit breiter Indikation werden in eigenen Kapiteln ausführlich dargestellt. Herausgeber und Autoren haben besonderen Wert darauf gelegt, aus der Fülle angebotener Arzneimittel eine Auswahl zu treffen, die dem gegenwärtigen Stand gesicherter wissenschaftlicher Erkenntnis entspricht. Die verbindlichen Therapieempfehlungen fußen auf gesicherten Behandlungserfolgen und berücksichtigen die Spätprognose ebenso wie die Behandlungsrisiken. Das ausführliche Sach- und Pharmaregister ermöglicht rasche Information.

Diagnose und Therapie in der Praxis

Nach der amerikanischen Ausgabe von M. A. Krupp, M. J. Chatton, S. Margen et al., übersetzt, bearbeitet und ergänzt unter der wissenschaftlichen Leitung von K. Huhnstock, W. Kutscha

3. erweiterte Auflage. 25 Abb. Etwa 1280 Seiten. 1974
Geb. DM 78,–; US $30.10

Die Darstellung von Diagnostik und Therapie nach neuestem internationalen Stand für den niedergelassenen Arzt, die Klinik und Studenten der klinischen Semester umfaßt nahezu alle Gebiete der Medizin; sie enthält übersichtliche Präparate- und Dosierungstabellen. Als wichtige Ergänzung für den Praxisgebrauch bringt die 3. Auflage stichwortartige Therapieschemata, die am Schluß eines jeden Kapitels dem Arzt rasche Orientierung auf einen Blick ermöglichen.

Aus den Besprechungen der 1. Auflage:

„Der Arzt findet in diesem Buch eine präzise Zusammenfassung der diagnostischen und therapeutischen Schwerpunkte, wie sie sich in jüngster Zeit an vielen Krankheitsbildern herauskristallisiert haben. Der Band dürfte sich auf dem Schreibtisch als unentbehrliches Nachschlagewerk erweisen. Auch Studenten in klinischen Semestern werden von ihm profitieren."

Praxis-Kurier

Preisänderungen vorbehalten

Springer-Verlag
Berlin
Heidelberg
New York